高级医师案头丛书

妇　产　科　学

郎景和　向　阳　主编

编者（按姓氏笔画排序）
于　洁　马良坤　王友芳　邓成艳　刘欣燕
刘俊涛　向　阳　孙大为　孙爱军　朱　兰
朱　逊　何方方　冷金花　吴　鸣　吴玉珍
张　羽　张俊吉　张震宇　杨桂欣　杨剑秋
沈　铿　连利娟　郁　琦　郎景和　高　杰
黄惠芳　龚晓明　程雪梅　樊庆泊　潘凌亚

中国协和医科大学出版社

图书在版编目（CIP）数据

高级医师案头丛书，妇产科学/郎景和，向阳主编．－北京：中国协和医科大学出版社，2001．5

ISBN 7－81072－167－4

Ⅰ．2…　Ⅱ．①郎…②向…　Ⅲ．①临床医学－丛书②妇产科学　Ⅳ．R4－51

中国版本图书馆 CIP 数据核字（2000）第 57772 号

妇产科学——高级医师案头丛书

主　　编：郎景和　向　阳
责任编辑：陈永生

出版发行：中国协和医科大学出版社
（北京东单三条九号　邮编 100730　电话 65228583）
经　　销：新华书店总店北京发行所
印　　刷：北方工业大学印刷厂

开　　本：787×1092 毫米　1/16 开
印　　张：25
字　　数：602 千字
版　　次：2001 年 5 月第一版　　2004 年 3 月第二次印刷
印　　数：5001—7000
定　　价：44.00 元

ISBN 7－81072－167－4/R·162

内 容 简 介

本书由北京协和医院的妇产科医师撰写，分四部分17章共60多万字。第一部分产科学叙述病理产科、妊娠及产褥期并发症、遗传咨询和产前诊断、异常分娩、胎儿及新生儿异常；第二部分妇科学叙述女性生殖系统的炎症、肿瘤、畸形和创伤；第三部分叙述计划生育及生殖内分泌；第四部分叙述妇产科常用诊疗技术。本书着眼于21世纪，选择妇产科中的重点与难点问题，以新进展为切入点，理论结合实践地介绍新概念、新思路、新方法、新经验，可操作性强，对各级妇产科医师都有较好的参考价值。

前　言

本书的特点或编著的意图是面对21世纪，着眼于未来。所以，我们在选题拟纲时，虽然必须考虑到学科的系统和全面性，但并不想面面俱到、叙无巨细，而是攫其要点，以纲带目；繁简不一，浓淡相宜。写起来可以说有些洒脱，不拘教科书之刻板。

编者力求将新理论、新技术、新进展作为本书的主要内容，但亦注意其理论与实践之密切联系即实用性，不是研究生的综述以及无边际的旁征博引。它是案头之手册，又不乏知识更新之参考。

另一个值得提到的是本书的编著者都是英姿勃发的青年学者，他们是硕士、博士、副教授和教授，都在北京协和医院经过严格训练，又到国外深造，所以其科学基础扎实，思维活跃。故此，著者的风格与本书的特点完全合拍，可谓地作天成。

科学之发展一日千里，让人有夸夫追日之感；临床与科研问题层出不穷，亦如愚公面对群山。但我们相信，山可移、日可追，唯赖藉于不断进取、众志成城。有老一辈指点，更有中青年拼搏，让我们满怀信心地迎接光辉的21世纪！

中国医学科学院　中国协和医科大学

北京协和医院

郎景和　向　阳

二〇〇〇年国庆节

目　录

第一部分　产　科　学

第二部分 妇 科 学

第三部分 计划生育及生殖内分泌

第四部分　妇科常用诊疗技术

第一部分 产科学

第一章 病理产科

第一节 妊娠剧吐

妊娠早期（停经4～8周）约50%以上孕妇有食欲不振、恶心、呕吐、头晕、倦怠等症状，称为早孕反应。正常情况下，在妊娠10～12周后症状开始减轻并逐渐消失。少数孕妇反应严重，恶心和呕吐症状持久，摄食明显减少，出现脱水、酸中毒等体液和电解质代谢紊乱，称为妊娠剧吐，其发生率为0.35%～0.47%。

一、病因

妊娠剧吐的病因尚不明确，可能与以下因素有关：

1．精神心理因素　精神过度紧张等精神心理性因素在多数妊娠剧吐孕妇中存在。

2．神经因素　妊娠早期大脑皮质与皮质下功能失调，使丘脑下部的各种自主神经功能紊乱，从而引起妊娠剧吐。另外，随妊娠期子宫增大，子宫内感受器受到刺激，冲动传导至大脑中枢而引起恶心、呕吐等症状。

3．内分泌因素　可能与妊娠期人绒毛膜促性腺激素水平升高、暂时性甲状腺功能亢进、肾上腺和垂体功能改变以及孕酮缺乏等有关。

二、病理生理

持续的恶心、呕吐所造成的体液、电解质和胃酸的丢失而导致脱水、血容量降低、血液浓缩、细胞外液容量减少、低钾血症、低钠血症、低氯血症、电解质紊乱及体重下降。营养摄入不足及摄入的营养素自呕吐物中丢失而导致营养不良，发生负氮平衡，以致血浆尿素氮及尿酸升高，由于机体动用脂肪组织供给能量，脂肪氧化不全，其代谢中间产物，如丙酮、乙酰乙酸等增多以及肠道碱性液的丢失，另外，钠离子丢失还可伴随 HCO_3^- 自肾脏丢失，出现代谢性酸中毒。肝脏受累，血浆转氨酶及胆红素升高，严重时发生黄疸。机体严重脱水使血液浓缩及血管通透性增加，加上钠盐丢失，不仅尿量减少而且出现蛋白尿及管型，肾脏继发性损害，肾功能受损。病情继续发展，患者可出现神经系统受累，表现为意识模糊、嗜睡或昏迷等。

三、临床表现

妊娠剧吐在年轻初孕妇中较多见。临床症状为停经40日左右发病，逐渐加重，至持续的恶心、呕吐，常伴脱水、电解质紊乱和代谢性酸中毒。患者体重明显减轻，极度疲乏，皮肤苍白、干燥，脱水，脉细弱，体温升高，血压下降，血红蛋白及血细胞比容升高，尿量减少，尿比重增加，并出现酮体。出血倾向增加，可发生骨膜下出血，甚至视网膜出血。严重者肝、肾功能受损，可出现黄疸，血转氨酶、胆红素升高；少尿，血肌酐、尿素氮升高。严重者还可出现精神神经症状，如神经衰弱，抑郁，嗜睡或昏迷，多发性神经炎，甚至Wernicke脑病。

四、诊断及鉴别诊断

根据病史、临床症状及辅助检查，诊断并不困难。妊娠剧吐的诊断应首先除外肝炎、胆囊炎、胃肠炎、消化性溃疡、葡萄胎等引起的呕吐。对疑有妊娠剧吐的孕妇应予：

1．尿液检查，检查尿比重、酮体、尿三胆试验及计算尿量。

2．血液检查，测定血细胞数、血红蛋白、血细胞比容、全血及血浆粘度，以了解有无血液浓缩。测定二氧化碳结合力或血气分析，以了解血液 pH 值及酸碱平衡情况。

3．测定血清电解质，肝、肾功能。

4．必要时可行眼底检查和神经系统检查。

五、治疗

对虽症状严重但代谢方面稳定的患者可门诊治疗。应与适当休息，减轻工作，少食多餐，从饮食中除掉易引起恶心和呕吐的食物，并给予富含维生素及糖类且易于消化的食物。药物治疗可选用维生素 B_6 10mg，每日 3 次。维生素 C100mg，每日 3 次。必须注意患者的精神状态，解除思想顾虑，多加鼓励。

重者需住院治疗。有失水或酸中毒者，应先禁食至少 24 小时，静脉输入葡萄糖溶液和葡萄糖盐水，每日至少 2000ml，同时加入氯化钾、维生素 B_6、维生素 C。营养不良者，可予必需氨基酸、脂肪乳等。有代谢性酸中毒者，应予碳酸氢钠或乳酸钠。呕吐停止后，可试进少量流质饮食，以后逐渐增加进食量，调整静脉输液量，但应避免油腻食物。有文献报道用电刺激前庭系统或骶前神经封闭治疗妊娠剧吐收到良好效果。向病人提供必要的精神和心理支持，使病人保持良好的精神状态亦是很重要的。

大部分患者经上述治疗可逐渐痊愈。极少数孕妇虽经积极治疗，但病情逐渐加重而需人工流产。人工流产的指征为：①体温 38℃或以上；②脉细弱，不规则，心率大于 120 次/分；③出现黄疸，血液中胆红素 2～4mg/dl；④持续蛋白尿；⑤出现抽搐、谵妄、昏迷等症状。

六、严重并发症

1．低钾或高钾血症　二者均可引起心跳骤停而危及生命。

2．剧烈呕吐可引起胃食管连接部的粘膜撕裂和上消化道出血（Mallory－Weiss 综合征）。

3．Wernicke－Korsakoff 综合征　这是维生素 B_1 缺乏所致的中枢神经系统疾病，主要表现为眼球震颤、视力障碍、步态和站立姿势受影响，以及遗忘性精神病发生。

七、预后

绝大多数妊娠剧吐患者预后良好，仅有极少数病例因病情严重而需终止妊娠。

（张俊吉　刘俊涛）

第二节　妊娠高血压综合征

妊娠高血压综合征（pregnancy－induced hypertension syndrome，PIH，简称妊高征）是妊娠期特有的疾病。本病多发生于妊娠 20 周以后，临床表现为高血压，水肿，蛋白尿，严重时出现抽搐，昏迷，心肾功能衰竭，甚至发生母婴死亡。与出血，感染一起构成了致命的三联征。据估计，全世界每年因子痫而死亡的妇女大约有 5 万（Duley，1992）。Berg 等报道，1987 至 1990 年间美国 1450 例母亲死亡病例中人约 18％源于妊高征的并发症。1988 年我国 25 省市的流行病学调查，约 9.4％的孕妇发生不同程度的妊高征。

一、病因

虽然经过数十年的广泛研究，迄今为止，其机制仍不清楚。

1．发病的有关因素　①精神过度紧张或受刺激致中枢神经功能紊乱时；②环境因素，如寒冷季节或气温变化过大，特别是气压高时；③年龄过大或过小。有报道超过 40 岁的初产妇发生先兆子痫的危险性比25~29岁的初产妇增加2~3倍；④种族和基因因素；⑤遗传因素；⑥有慢性高血压，肾炎，糖尿病等病史的孕妇；⑦营养缺陷，如钙缺乏；⑧体形矮胖即体重指数>0.24者；⑨子宫张力过高，如羊水过多，双胎等。

2．病因学说

(1) 免疫学说　妊娠被认为是成功的自然同种异体移植。正常妊娠的维持，有赖于胎母间免疫平衡的建立与稳定。当阻止胎盘上抗体结合抗原位点的信息受损时，妊高征发生的危险性增加。这种情况可见于：为保护肾移植而进行免疫治疗时；第二次妊娠而缺乏前一次妊娠的有效免疫时；胎盘提供的抗原位点相对抗体过多，如多胎妊娠时（Beer，1978）。然而，有的学者认为，在有流产历史的每一次分娩的妇女妊高征的发病率只轻度下降。但是，因新配偶而再次妊娠的多产妇先兆子痫的发病率增加又支持了免疫学说。

(2) 基因特质　Cooper和Liston检查了先兆子痫的易感性依赖于单个隐性基因的可能性。他们计算了子痫妇女的女儿预期的第一次妊娠发生先兆子痫的频率，以他们的儿媳相对照。认为单基因假说能很好地解释，但多基因遗传不能排除。

(3) 营养缺陷　钙缺乏在某种程度上与先兆子痫有关，钙补充治疗看起来降低了先兆子痫的危险。有报道，中期妊娠后每日补充2g元素钙能明显降低高血压的发病率。但是，也有学者报道，轻度先兆子痫者予每日2g元素钙不能预防重度先兆子痫的发生。

(4) 血管活性物质　大量的细胞或血浆血管活性因子可能在妊高征的病因学或病理机制中起了一定的作用。内皮素（endothelins）是高效的血管收缩剂，内皮素-1是惟一一种由人类内皮产生的。血浆内皮素-1在血压正常的产妇和初产妇中增加，甚至在先兆子痫妇女中更高（Clark，1992；Schiff，1992）。然而，Otani等没有观察到血浆内皮素水平升高，Barton等没有发现先兆子痫妇女尿中内皮素-1水平增高。一氧化氮，以前称为血管内皮产生的扩张因子（EDRF）。它是一种强效血管扩张剂，缺乏或浓度降低可能是妊高征的病因之一。动物体内实验表明，抑制一氧化氮能增加平均动脉压，降低心率，逆转妊娠诱导的对血管加压药的抵抗性。

(5) 内皮损伤　完整的内皮细胞具有抗凝功能，能抑制血管平滑肌对激动剂的反应。内皮细胞受损后激发凝血，并增加对血管收缩药物的敏感性。先兆子痫时内皮活化的证据有：肾小球毛细血管内皮形态特征性改变，毛细血管通透性增加，与内皮细胞活化相关的物质血液浓度增加。先兆子痫妇女与血压正常的妇女相比，其血浆能使培养的内皮细胞产生更多的前列腺素。

(6) 神经内分泌学说　肾素-血管紧张素-前列腺素系统的平衡失调可能与本病的发生有一定的关系。近年来，有学者证实妊高征患者血浆内肾素及血管紧张素AⅡ含量均较正常孕妇低，特别是重症患者的含量更低。因此，认为妊高征的发病可能与体机对AⅡ的敏感性增强有关。

前列腺素（prostaglandin，PG）与妊高征发病有关，除已确认前列腺素E_2（PGE_2）具有对抗AⅡ在血管壁肌纤维的作用而使血管扩张及前列腺素$F_{2\alpha}$（$PGF_{2\alpha}$）具有较强的血管收缩作用外，近年来又发现两种新的前列腺素类似物，前列环素（prostacycline，PGI_2）及血栓素A_2（thromboxane，TXA_2）对妊高征的发病可能具有更重要的作用。PGI_2具有抑制血小板凝集及增强血管扩张作用；TXA_2则正相反。正常妊娠时，二者含量随妊娠进展而增加，但处于平衡状态。妊高征时，PGI_2 明显下降，而 TXA_2 量增高，从而使血管收缩，血压升高并可能引起凝血障碍。有资料表明，PGI_2 的减少先于妊高征临床症状的发生，提示 PGI_2 的减少可能参与妊高征的发生。

二、病理生理变化

全身小动脉痉挛为本病的基本病变。小动脉痉挛，造成宫腔狭窄，周围阻力增大，内皮细胞损伤，通透性增加，体液和蛋白质渗漏，表现为血压上升，蛋白尿，水肿和血液浓缩等。如下图：

全身小动脉痉挛
- 周围小血管阻力增加——血压升高
- 小动脉及毛细血管壁损伤——通透性增加——水肿
- 肾小动脉血管壁损伤——蛋白尿

三、主要脏器病理组织学变化

1．脑　脑部小动脉痉挛，引起脑组织缺血，水肿，并可引起点状或局限性斑状出血。若痉挛性收缩时间过长，还可发生微血管内血栓形成和局部脑组织软化。脑电图证明，先兆子痫及子痫患者，病情严重时，常有癫痫样放电的表现。

2．肾　重症患者肾小球血管壁内皮细胞肿胀，体积增大，血流阻滞。胞浆肿胀，使宫腔狭窄，血管减少，正常的血管结构及完整的毛细血管壁也减少，导致血流减低。肾小球也可有梗死，内皮下有纤维样物质沉积，使肾小球前小动脉极度狭窄。

3．肝　由于小动脉痉挛，缺氧，肝细胞线粒体内所含的谷丙转氨酶被释放，以致这些患者常有血清谷丙转氨酶升高的表现。肝内小动脉痉挛后继以扩张松弛，血管内突然充血，使静脉窦内压力骤然升高，门静脉周围组织内可能发生出血。

4．心　外周血管阻力增加，心脏后负荷加重。主要为左心室负荷加重，致使心脏排出量降低。失代偿时，则有肺充血，肺水肿。冠状小动脉痉挛可引起心肌缺血，间质水肿及点状出血与坏死，偶可见个别毛细血管内栓塞。

5．胎盘　正常妊娠时，子宫血管的生理性改变表现在蜕膜与子宫肌层的螺旋小动脉粗大、卷曲以利增加子宫－胎盘的血液供应。妊高征时这种变化仅限于蜕膜层的部分血管分支，而子宫肌层与蜕膜其他部分血管则发生急性动脉粥样硬化，表现为内膜细胞脂肪变和血管壁坏死，血管管腔狭窄，影响母体血液对胎儿的供应，损害胎盘功能，导致胎儿发育迟缓。严重时发生螺旋动脉栓塞，蜕膜坏死出血，导致胎盘早剥。

四、分类

目前国内外尚不统一。国内目前常用分类是参照 1978 年世界卫生组织建议的血压判定标准而修订的。如表 1－1。

未分类：①妊娠水肿：水肿延及大腿部及以上，无高血压及蛋白尿；②妊娠蛋白尿：孕前无蛋白尿，妊娠期蛋白尿＋及以上，无高血压及水肿；③慢性高血压合并妊娠：血压≥18.7/12kPa（140/90mmHg），无蛋白尿及水肿，妊娠前即有高血压史。

近年来，有学者将妊高征分为三类：①仅血压升高；②先兆子痫；③子痫。笔者认为，新的分类过于简化，将轻度妊高征亦归于先兆子痫，临床治疗似有过度之嫌。

五、诊断

根据病史及典型的临床表现，诊断并不困难。但对病情估计及对某些具有相似临床表现的疾病鉴别，却较困难。必须从病史、好发因素、体检及辅助检查等方面全面分析，方能作出正确诊断。诊断包括病情轻重、分类及有无并发症等，以便制定正确的治疗方案。

表 1－1 妊娠高血压综合征分类

分类	临床表现
轻度妊高征	血压≥18.7/12kPa（140/90mmHg），或较基础血压升高 4/2kPa（30/15mmHg），可伴轻度蛋白尿和（或）水肿
中度妊高征	血压超出轻度范围，＜21.3/14.6kPa（160/110mmHg），尿蛋白＋，或伴有水肿，无自觉症状
重度妊高征（先兆子痫及子痫）	先兆子痫：血压≥21.3/14.6kPa（160/110mmHg），尿蛋白＋＋～＋＋＋＋，和（或）伴水肿，有头痛等自觉症状子痫：在先兆子痫的基础上有抽搐或昏迷

1．病史 仔细询问患者孕前及妊娠 20 周前有无高血压、蛋白尿和水肿及抽搐等征象；既往病史中有无原发性高血压、慢性肾炎及糖尿病等；有无高血压及糖尿病家族史。此次妊娠经过，出现异常情况的时间。

2．主要临床表现

（1）高血压 若初测血压有升高，需休息 1 小时后再测，方能正确地反映血压情况。血压达到 18.7/12kPa（140/90mmHg），或较基础血压升高 4/2kPa（30/15mmHg），则应视为达到诊断标准。

（2）蛋白尿 应取中段尿进行检查，凡 24 小时尿蛋白≥0.5g 为异常。尿蛋白的出现及量的多少反映肾小动脉痉挛造成肾小管细胞缺氧及其功能受损的程度，应予重视。

（3）水肿 踝部及小腿有明显凹陷性水肿，经休息后不缓解，以“＋”表示；水肿延及大腿，以“＋＋”表示；“＋＋＋”指水肿延及外阴及腹部；“＋＋＋＋”指全身水肿或伴腹水者。妊娠后期水肿，除妊高征外，还可由于下腔静脉受压而致血液回流不畅、营养不良性低蛋白血症以及贫血引起。因此，水肿的轻重并不一定反映病情的严重程度。此外，水肿不明显，但体重 1 周内增加≥500g 者，应予以重视。

（4）自觉症状 一经诊断妊高征，应随时注意有无头疼、头晕、眼花、胸闷、恶心及呕吐等自觉症状。这些症状的出现，表示病情的发展已进入先兆子痫阶段，应及时作出相应检查及处理。

（5）抽搐与昏迷（子痫） 子痫典型发作过程为先表现眼球固定，瞳孔放大，瞬即头扭向一侧，牙关紧闭，继而口角及面部肌颤动，数秒后发展为全身及四肢肌强直，双手紧握，双臂屈曲，迅速发生强烈抽动。抽搐时呼吸暂停，面色青紫。持续 1 分钟左右抽搐强度减弱，全身肌松弛，随即深长吸气，发出鼾声而恢复呼吸。抽搐临发作前及抽搐期间，患者神志丧失。抽搐次数少及间隔长者，抽搐后短期即可苏醒；抽搐频繁持续时间长者，往往陷入深昏迷。在抽搐过程中易发生种种创伤，如舌咬伤、摔伤甚至骨折，昏迷中呕吐可造成窒息或吸入性肺炎。

3．辅助检查

（1）血液检查 测定血红蛋白、血细胞比容、血浆粘度、全血粘度，以了解血液有无浓缩；重症患者应测血小板计数、出凝血时间，必要时作3P试验，以了解有无凝血功能异常。

(2) 肝、肾功能检查 旨在综合判断肝、肾功能情况。此外，应测定血电解质及二氧化碳结合力，以便及时了解有无电解质紊乱及酸中毒。

(3) 眼底检查 视网膜小动脉可反映体内主要器官的小动脉情况。因此，眼底改变是反映妊高征严重程度的一项重要标志，对估计病情和决定处理均有重要意义。眼底的改变主要为视网膜小动脉痉挛，动静脉管径比例增高，可由正常的2:3变为1:2，甚至1:4。严重时可出现视网膜水肿、视网膜剥离，或有棉絮状渗出及出血，患者可出现视物模糊或突然失明。这些情况产后多可恢复。

(4) 超声检查 了解胎儿及羊水情况、母体有无肝包膜下血肿等。

(5) 其他检查 心电图、超声心动图、胎盘功能、胎儿成熟度检查等，可视病情而定。

六、妊高征对母婴的影响

1. 对母体的影响 妊高征时，最常见的并发症是胎盘早剥、妊高征心脏病并发心力衰竭、凝血功能障碍、脑溢血及肾功能衰竭、产后血液循环障碍等。亦有学者认为部分妊高征孕妇产后转为慢性高血压。

2. 对胎儿的影响 妊高征往往是早产、宫内发育迟缓、宫内死亡、死产、新生儿窒息和死亡的主要原因。

七、治疗

总的治疗目的为：①防止发生子痫；②降低围产儿死亡率；③降低母婴严重并发症的发生。

1. 轻度妊高征 应加强产前检查，密切注意病情变化，防止发展为重症。

(1) 休息 适当减轻工作，保证充分睡眠。

(2) 左侧卧位 左侧卧位可纠正右旋的子宫，减轻下腔静脉受压，增加回心血量，改善肾血流量增加尿量，并有利于维持正常的子宫胎盘血液循环。

(3) 饮食 注意摄入足够的蛋白质、蔬菜，补充铁和钙剂。除非水肿严重，目前不主张严格限盐，以免影响食欲和致低钠血症。

(4) 药物治疗 轻症患者药物治疗并不重要。为保证休息与睡眠，可给安定2.5mg，每日三次。

2. 中、重度妊高征 应住院治疗。治疗原则：解痉、降压、镇静，合理扩容及利尿，适时终止妊娠。

(1) 解痉药物 硫酸镁有预防和控制子痫发作的作用，适用于先兆子痫和子痫患者。对母亲和胎儿均不产生中枢神经系统的抑制。硫酸镁不是用于控制血压。

用药方法：硫酸镁可采用肌肉注射或静脉给药。肌肉注射：25%硫酸镁20ml深部肌肉注射，每6小时1次。缺点是血中浓度不稳定并有局部疼痛，可加2%普鲁卡因2ml以减轻疼痛；静脉给药：首次负荷量用25%硫酸镁16ml溶于5%葡萄糖20ml中，缓慢静脉注入(不少于5分钟)，继以25%硫酸镁60ml溶于10%葡萄糖1000ml中静脉滴注，滴注速度以每小时1g为宜，最快不超过2g。每日用量15~20g。但临床工作中发现，每小时1~2g的用量似不足，但若要加大剂量需有监测血镁浓度的条件。最佳的用药方案应根据病人的具体情况，如：体重、身高、尿量等制定个体化方案。目前，临床上尚无满意的个体化方案。

应用硫酸镁注意事项：硫酸镁过量会使呼吸及心肌收缩功能受到抑制，危及生命。正常孕妇血清镁离子浓度为0.75～1mmol/L，治疗有效浓度为1.7～3mmol/L，若高于3mmol/L即可发生中毒症状。中毒首先表现为膝反射消失。此时，血镁浓度已达4mmol/L随着血镁浓度增加可出现全身肌张力减退及呼吸抑制，当血镁浓度达5mmol/L时，可使心脏完全性阻滞，心跳可突然停止。因此，用药前及用药中应注意以下事项：定期检查膝反射，膝反射必须存在；呼吸不少于16次/分。因为硫酸镁几乎全部由肾脏排除，当肾功能受损肾脏排泄功能受抑制时，镁离子易蓄积而发生中毒，故尿量每24小时应不少于600ml，每小时不少于25ml。应用硫酸镁时应备钙剂作为解毒剂。当出现镁中毒时，立即静脉注射10%葡萄糖酸钙10ml。钙离子能与镁离子竞争神经细胞上的受体，从而防止中毒反映进一步加深。

(2) 镇静药

1) 安定　安定具有镇静、抗惊厥、催眠和肌肉松弛等作用。一般口服剂量为5mg每日3次，或肌注10mg。

2) 冬眠药物　冬眠药物具有对神经系统广泛的抑制作用，有利于控制子痫抽搐。此外，尚有解痉降血压的作用。但降压过于急剧，使肾脏及子宫胎盘血供不足并有肝损害。现已较少使用，但对重症病人仍可使用。常用冬眠Ⅰ号1/3量肌注。

(3) 降压药

1) 肼苯达嗪：(apresoline)　为首选降压药。能阻断α受体扩张周围小血管，使外周阻力下降，从而降低血压，并能增加心搏出量、肾脏及子宫胎盘血流量。降压作用快，舒张压下降较明显。副作用：头痛、皮肤潮红、心率加快、恶心等。应用时应检测血压。当血压降至140～150/90～100mmHg时，即应减慢滴注速度或停止用药。严格控制舒张压在90mmHg以上，以免影响胎盘血供，常用剂量为12.5～25mg肌注或12.5～25mg加入5%葡萄糖250～500ml内，静脉滴注。

2) 卡托普利 (captopril)　为血管紧张素转换酶抑制剂，阻止AⅠ转化为AⅡ，舒张小动脉，从而达到降压作用。降压效果良好，不影响肾血流，但可降低胎盘灌注，应慎用；剂量为25～50mg口服，每日3次。

3) 甲基多巴 (methyldopa)　可兴奋血管运动中枢的α受体，从而抑制外周交感神经，使血压下降。妊娠期使用效果较好。用法：250～500mg口服，每日3次；或250～500mg入10%葡萄糖500ml内静点，每日1次。

4) 钙离子拮抗剂　硝苯地平 (nifedipine) 又名心痛定，抑制钙离子内流，能松弛血管平滑肌，扩张冠状动脉及全身小动脉，降低外周血管阻力，使血压下降。剂量为10mg口服，每日3次。

(4) 扩容治疗　扩容治疗的指征是血液浓缩。具体指标为：血细胞比容>35%，尿比重>1.020，禁忌证：心血管负担过重、肺水肿、全身性水肿、肾功能不全。扩容应在解痉的基础上进行，并严密监测脉搏、呼吸、血压及尿量，防止发生肺水肿和心力衰竭。

(5) 利尿剂　利尿剂的应用，可加重血液浓缩和电解质紊乱，有时甚至加重病情。因此，仅在血液稀释、全身性水肿、心力衰竭、肺水肿、脑水肿时才使用。

(6) 适时终止妊娠　妊娠终止病情即可缓解。因此，适时终止妊娠是极为重要的措施之一。

1）终止妊娠的指征 ①重度先兆子痫经积极治疗24~48小时不见明显好转，即使胎儿尚不成熟，为了母亲的安全也应终止妊娠；②先兆子痫患者，胎龄已超过36周，经治疗好转者；③先兆子痫患者，胎龄不足36周，胎盘功能减退，而胎儿成熟度检查提示胎儿已成熟者；④子痫控制后6~8小时者。

2）终止妊娠的方式 ①引产：适用于宫颈条件较成熟者。行人工破膜加催产素静脉滴注，或单用催产素滴注引产。产程中加强监护；缩短第二产程；第三产程注意胎盘胎膜及时完整娩出，防止产后出血；②剖宫产：适用于有产科指征者；宫颈条件不成熟，不能在短期内径阴道分娩者；引产失败者；胎盘功能明显减退或已有胎儿宫内窘迫者；子痫患者经积极治疗病情得以控制2~4小时未临产者。

（7）子痫的治疗

1）一般治疗

（1）加强母婴检测，患者应安置在单人暗间室，保持室内空气流通，避免一切声、光刺激。病床应有护栏；粗针头开静脉通路；置尿管；记尿量；准备舌垫、开口器、气管切开器械；专人护理。

（2）备好硫酸镁，降压及其他解痉药。

（3）肝肾功能、血尿常规、凝血功能、电解质、血气、心电图检查。

2）抽搐时的处理 一旦抽搐发作，应尽快控制。药物首选硫酸镁。负荷量6g静脉15~20分钟推入，可数小时维持治疗量血镁水平，给6g负荷量后仍抽搐，可再给2g硫酸镁，静脉3~5分钟推入。10%~15%的患者在接受首次负荷量后有第二次抽搐，多数在给另2g后不再抽搐。

注意：不要试图去缩短抽搐，尤其是在患者无静脉开放及能熟练做气管插管者在旁时，不要用安定缩短抽搐。在60秒内给>5mg的安定可造成呼吸停止或/和心脏骤停；应防止孕妇损伤及误吸，适当给氧，纠正酸中毒；及早发现与处理脑溢血、肺水肿、急性肾功能衰竭。

（刘俊涛）

参考文献

1．Barton JR，Sibai BM，Whybrew WD，et al．Urinary endothelin－1：Not a useful marker for preeclampsia，Am J Obstet Gynecol，1993，168:599．

2．Beer AE．Possible immunologic bases of Preeclampsia/eclampsia．Semin Prinetal，1978，2:39．

3．Bucher HC，Guyatt GH，Cook RJ．Effect of calcium supplementation on pregnancy－induced hypertention and pre-eclampsia；a meta－analysis of randomized controlled trials JAMA，1996，10:275(11):1113~7．

4．Clark BA，Halvorson L，Sachs B，et al．Plasma endothelin levels in preeclampsia：Elevation and correlation with uric acid levels and renal impairment．Am J Obstet Gynecol，1992，166:962．

5．Cooper DW，Liston WA．Genetic control of severe preeclampsia．J Med Genet，1979，16:409．

6．Duley L．Maternal mortality associated with hypertentive disorders of pregnancy in Africa，Asia，Latin America and the Caribbean．Br J Obstet Gynecol，1992，99:547．

7．Lopez－Jaramillo P．Prevention of preeclampsia with calcium supplementation and its relation with the L－arginine：nitrics oxide pathway. Braz J Med Biol Res, 1996, 29(6):73~41.

8. nobunaga T, Tokugawa Y, Hasimoto K, et al. Plasma nitic oxide levels in pregnant patients with preeclampsia and essential hypertension. Gynecol Obstet Invest, 1996, 41(3):189~93.

9. Otani S, Usuki S, Saitoh T, et al. Comparison of Endothelin-1 concentrations in normal and complicated pregnancies, J Cardiovasc Pharmacol, 1991, 17:s308.

10. Schiff E, Ben-Baruch G, Peleg E, et al. Immunoreactive circulating endothelin-1 in normal and hypertensive pregnancies. Am J Obstet Gynecol, 1992, 166:624.

11. 王淑贞主编. 实用妇产科学. 北京：人民卫生出版社，1987.

第三节 胎膜早破

在临产前绒毛膜及羊膜破裂称为胎膜早破。它是常见的分娩并发症。我国的流行病学研究表明，胎膜早破的发生率为3.0%~21.9%，是早产及围产儿死亡的常见原因之一。

一、胎膜早破的原因

目前胎膜早破的病因尚不清楚，一般认为胎膜早破的病因与下述因素有关：

1．感染 妊娠期阴道内的致病菌并非都引起胎膜早破，其感染条件为菌量增加和局部防御能力低下。宫颈粘液中的溶菌酶、局部抗体等抗菌物质是局部防御屏障的首要环节，如其抗菌活性低下，则细菌易感染胎膜。研究表明，细菌感染和细胞因子参与前列腺素的合成，细菌感染后，胎膜变性、坏死、张力低下，各种细胞因子及多形核白细胞产生的溶酶体酶使绒毛膜、羊膜组织破坏，引起胎膜早破。

2．胎膜异常 正常胎膜的绒毛膜与羊膜之间有一层较疏松的组织，二者之间有错动的余地，以增加胎膜的抗拉力及韧性，当二层膜之间的组织较致密时，可致胎膜早破；支撑组织弹性的成分是胶原蛋白和弹性蛋白，羊膜中缺乏弹性蛋白，其韧性主要由胶原蛋白决定，当构成胎膜的胶原结缔组织缺乏时，胎膜抗拉力下降；存在于人体中的颗粒性弹性蛋白酶和胰蛋白酶能选择性地分解胶原蛋白，使胎膜弹性降低，脆性增加，易发生胎膜早破。

3．羊膜囊内压力不均或增大 胎位不正及头盆不称、臀位、横位及骨盆狭窄时常因先露部不能与骨盆入口衔接，使羊膜囊内压力不均；羊水过多、双胎、过重的活动等各种原因造成的腹内压升高，可使宫腔内压力长时间或短暂的升高，引起胎膜早破。

4．宫颈病变 宫颈松弛可使前羊膜囊受长时间牵拉、张力增高，且容易受阴道内病原体的感染，导致羊膜早破，子宫颈的重度裂伤、瘢痕等可使胎膜所受压力及拉力不均，造成胎膜早破。

5．创伤 腹部受外力撞击或摔倒，阴道检查或性交时，胎膜受外力作用，可发生破裂。

6．其他 孕妇年龄较大及产次较多，孕妇营养不良时，胎膜也易发生破裂。

二、对孕产妇和胎儿的影响

若无头盆不称及胎位异常，且妊娠已足月，胎膜早破对母体及胎儿一般无不良影响，反而有利于产程的进展。但如果妊娠未达足月时，往往会出现严重的并发症。

1．对孕产妇的影响

(1) 感染 子宫内膜有急性炎症，肌层有细胞损伤，病变程度与破膜时间有关。而临床并非都有感染表现。破膜时间越长，感染发生率越高。

（2）脐带脱垂　胎膜早破时羊水流出的冲力可将脐带滑入阴道内，使脐带脱垂的发生率增高，尤其表现在未足月和胎头浮动的胎膜早破孕妇中，可严重威胁胎儿生命。

（3）难产　胎膜早破是难产最早出现的一个并发症，因为胎膜早破常有胎位不正或头盆不称。羊水流尽时宫壁紧裹胎体，继发不协调宫缩或阻碍胎头正常机转，使产程延长，手术率增加。

（4）产后出血　胎膜早破时产后出血的发生率升高。

2．对胎儿的影响

（1）早产　是胎膜早破的常见并发症。

（2）胎儿窘迫　胎膜早破，羊水流出，宫缩直接作用于胎儿，压迫脐带，影响胎盘血循环以及胎膜破裂时间较长，出现绒毛膜炎时组织缺氧均可造成胎儿窘迫。

（3）臀位与围产儿死亡　越是早产，臀位发生率越高，围产儿死亡率亦越高。

（4）新生儿感染　新生儿肺炎、败血症、硬肿症发生率升高，破膜时间越长，感染机会越大。

三、临床表现及诊断

1．病史　孕妇可突感液体自阴道流出，并有阵发性或持续性阴道流液，时多时少，无其他不适。

2．体检　肛查时触不到胎囊，如上推胎头可有羊水流出，即可诊断。但对需保守治疗者，应禁肛查和阴道检查，以减少感染机会。

3．辅助检查　当胎膜破口较小或较高（高位破膜）时，破口被肢体压迫，往往阴道流液较少，且时有时无，肛查时仍有羊膜囊感觉，上推先露也无羊水流出增多。不易与尿失禁、宫颈粘液相鉴别，难于诊断时，可作如下特殊检查：

（1）阴道酸碱度检查　常用 pH 试纸阴道内的酸碱度。胎膜未破时阴道内环境为酸性（pH 值 4.5～5.5），破膜后羊水流入阴道，由于羊水呈碱性（pH 值 7～7.5），试纸变色，但尿液、血液某些消毒液及肥皂水等都呈碱性，所以易造成检查的假阳性。

（2）阴道窥器或羊膜镜检查　严格消毒下观察，胎膜早破时可见有液体自宫颈口流出或见阴道后穹隆有液池，或配合 pH 试纸检查，其阳性率可达 95%以上。

（3）羊水内容物检查　吸取后穹隆液体，镜下观察胎膜早破时可找到胎脂、毳毛、胎儿上皮细胞等；液体涂片镜检可见有羊齿植物状结晶，也可见少量十字状透明结晶；苏丹Ⅲ染色可将胎脂滴及羊膜细胞染成桔黄色，5%的尼罗蓝染色可将胎儿上皮细胞染成桔黄色。

（4）棉球吸羊水法　用消毒纱布将棉球裹成直径约 4cm 左右的球形，置于后穹隆，3 小时后取出，若挤出液体大于 2ml，pH 值 > 7，涂片镜检有羊水结晶。三项均阳性时诊断符合率 100%。

（5）早孕试条法　用无菌棉拭子从阴道后穹隆蘸取阴道液，将棉拭子全部浸湿后取出，投入盛有 1ml 生理盐水的干净小试管中，用力振荡 1 分钟后，取其混合液。持早孕试条将有标志线。3 分钟后取出平放，若 5 分钟内出现两条明显红色带者为阳性，即为胎膜早破。

（6）其他　经上述步骤均不能确诊，可行下列检查：如流水数天，B 超检查可以发生羊水平段下降，同时可确定胎龄及胎盘定位；B 超羊水穿刺检查后，注射靛胭脂或美蓝于羊膜腔内，在阴道外 1/3 处放纱布一块，如有蓝色液体污染纱布则可确诊；会阴放置消毒垫，观察24小时变化。

四、处理

1．绝对卧床休息　取臀高位，抬高床脚30度，防止脐带脱垂。放置外阴消毒垫，尽量避免肛诊，以减少感染发生的机会。

2．注意听胎心音，加强胎心监护　未临产时每2~4小时听1次，每日试体温及数脉3次，注意感染迹象。

3．破膜12小时未临产者　给抗生素预防感染。

4．妊娠足月破水24小时未临产者　静滴催产素引产。

5．妊娠近足月者　估计胎儿体重，如在2500g以上测定胎肺成熟度（羊水泡沫试验或L/S试验)，如提示胎肺成熟，则处理同足月妊娠。

6．妊娠未足月者　如孕周＜35周，胎肺不成熟处理如下：

(1）体温正常，积极保胎。

(2）每日检查白细胞计数及分类3天，如正常改为每周查2次。

(3）给予抗生素预防感染，用药3~4天后无感染迹象可停药观察。

(4）如正式临产，宫口已开大3cm，不应继续保胎。羊水化验胎肺未成熟时，给产妇肌注地塞米松6mg，2次/日，共2天。

(5）保胎过程中有感染表现时应及时终止妊娠。在临床上对宫腔内感染的诊断可根据以下几项：①母体体温＞38℃或是37.5℃持续12小时以上；②羊水有味；③下腹部子宫壁压痛；④母体脉率≥120次/分，胎心率≥160次/分；⑤母体白细胞计数≥15×10^9/L，或在有宫缩时≥18×10^9/L；⑥母体血中C反应蛋白的测定≥2mg/dl；⑦血沉≥50mm，IgG、IgM值异常上升；⑧羊水或胎儿血的培养阳性；⑨胎盘组织病理所见炎性反应阳性。

7．终止妊娠　取决于对感染的控制，对胎儿成熟度的判定，分娩方式则与足月妊娠处理方法相同，原则是经阴道分娩。为了预防早产儿的低氧血症，头颅产伤，颅内出血等发生，早产儿分娩以选择性剖宫产为宜，尤其是臀位早产儿更应首选此种方法。

胎膜早破行剖宫产术时应注意：由于胎膜早破病例绝大多数都存在着绒毛膜羊膜炎，故行剖宫产术时应用碘酒涂宫腔，为避免病原体进入腹腔，术式应选择腹膜外剖宫产术，取胎儿前尽量吸尽羊水以减少羊水栓塞的发生率，另外，胎膜早破多伴有胎位异常或早产，所以子宫壁切口两端斜向上剪成弧形，以利胎头娩出。

由于早产时胎膜早破的发生率明显高于足月产，在处理时要考虑到立即分娩围产儿死亡率高，而保胎治疗又可增加羊膜腔及胎儿感染的危险性，因此其具体处理比较复杂，应予以重视。

妊娠达到或超过36周，按足月妊娠处理。

妊娠33~36周胎膜早破，应促进胎儿肺成熟，如予以地塞米松，可明显降低新生儿肺透明膜病的发生。

妊娠28~33周，若促胎儿肺成熟并等待16~72小时，虽然新生儿肺透明膜病的发生率降低，但是围生儿死亡率仍很高。若孕妇要求保胎，而患者又无羊膜腔感染的证据且羊水流出较慢较少、无胎儿宫内窘迫的表现，则可行保守治疗，包括预防感染，促进胎儿生长及胎儿成熟。对于羊水偏少且要求保守治疗的孕妇，可经腹腔穿刺羊膜腔内注入生理盐水或平衡液，可减轻脐带受压，改善胎儿在宫腔内的环境，有利于胎儿的生长与成熟，但应注意严格无菌操作，防止感染发生。保守治疗过程中，应定期检查胎儿肺成熟度及胎儿的生长情况，若胎儿治疗后无明显增长或有羊膜腔感染可能时应终止妊娠。不足 28 周，估计胎儿体重不足 750g 者应及时终止妊娠。

五、预防

重视产前检查、卫生宣教、指导，对于胎膜早破高危孕妇应积极治疗，如阴道炎，宫颈松弛的孕妇在妊娠中期，行宫颈缝合术。做好孕期保健，注意饮食及维生素 C 的摄入可以增加胎膜的坚韧度。孕期避免重体力劳动，禁止性交，及时纠正异常胎位等。

（樊庆治）

参 考 文 献

1.《临床产科学》编委会主编．临床产科学．第一版．天津科学技术出版社，1994，222．
2．樊庆治，等．国外医学妇产科学分册，1998，25（6）:8．
3．卓连坤，等．中华妇产科杂志，1999，34（1）:41．
4．张振均，袁耀萼．胎膜早破．见：王淑贞主编．实用妇产科学．北京：人民卫生出版社，1987，437．

第四节　早　产

一、定义

妊娠 28 周至不满 37 周之间（196～258 天）终止者，称为早产。此时娩出的新生儿称早产儿。早产占分娩总数的 5%～15%，目前，全世界的早产率正在逐渐降低。早产儿中有 15%于新生儿期死亡，75%以上的围生儿死亡与早产有关。

二、几个不同的概念

1．根据出生时体重不同，新生儿分为：

低体重儿：出生体重＜2500g 的新生儿。

极低体重儿：出生体重＜1500g 的新生儿。

超低体重儿：出生体重＜1000g 的新生儿，又称微小儿。

低体重儿和早产儿一样需要重视，都是新生儿死亡的原因之一，但二者概念不同，且新生儿死亡率和低体重儿发生率成正比。

2．根据胎龄不同，胎儿/新生儿可分为：早产儿（＜37 周）、足月产儿（≥37 周～＜42 周）和过期产儿（≥42 周）。

3．根据胎儿大小不同，胎儿/新生儿分为：

适于胎龄儿（AGA）（appropriate－for－gestational age）。

小于胎龄儿（SGA）：体重在胎龄的第十百分位以下。

大于胎龄儿（LGA）：体重在胎龄的第九十百分位以上。

因此，早产儿根据胎龄的不同，可能为大于胎龄儿或小于胎龄儿。早产的含义不仅包括不足月出生，而且宫内发育常低于正常状态，即早产儿可伴有宫内发育迟缓。

目前对早产的主要研究目的，一为早产的处理，二为提高早产儿的存活率。此外还包括对过低体重儿、未成熟儿如何提高其生活质量，胎儿的胎龄到多少周可以进行产科的干预等问题。研究表明，出生体重在1000g以上的早产儿的生存率可大大提高，但新生儿的存活率主要取决于胎龄和胎儿的成熟度，而不仅仅是出生体重，即过低体重儿如比较成熟也可能存活。

三、早产的原因

1．母体方面

(1) 内科和外科合并症　如病毒性肝炎、严重贫血、急性肾盂肾炎、慢性肾炎、心脏病、急性阑尾炎、重度营养不良等。

(2) 妇科合并症　如子宫畸形（双角子宫、双子宫、纵隔子宫)、子宫肌瘤、宫颈功能不全等，细菌性阴道病与早产、早产早破膜、绒毛膜和羊膜感染和羊水感染有关。

(3) 产科合并症　如重度妊高征、先兆子痫等以及内、外科合并症，因病情需要，需提前终止妊娠者。

(4) 生活习惯　如吸烟、酗酒、用药史（可卡因）和药物中毒等。

(5) 其他　创伤/手术、年龄过小、身材矮小、职业因素、心理压力、贫困等。

2．胎儿、胎盘因素

(1) 胎儿异常、双胎、羊水过多、胎膜早破、宫内感染等。

(2) 胎盘功能不全、前置胎盘、胎盘早剥等。

四、羊水感染致早产的发病机制和诊断

一些病原体所致的绒毛膜、羊膜和羊水感染是许多无诱因胎膜早破和/或早产的可能原因。Watts（1992年）和Cox（1996年）报告，有20%的未破膜而早产者，行羊水穿刺可在羊水中发现致病菌。Gyr（1994年）等发现大肠杆菌可以通过绒毛膜和羊膜层，也就是说宫颈处的胎膜并不能完全阻止细菌侵入羊水。20世纪80年代也有报告，羊水中存在内毒素。近20年的研究结果表明，细菌的内毒素可进入羊水，刺激蜕膜细胞、单核细胞/巨噬细胞产生细胞因子，包括：白介素－1和6（IL－1、IL－6)、肿瘤坏死因子（TNF)；细胞因子刺激花生四烯酸生成，致前列腺素（PG）E_2 和 $F_{2\alpha}$ 的合成；最终PG刺激子宫肌层收缩（图1－1)。此外，羊水中的血小板激活因子（PAF）与细胞因子的激活有关，而PAF可在胎肺和胎

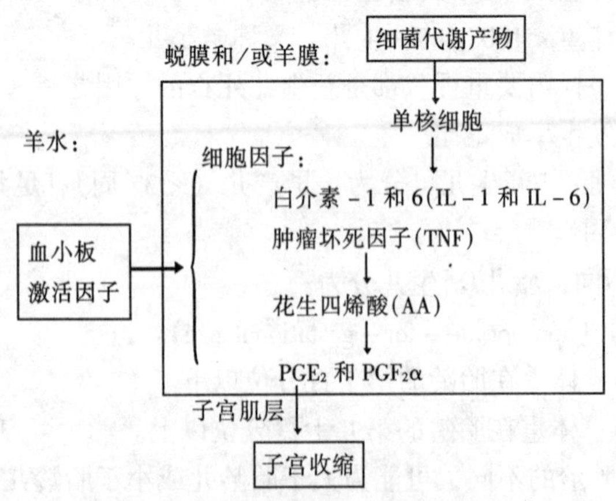

图1－1 细菌感染致早产的可能机制

肾中产生，因此胎儿本身在细菌感染所致的早产发生中起协同作用，有利于胎儿尽早脱离感染的环境。

羊水穿刺有助于宫内感染的快速诊断，但据报告，并未能够改善妊娠的结局。

Romero（1993年）对120例早产而未破膜的孕妇进行羊水穿刺。羊水细菌培养结果阳性者提示有羊水感染。在这些孕妇的羊水中，白细胞计数和IL－6水平升高，葡萄糖水平降低，革兰染色阳性。革兰染色阴性可除外羊水细菌感染，其特异性为99%。IL－6水平升高对诊断羊水细菌感染很敏感，其敏感性为82%。另有研究认为，超声诊断的羊水过少与绒毛膜羊膜炎有关。

20世纪50年代已发现，未足月的孕妇的破膜处有强烈的炎性反应。80年代的研究表明，细菌感染可降低胎膜破裂的压力阈值，即微生物侵入胎膜可致胎膜早破和早产。

五、容易发生早产的高危孕妇的判定

人们自70年代开始强调对容易发生早产的高危孕妇的早期发现。

1．高危的评分系统　80年代，美国部分地区尝试根据一系列与妊娠相关的因素（如社会经济状态、生育史、生活习惯、妊娠合并症等）进行评分，以评定易发生早产的高危孕妇。虽然这一尝试并未成功，但是其中一部分因素与早产还是有关的。

2．既往早产的病史　既往早产史与本次早产有密切关系。Carr－Hill和Hall（1985年）对6072例苏格兰妇女中习惯性早产的发生率进行统计发现，第一胎为早产者的第二胎早产发生率比第一胎为足月产者增加3倍；而第一、二胎均为早产的妇女中有1/3第三胎为早产。1995年，又有研究发现，早产有家族聚集性，即早产的危险可以遗传给下一代。

3．宫颈扩张　近十余年的研究结果表明，妊娠中期以后的无症状的宫颈扩张是发生早产的危险因素。但是产前对宫颈扩张情况的检查并未能影响妊娠的结局，即未降低早产率；同时，宫颈检查与胎膜早破无关，没有害处。

六、早产的诊断

在宫颈消失和扩张前诊断早产临产是困难的。妊娠28周至37周前，发生不规律宫缩，以后转为规律宫缩，即宫缩间隔5～6分钟，持续30秒以上，同时伴有宫颈管缩短至消失以及进行性宫颈扩张，诊断为早产临产。早产的胎膜早破的发生较足月产多。

七、早产的治疗原则

对胎膜未破者，如胎儿存活，无宫内窘迫，应抑制宫缩，尽可能维持妊娠。

对胎膜早破者，如无产兆，无感染征象，应保持外阴清洁，严密观察（有无产兆、感染和宫内窘迫征象），以适当延长孕周。如以临产，应设法提高早产儿的存活率。

八、早产的产前处理

1．糖皮质激素的应用　已证实在早产者，应用糖皮质激素，可以降低早产儿肺透明膜病的发生率和死亡率。其作用目前认为是增加胎肺的肺泡表面活性物质、肺的顺应性和最大肺容量。其对胎儿/新生儿的副作用尚未发现；对母体，在近期，有致肺水肿和感染的可能，还未发现远期的副作用。

用法：地塞米松4～5mg，2～3次/日×3日，肌注；倍他米松6～12mg，1次/日×2日，肌注；地塞米松10mg，羊膜腔内注入。

2．卧床休息　左侧卧位为最常用的抑制宫缩的方法，以提高子宫的血流灌注，改善胎盘功能，增加新生儿的氧供和营养。

3．镇静剂　仅在孕妇紧张时应用，不能抑制宫缩，可以抑制新生儿呼吸，故临产后禁用。

4．抑制宫缩的药物

（1）β－肾上腺素能受体兴奋剂　这类药物通过激动子宫平滑肌中的 β_2 受体，抑制子宫收缩。副作用包括，心率加快、低血压，恶心呕吐、头晕、出汗，血糖升高等。

常用药物：羟苄羟麻黄碱（ritodrine）150mg + 5% GS500ml 静滴，0.15mg ~ 0.35mg/min，宫缩抑制后，至少维持 12 小时；硫酸舒喘灵（salbutamol）2.4 ~ 4.8mg/q4h，口服；间羟舒喘宁/博利康尼（turbutaline）。

（2）硫酸镁　镁离子拮抗钙离子对子宫收缩的作用，从而抑制宫缩。

用法：25% $MgSO_4$ 16ml + 5% GS 20ml 静推（慢），负荷剂量为 4g，→25% $MgSO_4$ 20 ~ 30ml + 5% GS500ml 静滴，1 ~ 2g/h，→直至宫缩消失。

用药期间观察：呼吸≥16 次/分，膝腱反射存在，尿量≥25ml/h。

（3）前列腺素抑制剂　前列腺素（PG）有刺激子宫收缩和软化宫颈的作用；前列腺素抑制剂，如阿司匹林、消炎痛，可以抑制前列腺素合成酶，减少 PG 的合成和释放，抑制宫缩；其副作用在于可以通过胎盘抑制胎儿 PG 的合成和释放，使胎儿体内的 PG 减少，而有维持胎儿动脉导管开放的作用，PG 缺乏时动脉导管可能过早地关闭，致胎儿血液循环障碍。因为此类药物对胎儿有影响，故已很少应用，必要时仅能短期服用（≤1 周）。

九、早产的产间处理

通常，胎儿愈不成熟，在产程中发生的危险愈大。如为臀位或横位已临产，须行剖宫产终止妊娠。在临产后，应对胎心率和孕妇的子宫收缩情况作持续监护，应尽量避免孕妇发生低血压、胎儿的缺氧和酸中毒，以减少新生儿并发症的发生。产程中应吸氧，慎用吗啡、度冷丁等抑制新生儿呼吸中枢的药物。分娩时可作会阴切开以预防早产儿颅内出血的发生。在产程中，如胎心率过快，尤其在早破水者，应警惕有无败血症存在，必要时予抗生素（如氨苄青霉素 2g/6h）直至分娩。

（于　洁　向　阳）

第五节　前置胎盘

胎盘附着于子宫下段或覆盖于子宫颈内口处，位置低于胎儿的先露部称为前置胎盘（placenta previa），是孕晚期产前出血的主要原因之一，对于母婴威胁很大。它的发生率为 0.24% ~ 1.8%。

一、病因

目前尚不明确，多数认为与子宫内膜病变有关。其相关因素有双胎，产褥感染，多产，多次人工流产或刮宫，引产以及剖宫产等等。文献报道既往有剖宫术史者发生前置胎盘的危险 6 倍于正常产妇，人工流产使前置胎盘发生率增加 7 ~ 15 倍。这些相关因素可引起子宫内膜炎或子宫内膜损伤，瘢痕使子宫蜕膜血管发育不良。受精卵着床植入时，因底蜕膜血流供应不足而扩大胎盘面积以摄取足够的营养孕育胚胎，胎盘可延伸至子宫下段或覆盖宫颈内口。可能受精卵的滋养层发育迟缓，抵达子宫腔时和着床的时间不同步而继续下移植入于子宫下段。也可能胎盘面积过大，如多胎妊娠时前置胎盘的发生率高于单胎妊娠，或有副叶胎盘延伸至子宫下段而发生前置胎盘。

二、分类

以胎盘边缘与子宫颈内口的关系分为三种类型：

1．完全性前置胎盘（complete placenta previa） 又称中央性前置胎盘，子宫颈内口全部为胎盘组织所覆盖。

2．部分性前置胎盘（partial placenta previa） 子宫颈内口部分为胎盘组织所覆盖。

3．边缘性前置胎盘（marginal placenta previa） 胎盘组织虽附着子宫下段，但边缘未超越子宫颈内口。

胎盘边缘与子宫颈内口的相互关系随着妊娠逐月增长，子宫颈管的消失和子宫颈口的逐渐扩大而由宫颈向宫体方向移动。关于胎盘的位置上移，文献认为有两个因素，第一，子宫下段的血供薄弱，这样就引起绒毛的不同程度的退化。第二，胎盘附着的子宫部位生长最缓慢，而子宫狭部的生长最迅速。如妊娠34周之后B超检查胎盘下缘到达或覆盖子宫颈内口，前置胎盘的诊断方可成立，或以急症入院时两者的关系作为诊断各型前置胎盘的标准，以利于制定合理的治疗方案。

三、临床表现

1．症状 妊娠晚期或临产时，发生无痛性反复阴道出血是前置胎盘的主要症状。个别发生于妊娠中期者，出血乃因前置部分的胎盘不能随妊娠月份的增加或临产后子宫下段逐渐延展、子宫颈管消失和子宫颈口扩张而相应地向子宫方向移动延展，致使前置胎盘的前置部分从附着处剥离，使边缘血管破裂而出血。通常初次出血量不多，等剥离处血管血液凝固，出血暂时自止。偶尔第一次出血量多时，由于子宫下段不断延展，出血可反复发作，出血量渐次加多。无痛性反复出血发作的早晚，次数，血量的多少和前置胎盘的类型密切相关。完全性前置胎盘初次出血比其他类型早，大约在28周左右，出血发作频繁，量较多，甚至有时一次大量出血可使病人陷入休克状态，症状表现危重。边缘性前置胎盘初次出血较晚，约在37周以后，出血量少，症状表现较轻。部分性前置胎盘初次出血时间和出血量介于两者之间，临产后伴随子宫收缩、子宫下段逐渐向上牵引，出血随之增加。然而边缘性或部分性前置胎盘患者，破膜后胎先露如能迅速下降直接压迫胎盘，出血可以停止。无禁忌的情况下，人工破膜有利于胎先露对胎盘的压迫，起到止血作用。由于反复多次或一次大量出血，产妇可发生贫血，其程度和出血量成正比。完全性前置胎盘一次严重出血可使病人休克，卧于血泊中。胎儿因缺血缺氧发生窘迫以致死亡。

2．体征 通常病人的情况和出血量的多少有关。出血量不及月经时可视若常人。如大量出血时可有面色苍白，脉搏微弱、加快，血压下降等休克现象。腹部检查子宫大小与闭经月份一致，腹软无压痛。胎先露多高浮，胎位异常如臀位，斜位，横位的发生率也增加。这和前置胎盘占据子宫下段有关。如已临产，检查可发现子宫肌张力正常，宫缩为阵发性，宫缩时出血量增加，间歇时子宫可以完全放松，有时在耻骨联合上缘可听到胎盘的轰鸣杂音。

四、诊断

1．病史 妊娠晚期突然发生无痛性反复阴道出血，就应首先考虑到前置胎盘，如有超声依据，诊断即可成立。如出血早，反复多次，量多或本次发作就陷入休克状态则完全性前置胎盘的可能性大。

2．体征 急性大量出血可发生休克，多次反复出现出血可呈贫血貌，腹部检查与正常妊娠相同。胎儿可因失血量多少在宫内发生不同程度的窘迫甚至胎死宫内。临产后伴发阵发性宫缩，出血量增多，破膜后出血量可减少或暂时自止。如前置胎盘附着于子宫下段前面在耻骨联合上方或双侧可听到和母亲脉搏一致的胎盘杂音。

3．阴道检查 近年来B型超声已广泛普及，且B型超声属于无创性检查和监测技术，故阴道检查已很少采用。检查前必须做好输血输液及手术准备后方可进行。

4．超声检查

B型超声检查可清楚看到子宫壁、胎头、宫颈和胎盘位置，对前置胎盘诊断的准确率可达90%～95%。通过胎盘占据位置所形成的半月形弥漫光点区，先确定胎盘附着的准确部位，然后通过胎盘与子宫颈内口的关系确定前置胎盘的类型。可为术式选择提供依据。于妊娠20周左右如B超所见胎盘位置过低，无阴道出血者可能是一种正常生理变化。通过B超逐月检测不断增大的子宫，可见胎盘向宫体方向移动，胎盘下缘也逐渐上移。对妊娠中期胎盘位置低出现阴道出血者，认为应属于晚期流产范畴，其病因可能与胎盘位置异常有关。自妊娠中期每月行B超监测一次，凡胎盘始终低的患者到妊娠晚期均可及时确诊为前置胎盘。但B超检查仍有假阳性或假阴性，故要综合临床资料全面评价，对B超示为阴性而仍反复出血或一次出血量多的孕妇，应高度警惕子宫后壁的部分或完全性前置胎盘。

对于何时行B超检查，以往文献认为超过34周B超检查仍提示前置胎盘才明确为前置胎盘。但近年来许多学者正试图应用B超检查在孕早期诊断前置胎盘，以及早预防出血。Taipale在1997年利用阴道B超检查在孕12～16周诊断前置胎盘。作者认为阴道B超检查明显优于腹部B超检查，在孕12～16周胎盘边缘超过宫颈内口15mm发生前置胎盘的可能性为5.1%。

5．磁共振检查 可以明确诊断胎盘的位置但费用昂贵。对于其他方法诊断不明的可用此方法。Thorp于1997利用MRI发现1例前置胎盘侵入膀胱，为分娩方式及减少出血提供帮助。

6．彩色超声血流检查 可明确胎盘位置及血供情况，尤其是可诊断是否有胎盘植入。

7．产后检查胎盘及胎膜 胎盘娩出后仔细检查如可见胎盘边缘或部分胎盘有血凝块则可核实产前的诊断。如胎膜破口距胎盘边缘在6cm内则为胎盘低置。

五、鉴别诊断

主要和胎盘早剥鉴别，两者均是孕晚期大出血的主要原因，B超检查有助于鉴别两者，但主要还应结合临床。其他原因的产前出血还有：副胎盘或帆状胎盘的前置血管破裂，胎盘边缘血管破裂，宫颈糜烂，粘膜下肌瘤，宫颈息肉，宫颈癌等等。这些可通过病史，阴道检查，B超检查及分娩后胎盘的检查来进行鉴别诊断。

六、对母儿的影响

1．反复阴道出血 可造成孕妇贫血，低血容量。

2．产后出血 分娩后由于子宫下段组织菲薄，收缩力差，附着于此处的前置胎盘剥离后血管一时不易缩紧闭合，多发生产后出血。文献报道前置胎盘的产后出血比正常高13倍。

产妇因贫血对产后出血的耐受性差。一旦出血稍多便可发生休克，甚至威胁生命。

3．植入性胎盘　文献报道前置胎盘伴发胎盘植入的发生率为0.05%～3.92%。因为子宫蜕膜发育不良，内膜损伤，使受孕后底蜕膜与叶状绒毛膜之间的结构发育异常发生胎盘粘连或植入。当前置胎盘伴发植入胎盘时，因附着的部位低，内膜薄，症状更为严重，常因无法控制的出血而需行子宫切除术。

4．产褥感染　产前的反复出血，使产妇的体质下降，前置胎盘的胎盘剥离面靠近宫颈外口，使细菌易从阴道侵入胎盘剥离面。产后出血使孕妇体质倍加虚弱，更易发生感染。

5．对胎儿的影响　因为反复出血使孕妇贫血及低血容量，早产儿，低体重儿发生率较高，胎儿宫内窘迫，新生儿窒息及死亡的发生率增加。大量数据表明前置胎盘患者的胎儿头围、胸腹围、出生体重、身长与相应孕周正常胎儿比较差异显著。尤其是中央性前置胎盘及部分性前置胎盘对胎儿的影响大，其宫内发育迟缓的发生率为12.7%。边缘性前置胎盘对胎儿影响较小。除反复出血降低母儿血流交换使胎儿的营养供给不足外，由于胎盘位置附着异常和反复多次出血促使胎盘纤维化，老化，致使胎儿在宫内处于慢性缺氧状态。

七、预防

应加强对青少年的性生理及性心理的教育以降低产前人工流产的发生率，宣传推广有效的避孕措施，搞好计划生育。避免多次流产，刮宫，引产，严格掌握剖宫产的指征，避免宫内感染以免发生子宫内膜炎或子宫内膜损伤。加强产前检查及宣传教育。孕中期行B超检查，对妊娠出血应嘱其及时就医，以得到早期诊断和正确处理。

八、处理

重视引起前置胎盘发生的各种高危因素，一旦出血立即住院，给予止血纠正贫血的处理。根据出血量多少，有无休克，孕龄，胎位，胎儿是否存活，是否临产，宫口开大的程度等进行全面评价以制定治疗方案。

1．期待疗法　自1927年Arthus Bill提出以足量输血及剖宫术治疗前置胎盘后，孕产妇死亡率明显下降，但新生儿多死于早产。至1969年，对高危妊娠的监护和护理有了明显的进展，如胎肺成熟度的测定，促胎肺成熟的治疗等为计划分娩创造了条件，使围生儿生存率明显提高。1980年Cotton及1984年Silrer等采用积极期待疗法（conservative aggressive management）3年使围生儿死亡率下降显著。积极期待疗法适用于阴道出血不多，胎儿存活者，目的是保证孕妇安全的前提下，让胎儿能达到或接近足月，以提高胎儿的成活率。当今的期待疗法包括：

（1）B超检查　对前置胎盘进行分型后，还需进一步了解胎盘附着部位，主体部位在上段还是在下段，形态，大小，厚薄，有无植入等，为估计期待的极限，出血量，频度，输血量等做到最佳的安排。条件较差的医院应及时转院。

（2）结合孕周，羊水测定胎肺成熟度及促胎肺成熟是期待疗法的关键。要改变以往的单纯依靠孕周及估计胎儿体重来判断胎儿成熟与否。

（3）在期待疗法期间产妇应常规采取左侧卧位，绝对卧床休息，定时间断吸氧，以提高胎儿血氧供应。加强胎儿的监护，少做腹部检查，必要时操作应轻柔。保持大便通畅。估计胎儿体重$>1500g$，若胎肺成熟应计划分娩。

2．孕期足量输血和减少产时出血　孕期输血要足量，除服用铁剂，叶酸，维生素C及钙片外，在有出血的情况下，需足量输血。中央性前置胎盘常常发生出血早，出血量多，应在有条件的情况下足量输血以维持孕妇正常的红细胞压积和血容量。避免和纠正胎儿贫血及缺氧、酸中毒，以取得延长孕周提高围产儿的生存率。

3．防治早产

（1）宫缩抑制剂　在纠正血容量的同时伴有激惹性宫缩时，采用宫缩抑制剂以控制胎盘错位性出血，使孕周得以延长。宫缩抑制剂的应用同早产。常用的药物有：硫酸镁：静脉用药首剂达负荷量后维持血镁浓度1.5～2.5mmol/L；硫酸舒喘灵：有口服及静脉两种剂型，口服剂量可为2.4～4.8mg每6小时一次。盐酸利托特林（安宝/柔托巴）：口服及静脉两种剂型，每支10mg或每片10mg。

（2）宫颈内口环扎术　国外有文献报道手术有助于延长前置胎盘患者的孕周。但鉴于报道的例数不多，难以评估该手术的利弊。

4．分娩方式

（1）剖宫术　分娩方式应为剖宫术。中央性前置胎盘及部分性前置胎盘应采取剖宫术分娩，低置胎盘或边缘性前置胎盘出血量较多，短期不能结束分娩者亦应采用剖宫术。

剖宫术的优越性：①易控制产时及产后的出血：前置胎盘的覆盖面大，不易剥离，下段血管扩张且丰富，剥离后止血能力差。剖宫术具有直视下止血的功效。如剥离面出血时，可及时采用温盐水纱布垫直接按摩子宫，子宫纱条填塞，经子宫腔内缝合止血。如在剖宫术中同时发现前置胎盘伴发部分植入性胎盘，可将大部分胎盘剪除后，创面用刮匙清除残余胎盘组织或切除胎盘植入的组织后8字缝合止血，这样得以保全子宫。为有效缝合止血还可行子宫动脉、髂内动脉结扎等处理，效果亦良好；②减少宫颈与子宫下段撕裂的发生机会：剖宫术可做充分切口，且切口整齐利于缝合，减少难于控制的撕裂；③可迅速结束分娩：短时间内娩出胎儿，在宫外争取抢救和复苏新生儿的机会，提高围产儿的存活率。

对前置胎盘行剖宫术时应注意：①根据B超检查的结果综合评价后，安排有经验的手术人员并备好足够的血液方可择期手术。子宫切口的选择应以避开胎盘为原则。附着于子宫后壁的胎盘，可常规采用子宫下段横切口，附着于子宫前壁应采用子宫下段纵切口，避免切断胎盘导致产妇大出血和新生儿贫血。若无奈切断胎盘，手术应稳、准、快地切断胎盘，迅速娩出胎儿，新生儿娩出后应立即作红细胞计数，测血红蛋白值和血细胞比容，了解贫血程度，及时给予治疗；②对附着于右前壁的胎盘，先在无胎盘附着的左半部行子宫下段横切口，进入宫腔后，迅速切断右侧胎盘娩出胎儿。如为左前壁胎盘附着，则先切右半侧。如胎盘主体位于正中，脐带附着恰于子宫下段切口处，则切口选择应略高或行古典式剖宫术，不宜行胎盘打洞取胎儿；③对于子宫大量出血兼收缩不良者，除用宫缩剂外，可行子宫动脉结扎术或髂内动脉结扎术以迅速减少出血；④若出血迅猛，用多种手段止血无效者应当机立断行子宫切除术。对于胎盘植入面积大，渗血面积广，无法缝扎时应立即行子宫切除术。

由于前置胎盘表现多样化，处理上必须遵循个别化的原则，方能取得较为满意的结果。

（2）阴道分娩　此法仅适用于边缘性前置胎盘而胎儿为头位者，利用胎头压迫胎盘达到止血的目的。产妇一般情况良好，临产后出血量不多，产程进展顺利，估计在短时间内可以结束分娩，应立即行人工破膜术，促使胎头压迫胎盘，促进宫缩，加速分娩。若术后观察胎头下降不满意，宫口扩展迟缓，仍有活动性出血，应立即行剖宫术。

(3) 中央性前置胎盘阴道打洞处理的方法原则上不采用，应加强产前的检查，提早发现前置胎盘，一经确诊应立即转至有条件的医院，避免前置胎盘的高危孕妇出血发生在基层医院。

(4) 产褥期　应继续纠正贫血，预防感染。

（杨佳欣　向　阳）

参考文献

1. Taipale P, Hillesmaa V, Ylostalo P, et al. Diagnosis of placenta previa by transvaginal sonographic screening at 12－16 weeks in a nonselected population. Obstet Gynecolo, 1997, 89:364～7.

2. Taylor VM, Kramer MD, Vaughan TL, et al. Placenta previa and prior cesarean delivery: How strong is the association? Obstet Gynecol, 1994, 84:55～57.

3. Thorp JM, Wells SR, Wiest HH, et al. Frist－trimester diagnosis of placenta previa percreta by magnetic resonance imaging. Am J Obstet Gynecol, 1998, 178:616～8.

4. Chou MM, Shih C E. Prenatal diagnosis of placenta previa accreta with power amplitude ultrasonic angiography. Am J Obstet Gynecol, 1997, 177:1523～5.

5. Droste S, Keil K. Expectant management of placenta previa: cost benefit analysis of outpatient treatment. Am J Obstet Gynecol, 1994, 170:1254～7.

6. 王淑贞主编. 实用妇产科学. 北京：人民卫生出版社，1987. 238～241.

第六节　胎盘早期剥离

妊娠20周后或分娩期，正常位置的胎盘在胎儿娩出前部分或全部从子宫壁剥离，称为胎盘早期剥离，简称胎盘早剥。国内报道的患病率为1:47～1:217，国外报道的患病率为1:55～1:150。实际的患病率应高于此值，常有轻型的病例未划到胎盘早剥内。

胎盘早剥对母儿威胁极大，据报道围产死亡率为19%～87%。胎盘早剥往往起病急，进展快，如诊断处理不及时会发生严重并发症如DIC、肾衰、产后大出血等直接危及母儿生命。发生胎盘早剥时剖宫产及子宫切除的机会亦增加。

一、病因

1．血管病变　是胎盘早剥的诱因。任何疾患如引起底蜕膜螺旋小动脉发生急性动脉粥样硬化或痉挛，使末梢毛细血管缺血缺氧，坏死以致破裂出血形成底蜕膜血肿，分离胎盘与子宫壁使胎盘从子宫壁上剥离。重度妊高症、慢性高血压、慢性肾炎、糖尿病病人怀孕后易发生胎盘早剥的原因就是由于血管病变。

2．机械性因素　孕期来自外界的某些因素如羊膜腔穿刺、腹部撞击、外伤、外倒转术等可直接引起胎盘早剥。分娩过程中由于过度牵拉脐带、脐带过短、或破膜时羊水骤然流出使宫腔内压力减小或多胎妊娠时第一个胎儿娩出过快等均可发生胎盘早剥。

3．仰卧位低血压综合征　妊娠晚期或临产后产妇较长时间取仰卧位，增大的子宫压迫下腔静脉，静脉回流受阻，致使子宫静脉压升高，蜕膜层静脉瘀血或破裂，形成蜕膜层血肿，分离胎盘与子宫壁。

4．其他危险因素 如吸烟，吸毒，先天脐血管异常。

二、临床分类

目前临床分类的标准仍是经验性的尚无一个统一的量的分类方法。主要的有以下几种：

以剥离面积的大小分类：剥离的面积的大小不超过 1/3 为轻型胎盘早剥，超过 2/3 为重型胎盘早剥。但实际中很难确切计算早剥的面积大小。

以临床出血不同表现分类：分为显性出血、隐性出血及两者兼有的混合型，显性出血因为临床症状明显处理及时，预后较好。而隐性出血常常因为临床表现隐匿，以内出血为主，血液易向子宫肌层浸润，发生子宫胎盘卒中，预后较差。

以有无严重的并发症分为轻型胎盘早剥和重度的胎盘早剥，分类主要依据有无 DIC、产后大出血、子宫胎盘卒中、肾功能衰竭等等并发症。

三、临床表现

1．症状

（1）阴道出血 胎盘早剥的患者有不同程度的阴道出血，出血量可多可少。

（2）腰腹痛 临产后可以有规律的宫缩，但宫缩间隙子宫不能完全放松，表现为轻微腹痛，严重时可有持续性的剧烈的腰腹痛，子宫不能放松呈板状。

（3）随病情的加重还可以有贫血，失血性休克等等并发症的表现。

2．体征

（1）轻型胎盘早剥子宫触诊可扪及规律宫缩，子宫大小符合月份宫底无升高，子宫软，无明显压痛。重度胎盘早剥子宫不放松宫缩无间歇或呈高张性状态，硬如板状，压痛明显，子宫底进行性升高，子宫大于相应月份。

（2）轻型胎盘早剥对胎儿影响较小，胎位清楚，胎心反应良好。而重度胎盘早剥病情急，胎位扪诊不清，早期胎心可加快，监护提示胎儿宫内窘迫。病情仍继续发展，胎儿因缺血缺氧发生胎死宫内。

（3）根据不同程度可有贫血及休克的体征，如血压下降，苍白，意识丧失等。

四、诊断与鉴别诊断

1．胎盘早剥的征兆及特点

（1）产前出血 是胎盘早剥的临床症状之一。产前出血通常会引起孕妇或产科医师的注意，一般不会延误诊断。但是如果发生隐性产前出血则易被延误诊断和治疗。产前显形出血的多少差异很大。但对于阴道出血量大于月经量应引起注意，结合病史及其他临床特点确诊或除外胎盘早剥。

（2）疼痛 是胎盘早剥的主要临床表现，表现为腰骶痛及腹痛。一般说来，附着于子宫前壁位置的胎盘早剥多表现为腹痛，尤其是剥离部位的疼痛。如附着于子宫后壁的胎盘发生早剥，常常是腰痛或深部盆腔的疼痛。临床上应注意病人的主诉，及早发现胎盘早剥。文献统计胎盘早剥的病人均有不同程度的疼痛。

（3）血性羊水 胎盘早剥时，如出血穿过羊膜流入羊水可形成血性羊水，加之出现子宫敏感，松弛性差，即应怀疑胎盘早剥。因此发现血性羊水必须进一步检查，以免误诊和漏诊。

（4）无原因的胎心改变 可表现为胎心加速（大于 160 次/分），更多为胎心减慢。少数为胎心突然消失，胎死宫内。胎心加速表示胎儿处于缺血缺氧的代偿阶段，胎心减速，尤其是胎心监护时出现迟发性胎心减速表示胎儿宫内窘迫。有时胎盘早剥的临床表现并不明显，甚至很小，但是胎心很快消失，这是因为胎盘早剥的起始部位恰恰在脐带附着的附近或根部，影响或阻断了血液供应。因此胎心的突然消失应想到胎盘早剥的可能。

(5) 无原因的早产　当胎盘边缘部位剥离时，影响了羊膜及绒毛膜的营养供应。使蜕膜坏死，激活并释放前列腺素，诱发宫缩，营养不良的羊膜易破裂而引发早产，因此早产后应常规检查胎盘以除外胎盘早剥。

(6) 子宫敏感或高张状态　如有宫缩在间歇期也不放松，而是处于高张状态。难以触诊清楚胎方位，这是胎盘后血肿或血液刺激宫壁收缩所致。

总之，当出现典型的临床症状和体征时，胎盘早剥的诊断并不困难，但此时往往病情已严重到直接危胁母儿生命安全。因此如何早期识别胎盘早剥的征象，抓住蛛丝马迹做进一步检查确诊，对降低围产儿死亡率和患病率十分有意义。

2. 辅助检查

(1) B超检查和胎心监护的联合应用　B超检查的诊断图像为：胎盘实质与子宫壁间出现一个或多个不等的液性暗区，暗区内均布光点或光斑；子宫内回声反射增多，可能因羊水混浊或血性羊水所致；子宫后壁胎盘早剥时，胎儿多靠近子宫前壁；胎动及胎心搏动检查有助于了解胎儿宫内的状况。

但是B超声检查未显示阳性体征时，也不能除外胎盘早剥，应注重临床特点严密观察。B超检查同时联合应用胎心监护不仅可以观察到胎盘早剥时胎儿在宫内的安危，为临床治疗提供依据，还可以利用胎心变化作为发现胎盘早剥的线索。

(2) 实验室检查　监测胎盘早剥的生化指标：1997年Barthal等研究表明，血中甲胎蛋白（α-FP）的水平在早产和胎盘早剥的患者升高。他认为该项检查可以作为胎盘早剥的生化指标。

其他有关的生化指标还有：患者的血中高半胱氨酸（hyper homocysteinemia）升高与胎盘早剥有关。也有学者表明胎盘早剥患者的血中CA125水平明显高于对照组，但这后两相指标难以作为胎盘早剥的特异性诊断依据。

其他的实验室检查主要了解病人的贫血程度、凝血功能状态及肾脏情况。

(3) 胎盘的病理检查　检查早剥娩出的胎盘可发现胎盘母体面有粘连的血块，取下血块可见胎盘压迹，是胎盘早剥的有力证据。但对于以外出血为主的胎盘早剥，可能没有胎盘后血肿或胎盘梗死区。这时可借助于胎盘镜检：胎盘镜检的特点为合体细胞结节增多，这是绒毛对胎盘缺血缺氧的一种反应性变化；绒毛滋养细胞基底膜增厚；绒毛纤维素性坏死，早剥发生与血肿形成时间越长，程度越严重；绒毛断面无血管；绒毛间质纤维化；绒毛干内血管内膜炎；胎盘毛细血管瘤。胎盘的病理检查变化说明了发生胎盘早剥前，由于某种诱因，胎盘已具备某些组织学上的特征，在一定条件下可发生胎盘早剥。

3. 鉴别诊断　轻型胎盘早剥临床表现不典型，有时难以于先兆早产，临产或胎盘边缘窦破裂相鉴别。在晚期妊娠阴道出血中，胎盘早剥占31.7%，前置胎盘占12%，宫颈病变占7%，脐带因素占1%，无原因可寻的尚有40%左右，其中还包括部分在分娩后检查胎盘才发现的胎盘早剥病例。由此可见胎盘早剥在晚期妊娠出血中占有相当大的比例，应引起重视。胎盘边缘血窦的破裂与胎盘早剥的鉴别在于产后检查胎盘发现血块附着于胎盘边缘且与血窦的血栓相连。

重度胎盘早剥主要应与前置胎盘和子宫破裂相鉴别。胎盘早剥与前置胎盘均为晚期妊娠出血，临床症状及体征典型的病例鉴别并不困难。B型超声检查和分娩后胎盘检查可作为主要鉴别点，当膀胱适度充盈下行B超检查时，如发现胎盘部分或全部附着于子宫下段或覆盖于子宫颈内口，可确认为前置胎盘。分娩后检查胎盘无凝血块压迹，胎膜破口距胎盘边缘在7cm之内为前置胎盘。

产程进展中发生的胎盘早剥往往与子宫破裂易混淆，分娩中突然发生剧烈绞痛，胎心消失及肉眼血尿时，应全面分析病史及病程进展情况，如有头盆不称，产程停滞或阻塞性难产时应首先考虑子宫破裂。如存在妊高征或其他易发生胎盘早剥的诱因时应立即进行B超检查或人工破水以协助诊断。

五、并发症

1．子宫胎盘卒中　胎盘早剥发生内出血时，血液向子宫肌层内浸润，引起肌纤维分离，断裂，变性。血液浸润到子宫浆膜层时，子宫表面出血紫色瘀斑，以胎盘剥离处特别显著，称之为子宫胎盘卒中。血液也可以由子宫肌层向阔韧带及输卵管系膜或后腹膜渗透。子宫胎盘卒中可致子宫收缩乏力性出血，凝血功能障碍等严重并发症。

2．凝血功能障碍　胎盘早剥后，剥离处坏死的蜕膜组织和胎膜绒毛可释放大量的组织凝血活酶，进入母体循环中，激活凝血系统，使脏器小血管内形成纤维蛋白血栓和血小板聚集及粘附，造成弥散性血管内凝血（DIC），因消耗大量纤维蛋白原，血小板及凝血因子，继之纤溶系统亢进，而表现为产后阴道出血不止且血不凝，或多脏器多部位的出血。当发生重型胎盘早剥时应立即进行实验室检查，即血小板计数、凝血酶原时间测定、纤维蛋白原定量、及纤溶活力实验。随病情发展，可反复多次以上实验检查，以早期发现诊断DIC。

3．急性肾功能衰竭　胎盘早剥时发生急性肾功能衰竭的原因可能为DIC、失血性休克或重度妊高征。胎盘早剥发生失血性休克持续的时间较长，未及时补充血容量，全身重要脏器包括肾脏血流量灌注不足，血管痉挛收缩，处于缺血缺氧状态。休克时间越长，肾脏缺血越严重，肾脏的损害可由功能性发展到器质性。

在DIC基础上发展的急性肾功能衰竭是由于广泛性凝血及血栓形成，甚至累及肾小球，肾小动脉及毛细血管，可导致肾皮质坏死，甚至肾小管坏死。胎盘早剥时大量输血及出血，使部分红细胞破坏而溶血，血红蛋白沉积，另外由于缺血缺氧致使肾小管上皮细胞广泛性坏死，大量的坏死的细胞加之沉积血红蛋白形成栓子阻塞肾小管进一步加重肾小管的坏死。重度妊高症是发生胎盘早剥的主要原因，同时它本身亦可发生急性肾功能衰竭，据文献报道，妊娠晚期发生的急性肾功能衰竭中62%是由重度妊高症而引起的，其中子痫占25%，由重度妊高征引起胎盘早剥并继发急性肾功能衰竭往往病情危重，既可发生肾皮质坏死，又同时伴有肾小管的坏死，其发病机理除上述病理变化外，再加上血液高凝状态，肾素-血管紧张素-醛固酮系统的激活等等。

当发生急性肾功能衰竭时，很难区别是肾皮质坏死还是肾小管坏死，一般说来，肾皮质坏死多在胎盘早剥的初期出现无尿，病人多死于发病的第7～12天。而肾小管坏死多在胎盘早剥的晚期出现无尿，预后多较好。

六、治疗

胎盘早剥的处理原则是诊断一经确立立即终止妊娠，同时积极纠正休克和防治并发症。

1．产科处理　产科处理是否及时和母儿预后密切相关。终止妊娠所采取的方式取决于病情的早晚、疾病严重的程度、胎儿的安危及胎龄、胎儿成熟情况及宫颈条件等等。

（1）经阴道分娩　胎盘发生轻度早剥时，显形出血为主，孕产妇一般情况良好，无贫血及休克状况。检查如宫口已开大，宫缩规律，子宫局部压痛不明显，估计胎儿在短期内可娩出，应立即行人工破膜以减少宫腔内压力，阻止胎盘进一步剥离，同时应用催产素静脉点滴以加强宫缩，严密观察产程进展，除常规检查项目外，要特别注意以下几点：

1）密切注意产妇的脉搏及血压变化，尤其是脉压的变化，如产妇烦躁不安，口渴，四肢发凉或神志恍惚应想到是休克早期的表现，如血压的下降与出血不符，应想到是内出血的可能。

2）密切观察宫底是否升高及升高的程度。怀疑胎盘早剥的孕妇应在宫底作一标记，以观察宫底有无动态升高的趋向。如宫底升高明显，说明胎盘后血肿增大，胎盘继续剥离而且有宫腔内积血。这种情况下，除非宫口已开大，胎头已暴露或胎儿已死亡可经阴道迅速娩出胎儿胎盘外，应立即剖宫产结束分娩。

3）产程进展中应常规进行产时胎心监护及重复B超检查。如胎心出现迟发性的晚减速，表示胎儿宫内窘迫，应考虑是胎盘剥离面积增大所至。B超检查如发现胎盘实质与宫壁间液性暗区加大，胎盘有进行性增厚的表现，说明病情加剧，应综合分析各方面条件来决定分娩方式。

（2）剖宫产　可迅速结束分娩，阻止病情进一步恶化，对保护母儿安全降低围生儿病死率有重要意义。对于重度胎盘早剥、胎儿宫内窘迫、或产程中病情进展、宫底升高、或经人工破水催产素点滴产程延缓及阻止，估计短期内不能尽快结束分娩者均应剖宫产结束分娩。胎儿娩出后常规给予宫缩剂并按摩子宫，避免发生宫缩乏力性出血。

（3）子宫切除术　应慎重考虑，尤其是对没有孩子的年青妇女。子宫切除术仅用于经过各种措施积极治疗后，子宫持续不收缩，出血量多且不凝，为预防和治疗休克、DIC，保全病人的生命而不得已采取的措施。

2．并发症的治疗

（1）补充血容量，纠正失血性休克　胎盘早剥发生的失血性休克可见于任何时期，产前、产时及产后均可发生。治疗原则是止血补充血容量及防治并发症。孕期发生的胎盘早剥如是病情危急，出血多，应积极补充血容量，纠正休克和酸碱平衡，尽早输新鲜血。同时在胎儿娩出后立即给予宫缩剂，并轻轻地按摩子宫，效果不良时，可经阴道和腹部双手揉压子宫，也可宫腔内填塞纱布条等等。一般经迅速处理可立即止血，休克可得到纠正。

（2）子宫胎盘卒中　可用温盐水纱布热敷子宫，按摩子宫，应用宫缩剂。如无效可结扎双侧子宫动脉上行支或卵巢与子宫动脉吻合支（卵巢固有韧带）或双侧髂内动脉。止血的同时输入新鲜血，如果无效或血液不凝应立即行子宫切除术。

（3）凝血功能障碍　胎盘早剥经积极处理，及时终止妊娠，解除了引起DIC的病因，一般情况下通过快速补充血容量，纠正休克，保证重要脏器的血供，DIC可好转。胎盘早剥引起的DIC一般不主张用肝素，因为胎盘剥离面及手术创面均有较大的血窦开放，用肝素后可加重出血。

(4) 急性肾功能衰竭 有胎盘早剥引起的急性肾功能衰竭多为肾前性或发展为肾实质型功能衰竭。少尿期治疗应注意饮食及水的平衡。早期应严格限制蛋白的入量并适当补充氨基酸，保证每日热量以减少体内蛋白的分解。同时应避免水钠潴留，少尿期应严格计算 24 小时的出入水量，补液量应适中，对肾前性的急性肾功能衰竭应避免因限制补液量使血容量不足，反而会加重肾脏损害，延长少尿期。注意防治高钾血症是治疗急性肾功能衰竭的重要措施，限制饮食中含钾高的食物，纠正酸中毒，避免输库存血和及时清除体内坏死组织外，治疗高钾血症最有效的方法为血液透析及腹膜透析。如为高分解状态，以血液透析为主，但应严格掌握透析指征。另外应注意控制感染。

当进入到多尿期以后治疗原则为维持水、电解质和酸碱平衡，控制氮质血症和防止各种并发症如肺部感染、泌尿系感染等等。多尿期如血尿素氮仍高，应及时透析。

恢复期应定期随诊肾功能，避免各种对肾脏有损害的因素。

（杨佳欣 向 阳）

参 考 文 献

1. Spinillo A, Capuzzo E, Colonna L, et al. Factors associated with abruptio poacentae in preterm deliveries. Acta Obstet Gynecol Scand, 1994, 73:307~312.
2. Elizabeth G, Mills J. Placental abruption. Acta Obstet Gynecol Scand, 1993, 72:633~639.
3. Morgan M, Berkowitz M, Thomas S, et al. Abruptio placentae: perinatal outcome in normotensive and hypertensive patients. Am J Obstet Gynecol, 1994, 170:1595~9.
4. Dommisse J, Tiltman A. Placental bed biopsies in placenal abruption. British J Obstet Gyneco, 1992, 82:651~654.
5. Goddijin-Wessel T, Wouters M, Molen E, et al Hyperhomocysteinemia: a risk factor for placental abruption of infartion. Eur J Obstet Gynecol Rep Bio, 1996, 66:23~29.
6. Williams M, Hickok D, Zingheim R, et al. Materal serum CA125 levels in the diagnosis of abruptio placetae. Obstet Gynecol, 1993, 82:808~12.
7. Bartha J, Comino R, ArceF. Materal serum alpha fetoprotein in placental abruption associated with preterm labor. Inter J Gynecol Obstet, 1997, 56:231~36.
8. Dahmus M, Sibai B. Blunt abdominal trauma: are there any predictive factors for abruptio placentae or maternal-fetal distress? Am J Obstet Gynecol, 1993, 169:1054~9.
9. Twaalfhoven F, Roosmalen J, Briet E, et al. Conservative management of placental abruption complicated by severe coltting disorders. Eur J Obstet Gynecol Rep Bio, 1992, 46:25~30.
10. Arabin B, Eyck J, Laurini R. Hemodynamic changes with paradoxical blod flow in expectant management of abruptio placentae. Obstet Gynecol, 1998, 91:796~8.
11. Sibai B, Lindheimer M, Hauth J, et al. Risk factors for preeclampsia, abruptio placentae, and adverse neonatal outcomes among women with chronic hypertension. N Engl J Med, 1998, 339:667~71.
12. 杨佳欣，边旭明. 重度胎盘早剥的早期诊治. 生殖医学杂志，1998，7:240~41.

第七节 多胎妊娠

多胎妊娠（multiple pregnancy）系指一次妊娠宫腔内同时有两个或两个以上的胎儿，但不包括输卵管多胎妊娠或子宫输卵管复合妊娠。多胎妊娠的胎儿数目，就目前所知可达2~8个，最常见的为双胎。多胎妊娠虽为生理现象，但其临床过程，比单胎妊娠并发症多并且围产儿死亡率要高，故多胎妊娠属于高危妊娠的范畴，临床上应倍加重视。

一、发生率

文献报道多胎妊娠与单胎妊娠之比的定律为$1:N^{n-1}$。1:N代表同一地区，同时间范围内，双胎分娩数与全部分娩数之比，n代表多胎妊娠的胎儿数。N值与地区种族有关。多数学者将N值定为80，即双胎与单胎发生率之比为1:80，三胎为$1:80^2=1:6400$，而四胎妊娠为$1:80^3=1:512000$。临床上多胎妊娠中双胎妊娠最多见，三胎次之，四胎以上少见。单卵双胎的发生率比较恒定，大约2.3%~4%，在世界各地约每250名出生婴儿就有一名，并且不受种族、遗传、母亲的年龄与胎次等因素影响，而双卵双胎则与上述因素有关。我国双胎的发生率为1:67.6。文献发现，双胎受孕的发生比分娩要高得多，如果常规在孕12周之前做B超检查会发现更多的双胎受孕。

近年来世界报道多胎妊娠中，胎儿最多的为8胎，随着人工助孕技术的不断提高，多胎妊娠发生率呈直线上升。三胎以上的妊娠约2/3以上用过生育诱导剂。

多胎之性别比率，双胎中男性胎儿比单胎少。在人类男性胎儿所占百分比随着每次妊娠胎儿数目之增加而减少。Strandskov等研究发现单胎男性胎儿的比率为51.59%，双胎中男性胎儿的比率为50.85%，三胎为49.54%，四胎为46.48%。

二、发生原因

1．遗传因素　多胎妊娠有一定的家族倾向，双胎之一的妇女其下一代是双胎妊娠的几率是1/58。而双胎之一的男性其下一代双胎妊娠的机率为1/126。多数文献报道，在遗传上，双胎决定因素中母亲之决定因素较父亲更重要。母系的遗传因素可能为一次排卵有两个以上卵子排出，或者每侧卵巢各有一卵泡成熟，各排出一个卵子，或为一侧卵巢有两个卵泡成熟，各排出一个卵子，或为一个卵泡有两个卵子成熟排出，而排出的卵子同时受精发育为双胎。父系的遗传特性可能在于精子的活性，使来自两次的排卵的卵子受精，或有使极体受精的可能。

2．母亲的年龄及产次　文献报道，多胎的发生率与母亲的年龄及产次之增加成正比，以年龄大的经产妇多，年龄超过40岁，产次超过7次以上机会更大。双胎发生年龄高峰在35~40岁之间，以后骤然下降，在20岁以下的初产妇其双胎妊娠的机会较35~40岁的妇女少1/3。

双卵双胎的发生趋势近年来逐渐下降，原因不明，似乎与产次的减少有关。

3．环境因素　有人指出，受精卵着床前由于温度下降或缺氧，生长延迟，可形成两个胚盘，胚盘相距较远，各自独立发育，结果形成双胎，因此单卵双胎与遗传因素无关。

4．内生性性腺激素　研究认为双卵双胎的发生与高浓度的内生性性腺激素（卵泡刺激激素FSH）有关。因此妇女在停用口服避孕药后一个月内，发生双卵双胎的比率很高，而超过一个月后则无此比率。可能是在停止使用避孕药后第一个卵巢周期，垂体所分泌的性腺激素增加的结果。

5. 医源性因素 近年来由于临床应用促性腺激素（FSH，LH）、绒毛膜促性腺激素或克罗米芬来诱导排卵，多胎妊娠的几率有较大的提高。

三、双胎的类型

1. 双卵双胎 由两个受精卵分别发育而成，严格说双卵双胎并不是真正的双胎，而是两个成熟的卵子分别受精而成。实际上是两次受精同时完成。两个胎儿有各自的遗传基因，胎儿的性别、血型可以不同，有各自不同的胎盘，但常常融合在一起，形似一个胎盘，而胎盘的血流是完全独立的。两个羊膜囊之间为四层，即两层羊膜两层绒毛膜。

2. 单卵双胎 由一个受精卵发育而成，分裂后的每个受精卵均可形成独立的胎儿。同胚性或单卵双胎也不是完全相同的，因一个受精卵分裂为两个时，其所获得的原浆并不相同。两个胎儿具有相同基因，因而同性别，同血型，同体质，同神精精神类型。单卵双胎由于分裂成独自胚胎的时间不同，可有下列四种类型：

（1）若分裂发生在桑葚期或内细胞群形成而囊胚之外层仍未变成绒毛膜前，即在受精后72小时之内分裂，此时将形成两个胚胎，两个羊膜囊即两个绒毛膜，这样就形成了双羊膜双绒毛膜之单卵双胎妊娠。分裂后两个独立的受精卵，着床时两者距离较远者可形成两个各自独立的胎盘，较近着则两个胎盘融合形似一个胎盘，但有两个分开的绒毛膜和羊膜囊。这种类型的单卵双胎的发生率约为18%～36%，常常被误认为双卵双胎。

（2）若分裂发生于第4～8天之间，即囊胚期，在内细胞群形成及绒毛膜已分化形成之后，但羊膜囊出现前，则可导致两个羊膜，形成单绒毛膜之单卵双胎妊娠，这种类型只有一个胎盘，有各自的羊膜囊。如果内细胞群分裂时不对称，有大有小，小的细胞群发育不好，在发育时由于与正常发育胚胎的卵黄静脉吻合，渐渐被包入其体内，成为包入性寄生胎。

（3）若分裂发生于羊膜已形成后即约受精后第8天，则可导致一个绒毛膜的单羊膜单卵双胎。单羊膜囊的单卵双胎极为罕见，大约6万次分娩中仅有1个。

（4）若分裂较晚，即在胚盘已形成之后或胚盘分裂不完全，则将导致各种不同程度、不同形式的联体双胎。

不同类型双胎的特点见表1－2。

3. 单卵双胎与双卵双胎的鉴别 胚源性之决定对器官移植很重要。近代器官移植飞跃发展，由于单卵双胎具有完全相同的遗传基因，不产生移植排斥反应。双卵双胎与同胞兄弟姐妹相似，遗传基因不一定相同，皮肤或器官移植不一定达到目的。因此分娩时，根据性别、胎盘及胎膜初步鉴别单卵或双卵双胎，有很重要的临床价值。当然还应结合血清学检查和多形态学检查诊断。

四、病理生理变化及病理

尽管在多胎妊娠中血容量增加，但由于胎儿的需铁量较大，母体贫血经常发生。呼吸的潮气量增加，多胎妊娠的妇女经常会感到“透不过气来”，这可能与体内孕酮增加有关。

子宫的明显胀大和邻近脏器及盆底的压力增加是多胎妊娠的特征。偶尔在多胎妊娠中由于异常高水平的绒毛膜促性腺激素而发生黄体囊肿甚至腹水。由于胎盘较大，前置胎盘的发生较为常见。

表1-2 不同类型双胎的特点

	双卵双胎	单卵双胎		
		受精单卵双胎3天分裂	受精单卵双胎后4~8天分裂	受精后8~13天分裂
遗传基因	各自独立	相同	相同	相同
分裂期	正常分裂	桑葚期	囊胚期(胚泡早期)	胚泡期
胎盘	两个,分离或融合	两个分离或融合	一个	一个
绒毛膜	二层	二层	一层	一层
羊膜囊	两个	两个	二个	一个
两羊膜腔间隔层	四层(羊-绒-绒-羊)	四层	两层(羊-羊)	无
性别	不同或同	相同	相同	相同
血型	不同或同	相同	相同	相同
体质	不同	相同	相同	相同
脐带	同单胎各自独立	同单胎	同单胎	可互相缠绕打结
胎盘循环	无	各自独立	相互吻合	互相吻合
双胎输血综合征	少同单胎	无	多见	少见
畸形	不同或同	少同单胎	多寄生胎,无心畸形	特有联体胎儿
血清检查		相同	相同	相同

母亲的心血管、呼吸、胃肠、肾及肌肉骨骼系统在多胎妊娠变化明显于单胎妊娠。母亲贫血、泌尿系感染、先兆子痫-子痫、出血及子宫收缩乏力的发生率均增加。

1．双胎输血综合征　这是由于两胎儿的血管间有吻合，发生于胚胎早期，可能是随机生长。这种血管间的交通可以是动脉-动脉、静脉-静脉或混和形式。动静脉吻合是最严重的情况，可引起双胎间的输血。在失代偿的情况下，尽管遗传是相同的，但在大小和外表上可以有所不同。受血方是多血、水肿和高血压，甚至是腹水和胆红素脑病，心、肝、肾肿大，胎儿多尿而羊水过多。出生后尽管外观红润、健壮，但血容量过多使其在24小时内死于心衰。供血儿是小的、贫血和脱水的（生长迟缓、营养不良和低血容量），常常是羊水过少。由于慢性失血给另一胎儿而出现贫血，可以导致水肿和心衰。

2．胎盘血管异常　帆状血管附着在双胎妊娠中占7%，是单胎的7倍。单脐动脉的发生率在单卵双胎比单胎高4~5倍并且与其他的先天畸形有同样的关系（约占17%）。

3．胎儿异常　在妊娠12周以前早期精确的B超检查表明多胎妊娠的发生率是3.29%~5.39%。然而，这种情况的20%以上有一个胎儿或多个胎儿的自然消失，但对于留下的胎儿来说，预后是好的，这种情况叫做“不觉察双胎”。多胎妊娠中严重的先天畸形发生率是单胎妊娠的3倍以上。在双胎妊娠中，中枢神经系统、肌肉骨骼系统、眼、呼吸系统、心血管系统和消化系统的畸形较多，而泌尿生殖系统和皮肤的畸形较单胎要少。

联体双胎：是一个受精卵在8~14天时的分离不全所致。根据结合点联体双胎作如下分类：臀部联体（联体发生在骶骨，是最常见的联体双胎），胸部联体，（联在胸部），颅部联体（在头部）和脐部联体（在腹壁）。联体双胎通常是女性。多数经手术可以分离存活。

纸样胎儿（胎儿受压）：是一个小的、枯萎的、木乃伊化的胎儿，常在正常发育的新生儿分娩中见到。这是由于双胎的一个胎儿死亡、羊水损失或重吸收并被另一个存活儿压迫所致。

五、临床表现

在多胎妊娠中，妊娠期所有的常见不适将更加严重，比如早期的骨盆受压、恶心、呕吐、背痛、静脉曲张、便秘、痔疮、腹胀和呼吸困难都比单胎妊娠要重。

多胎妊娠的妇女发生贫血、妊娠高血压综合征、子痫、低置胎盘的几率要高于单胎妊娠的妇女，与之有关的临床表现都可发生。

六、诊断

近年来B超检查的发展，使双胎的确诊率大大提高并可早期诊断。

1．病史　家族中有多胎的历史，是否使用过促排卵药等都很重要。

2．体征：

(1) 宫底高度比预期妊娠月份的宫底高（>4cm)。

(2) 不能用肥胖和水肿解释的母体体重过度增加。

(3) 腹壁轮廓或者触诊提示多于一个胎儿。

(4) 触诊可及多个小的胎体突出。

(5) 同时记录到两个不同的胎心，每个都与母体的心率不同，每个胎心之间相差8次/分（通常加压或移动胎儿后胎心可加速)。

(6) 娩出一个胎儿后宫底部仍可触诊一个或多个胎儿。

3．B超检查　B超检查可在妊娠早期发现有两个或更多的妊娠囊。妊娠晚期B超检查可确定胎先露。多胎妊娠胎儿的生长速度较单胎妊娠慢，且多胎妊娠的每一个胎儿的生长速度亦不一样，B超检查可通过测胎儿的双顶径来发现这种不一致。

随着彩色多普勒的发展B超检查可及时发现异常的动静脉吻合（双胎输血综合征)。

4．其他实验室检查　测定血中及尿中绒毛膜促性腺激素浓度，较单胎妊娠为高。用放射免疫法测定母体血浆中的胎盘泌乳素浓度平均也比单胎妊娠要高。其他比单胎妊娠要高的生化指标：甲胎蛋白、雌激素、碱性磷酸酶、催产素酶、雌三醇及孕二醇。

其他实验室检查如血细胞比容、血红蛋白、红细胞计数等，在双胎妊娠中均减少，但血容量却增加，孕妇常表现为贫血。但上述生化指标不能单独来诊断双胎，必须配合其他检查才可确诊。

七、鉴别诊断

1．单胎妊娠　预产期不准确可造成错误的印象，胎儿可比预期的要大，但只有一个胎儿，听诊只听到一个胎心。

2．羊水过多　单胎或多胎都可能有羊水过多，B超检查可确定胎儿的数目及羊水的指数。

3．葡萄胎　尽管早期容易与多胎妊娠混淆，但这种并发症在妊娠早期诊断应考虑到。

4．子宫肌瘤合并妊娠　当子宫肌瘤的数较多时应进行鉴别。B超检查有助于诊断。

八、多胎妊娠妊娠期并发症及治疗

1．贫血　由于多胎从母体中摄取更多的热量、蛋白、铁、钙、叶酸和多种维生素等，所以多胎妊娠易发生缺铁性贫血。孕32周后，胎儿生长快，摄取营养多，此时更易发生贫血。约有40%的双胎孕妇发生明显的贫血。

治疗贫血以饮食为主，药物治疗为辅。

2．流产 由于多胎妊娠胎盘血流异常，常导致胎儿间的供血不足或超常，使之死亡流产。双胎妊娠的流产率是单胎妊娠的2～3倍。早期双胎妊娠之一死亡流产，对另一存活的胎儿的预后影响不大。晚期流产常引起多胎妊娠全部流产。治疗上可用宫缩抑制剂，但有明确的感染应及时终止妊娠。

3．妊娠高血压综合征 双胎妊娠的妊高征的发生率是单胎妊娠的4倍，约有38%双胎妊娠合并妊高征，>40%的三胎妊娠合并妊高征，60%的四胎妊娠合并妊高征。做好产前检查非常重要，密切注意血压、水肿情况及体重的改变，一旦出现症状及时治疗。治疗原则除常规解痉、降压、利尿外应注意血容量的改变及抗凝治疗。

4．宫内发育迟缓 发生率均高于单胎，尤其是出现双胎输血综合征的时候，出现不协调的宫内发育迟缓。

5．羊水过多 多胎妊娠羊水过多占12%以上，由于羊水过多导致母体腹部扩张严重，引起疼痛不适，甚至呼吸困难，治疗上需除外畸形，可反复抽取羊水，每次抽多少目前尚未统一。

6．胎儿宫内死亡 发生率单卵双胎是双卵双胎的3倍，可能是由于双胎输血综合征。多胎妊娠之一胎死宫内，在早期对另一胎儿影响不大，但在晚期要密切监测母亲凝血功能的变化。

7．胎儿畸形 发生率明显高于单胎妊娠，一旦发现应及时终止妊娠。

8．早产 双胎妊娠39%早产，三胎妊娠76%早产，四胎妊娠接近于100%早产。多胎妊娠早产的预防，主要以提前入院，安静休息为主。可适当用宫缩抑制剂。

9．前置胎盘 发生率是单胎妊娠的4倍以上，易造成产前、产时、产后的大出血。一旦B超检查确诊应及时住院观察，卧床休息，临产或手术时及时备血，应警惕胎盘植入的可能，做好手术切除子宫的准备。

九、治疗

1．分娩方式的选择 双胎妊娠如果胎位正常可选择阴道分娩，原则上从母儿的安全考虑。多年来产科工作者对双胎妊娠的分娩方式一直有所争议。一般认为头/头位除外并发症，最适宜采用阴道分娩。对于其他胎产式的分娩方式是什么，争议颇多。一般认为，以剖宫产为主。

2．双胎妊娠阴道分娩的处理 须注意以下几点：

(1) 备血 临产常规备血。

(2) 开通静脉通路 分娩前做好静脉通路，输液输血，抢救用药，必要时静脉切开。

(3) 备好氧气。

(4) 胎心监护及B超检查 临产后定时做好胎心监护，当第一个胎儿娩出时，观看第二个胎儿的胎产式和胎方位。同时还可以了解胎盘情况及脐带情况。

(5) 当第一个胎儿娩出时，助手应在产妇腹部用手将第二个胎儿头或臀，顺至骨盆入口，加以固定，此时手部不应离开腹部，经1～2次宫缩后，到胎先露与骨盆入口衔接为止。

(6) 两胎产时相接时间 一般不超过30分钟，第一个胎儿娩出时，即刻将脐带夹闭，以防治第二个胎儿出血。第二个胎儿先露已入盆，半小时无进展，应于人工破膜，静滴催产素，以激发宫缩，一般能结束分娩。

(7) 产时外倒转　第一个胎儿娩出后，将第二个胎儿行外倒转，使成为头位娩出。

目前在B超检查的引导下，是比较安全的，但应注意以下几点：①如有条件应在硬膜外麻醉下进行；②行外倒转的胎儿应与已娩出的胎儿大小适宜，如胎儿较大，为避免头盆不称应避免外倒转；③操作应在胎心监护下及B超检查下进行；④成功后应及时固定胎儿；⑤不成功应及时行臀牵引或剖宫术。

(8) 内倒转　在双胎妊娠中头/头、头/横、臀/头、臀/横位时，如有以下情况应行内倒转：①胎盘剥离；②脐带脱垂；③胎儿宫内窘迫；④第二个胎儿下降缓慢，超过30分钟；⑤产时母亲并发症要立即结束分娩。

以上操作失败，应立即行剖宫术。

3．选择性杀胎治疗多胎妊娠　近年来因生殖医学的进展，对不孕症采用促排卵药、体外授精或输卵管内配子移植，使多胎妊娠发生率升高。从而使之并发症多，胎儿不易存活，为保证胎儿发育质量，目前提倡行选择性地终止妊娠。选择性杀胎治疗的方法有：①经阴道负压吸引法；②羊膜腔穿刺法；③胎心注药疗法－常用药为KCl及利多卡因；④胎体注气法。

以上方法皆是通过羊膜腔进行的，要注意无菌操作及预防感染等。

4．多胎妊娠的剖宫产　三胎妊娠及更多的胎儿妊娠应行剖宫术，但是双胎妊娠剖宫术颇有争议。不过目前剖宫术技术提高了，麻醉技术亦提高，双胎妊娠在许多学者认为应首选剖宫术，尤其是存在以下情况时：①双胎妊娠第一个胎儿为横位；②联体双胎妊娠；③阴道不能处理的双胎头交锁或双头碰撞；④不能矫正的宫缩乏力；⑤单羊膜囊双胎脐带缠绕；⑥双胎之一娩出后，第二个胎儿经处理不能阴道分娩且可存活；⑦因早破水或其他原因所至的未成熟儿；⑧所有单胎妊娠的剖宫术指征均适应于双胎妊娠。

5．多胎妊娠的产后的治疗　以产后出血为主。

(1) 子宫出血的处理　因子宫腔大，肌壁薄，肌纤维过度伸延，弹力下降，所以产后出血的发生率很高，应及时处理。

1) 宫缩剂的应用　以催产素及麦角新碱为主。

2) 子宫按摩　经腹壁子宫按摩，反射性的使其收缩。

3) 手术　①宫腔填塞：用已消毒好的纱布（常用碘仿纱条）自两侧宫角向下填塞，24～48小时后取出；②动脉栓塞：可选择性地行双侧子宫动脉或髂内动脉栓塞，如条件允许还可行超选择动脉栓塞，以栓塞出血的单个动脉；③子宫切除术：分为子宫全切术及子宫次全切除术，用于子宫大出血，经多种方法仍无法控制，为保证孕妇的安全所采取的不得已措施。

(2) 胎盘的处理　胎盘的检查很重要，必要时行病理检查。

6．多胎妊娠产褥期的处理　应母乳喂养的广泛提倡，多胎妊娠的产后的之处理变得由为重要。应注意以下三点：①积极治疗贫血；②注意休息及锻炼；③加强营养。

（杨佳欣　向　阳）

参考文献

1. Alan H DeCherney, Martin L pernoll. Current obstetric & gynecologic diagnosis & treatment. Appleton&Lange, Connecticut. 1994, 356~68.
2. 张志诚，等. 临床产科学. 天津科学技术出版社，1994. 203~11.
3. Skupski D W, Nelson S, Kowalik, et al Multiple gestation from in vitro fertilization: successful implantation alone is not associated with subsequent preeclampsis. Am J Obstet Gynecol, 1996, 175, 1029~32.
4. Porreco R, Sabin E, Heyborne K, et al. Delayed interval delivery in multifetal pregnancy. Am J Obstet Gynecol. 1998, 178, 20~3.
5. Depp R, Macpnes G A, Rosenn M, et al. Multifetal pregnancy reduction: Evaluation of feetal growth in the remaining twins. Am J Obstet Gynecol, 1996, 174: 1233~40.
6. Bassil S, Wyns C, Toussaint D, et al. Predictive factors for multiple pregnancy in IN vitro fertilization. J Reprod Med, 1997, 42: 761~66.

第八节 过期妊娠

1902 年 Ballantyne 最早对过熟儿进行了描述。1954 年 Clifford 研究了过期妊娠具有明显临床特征的胎儿，驳斥了当时流行的人类妊娠不存在过期的观点，他将此类胎儿称为“过熟儿”，认为胎儿过熟是宫内环境不良所致。直至 70 年代初期，人们才普遍接受了过期妊娠胎儿可能过熟的概念。胎儿过熟指的是过期妊娠的病理状况，有其典型临床表现。过期妊娠并不一定出现胎儿过熟表现，如疑有胎儿过熟，应采取适当的干预措施，及时终止妊娠。

一、定义

世界卫生组织（WHO，1977）和国际妇产科联盟（FIGO，1986）将过期妊娠定义为妊娠达到或超过 42 孕周（294 天）。美国妇产科协会（ACDG，1995b）建议妊娠超过预产期 2 周即可诊断为过期妊娠。国外报道过期妊娠的发生率为 2.5%~13%，我国统计过期妊娠的发生率为 8.5%。

二、病因

正如对分娩的动因尚未弄清一样，过期妊娠的病因亦未明了。可能与下述因素有关：

1. 内分泌因素　胎儿肾上腺皮质激素分泌缺乏；孕妇甲状腺功能低下。

2. 家族遗传因素　过期妊娠史或家族史者易发生；胎盘缺乏硫酸酯酶是一种罕见的 X 性连锁遗传病，胎儿胎盘单位不能合成雌激素而使分娩发动延迟。

3. 胎位异常　头盆不称，胎位或胎先露异常，无脑儿畸形。

4. 新陈代谢异常　维生素 E 过多时常发生过期妊娠。

三、病理

过期妊娠常出现下述病理生理改变：

1. 胎盘及羊膜　过期妊娠时胎盘主要有两种类型的表现：胎盘外观及镜检与足月妊娠胎盘类似，其功能正常；出现“老化”的病变胎盘，在胎盘母体面有较多明显的钙化区，镜下可见绒毛内血管床减少、间质内纤维化增加、合体细胞结节形成增多、绒毛表面出现钙化灶，绒毛上皮与血管基底膜增厚、绒毛间血栓形成、胎盘梗死等使胎盘物质交换和运输能力下降，胎盘功能减退、缺血使胎儿发生慢性宫内供氧不足。

(1) 过期妊娠胎盘的形态学改变　在形态学上，可将过期妊娠的胎盘分为三级：

Ⅰ级：足月胎盘形态学特征。

Ⅱ级：胎盘周边出现替代衰老绒毛的代偿性新生绒毛簇。其长短不一，排列紧密，绒毛间隙变窄甚至融合，约15%～20%血管形成不足，40%血流灌注不良，阻碍母血循环，出现缺血性梗塞，伴纤维蛋白析出、形成纤维蛋白沉积。

Ⅲ级：绒毛表面大量纤维蛋白沉淀。

(2) 过期妊娠的胎盘超微结构的改变　①胎盘绒毛合体滋养层细胞表面绒毛不规则减少，甚至局部完全消失，滋养层的吸收面积大大减少；②合体滋养层细胞接近游离面的胞质内胞饮小泡及多泡体明显减少，胞质内质网扩张、高尔基器稀少，影响大分子物质的摄取、加工及转运；③部分合体滋养层细胞的内质网明显扩张，使细胞呈蜂窝状或形成核旁空泡，或在细胞基底部形成空洞，妨碍了胎盘的运输功能；④滋养层基底膜不规则增厚，绒毛间质胶原纤维增多，胎盘毛细血管的基底膜增厚及内皮细胞胞饮空泡减少等病变，都会影响母血经胎盘绒毛与胎儿血之间的物质交换。这些超微型结构的改变都属于退行性变，说明过期妊娠可导致胎盘老化。

(3) 过期妊娠的羊膜超微结构的改变　过期妊娠时羊膜上皮层变薄，只有3～6μm（正常妊娠为8～12μm），羊膜上皮细胞萎缩，微绒毛短、粗、数目减少，有鳞状上皮化生现象，连接细胞的桥粒及管道塌陷、减少。因此，胎盘胎膜老化可能是过期妊娠并发羊水过少的原因所在，而羊水过少则是其胎盘胎膜老化的临床特征。

2. 羊水　足月妊娠的羊水量平均约为800ml，随着妊娠的进展羊水量逐渐减少。达到或超过妊娠40周，羊水每周以1/3的量递减。随着妊娠过期，胎盘过度成熟老化，功能低下，羊膜和绒毛失去正常透析作用，使羊水和母儿细胞外液间的等渗状态破坏；子宫胎盘的血流量明显降低，胎儿自母血中获得的营养物质减少，使之处于饥饿状态，故胎儿尿生成减少；慢性胎盘功能不全时，持续性低氧血症可使胎儿体内血液重新分配，心脏和脑组织血流量增加，肾血流量减少，且随着妊娠的进展，胎儿羊水的吞咽量逐渐增加，从而使羊水过少。

3. 胎儿　80%以上胎儿在孕38～42周之间分娩，而过期妊娠仅占所有妊娠的5%～12%，分为生理性和病理性。胎盘功能正常者，又称为生理性过期妊娠，妊娠40周后胎儿在宫内继续发育，体重增加，发展为巨大儿，据统计我国过期妊娠巨大儿的发生率为9%，为足月妊娠的2倍；胎盘功能减退者，又称为病理性过期妊娠，占过期妊娠10%～21%，影响胎儿正常发育，使低体重儿（出生体重＜2500g）和小于胎龄儿（出生体重小于相应孕周胎儿体重的第十百分位）发生率增加，低体重儿发生率是足月妊娠的3倍，部分胎儿出现过熟儿综合征。过期妊娠过熟儿综合征的发生率为20%～43%，而足月妊娠时此综合征的发生率仅为3%。另外，过熟儿畸形发生率明显增加（154.1/10万），如无脑畸形、16－或18－三体畸形，侏儒症等，其中低体重儿畸形率为巨大儿的3倍。

四、过期妊娠对母儿的危害

1. 过熟新生儿病率、围产儿死亡率增加　文献报道过熟新生儿病率为46%，过期妊娠围产儿死亡率大约为足月分娩的2～3倍。若过期胎儿分娩体重＜2500g，其围生儿死亡率为出生体重>2500g过期儿7倍，为正常足月胎儿14倍。

过熟儿最常见的死亡原因为新生儿缺氧/窒息、羊水过少、先天性畸形、产伤、胎粪吸入、继发肺部感染等。

(1) 新生儿缺氧/窒息　过熟儿对缺氧的耐受性差，宫内窘迫和羊水粪染发生率较高，后者发生率约为50%，与足月分娩相比，过熟新生儿产后1分钟和5分钟阿氏评分<7者明显增加，其剖宫产率约为足月分娩者的2倍。

(2) 羊水过少　过熟儿羊水过少与胎尿减少有关。分娩过程中易发生脐带受压，造成胎儿宫内窘迫。

(3) 胎粪吸入　过熟胎儿分娩前后易发生胎粪吸入，会造成严重肺部感染。过熟胎儿羊水粪染为正常分娩者3倍，胎粪吸入为足月新生儿的8倍。

(4) 产伤　过熟儿颅骨塑型差，易于发生产伤、硬脑膜下头颅血肿、颅内出血，脑幕撕裂，颅骨骨折发生率较高。

(5) 代谢紊乱　过熟儿糖原和皮下脂肪贮存减少，代谢率高，低血糖、低血钙、酸中毒发生率较高。

(6) 红细胞增多症　过熟儿由于在宫内处于缺氧状态，刺激肾脏红细胞生成素分泌，红细胞增多症发生率增高，如不经处理，过熟儿产后高胆红素血症亦明显增加。

(7) 体温过低　过熟儿皮下脂肪减少，不能产生足够热量保持体温，故新生儿低体温发生率增加。

(8) 巨大儿　生理性过期妊娠时，其胎盘功能正常，胎儿持续生长，使其体重偏大，巨大儿发生率高。

2．孕产妇产道损伤，手术产率增加

(1) 孕妇并发症与胎儿过大有关　巨大儿阴道分娩时易出现肩难产、软产道损伤，甚至造成会阴Ⅲ度裂伤、产后出血等。而正常体重儿，尤其过熟儿的头骨硬，骨缝密，胎头可塑性差，亦易造成产道损伤。

2．急诊剖宫产率增加　过期妊娠除因巨大儿剖宫产率高外，亦常由于产程进展异常、胎儿宫内窘迫发生率高而使急诊剖宫产率升高。

五、临床特点

过期妊娠的胎盘、胎儿有其典型的临床特征：

1．出现“老化”的病变胎盘，在胎盘母体面有较多明显的钙化区。

2．根据胎盘功能老化程度，Clifford将过熟胎儿分成三期：Ⅰ期羊水外观正常；Ⅱ期胎儿皮肤绿染；Ⅲ期胎儿皮肤、脐带、胎膜有黄绿色着色。大多数过熟儿在出生体重、外观及行为改变等方面与足月新生儿有所不同。过熟儿具有典型的临床表现：Ⅰ期胎儿出生时呈现过度机警状态，体重减少，皮下脂肪和肌肉组织减少，从而使皮肤松弛，大腿内侧及臀部尤为明显。胎脂少、皮肤干燥、皱褶、皲裂、脱皮，但无皮肤粪染。Ⅱ期有Ⅰ期表现，另外出现皮肤黄染，有胎儿窘迫和缺氧表现。Ⅲ期除出现上述表现外，皮肤、指（趾）甲淡黄色粪染，脐带、胎膜出现黄色或黄绿色，继而造成出生前若干天呼吸道内胎粪吸入。

六、过期妊娠的诊断

以孕满42周诊断为过期妊娠的前提是妇女末次月经日期后2周出现排卵，但是健康妇女月经周期存在明显差异，排卵日期往往较预期早或晚。达到42周妊娠的孕妇可分为两种类型：①妊娠实际已过期；②由于排卵受孕时间延迟实际未过期。因此，可以解释下述现象即少数孕妇妊娠未达42孕周却出现过期妊娠胎儿过熟表现，而大多数孕妇妊娠达到或超过42孕周，却无胎儿过熟出现，孕41和43周时过熟儿发生率均为10%，孕44周时过熟儿发生率增至33%，而临床上亦偶见按末次月经推算为过期妊娠而娩出早产儿者。因此，过期妊娠的诊断不能仅仅依靠末次月经，还需根据病史、查体、B超声检查等进行预产期核实后综合确定。

七、过期妊娠的处理

1．产前

（1）仔细核对预产期，由于过期不等于过熟，未过期有时却已出现过熟，胎儿宫内缺氧、窘迫是一渐进过程，故过期妊娠的监测应提早至妊娠41周开始，动态观察其变化。在妊娠42周前应认真检查、审慎处理，适时采取引产措施。

（2）胎儿监测　目前临床常用下述方法：

1）胎心听诊　为反映、监测胎儿宫内状况最为简便有效的方法。但是，仅能反映听诊当时胎儿状况，因此，要想动态观察胎心变化，就须勤听多测，每次听诊时间不应少于一分钟，临产后应注意比较宫缩时及其间歇期胎心变化。

2）胎动监测　由孕妇自行监测，随着妊娠的进展，胎动呈逐渐减少趋势，妊娠晚期较中期减少，妊娠过期后则明显减少。一天中也有变化，一般晚上最多，下午最少，上午居中。故胎动监测应以早、午、晚3次，每次1小时，每天基本定时。无胎动或每小时少于3次胎动，或每天早、午、晚3个小时所得的胎动数相加乘以4，即为12小时的胎动数，若少于10次，或胎动数不明原因地每日减少50%以上且不能恢复，或胎动突然频繁、剧烈，随后又逐步变慢者，说明出现胎动警告征象，提示有胎儿宫内窘迫。胎动减少多发生于过期妊娠或有妊娠合并症者。应行进一步检查，若发现异常，应及时终止妊娠。

3）胎心监测　包括无负荷试验（NST）、催产素激惹试验（OCT）和宫缩刺激试验（CST）。若NST检查胎心为反应型，方可采取引产措施。如NST无反应，应进一步行OCT试验，了解胎儿有无缺氧以及对应力的耐受性，若OCT（+），应考虑剖宫产终止妊娠。

4）超声波扫描　通常以B超检测胎儿大小、估计胎儿体重及胎盘分级情况。当羊水过少时过熟儿发生率明显增加，故了解羊水量尤为重要。亦可以彩超多谱勒血流显象了解胎盘功能、有无脐带绕颈等情况。

另外，亦可采用胎儿生物物理征象评分（BPP）、胎儿心电图（FECG）、胎儿头皮血pH值测定等预测胎儿预后。

（3）引产准备　作好阴道分娩和剖宫产准备工作　检查阴道拭子细菌培养，考虑是否能进行破膜引产或采取促宫颈成熟措施；完成各项术前常规化验，以备引产失败急诊剖宫产。

（4）引产方法　宫颈成熟是引产成功的关键，常用以下方法促宫颈成熟如硫酸普拉酮钠（DHEA－S）、前列腺素E_2（PGE_2）凝胶、米索前列醇（misoprostol，PGE_1）、以及乳房按摩、蓖麻油炒鸡蛋和催产素点滴等，除第一种方法外，其余亦均可同时诱发宫缩，另外也可采用水囊引产、人工破膜引产等。

（5）产程监测　应加强引产过程中的胎心监测，破膜后注意观察羊水量和性状如羊水胎粪污染程度。一般将羊水分为清亮和胎粪污染，根据羊水内胎粪的多少又将羊水胎粪污染分为Ⅲ度，即Ⅰ度：羊水呈淡绿色；Ⅱ度：羊水呈深绿色，似海水，内有散在胎粪块。Ⅲ度：羊水量黄褐色粘稠状，量少，甚至呈糊便状。若此时分娩，可见胎儿皮肤、甲床、胎盘儿面、胎膜、脐带均呈黄染。根据胎心监测与胎粪污染的程度判断，羊水清亮，表明胎儿宫内状况良好，Ⅰ度羊水污染基本正常，Ⅱ度以上胎粪污染表明有胎儿缺氧、窘迫，应尽早娩出胎儿，若无阴道分娩条件的，可以剖宫终止妊娠。如果发现羊水少、粘稠或粪染，应行急诊剖宫产术结束妊娠。

2．产时　为了预防发生胎粪吸入的严重并发症，应重视产房工作人员新生儿复苏技术培训。阴道分娩胎头娩出后，应注意清理胎儿口腔、咽部、气管中羊水，如有声门下胎粪，应气管插管反复抽吸，尽量减少胎粪吸入危险。另外，尽量缩短第二产程，避免产伤发生。

3．产后　应加强新生儿检查，监测血糖、电解质、血钙、血红蛋白及血细胞压积、胆红素等，及时处理低血糖、低血钙、红细胞增多症。注意监测体温、定时供给热量。

八、过熟儿预后

随诊研究发现，除非发生严重并发症，过熟儿宫内窘迫、新生儿窒息、神经系统疾患在新生儿期高于足月儿外，其远期生长、发育、智力和健康状况与足月儿亦无明显差异。

尽管随着围产保健水平提高，新生儿病率、死亡率已明显降低，但是与过熟儿相关并发症却持续影响着新生儿健康。目前由于尚无一客观方法准确诊断过期妊娠，产科医师应在仔细核对预产期，结合B超声羊水监测、胎心监测等基础上，对所有达41周妊娠均应尽早采取引产措施，及时终止妊娠，以减少过期产和胎儿过熟所致的围产儿病率和死亡率。

（樊庆泊）

参考文献

1．Cunningham FG，et al．Williams Obstetrics 20th edition．A Simon & Schuster Company，1997．827．

2．樊庆泊，等．实用妇产科杂志，1998，14(5)：230．

3．Sims ME，et al．Cli Obstc Cyneco，1989，32(2)：285．

第二章 妊娠及产褥期并发症

妊娠合并外科急腹症

急性阑尾炎 胆囊炎、胆石症 急性胰腺炎

妊娠合并心脏病

妊娠、分娩及产褥期心血管生理的改变 疾病种类 诊断 心功能分级 处理 围生期心肌病

妊娠合并肝脏疾病

妊娠肝功能生理改变 妊娠合并病毒性肝炎 甲型肝炎 乙型肝炎 丙型肝炎 戊型肝炎 单纯疱疹病毒肝炎 妊娠期药物性肝炎 妊娠引起的肝脏疾病 妊娠胆汁淤积 妊娠急性脂肪肝 先兆子痫/子痫肝病 HELLP综合征

妊娠合并糖尿病

妊娠期糖尿病的发病机制 糖尿病与妊娠的关系 妊娠合并糖尿病的分类及分级 妊娠合并糖尿病的诊断 妊娠合并糖尿病的处理

妊娠合并血液疾病

妊娠合并贫血 妊娠合并血小板减少性紫癜 妊娠合并白血病 妊娠合并霍奇金病

妊娠合并泌尿系感染

病因 无症状性菌尿 急性膀胱炎 急性肾盂肾炎

妊娠合并甲状腺功能亢进

妊娠期甲状腺生理 妊娠与甲亢 临床表现 诊断 治疗 产科处理

妊娠合并TORCH感染

TORCH感染与妊娠 胎儿TORCH感染的宫内诊断 TORCH感染的防治

妊娠合并细菌性阴道病

细菌性阴道病的微生物学和病因 临床表现 诊断 BV对妊娠的影响 妊娠期BV的筛查 妊娠期BV的处理

妊娠合并肿瘤

子宫肌瘤合并妊娠 卵巢肿瘤合并妊娠 子宫颈癌合并妊娠

产后出血

病因 诊断 预防 治疗 出血性休克的处理

产褥感染

子宫内膜炎 泌尿道感染 呼吸道合并症或感染 伤口感染 脓毒性盆腔血栓静脉炎

第一节　妊娠合并外科急腹症

妊娠合并外科急腹症主要包括阑尾炎、胆结石、胆囊炎、胰腺炎和肠梗阻等，发病率约占妊娠总数的0.2%。由于妊娠期母体生理机制和解剖结构的变化，影响了临床症状、体征和实验室检查结果，加大了诊断妊娠合并外科急腹症的难度，容易延误诊断和治疗，导致母亲和胎儿病率、死亡率明显增高。

一、急性阑尾炎

急性阑尾炎是最常见的妊娠期外科急腹症。在孕妇群体中的发生率是1/1500，与非孕期的发病率相同。

1．妊娠期阑尾特点　孕期阑尾随着妊娠子宫的增大逐渐被推向上方。阑尾在妊娠3个月末位于髂嵴下2横指水平，妊娠8个月末在髂嵴上2横指水平，妊娠足月则邻近胆囊区，产后10天恢复至原来位置（图2－1）。此外，大网膜亦被增大子宫推移开，阑尾坏死、穿孔很容易扩散形成弥散性腹膜炎。炎症可刺激子宫收缩诱发流产或早产，毒素能引起胎死宫内。

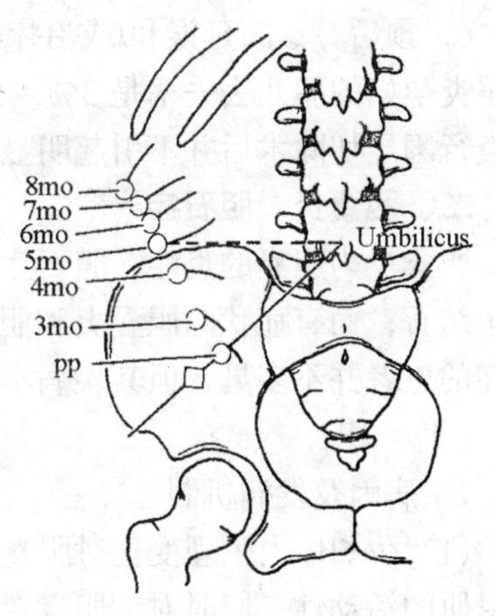

图2－1　妊娠不同时期阑尾位置

2．临床特点

(1) 常见临床症状　厌食、恶心、呕吐、和右侧腹部疼痛。

(2) 发热并不是患者的常见临床表现，体温>37.9℃仅占18%。

(3) 几乎所有患者均有腹痛。但随着妊娠周数的增加，肌紧张和反跳痛症状并不明显。反跳痛阳性为75%，肌紧张阳性为60%。

(4) 孕早期患者100%均有右下腹痛；孕中期右下腹痛占80%；孕晚期的患者20%表现为右上腹痛。

3．辅助检查

(1) 妊娠期肾上腺皮质功能增加，血白细胞可以升高至（12～16）$\times 10^9$/L，容易与炎症所致的白细胞升高混淆。但75%孕期阑尾炎患者白细胞分类存在核左移。

(2) 孕中、晚期阑尾炎常常累及附近输尿管或肾盂，尿液分析可发现为脓、血尿。

(3) 超声可以明确阑尾周围积液和腹水的存在，同时对诊断阑尾周围脓肿有意义。

4．鉴别诊断　需要与妊娠合并阑尾炎相鉴别的疾病包括：肾盂肾炎，卵巢囊肿/黄体破裂、扭转，早产，胎盘早剥，子宫肌瘤变性，胆囊炎，右肺下叶炎和罕见的阑尾子宫内膜异位症等。妊娠中、晚期的肾盂肾炎常误诊为阑尾炎，明确诊断是肾盂肾炎的尿细菌培养阳性。孕晚期胆囊炎也常误诊为阑尾炎。

5．治疗　妊娠期阑尾炎一旦明确诊断，首选手术治疗，而非药物保守治疗。

(1) 如果阑尾炎坏疽或穿孔，可考虑应用敏感的抗肠内菌群的抗生素，如广谱抗革兰阴性菌和厌氧菌药物。

(2) 腹腔镜手术有开腹手术无法相比的损伤小、安全、有效等优点，同时有利于孕期急腹症的早期诊断和治疗。孕早、中期阑尾炎应进行腹腔镜下阑尾切除术。适当选择孕期腹腔镜手术并不引起母亲病率增加，也不会导致胎儿先天畸形、流产和早产。

(3) 开腹阑尾切除术的切口以脐、耻间正中或右旁正中探查切口为最佳。阑尾炎穿孔形成弥漫性腹膜炎应该进行腹腔引流，要避免阴道引流。

(4) 妊娠合并阑尾炎要避免实施剖宫产。实施剖宫产的指征是妊娠晚期阑尾炎穿孔或合并弥漫性腹膜炎，并且同时要保证新生儿可以存活。

(5) 阑尾切除术中和术后 24 小时要严密监测胎儿状态和子宫收缩情况。根据妊娠周数和患者个体情况可以预防性应用子宫收缩抑制剂或保胎药物等，如硫酸镁、舒喘灵及黄体酮、维生素 E、绒毛膜促性腺激素等等。

6．预后　诊断延误和/或治疗不及时是妊娠合并阑尾炎的死亡率升高的主要原因。单纯阑尾炎孕妇的胎儿丢失率是 3%～5%，如果合并有穿孔其胎儿丢失率高达 36%。妊娠期阑尾炎行阑尾切除术后并不引起明显的腹腔内粘连，与继发不孕无明显关系。

二、胆囊炎、胆石症

胆囊炎为胆囊的炎症，胆石症则是胆囊内存在胆结石。据统计，2%～4%孕妇胆囊内存在胆结石，而有症状的胆囊炎和胆石症仅占 5/万～10/万。虽然临床上妊娠合并胆囊炎和胆石症的患者并不多见，但其疾病本身和疾病所需的外科手段治疗则对孕妇和胎儿有较大的危害。

1．病因及发病机制

(1) 孕妇体内生理变化对胆囊功能有明显的影响。孕期高水平的孕激素不但降低了胆囊平滑肌的活动性，同时对缩胆囊素亦有抑制作用，结果导致胆囊排空延迟、胆汁淤积，胆囊容积扩大为非孕期的 2 倍；升高的雌激素水平增加了胆汁内胆固醇含量，胆汁内胆固醇为高饱和状态。

(2) 孕期存在胆汁沉积形成胆石的高危因素。形成的胆结石阻塞胆囊管，最终导致胆囊炎症的发生。胆结石同时也可引起胆石性胰腺炎。多数胆石性胰腺炎经常反复发作，绝大多数患者需要住院治疗。此病导致妊娠流产或早产的发生率是 10%～20%。但从临床实践观察，妊娠期胆囊感染和胆结石绞痛发作并不多见。妊娠期急性胆囊炎的发生率为 1/1000。

2．临床特点

(1) 与非孕期患者症状相同，妊娠合并胆囊炎的临床表现是厌食、恶心、呕吐、发热和疼痛等。疼痛部位在上腹中部并向右侧腹或背部放射。疼痛特点是突然出现阵发的刀割样痛，偶为深部绞痛。疼痛时间可为几分钟或持续近 1 小时。

(2) 非孕期胆囊炎患者能触及胆囊，但妊娠期胆囊炎患者胆囊触及阳性的不到 1/20。妊娠期胆囊炎局部压痛可能提示并发胰腺炎或形成胆囊周围脓肿，出现反跳痛则提示可能有穿孔的发生。

3．辅助检查

(1) 实验室检查　全血检查血中白细胞数、淀粉酶和碱性磷酸酶水平升高；特异的碱性磷酸酶同工酶——5’核苷酸酶水平测定对诊断妊娠期胆囊炎敏感性较高；测定血、尿中淀粉酶与肌酐清除率间比值对诊断也有意义（比值% = 尿淀粉酶/血淀粉酶 × 血肌酐/尿肌酐 × 100）。

（2）B超　可以诊断绝大多数妊娠合并胆囊炎患者胆囊中的结石。90%患者胆囊壁增厚和胆囊周围积液。B超检查时出现Murphy征。

（3）造影　胆囊闪烁造影诊断胆囊炎敏感而且非常特异，对胎儿也无明显影响。

4．鉴别诊断

（1）需要与妊娠合并胆囊炎进行鉴别的疾病包括病毒性肝炎、胃十二指肠穿孔和阑尾炎等。

（2）正常妊娠的一些生理变化经常影响妊娠合并胆囊炎的诊断，影响因素包括如下：①妊娠早期的厌食、恶心和呕吐；②正常妊娠期可出现中度白细胞数升高；③正常妊娠期胎盘组织可以合成分泌碱性磷酸酶，导致血中碱性磷酸酶轻度升高。

5．治疗

（1）保守治疗　大多数患者对保守治疗有效，妊娠合并胆囊炎首选保守治疗。治疗措施包括：①禁食；②鼻饲（间歇性）；③度冷丁、阿托品等解痉止痛药的应用；④如果保守治疗超过4天症状仍不能缓解或有脓毒症发生的迹象，则必须应用抗生素。

（2）手术治疗　适合保守治疗失败、经常复发、难治性及合并诸如外科急腹症、梗阻性黄疸、胆石性胰腺炎等患者。手术治疗的时机应选择在孕早、中期。手术治疗可能会增加孕妇和胎儿的病率及死亡率。开腹胆囊切除孕妇的早产发生率是7%，而孕晚期发生的早产则占其中的40%。

（3）腹腔镜　妊娠合并胆囊炎胆囊切除包括开腹手术和腹腔镜手术。腹腔镜下胆囊切除具有安全、住院时间短、患者恢复快等优点，同时腹腔镜下胆囊切除不增加孕妇病率和胎儿流产、早产率。

（4）ERCP　ERCP下行括约肌切开术或胆结石取出术也是一种较理想的治疗妊娠合并胆囊炎的方法，它的优点包括：①可以替代胆囊切除术；②产后胆囊功能恢复快；③可以降低孕妇、胎儿的病率和死亡率；④最大限度地避免开腹和腹腔镜手术所致的子宫激惹和麻醉危险等；⑤花费低。

三、急性胰腺炎

妊娠合并胰腺炎比较罕见，其发生率为0.01%～0.1%，而非孕期的发病率是0.5%。虽然妊娠期胰腺炎可在妊娠各期发生，但多见于妊娠晚期和产后。妊娠合并胰腺炎是一种严重的合并症，如果不能早期诊断和治疗，孕妇的死亡率可明显增加，胎儿的流产率和早产率也可明显上升。有文献报道妊娠合并胰腺炎孕妇和胎儿的死亡率分别为37%和37.9%。

1．病因

（1）胰腺炎的发生是胰酶引起的胰腺自我消化所致。发生胰腺炎的高危因素包括酗酒、胆石症、感染、缺血、损伤、脉管炎、高脂血症和高钙血症等。

（2）虽然没有明确的证据表明妊娠和胰腺炎有必然的联系，但胆石症确是导致胰腺炎的常见原因之一，而在孕期血脂和脂蛋白的浓度明显升高。因此妊娠期胰腺炎多与胆囊内结石有关。

2．临床特点和诊断

（1）临床体征 几乎所有患者表现为中上腹部疼痛并向背部放射。同时可伴有恶心、呕吐和发热等症状，偶可见黄疸。体检可以发现中上腹部压痛。

（2）实验室检查 血清淀粉酶和脂酶明显升高。但由于在正常妊娠中期这两种酶同样可以升高，因此多次的血清淀粉酶和脂酶检查及结果逐渐升高对诊断有意义。另外，测定血、尿中淀粉酶与肌酐清除率间比值对诊断也有意义（比值% = 尿淀粉酶/血淀粉酶 × 血肌酐/尿肌酐 × 100）。此值在急性胰腺炎患病的第一、二天中明显升高。另外可以存在低钙血症和高糖血症。

（3）B超 可以提示胰腺假囊和腹水的存在，同时对诊断胆结石症所引起的胰腺炎有帮助。

3．鉴别诊断 需要与妊娠合并胰腺炎的疾病包括急性胆囊炎、溃疡穿孔、肾绞痛、肺炎肠梗阻和糖尿病酮症酸中毒等。

4．治疗

（1）禁食 为避免激惹胰腺，禁食是必要的。可以进行鼻饲或静脉高营养、补液。待患者症状和生化指标恢复正常后，可以进流食，而后逐渐过渡到普食。

（2）抗炎 如果患者有感染的迹象，如发展为胆管炎或胰腺脓肿时，必须应用抗生素治疗。患者疼痛明显可以给予止痛剂止痛。

（3）手术 急性胰腺炎进行外科手术指征是形成脓肿、胰腺假囊破裂、胆管梗阻合并胆管炎和出血性胰腺炎等。手术时机最好选择在妊娠的早、中期。

6．产科处理 分娩方式取决于患者的产科情况。终止妊娠并不能改善胰腺炎的病情。孕妇产后应该避免应用合成雌激素退奶或避孕。

（高 杰）

参 考 文 献

1．Gurbuz AT，Peetz ME．The acute abdomen in the pregnant patient．ls there a role for laparoscopy? Surg Endosc，1997，11:98 ~ 102．

2．Firstenberg MS，Malangoni MA．Gastrointestinal surgery during pregnancy．Gastroenterol Clin North Am，1998，27:73 ~ 88．

3．Coleman MT，Trianfo VA，Rund DA．Nonobstetric emergencies in pregnancy：trauma and surgical conditions．Am J Obstet Gynecol，1997，177:497 ~ 502．

4．Viktrup L，Hee P．Fertility and long – term complications four to nine years after appendectomy during pregnancy．Acta Obstet Gynecol Scand，1998，77:746 ~ 50．

5．Al – Mulhim AA．Acute appendicitis in pregnancy．A review of 52 cases．lnt Surg，1996，81:295 ~ 7．

6．To WW，Ngai CS，Ma HK．Pregnancies complicated by acute appendicitis．Aust N Z J Surg，1995，65:799 ~ 803．

7．Amos JD，Schorr SJ Norman PF，et al．Laparoscopic surgery during pregnancy．Am J Surg，1996，171:435 ~ 7．

8．Strasberg SM．Cholelithiasis and acute cholecystitis．Baillieres Clin Gastroenterol 1997，11:643 ~ 61．

9．Glasgow RE，Visser BC，Harris HW，et al．Changing management of gallstone disease during pregnancy．Surg Endosc，1998，12:241 ~ 6．

10．Ghumman E，Barry M，Grace PA．Management of gallstones in pregnancy．Br J Surg，1997，84:1646 ~ 50．

11. Reyes－Tineo R. Laparoscopic cholecystectomy in pregnancy. Bol Asoc Med P R, 1997, 89:9～11.
12. Friedman RL, Friedman IH. Acute cholecystitis with calculous biliary duct obstruction in the gravid patient. Management by ERCP, papillotomy, stone extraction, and laparoscopic cholecystectomy. Surg Endosc, 1995, 9:910～3.
13. Nesbitt TH, Kay HH, McCoy MC. Endoscopic management of biliary disease during pregnancy. Obstet Gynecol, 1996, 87 (5 Pt 2) :806～9.
14. Davis A, Katz VL, Cox R. Gallbladder disease in pregnancy. J Reprod Med, 1995, 40:759～62.
15. Chie－Pein C, Kuo－Gon W, Tsung－Hsien S, et al. Acute pancreatitis in pregnancy. Acta Obstet Gynecol Scand, 1995, 74:607～610.

第二节　妊娠合并心脏病

妊娠及分娩期间由于心脏负担明显加重，如心脏功能不佳，容易发生心脏意外，甚至死亡的严重后果。妊娠合并心脏病发生率为0.7%～1%，为孕产妇死亡四大原因之一。

一、妊娠、分娩及产褥期心血管生理的改变

自妊娠第6周开始，孕妇的血容量、心排血量、每搏量、心率均会有不同程度的增加，尤以妊娠晚期更为明显。在妊娠期变化的基础上，孕妇在分娩期增加了紧张、疼痛及宫缩等情况，导致心排血量进一步增加，从而进一步加重了心脏负担；产后24小时内，由于腹腔内胎儿压迫的解除，静脉回心血量增加，以及心脏迅速复位，导致心脏前负荷增加，静脉充盈压、心排血量、每搏量同样也有所增加。以上这些生理变化无疑在妊娠、分娩及产褥期加重心脏的负担。妊娠合并心脏病最危险的时期是妊娠32周后、分娩期尤其是第二产程时和产褥早期。

二、疾病种类

妊娠合并心脏病分为先天性心脏病和后天性心脏病两种类型。先天性心脏病包括：房间隔缺损、室间隔缺损、动脉导管未闭、Elsinmenger综合征、先天性主动脉瓣狭窄、主动脉缩窄、肺动脉狭窄、法洛四联征等；后天性心脏病主要以风湿性心脏病为主，其他如冠心病、甲亢心脏病及围生期心肌病较为少见。近年来由于先天性心脏病治疗水平的提高以及风湿热发病率的下降，先天性心脏病合并妊娠的比例逐渐增高。

三、诊断

一些妊娠妇女在正常孕期生理情况下可存在心悸、气短、乏力等症状，体检亦可在心脏各瓣膜区闻及收缩期杂音，心脏移位在X线下表现心影轻度扩大。因此，妊娠合并心脏病的诊断必须慎重，故如不典型，慎勿轻下诊断，以免增加孕妇思想负担。但医务人员思想上应提高警惕，密切观察，以免漏诊造成对母儿的危害。

下述几个方面可以提示妊娠心脏病：

1. 病史　除现病史外，孕前有无心脏病史及心衰史对诊断及判断预后有重要关系。阵发性夜间呼吸困难或晕厥史可提示诊断。

2. 体征　伴有舒张期杂音、震颤的杂音、心脏扩大或严重的心律失常可以确诊为心脏病，粗糙的收缩期杂音亦提示心脏病。

3. X线、心电图及超声心动图　有助于诊断。X线可有心界扩大，心房或心室扩大。心电图可有心肌受损或心律失常。超声心动可提示有心脏结构上的异常、舒缩功能受损。

四、心功能分级

长期以来心功能分级一直沿用纽约心脏病协会1964年制订的心功能分级标准。

Ⅰ级：一般体力活动不受限制。

Ⅱ级：一般体力活动略受限制，休息时舒适如常，但体力活动后有疲劳、心跳、气短或心绞痛等不适。

Ⅲ级：一般体力活动显著受限。休息时虽无不适，但活动量少于一般体力活动时，即有疲劳、心跳、气短或心绞痛等不适。既往有心衰史，不管现在是否有症状，均属于Ⅲ级。

Ⅳ级：心脏代偿功能失调，休息时即有心功能不全的症状或心绞痛的表现，任何轻微体力活动即可致不适或不适加重。

五、处理

1. 孕前　对于心脏病患者在孕前应充分评估其心脏功能是否能够耐受妊娠。早孕来诊或未孕咨询时，根据心脏病情及社会情况决定能否继续妊娠或是否适宜妊娠。一般情况下，心功能Ⅲ或Ⅳ级、肺动脉高压、慢性心房纤颤、高度房室传导阻滞、细菌性心内膜炎、活动性风湿病、发绀型先天性心脏病等患者不宜妊娠。严重的心脏畸形，例如主动脉瓣面积 $<1.0cm^2$ 的主动脉瓣狭窄、严重的肺动脉狭窄、主动脉狭窄等患者，应该在孕前进行治疗，待病情恢复后，重新评估患者心脏状况，再决定是否可以妊娠。

2. 孕期　可以进行妊娠的心脏病患者应加强产前检查，病情恶化达心功能Ⅲ级或者有感染时应入院治疗。

为预防心衰，患者夜间应保证10小时睡眠，日间餐后休息半至一小时。要限制活动量和钠的摄入量，整个孕期体重增加不宜超过11kg。积极防治贫血，加强营养，给予维生素B、C等辅助治疗。保持大便通畅，预防及早期控制感染。对于早期出现的心衰症状和体征应警惕：肺底持续啰音，深呼吸后不消失；突然体力下降、阵咳、心率加快、水肿加重，均为心衰的早期表现。

心脏病孕妇即使无症状，亦应在预产期前1～2周入院。

对于急性心衰者给予吸氧、镇静剂、静注作用快的洋地黄类药物、利尿剂及血管扩张剂治疗。如孕妇有低血压，应鉴别是由于内出血抑或由于心肌病所致，如系后者，则预后差，这类患者需进行血液动力学方面的监护。

3. 分娩期　既往认为心脏病孕妇均应进行阴道分娩，但近年来的观点已有改变。随着监护手段、手术技术以及麻醉方法的改进，剖宫产逐渐成为心脏病孕妇分娩的主要方式。

剖宫产时如选择适当的麻醉方式（硬膜外麻醉），其血流动力学的改变反而较阴道分娩要平稳。硬膜外麻醉时，由于下肢血管扩张，回心血量减少，可以有效地避免胎儿娩出后大量血液回心所致的心脏负担加重而发生的心衰。

经阴道分娩者，规律宫缩后可给予度冷丁镇痛，分娩时宜采取半坐位，避免仰卧。进入第二产程，应行会阴侧切术，尽可能地应用产钳或吸引器助产以缩短第二产程。胎儿娩出后，要进行腹部加压，防止腹压骤降引起心力衰竭的发生。

无论何种分娩方式，均应严密监测血压、心电图、血气，必要时要行血流动力学监测，防止酸中毒、低血压或高血压等症状的发生。产时可根据需要选择使用静脉利尿剂、地高辛（房颤时）、β受体阻滞剂、硝酸甘油等外周血管扩张剂降低心脏负担，同时使用抗生素预防感染。

4．产褥期　产后一周内，尤其在产后24小时内，因为回心血量仍可增加，所以要对患者严密监护。产后绝对卧床休息和腹部加沙袋防止回心血量突然增加。为减少出血可予催产素促进子宫收缩。继续给予抗生素预防感染。对于有心力衰竭史者，产后继续应用强心药物。

心功能Ⅲ级以上者，产后不宜哺乳。

六、围生期心肌病（PPCM）

围生期心肌病是左心收缩功能受损的一种扩张性心肌病。心力衰竭是此种疾病的常见症状及表现。围生期心肌病临床表现通常发生在孕期最后三个月期间，诊断则往往是在围生期，最多见于产后24小时内。由于没有一特异的诊断围生期心肌病的方法，在除外其他导致左室扩张及收缩功能受损的疾病后方能进行围生期心肌病的诊断。

1．病因　双胎及多胎妊娠、孕妇年龄大于30岁的人群中围产期心肌病的发生率较高。其病因不清，有推测营养缺乏、毒血症、母体对于胎儿抗原的异常反应、激素效应、冠脉小血管异常或心肌炎等可能是围产期心肌病的发病因素。

2．症状和表现　常见的临床症状包括：气短、疲乏、胸痛、心悸、外周水肿，偶见外周或肺动脉栓塞。

体检可有心脏增大、收缩期Ⅲ级以上和二尖瓣及三尖瓣返流杂音。心电图可有左室肥厚、ST－T段改变、传导异常、心律不齐等改变。X线胸片可有心脏增大、肺静脉充血并存在肺间质及小泡水肿。超声心动图可表现为四个心室增大、左室收缩功能明显降低。

围生期心肌病的临床表现和血流动力学改变与肥厚性心肌病不能区别。

3．处理　急性左心衰时，应给予吸氧、利尿剂、洋地黄及血管扩张剂等对症治疗。在妊娠期使用肼苯哒嗪降低后负荷有助于病情的缓解。应用抗凝治疗可以降低围生期心肌病患者发生血栓栓塞的可能性。由于此病可能是可逆性的，因此暂时应用左室球囊或左室辅助装置有助于稳定患者的病情。

4．预后　50%～60%PPCM患者临床表现及心功能在产后6个月内能够接近痊愈，其余患者有持续的心功能损伤，需要行心脏移植，或者持续的左室功能受损及慢性心衰。

围生期心肌病预后不佳的因素包括年龄较大、多产、严重的左室扩张、产后出现症状较晚、肺动脉压及肺动脉楔压较高、ECG有传导阻滞等等。由于有较高的病率及死亡率，这些患者应考虑进行心脏移植。

围生期心肌病再次妊娠时再发的几率较高，其病率及死亡率也高，因此应避免再次受孕。

（龚晓明　高　杰）

参 考 文 献

1．Villablanca AC．Heart disease during pregnancy．Which cardiovascular changes are nor mal or transient? Postgrad Med，1998，104:183～4，187～92．

2．Oakley CM．Valvular disease in pregnancy．Curr Opin Cardiol，1996，11:155～9．

3．邹玲、汪森．妊娠合并症心脏病．王淑贞主编 实用妇产科学，北京：人民卫生出版社，1987．289～292．

4．Brown CS，Bertolet BD．Peripartum cardiomyopathy：a comprehensive review．Am J Obstet Gynecol，1998，178：409～14．

第三节 妊娠合并肝脏疾病

妊娠期间发生肝脏疾病在诊断时应鉴别其与妊娠的相关性（表2－1）。正常妊娠时的一些生理改变也可能会与肝脏疾病相混淆。

一、妊娠肝功能生理改变

在正常妊娠过程中，某些肝功能指标参照非妊娠人群的正常标准，可能会有些“异常”（表2－2）。如清蛋白水平的均值在孕晚期会从非妊娠时的4.2g/dl降至3.1g/dl左右。而三酰甘油（甘油三酯）和胆固醇在妊娠时是升高的。另外，由于胎盘产生碱性磷酸酶（ALP），妊娠时ALP上升，孕晚期可高达正常值的4倍，产后20天左右，降至正常水平。门冬氨酸氨基转移酶（AST，或称谷草转氨酶GOT）和丙氨酸氨基转移酶（ALT，或称谷丙转氨酶GPT）在妊娠时仍可保持在正常范围内，但平均值较高。胆红素水平在妊娠时通常不变，其升高常代表存在病理改变。在体格检查中，手掌发红，胸背及面部毛细血管扩张等可以是正常的，产后将逐渐恢复。但正常妊娠时肝脏活检不应有病理学的改变。

表2－1 妊娠合并肝脏疾病

妊娠引发的疾病	非妊娠引发的其他疾病
妊娠剧吐相关黄疸	胆道疾病
妊娠胆汁淤积	病毒性肝炎
妊娠急性脂肪肝	药物性肝炎
先兆子痫/子痫	潜伏的慢性肝病的加重
急性肝破裂	
Budd－Chiari综合征	

二、妊娠合并病毒性肝炎

妊娠期间发生的急慢性肝炎可分为感染性和非感染性肝炎。感染性肝炎有多种病原体，但以病毒性肝炎为主。肝炎病毒、巨细胞病毒及EB病毒等均可致病，本章主要介绍最常见的甲、丙、丁、戊型肝炎。病毒性肝炎是妊娠黄疸最常见的病因，可发生在妊娠期的任何时候。临床表现为急性起病疲乏、发热、恶心、厌食、尿色加深和黄疸。转氨酶明显升高，胆红素轻至中度升高，见表2－3。

表2－2 正常妊娠肝功指标的变化

降低	不变	增高
血红蛋白	丙氨酸氨基转氨酶	WBC
血尿素氮	门冬氨酸氨基转氨酶	纤维蛋白原
尿酸	胆红素	碱性磷酸酶
清蛋白	γ谷氨酸转肽酶	胆固醇
总蛋白	凝血酶原时间	三酰甘油

三、甲型肝炎

1．病原学 甲型肝炎病毒（HAV）是一种属于微小RNA病毒的肠病毒，主要经粪口途径传播。甲肝传播范围很广，但暴发流行常见于卫生条件差、人口稠密的地区，常与食物、水源的污染有关。孕妇患甲肝的主要高危因素为：①居住、或出差、旅游于不发达地区；②

有与甲肝患者接触史。

表2－3　妊娠期病毒性肝炎

	HAV	急性 HBV	HBV 携带者	HCV	HEV
妊娠期加重	否	否	不常见	否	是
母婴传播发生时间	7～9月，产后	7～9月，产后	分娩及产后	不清	不清
血清检测	HAV IgM	Anti－HBcIgM	HBsAg	Anti－HCV Ab	Anti－HEV Ab
婴儿肝炎	少见，2～4周	70%在孕7～9月	如母亲 HbeAg＋，有80%～90%；如母亲抗 HbeAb＋，＜25%；与母亲 HBV DNA 水平相关	与母亲 HCV RNA 水平相关	无资料
婴儿成为慢性携带者	否	是，80%～90%	是，80%～90%	不清	无资料
婴儿预防	IG	HBIG 和 HBV 疫苗	HBIG 和 HBV 疫苗	未证明	未证明

注：HAV＝甲型肝炎病毒；HBV＝乙型肝炎病毒；HCV＝丙型肝炎病毒；HEV＝戊型肝炎病毒；IG＝血清免疫球蛋白；HBIG＝乙肝免疫球蛋白；HbsAg＝乙肝表面抗原；Anti－HBc Ab＝乙肝核心抗体；HbeAg＝乙肝 e 抗原；Anti－Hbe Ab＝乙肝 e 抗体。

2．临床表现　临床上，甲肝是一种自限性疾病。在预防性免疫球蛋白应用以前，80%～95%的甲肝病毒感染呈症状发病，且其中2/3发生黄疸。感染后的潜伏期为10～50天（一般28～30天）。与其他类型的病毒性肝炎相比，甲肝病情常较轻，其病情轻重与年龄和病毒接触量有关。甲肝偶尔也可引起暴发性肝炎。

早期症状通常不典型，如乏力、倦怠、发热、恶心、厌食等，孕妇可能主诉体重明显下降。大约10天之内，可发现肝脾肿大、转氨酶（ALT、AST）升高，继而出现典型的黄疸。

3．对妊娠的影响和对胎儿和新生儿的影响　妊娠本身不影响甲肝的病程和预后，甲肝也很少对妊娠造成不良影响。但和其他病毒性肝炎一样，母亲的营养状况关系到妊娠的结局。目前尚未发现有甲肝的慢性携带者，以及甲肝病毒经产道传播的证据，所以妊娠期间发生急性甲型肝炎通常不危及胎儿。但目前一般建议孕妇如在孕晚期或产后有甲肝的表现，婴儿在出生2周内应预防性注射免疫球蛋白。

孕妇在孕早期患甲肝，母体产生的抗体，可通过胎盘传给新生儿。

4．诊断　急性甲肝病毒感染的特异性血清学指标为 HAV－IgM。在症状期，几乎全部病例都有 HAV－IgM 阳性，其中85%～90%在3～6个月内转阴，并且大多与肝功变化一致。感染后数年内 HAV－IgG 可保持持续阳性。现在还可以利用 PCR 方法检测粪便中的病毒 RNA，但其存在能否说明病毒感染持续存在尚有争议。

5．预防和治疗　目前临床尚缺乏抗病毒治疗的有效药物。预防上有主动免疫及被动免疫等方法。预防性注射血清免疫球蛋白（ISG）常用于出行疫区之前，肌注0.02ml/kg可维持2个月，如滞留疫区时间较长，则此后每5个月应注射 ISG 0.06ml/kg。接触病毒后2周内注射 ISG 0.02ml/kg 能预防87%的病例出现临床症状。妊娠期不是应用 ISG 的禁忌。

目前主动免疫所用的疫苗种类较多，但免疫效果超过ISG的不多。

四、乙型肝炎

1．病原学　乙肝病毒是一种小分子（42nm）DNA病毒。它具有自己的DNA聚合酶，所以可以在宿主细胞体内进行复制和繁殖。5%～10%的乙肝病毒感染者会变成HBV慢性携带者，其中25%～30%的患者将死于HBV相关疾病。孕期、新生儿期及儿童期的感染是乙肝流行区慢性携带者形成的主要原因。

2．临床表现　乙肝与其他病毒性肝炎相比，潜伏期较长（1～6个月）。而后随HBV血清标记物（HBsAg等）的产生，临床症状逐渐出现。临床上发现，初次少量感染病毒可能导致较长的潜伏期、轻微的临床症状及长期的HBsAg阳性，而暴发性肝炎的患者恢复后很少转为HBV慢性感染者。

3．对妊娠的影响及对胎儿和新生儿的影响　妊娠可能会使乙肝患者死亡率明显升高，但与孕妇的营养状况及卫生保健条件有关。没有证据表明孕期患乙肝更容易慢性化。在孕1～6月，急性乙型肝炎患者通过胎盘将病毒传播给胎儿的几率很小，但在孕7～9月则有70%的可能性。HBsAg阳性的慢性HBV携带者，80%～90%可能在妊期及分娩时将HBV传播给胎儿或新生儿。感染儿童的预后，除了与HBV相关的远期肝硬化及原发肝癌的发生率高之外，还有可能发生暴发型新生儿肝炎及儿童时期起病的肝癌。

4．诊断　各种HBV血清标记物出现的时间不同，HBsAg常于症状出现前4周即出现并维持1～6周。如患者没有发展为HBV的慢性感染，HBsAg通常随临床症状的消失而滴度逐渐下降。而HBsAb通常于HBsAg消失后出现，并表明患者没有发展为HBV慢性携带者。HBsAg消失后至HBsAb产生前的阶段被称为“窗口期”，此期中HBV的感染可以通过检测HBcAb而获得诊断。HBcAb在HBsAg出现后3～5周出现，可能持续数年。

5．预防和治疗　孕期急性乙肝的治疗主要是加强营养支持，尽量不要应用在肝脏代谢的药物，或在严密的血药浓度检测下服用。其家人及性伴侣应注射乙肝免疫球蛋白（hepatitis B immune globulin，HBIG），并在确定为HBsAg阴性后应接种乙肝疫苗。当母亲患有急性或慢性乙型肝炎时，胎儿出生后应立即给予预防性的HBIG和乙肝疫苗注射，伍用HBIG可以增加乙肝疫苗的免疫效果。急性或慢性乙型肝炎病毒携带者可同时合并有丁型肝炎病毒感染，但对于它在妊娠期是否有母婴垂直传播知之甚少。预防乙型肝炎病毒的母婴传播同样可以预防丁型肝炎病毒的传播。目前建议所有的孕妇都要进行乙肝血清表面抗原的筛查。

五、丙型肝炎

丙型肝炎病毒（HCV）是一种RNA病毒，约有一半以上的HCV是通过输血制品或静脉用药所致。性病患者发病率高于一般人群，而在血友病患者及吸毒者中发病率超过50%。妊娠并不会增加HCV的发病率。但它似乎可垂直从母亲传播至胎儿。在最近的一项研究中发现，血清HCV RNA阳性的孕妇所产之婴儿，约有10%HCV RNA阳性。新生儿感染的几率与母亲HCV RNA的滴度（用聚合酶链反应检测）相关。新生儿HCV感染原因不清，因为尚无对这些新生儿长期随访的资料。一些作者建议对有HCV感染的孕妇的新生儿注射免疫球蛋白，但这一措施目前并没有被证明有效。

六、戊型肝炎

戊型肝炎（HEV）通常是在发展中国家发生的一种流行病，可能是通过粪－口传播的。

在美国尚无 HEV 流行的报道，仅有去流行地区旅行后患病的个案。发病的高峰年龄是 15～40 岁。戊型肝炎是惟一一种在妊娠期发病率增加、程度加重的肝炎。妊娠时患 HEV 的死亡率是 15%～20%，而在一般人群中死亡率约为 2%～5%。患病孕妇应隔离，尽管尚无明确的证据说明免疫球蛋白是有效的，但仍可给予免疫球蛋白治疗。

七、单纯疱疹病毒肝炎

尽管因单纯疱疹病毒（HSV）导致的肝炎在免疫抑制的患者中更为常见，在妊娠时也可有因 HSV 导致暴发性肝炎的个例报道。如不能早期诊断和治疗，患 HSV 肝炎的孕妇和新生儿均有较高的病率和死亡率。通常发病时间是在孕 7～9 月，症状包括发热、腹痛以及上呼吸道症状，一般均可见皮肤、粘膜处的水疱，但也有在暴发性肝功能衰竭才发现的，通常并无黄疸，肝昏迷或肝性脑病可以是首发症状。实验室检查可有转氨酶的升高（通常大于 2000U）、凝血酶原时间延长以及血氨升高，胆红素正常或轻度升高。X 线胸像可与肺炎的表现一致。肝活检有助于诊断，病理表现为：轻度的炎症、灶性的出血坏死以及肝细胞内可见包涵体。HSV 的培养以及血清学检查有助于确诊。对于暴发性 HSV 肝炎，无环鸟苷可显著地提高孕妇的生存率，给药后可迅速起效。对于孕妇因肝功能衰竭所致合并症，支持治疗较为重要。不一定要立即终止妊娠。产后要对新生儿严密监护，观察是否有 HSV 感染的症状或体征出现。

八、妊娠期药物性肝炎

药物性肝炎在孕期较为少见，这与孕妇较少用药有关。四环素及其衍生物在此值得一提，因它们可产生与妊娠急性脂肪肝类似的表现，并可合并有胰腺炎。实验室检查及病理与妊娠急性脂肪肝类似。尽管报道此病死亡率为 75%，但若停用四环素，脂肪肝可逆转。

九、妊娠引起的肝脏疾病

妊娠期间发生肝脏疾病，除了常见的病毒性肝炎、药物性肝炎外要注意鉴别肝内胆汁淤积（ICP）、妊娠急性脂肪肝（AFLP）、Budd－Chiari 综合征的急性病症、先兆子痫/子痫以及慢性肝病的恶化状态等。应详细询问既往肝病史、有无病毒性肝炎的高危因素。皮肤粘膜的水疱性病灶以及用药史均有助于明确肝炎的病因。

十、妊娠胆汁淤积

妊娠剧吐相关的黄疸、妊娠肝内胆汁淤积（intrahepatic cholestasis of pregnancy，ICP）和胆道疾病均可与妊娠时胆汁淤积有关。剧吐常发生于妊娠的前三个月，而 ICP 发生在妊娠的第 4～9 月，胆道疾病可发生于妊娠的任一时期。

1．妊娠剧吐　重症妊娠剧吐可导致脱水和营养不良。在一组因脱水而需住院治疗的患者中，1/3 有轻度的高胆红素血症，最高可达 3.7mg/dl，结合型（或混合性）胆红素升高，碱性磷酸酶可以升高，肝活检正常或有脂肪变。在孕早期，药物性肝炎（尤其是止吐剂）或病毒性肝炎也有类似的表现。区别妊娠剧吐相关的高胆红素血症在于：后者常在用药之前就有恶心和呕吐，转氨酶升高程度相对较小，恢复进食后数天，实验室检查即可恢复正常。

2．妊娠肝内胆汁淤积　妊娠肝内胆汁淤积（ICP）曾被称之为妊娠胆汁淤积、良性复发性妊娠胆汁淤积、妊娠瘙痒症。病理过程不清。南美报道发生率超过 10%，亚洲人和黑人中非常少见。通常它发生在妊娠的 7～9 月，平均发生在妊娠 30 周。

（1）症状和体征　大多数患者有瘙痒症状。瘙痒可有波动，通常累及躯干和四肢，包括手掌和脚掌。常于夜间加重。约20%的孕妇在瘙痒发生后数周出现黄疸。因ICP无恶心、呕吐、厌食、发热及腹痛症状，故值得警惕。体格检查时偶有肝脾肿大。梗阻性黄疸的典型症状包括便色变浅、尿色加深，与感染性肝炎不同的是患者通常感觉良好。瘙痒或黄疸持续至生产。瘙痒通常在产后数小时至数天才缓解，而梗阻性黄疸则在产后1~2周后消失。有ICP病史或家族史者更易发生ICP。另外，如患者有ICP史，应用口服避孕药也容易引起胆汁淤积。

（2）实验室检查和诊断　实验室检查异常是表现为典型的梗阻征象。胆红素轻度升高，通常不高于6mg/dl。胆酸可升高70~100倍。总胆酸的升高可以是ICP孕妇最先或惟一的实验室异常发现。ALP及转氨酶也可增高。因妊娠导致的特异性胆汁淤积疾病——妊娠剧吐和ICP需与胆总管结石鉴别。前者鲜有腹痛或发热，除非合并其他疾病如泌尿系感染。腹部超声有助于诊断，它可显示胆石的存在、胆总管扩张或与急性胆囊炎相符的征象。

（3）对孕妇及胎儿的影响　ICP患者发生泌尿系感染及产后出血的比例较高。尽管凝血酶原时间正常，但对维生素K的吸收减少可能是导致产后出血的原因。其新生儿早产、低体重、羊水胎粪污染及围生期死亡率也会增加。对ICP孕妇的胎儿应加强监护。

（4）治疗　ICP一般不会对孕妇产生不良影响。其症状能在产后迅速缓解，除发生胎儿宫内窘迫外，一般没有必要提前分娩。ICP孕妇应在有护理早产儿条件的医院就诊。抗组胺和benzodiazepam治疗可部分减轻因ICP所致的瘙痒。降胆红素树脂10~12g/d分次口服，有时可缓解瘙痒。在发达国家，因这种树脂对胎儿没有毒性而被用作为一线治疗药物。其副作用包括使凝血酶原时间延长、腹部不适及便秘。预防性给予维生素K以减少产后出血的发生率。

十一、妊娠急性脂肪肝

妊娠急性脂肪肝（acute fatty liver of pregnancy，AFLP）是发生在妊娠6~9月的一种罕见的疾病。如未能诊断并及时终止妊娠和加强监护，可引起暴发性肝功能衰竭，导致孕妇及胎儿的死亡。初产、双胎时更易发生。约20%~40%AFLP妇女会发生先兆子痫或子痫，因此要鉴别别AFLP和先兆子痫或子痫所致的肝损伤较为困难。

1．症状和体征　AFLP的症状在近分娩时才发生，最常发生于孕35周时。首发症状不特异，可有头痛、疲乏、不适、恶心及呕吐。腹痛常见但并非必定存在。疼痛可位于上腹部，有胃灼热感，提示在妊娠中常发生的反流性食管炎。疼痛也可表现为一种弥漫性的疼痛或局限于右上腹。后背痛提示AFLP合并胰腺炎。瘙痒较少见，如有则提示存在妊娠的肝内胆汁淤积。在这些非特异的症状发生之后数天内出现黄疸。黄疸也可在产后数天内才突发出现或因太轻而完全被忽视。如未能及时诊断及治疗，AFLP可发展为伴有黄疸的急性肝功能衰竭、脑病、弥散性血管内凝血（DIC）、无法控制的胃肠或泌尿道出血、肾衰、癫痫、昏迷及死亡等等。

AFLP体检常无阳性发现，体温正常。妊娠高血压、外周水肿、反射增强、蛋白尿提示先兆子痫可与AFLP合并存在。黄疸和肝性脑病可随后发生。腹部反跳痛常见但不特异，可以合并腹水。肝脏小不可触及是其特点，但腹部检查由于有反跳痛及子宫增大而较为困难。

2．实验室检查　常规检查常可以发现白细胞计数升高，外周血涂片可有破碎的红细胞及有核细胞提示有微血管溶血。通常有DIC的表现，如凝血酶原时间延长，部分凝血酶原时间延长，纤维蛋白降解产物增高，低纤维蛋白原，血小板计数减低。血尿素氮和肌酐水平轻度升高，尿酸水平较肌酐水平不适当地增加。转氨酶通常轻度升高，血糖偏低，可发生严重的低血糖。腹部超声或CT可提示脂肪肝。

3．病理　大体检查肝脏苍白而缩小。显微镜检可发现肝细胞萎缩、苍白，尤其是在围中心区。肝细胞苍白，有水泡样的表现，细胞核居中。带有小叶结构紊乱，并可存在灶性肝细胞坏死和小叶炎症，但广泛的坏死及炎症少见。四环素引起的药物性肝炎的表现可以与之相似，但临床过程不同，在先兆子痫或子痫中也可发现肝细胞的微囊脂肪充填现象，有时难与AFLP的病理相区别。

4．对孕妇及胎儿的影响　直至20世纪70年代末，AFLP的孕妇及胎儿的死亡率高达85%，近来由于诊断水平及监护技术的进步，AFLP的死亡率有所下降。

5．诊断及治疗　需与AFLP鉴别的疾病相当多，包括合并或不合并HELLP（溶血性贫血、肝功能异常、低血小板症）综合征的先兆子痫/子痫、ICP、病毒性肝炎、Budd－Chairi综合征、血栓性血小板减少性紫癜（TTP）、单纯疱疹病毒性肝炎、急性胆囊炎、系统性红斑狼疮及药物性肝炎等。病史、体检、实验室检查包括血清学、放射影像学可缩小鉴别诊断的范围。肝活检如发现微囊泡脂肪现象可支持AFLP的诊断，但这一征象并非AFLP特异的，也可在先兆子痫/子痫时发现。肝穿刺取出检有助于不典型AFLP患者的诊断或于产前作出正确的处理。对于有典型症状的AFLP患者或用于区分AFLP和严重的先兆子痫而行肝活检是没有必要的，因为在处理上两者是一致的，即支持疗法和立即终止妊娠。

十二、先兆子痫/子痫肝病

肝脏是先兆子痫/子痫时众多受影响的脏器之一。肝脏的合并症包括HELLP、肝破裂和肝梗死。

1．症状和体征　先兆子痫/子痫发病通常是以妊娠第7～9月为多见。在产后也可存在先兆子痫/子痫的症状。先兆子痫可以孕晚期突发的体重增加（超过1磅/周）为先兆。典型的症状包括：高血压、蛋白尿和水肿。患者肝脏增大，这与AFLP时肝脏缩小是不同的。

2．实验室检查　先兆子痫时转氨酶会升至正常的5～100倍。胆红素水平通常正常或轻度升高，有些患者也可有血小板减少、DIC、微血管内溶血性贫血，与无并发症的妊娠相比，尿酸水平通常可升高。

3．病理　先兆子痫/子痫的肝脏病理检查中，可以在门静脉周围及肝窦内见到有纤维蛋白沉积。这些区域内可见肝细胞坏死、红细胞外渗。在肝门的小动脉内可见血栓形成。更严重的肝脏受累可见肝脏大体由外周向内的梗死的表现。一些肝脏可见血肿破裂后突出于肝表面，造成肝包膜的撕裂，导致异常出血。在某些病例，通过特殊染色，可见到轻度的灶性巨囊及微囊的脂肪液化。

4．对孕妇及胎儿的影响　孕妇和胎儿的预后与先兆子痫的严重程度有关。轻度先兆子痫围产期病率和死亡率在生产时与正常妊娠无差别。在妊娠未足月、严重先兆子痫、多胎妊娠、孕妇有高血压或糖尿病时，孕妇与胎儿的死亡率随上述症状和体征的加重而升高。80%多的孕妇是因为中枢神经系统的并发症死亡，而肝脏并发症如破裂、梗死、暴发性肝功能衰竭可以导致产妇死亡。

十三、HELLP 综合征

HELLP 是溶血性贫血（hemolytic anemia）、肝功能指标升高（elevated liver function test）和低血小板症（low platelets）英文首字的缩写，妊娠时的发生率约为 0.2%～0.6%。HELLP 被认为是重症先兆子痫的一种并发症，约在 4%～12%的重症先兆子痫患者中发生。与先兆子痫相比，HELLP 在白人经产妇中较常见，发病年龄也偏高（平均 25 岁）。病理表现与先兆子痫/子痫类似，有灶性肝实质坏死或门静脉周围坏死，肝窦中有透明膜沉积。

1. 症状、体征及实验室检查　与重症先兆子痫相同，HELLP 患者可有一系列的症状和体征，包括：上腹部或右上腹部疼痛、不适、恶心、呕吐、体重增加和水肿。尽管绝大多数患者有高血压，但重度高血压（收缩压大于 160mmHg 或舒张压大于 110mmHg）少见，因此可能会延误 HELLP 的临床诊断，见表 2－4。

表 2－4　AFLP 和 HELLP 综合征实验室检查的差别

	AFLP	HELLP
血液		
血小板计数	低或正常	低
纤维蛋白原	低	正常或升高
凝血酶原时间	延长	正常
部分凝血酶原时间	延长	正常
血清生化		
葡萄糖	低	正常
尿酸	高	高
肌酐	高	高
氨	高	正常

2. 对孕妇及胎儿的影响　HELLP 综合征的孕妇及胎儿的死亡率均升高。孕妇的并发症包括：DIC、胎盘早剥、肝功能衰竭、肾功能衰竭及心肺功能衰竭。胎儿有发生血小板减少、DIC、早产和宫内发育迟滞的危险。

3. 诊断及治疗　鉴别诊断与重度先兆子痫类似，包括 AFLP、血栓性血小板减少性紫癜、溶血性尿毒症等。

同样，HELLP 的处理与先兆子痫的处理也类似。惟一明确有效的治疗手段是终止妊娠。

（朱　逊　高　杰）

第四节　妊娠合并糖尿病

糖尿病（DM）是一种碳水化合物、脂肪及蛋白质代谢紊乱的内分泌疾病，为多基因遗传，具有家族遗传倾向。这些内分泌系统的代谢异常是胰岛素分泌异常或功能不全、组织对抗胰岛素所致，造成胰岛素相对或绝对不足，导致空腹及餐后出现高血糖、高血脂及高氨基酸血症，在妊娠期间进一步加剧，使孕妇和胎儿出现各种并发症。还有一些疾病亦出现高血糖，如胰腺炎、肢端肥大症、库欣综合征等，称为症状性糖尿病或继发性糖尿病，仅占极少数。

妊娠合并糖尿病为高危妊娠，包括：①原有糖尿病患者合并妊娠，其发生率约占孕妇的 0.2%～0.3%；②妊娠期糖尿病（GDM），妊娠后多能恢复正常。在胰岛素问世以前，孕产妇死亡率为 27%～30%，围生儿死亡率高达 60%～80%。自 1922 年胰岛素用于临床治疗后，通过严格控制孕期血糖水平，加强孕晚期监测，孕产妇死亡率已逐年降低，围产儿死亡率亦降至3%。近年来，妊娠合并糖尿病的发生率呈增高趋势，文献报道为1.0%～13.8%。

一、妊娠期糖尿病的发病机制

妊娠期母体内分泌系统发生明显变化，使糖、脂类及蛋白质代谢发生改变。妊娠期，胎盘所分泌的激素，如胎盘泌乳素、孕酮、雌二醇等，均有对抗胰岛素的作用。随着妊娠的进展，胎盘的形成及上述激素分泌的增加，对抗胰岛素的作用也增强。

胎盘泌乳素导致糖尿病的作用，主要是促进游离脂肪酸代谢而影响糖代谢，随着孕周进展，胎盘泌乳素分泌量逐渐增加，促进脂肪溶解导致游离脂肪酸增加，抑制外周葡萄糖摄入及糖原异生，导致糖耐量下降和血、尿糖水平升高。

妊娠期，可的松的分泌量也增加，可的松具有促进内生性葡萄糖的产生、糖原储存、减少其利用，从而明显降低了胰岛素的作用。

泌乳素的分泌量随孕周增加而上升5～10倍，在孕期对抗胰岛素的作用亦逐渐增强，另外还影响胰岛细胞胰岛素的分泌。

雌激素具有糖异生作用，其对抗胰岛素作用较弱，但可刺激肝脏产生可的松结合球蛋白，出现高可的松血症，使葡萄糖的清除延迟。

孕酮对胰岛素具有对抗作用，直接对糖代谢产生作用。

胎盘还分泌一种加速胰岛素水解失活的胎盘胰岛素酶，加速了体内胰岛素的降解。妊娠期胰岛素分泌量明显增加，而外周组织对胰岛素的敏感性下降。

由于上述种种原因，以及由于妊娠血容量增加，血液稀释，胰岛素相对不足；脂溶亢进，游离脂肪酸利用增加；肝糖原异生作用减弱；胎盘激素致糖尿作用，肾糖阈降低，并降低靶细胞对胰岛素的敏感性，使外周组织抗胰岛素作用增强，在妊娠期容易造成胰岛素分泌的相对或绝对不足，从而产生糖尿病。

由于上述胎盘分泌的各种对抗胰岛素类激素，于孕24～28周快速上升，故对孕妇筛查应在此时进行。

二、糖尿病与妊娠的关系

1．糖尿病对妊娠的影响

（1）生育力降低，糖尿病妇女不孕占2%，月经不调70%，经治疗后受孕率为30%。

（2）流产、早产和死胎的发生率均高于正常妊娠组，其流产率达15%。

（3）糖尿病患者多有小血管内皮细胞增厚及管腔狭窄，故妊娠高血压综合征发生率明显升高，达13%～20%，为正常妊娠组的4～8倍。

（4）羊水中含糖量过高，刺激羊膜分泌，以及胎儿血糖水平高，导致高渗性利尿，胎儿排尿增多，导致羊水过多。其发生率为8%～30%，可伴有胎儿畸形，易发生胎膜早破，早产。

（5）糖尿病患者白细胞有多种功能缺陷，趋化性、吞噬作用、杀菌作用均明显降低，产科感染发生率高达15%，孕期及产时感染常见，如宫内感染，产褥感染，泌尿系统、阴道、皮肤、上呼吸道感染等。

（6）因巨大儿、产妇体质差、产程延长或产后宫缩乏力等原因，剖宫产率、产道损伤及产后出血发生率增高，剖宫产率为24%～39%。

（7）胰岛素相对或绝对缺乏，体内血糖不能被利用，脂肪分解增加，酮体产生增多；饮食控制过分严格或早孕反应导致低血糖，发生饥饿性酮症，如不及时纠正将发展成为酮症酸中毒。在妊娠早期有致畸作用，中晚孕期会加重胎儿宫内缺氧及酸中毒，严重时可引起胎死宫内，孕妇围生期死亡率亦增加。

2. 糖尿病对胎儿和新生儿的的影响

(1) 早孕期高血糖及酮症均有致畸作用。胎儿常为多发畸形，以心血管（大血管异位、房间膈缺损、室间膈缺损等）、中枢神经系统（无脑儿、脑脊膜膨出、小头畸形等）、骨骼（尾退化综合征、脊柱裂等）及消化系统（食管气管瘘、肠闭锁、肛门闭锁等）最为常见，其发生率为6%～13%。

(2) 孕妇血糖过高，葡萄糖可直接通过胎盘进入胎儿血循环，导致胎儿高血糖，刺激胎儿胰岛β-细胞增生肥大，引起胎儿胰岛素分泌量增多，胎儿的高血糖及高胰岛素血症共同促进胎儿组织脂肪及蛋白质的合成并抑制脂肪分解，使胎儿全身脂肪聚集，从而导致巨大儿的发生。其发生率为15%～50%，为非糖尿病妊娠的5～6倍，易出现肩难产、产伤。

(3) 胎儿宫内发育迟缓和低体重儿增多，尤见于重症糖尿病合并微血管病变者。

(4) 胎儿胰岛功能损害，易发生胎儿低血糖症；胎儿存在高胰岛素血症，新生儿出生后脱离了母体高血糖环境，易出现新生儿低血糖症，发生率为20%～30%，胰岛素依赖性糖尿病新生儿可高达50%～75%，多发生于出生后1～2小时。

(5) 高胰岛素血症可使肺表面活性物质产生、分泌减少，致使胎儿肺成熟延迟，故新生儿肺透明膜病发生率高达40%，临床上表现为肺透明膜综合征（HMS）和湿肺综合征（WLS）。

(6) 先天性糖尿病发生率5%（1%～9%），糖耐量异常发生率12%～14%。

(7) 高血糖及高胰岛素本身使胎儿代谢增加，机体耗氧加大，致胎儿宫内慢性缺氧，另外，严重糖尿病伴血管病变，妊高征或酮症酸中毒时可进一步加重胎儿宫内缺氧，胎儿慢性缺氧可诱导红细胞生成素增加，刺激胎儿骨髓外造血，进而引起胎儿红细胞增多。

(8) 新生儿高胆红素血症　巨大儿常有产伤、皮下出血或血肿，另外，由于新生儿红细胞增多症的存在，新生儿出生后体内大量红细胞破坏，胆红素增加，早产儿或低血糖时肝内胆红素的结合受到影响，造成新生儿高胆红素血症。新生儿红细胞增多症和高胆红素血症发生率为30%。

(9) 低血钙、低血镁、高血磷　可能与甲状旁腺激素产生减少有关。新生儿低血钙发生率为10%～15%。

(10) 新生儿智力低下率达21%，精神异常率达30%。

上述原因使围生儿死亡率升高，不同类型糖尿病围生儿死亡率也不同，最低3%～6%，最高达30%～40%。

3. 妊娠对糖尿病的影响

(1) 妊娠期　妊娠加重糖尿病，妊娠前半期尤为明显。主要与胎儿摄取葡萄糖和氨基酸有关，另外由于胎盘激素的抗胰岛素作用，妊娠糖尿病胰岛素用量比非孕期增加70%；妊娠期糖代谢的生理变化，使有遗传倾向的妇女易发生糖尿病；增生性视网膜病变发生率增加，可高达25%；糖尿病性肾病加重；糖尿病性神经损害加重；糖尿病酮症酸中毒发生率增高。根据北京协和医院资料，孕早期时空腹血糖下降者占2/3，但胰岛素需减量，维持或加多者各占1/3；孕晚期时则空腹血糖下降者占90%，胰岛素需加量者占2/3，平均增加量为80%左右。以上说明糖尿病患者妊娠后病情往往不易控制，处理切不可公式化。

（2）分娩期　宫缩、进气及禁食等均可使血糖下降，而产妇情绪紧张又可使血糖上升，故应严密监测血糖变化，加强胎心监护，具体病人应个别处理。

（3）产褥期　由于抗胰岛素因素随胎盘娩出而迅速自血中消失，胰岛素需用量急剧下降，产妇极易发生低血糖休克。

（4）远期影响　目前尚无定论，因糖尿病本身可进展，但糖尿病有肾病或眼底增生性病变者可能加速恶化进度。

三、妊娠合并糖尿病的分类及分级

临床糖尿病一般分为两种类型：胰岛素依赖型糖尿病（Ⅰ型，IDDM），其特点为年轻、有酮症倾向，循环中很少或缺乏胰岛素，为自家免疫性疾病；另外一种称为胰岛素非依赖型糖尿病（Ⅱ型，NIDDM），此型患者年龄大、轻度肥胖，空腹胰岛素水平正常，对葡萄糖负荷的反应较为缓慢，无酮症倾向，有家族性常染色体显性遗传特征。

孕妇和胎儿预后与糖尿病病情的轻重明显相关。1949年White P提出临床分级法可用于评估母婴预后，以后又进行了修订，1979年WHO将GDM列为糖尿病的一个独立类型，现White氏分级法已被大多数产科医师所接受（表2-5）。

表2-5　White氏分级

级　别	诊断指标
妊娠期糖尿病	孕期糖耐量异常，包括仅需饮食控制即可维持血糖正常及须用胰岛素维持血糖正常者两类
A	孕前即有糖耐量异常，仅需饮食控制即可，发病年龄及病程不限
B	发病≥20岁，病程<10年
C	发病10~19年，或病程10~19年
D	发病<10岁，或病程≥20年，或眼底背景性视网膜病变，或伴非妊娠高血压综合征性高血压
F	糖尿病性肾病（蛋白尿≥500mg/24h）
R	眼底增生性视网膜病变，或玻璃体出血
FR	F及R指标同时存在
H	临床粥样硬化性心脏病
T	肾移植史

注：根据空腹及餐后2小时血糖值将A分为A1及A2级。A1级：孕期经饮食控制后空腹及餐后2小时血糖分别低于5.8及6.7mmol/L；A2级：经饮食控制后，空腹血糖≥5.8mmol/L，或餐后2小时血糖≥6.7mmol/L，需加用胰岛素。

四、妊娠合并糖尿病的诊断

由于胎儿器官完全分化后就不再发生畸形，糖尿病妊娠的胎儿常在胚胎发育第7周之前发生先天性畸形，因此孕前早期诊断与处理非常重要。

1．病史及体格检查　病史常如前所述，虽然体格检查非常重要，但往往可能是阴性的，因此出现下述高危因素时，应注意糖尿病发生的可能性。

(1) 糖尿病的家族史 有血统关系成员中患糖尿病的人数越多，孕妇患此病的可能性也越大。

(2) 经孕或产妇过去有反复流产、不明原因的死胎或死产史、新生儿死亡、巨大儿、羊水过多或胎儿畸形等病史等。对这些病人应进行尿糖、血糖及糖耐量测定，以便及时确定诊断。

2. 妊娠合并糖尿病的临床表现

典型症状：临床糖尿病的典型症状为"三多一少"（多饮、多食、多尿和体重减轻）症状。尿糖增加使尿渗透压增高，肾小管重吸收减少，故尿量增多；尿量增多造成多饮；不能充分利用葡萄糖故使患者有饥饿感，食欲亢进，早期症状轻者可使体重骤增、明显肥胖，严重者体重减轻。

糖尿病孕妇在妊娠期间亦可出现外阴瘙痒、阴道及外阴念珠菌感染等；重症时可出现酮症酸中毒伴昏迷，甚至危及生命。

妊娠期糖耐量异常：可为妊娠期糖尿病或原有隐性糖尿病。无三多一少症状，早孕时常有妊娠剧吐，或有念珠菌感染史，经空腹血糖检查异常而发现，或有尿糖阳性，糖尿病家族史，或不良生育史及本次妊娠过程异常而进行葡萄糖耐量试验发现。

对于高度怀疑有糖尿病的孕妇，应在首诊时接受糖筛查，以便能及早诊断出孕前患糖尿病的孕妇。但只对有高危因素的孕妇筛查，临床上仍有40%～50%的漏诊，1991年美国糖尿病协会提出，所有妊娠妇女应在妊娠24～28周期间行50g葡萄糖筛选试验，异常者行糖耐量试验确诊，以有利于妊娠期糖尿病的早期诊断。

3. 实验室检查

(1) 尿糖测定 所有初诊孕妇均应作尿糖测定，且于孕中、晚期重复检测。妊娠期肾糖阈降低，血糖正常时也可出现糖尿，属于生理性，但其多在（+）左右，大量排出尿糖时应考虑糖尿病之可能，需进一步作空腹血糖测定及糖耐量试验以明确诊断，且需排除其他类型肾病所致肾性糖尿。

(2) 血糖测定 正常孕妇的血糖值一般低于正常，很少超过5.6mmol/L（100mg/dl），空腹血糖值常为3.6～4.8mmol/L（60～80mg/dl）。除孕前已明确诊断糖尿病者外，妊娠期糖尿病多发生在妊娠晚期，大多数患者无任何症状和体征，空腹血糖多正常，因此，常规空腹血糖检查容易造成GDM的漏诊。如果任何时候的血糖≥11.1mmol/L（200mg/dl）及空腹血糖≥7.8mmol/L（140mg/dl）可确诊为糖尿病，不应再做OGTT诊断。

(3) 50g葡萄糖筛查试验 1961年O′sullivan提出口服50g葡萄糖的筛查方法，即口服50g葡萄糖1小时血糖异常者需行葡萄糖耐量试验。但是，50g葡萄糖筛查试验异常标准报道不一，O′sullivan认为服糖后1小时血糖≥8.4mmol/L（150mg/dl）为异常。亦有学者认为血糖≥7.2～7.5mmol/L（130～135mg/dl）为异常。近年来报道血糖≥7.8mmol/L（140mg/dl）为50g葡萄糖筛查试验异常值，目前国内多采用此标准。

对50g葡萄糖筛查试验异常的孕妇，均应行正规糖耐量试验，但是不能仅凭一次糖耐量试验正常而除外妊娠期糖尿病的诊断。有高危因素，在孕24～28周糖耐量试验正常的孕妇，需在孕32～34周重复糖耐量试验。

(4) 正规糖耐量试验（OGTT） 做OGTT之前不应限制饮食，检查前3日正常进食，每日入量不得少于325g，禁食10～16小时后查空腹血糖，然后服100g葡萄糖（将100g葡萄糖溶于400ml水中，5分钟内服下），服糖水后1、2、3小时分别取静脉血查血糖。孕期糖耐量试验诊断糖尿病标准见表2-6。

妊娠期糖尿病诊断标准：OGTT二项或二项以上达到或超过标准，即可诊断。OGTT四项值中任何一项达到异常时，称为糖耐量减低或糖耐量受损（IGT）。

表2-6　孕期糖耐量试验诊断糖尿病标准

测血糖时间（h）	血糖（mg/dl）		
	静脉血浆	静脉全血	毛细血管血
空腹	105	90	90
服葡萄糖100g			
1h	195	170	170
2h	165	145	145
3h	145	125	125

注：葡萄糖1mmol/L=18mg/dl。

（5）糖化血红蛋白（HbA_{1c}）测定　正常人Hb中，血红蛋白A占97%，其中有少量的糖化血红蛋白，它是Hb的两条β链N端的缬氨酸与葡萄糖、磷酸化葡萄糖或果糖发生结合反应的产物。在HbA_{1c}中，80%是含葡萄糖的HbA_{1c}，其生成是一缓慢、连续、不可逆的非酶促反应过程，在RBC生存的120天内，此反应自始至终地进行着。体内HbA_{1c}浓度受血糖浓度的影响。正常妊娠期平均HbA_{1c}水平为6%，糖尿病孕妇有高血糖者，HbA_{1c}可明显升高。HbA_{1c}的量反映着抽血前6～12周血糖平均水平，不受血糖浓度暂时波动的影响。空腹血糖只能反映短时间的血糖高低，尿糖定量虽然反映糖尿病的控制程度，但受肾阈变化等因素的影响。因此，测定HbA_{1c}可作为糖尿病诊断和评价其控制程度的一项具有重要意义的指标。Miller（1982）报道HbA_{1c}升高，糖尿病孕妇胎儿先天畸形发生率明显升高，也说明糖尿病未很好控制。

五、妊娠合并糖尿病的处理

目前妊娠合并糖尿病的处理仍存在争议。尽管严格控制孕妇血糖方法已被公认，但是胎儿先天畸形率并未明显降低，糖尿病儿病率仍明显较高。这就使得人们更加注重妊娠时机选择，妊娠期及产前胎儿监测，适时进行产科治疗和处理。

1．对于病情严重者，如F、H、R、FR四类，应避孕；如已妊娠，宜尽早终止。

2．孕前准备　糖尿病专家可向患者建议最佳妊娠时机。在妊娠前积极控制血糖，进行糖尿病血管并发症检查。了解患者和其配偶对糖尿病及其并发症的认识，并了解他们对糖尿病与妊娠关系的知识。育龄糖尿病患者的治疗在准备妊娠以前就应开始，需在医患双方积极配合下进行。

由于糖尿病患者妊娠对胎儿影响较大，糖尿病患者除需行血糖监测，饮食控制外，尚需监测糖化血红蛋白（HbA_{1c}），尿酮体及其并发症的发生。经过积极治疗，在糖尿病控制良好情况下，争取在随后的数月内妊娠。

3．妊娠合并糖尿病的治疗　患者应在产科、内分泌科、营养科医师共管下继续妊娠。

（1）饮食控制　是妊娠期糖尿病的最重要治疗方法之一。包括三餐及若干次加餐进行饮食控制。孕妇热量摄入应根据妊娠前体重及妊娠期间体重增加来计算，一般主张每日供给热量30～35kcal/kg，每增加一孕周，热量供给增加3%～8%，以不出现低血糖，饥饿性酮症为宜。饮食成分组成比例为糖类30%～45%，蛋白质20%～25%，脂肪30%～40%，并适当补充维生素、钙、铁剂等。定期监测血糖以调整饮食结构。

(2) 药物治疗　通过饮食控制，血糖仍不能达正常水平，就应进行药物治疗。磺脲类因易透过胎盘，引起胎儿低血糖，有致畸作用，不宜选用，妊娠后主张应用胰岛素治疗。

(3) 近年来，国外报道用锻炼来治疗妊娠期糖尿病，认为锻炼可认使葡萄糖进入肌肉及脂肪组织中，增加对胰岛素的反应能力；也可增加肌肉中毛细血管的密度；或者增加细胞内糖的新陈代谢，从而降低了血糖，防止体重增加，防止高血压、高脂血症，使孕妇感觉良好。

糖尿病孕妇在妊娠期间应严密监测血糖水平，每周至少查空腹及餐后两小时血糖一次，如有条件最好自我监测血糖水平。若多次检查发现空腹血糖（FBS）>5.8mmol/l（105mg/dl）或餐后两小时血糖（PBS2h）>6.7mmol/l（120mg/dl），就应接受胰岛素治疗。

Langer等人发现反复监测FBS<5.3mmol/l（95mg/dl）或严格进行胰岛素治疗，可减少巨大儿发生率。Coustan和Thompson报道饮食控制好的糖尿病孕妇行预防性胰岛素治疗，可减少巨大儿、剖宫产率及新生儿损伤。大量研究表明，对于FBS及PBS2h明显升高孕妇，饮食控制同时，应进行胰岛素治疗。

妊娠期间，大多数胰岛素依赖性糖尿病（IDDM）孕妇需进行长期胰岛素治疗。一般多用常规胰岛素，必要时可用常规和中效胰岛素联合使用的方案。如果妊娠早期血糖控制良好，可在门诊随诊治疗。糖尿病患者自行监测尿糖，酮体，尿糖以（+）～（++），酮体（-）为宜。对于血糖控制不满意或不能定期监测血糖者，应尽早入院监测早、中、晚餐前后及睡前血糖，以决定胰岛素用量。对于经过多次胰岛素注射及饮食控制后无效者，可行输液泵连续皮下胰岛素注射（CSII）治疗。目前这一方法国内尚不能普遍开展，可行强化治疗，每日给药3～4次或更多，据血糖情况而定。

据报道妊娠合并糖尿病酮症酸中毒（DKA）的发生率为9.3%，发生此情况时其围生儿死亡率为30%。当妊娠合并糖尿病孕妇由于呕吐、腹痛、脱水、高血压等出现DKA时，应积极进行扩容，纠正水电解质紊乱，抗感染，控制血糖和酮体。

大剂量胰岛素疗效快（首次剂量10～20U，再以6～8U胰岛素生理盐水静脉点滴），但易出现迟发性低血糖，低血钾、渗透性失衡、继发性脑水肿、脑疝危险，现多用小剂量静脉点滴疗法，（首次剂量每小时0.1U/kg体重，静脉滴注至血pH>7.34，尿酮体阴性为宜），一般2小时后好转，否则应调整剂量。

4. 产前胎儿监护　对于糖尿病控制好，无血管并发症及明显高血压，胎儿监测正常的孕妇，产科医师可放心等待胎儿成熟，避免过早进行干涉。

无应力实验（NST）是妊娠合并糖尿病患者产前监测胎心率的最佳方法。如果NST为无反应型，就需进一步行宫缩应力试验（CST）。对于大多数孕妇，妊32～34周时就应开始此项检查，每周需行NST 2次。对于并发血管损害或血糖控制不满意，应尽早行NST且增加监测次数。

CST是评价妊娠合并糖尿病胎儿状况的另一种方法。对于糖尿病控制佳的孕妇，CST正常说明胎儿至少在一周内可正常存活。大约10%出现CST异常的IDDM孕妇，往往与围生儿死亡率增高，分娩时晚减速，低阿氏评分，呼吸窘迫综合征（RDS）及胎儿宫内生长迟缓

(IUGR) 有关。

近年来，应用胎儿生物物理图像评分（BPP）替代 CST 对 NST 无反应型糖尿病孕妇进行监测，BPP 可较准确预测胎儿预后，从而减少了不必要的干涉，使妊娠继续至足月分娩。

超声检查可准确评估胎儿生长、体重、监测羊水及是否有畸形存在。为了除外神经管缺损及其他异常，妊 16 周应行血 AFP，HbA_{1c}水平测定，妊 18～20 周行详细超声检查，妊 20～22 周行胎儿超声心动（FUCG）检查以除外心脏畸形。每 4～6 周复查 B 超，监测胎儿生长情况。由于糖尿病孕妇阴道分娩巨大儿、头盆不称、肩难产、产伤、窒息的发生率明显高于正常产妇，因此产前明确诊断有利于选择最佳分娩时机和途径。糖尿病孕妇羊水过多、胎儿头皮水肿或全身水肿以及 IUGR 发生率增高，可应用多谱勒超声，行脐动脉血流流速测定，从而早期诊断胎盘血管病变，及时处理。

5．分娩处理

(1) 分娩时机　孕 36 周后糖尿病孕妇胎儿宫内死亡率增加，过去通常行未足月引产，新生儿病率及死亡率较高。现在通过严格血糖控制及产前胎儿监护，大多数孕妇均可足月分娩。糖尿病孕妇可于妊娠 40 周前入院引产，引产前应对血糖、血压、肾功能、眼底病变及胎儿发育情况综合评价。

除妊娠已达 39 周，糖尿病控制佳，胎儿发育正常的孕妇外，选择性终止妊娠前建议行羊水穿刺，检查胎肺成熟情况。羊水中卵磷脂（L）/鞘磷脂（S）比值为 2，仍有 RDS 可能，当 L/S 比值达到 3 或 3.5 时，RDS 发生率较低。磷脂甘油（PG）是胎肺成熟的敏感标记物。Livingston 等人报道妊娠合并糖尿病孕妇产前经腹羊水穿刺后，通过免疫荧光方法测定羊水中表面活性物质浓度（TDX－FLM 分析），可确定胎肺是否成熟。对于胎肺发育不成熟，而又有终止妊娠的指征，需行羊膜腔穿刺或静脉注入倍他米松或地塞米松，以保胎肺成熟。对于择期引产糖尿病孕妇，在不能完全确定胎儿成熟时，在胎儿良好状况下应后推引产日期。

(2) 分娩方式　糖尿病孕妇的分娩方式选择尚存争议。妊娠合并糖尿病并非剖宫产手术指征，然而妊娠合并糖尿病往往并发巨大儿及其他并发症，当产前估计胎儿体重大于等于 4500g 可首选剖宫产分娩。在 B 超估计体重时，只依据双顶径可能会低估胎儿大小，需全面评估。当产前胎儿监护，发现胎儿宫内窘迫时，应急诊剖宫产终止妊娠。如果胎肺已成熟，孕妇糖尿病控制不佳，经促宫颈成熟治疗后仍条件不佳，有胎死宫内危险因素时，应在 37～38 周择期剖宫产。手术时首选硬膜外麻醉，临产或术中需查血糖，尿糖及酮体，以调节输液时胰岛素剂量。产时应防止对产妇更多创伤，并防止出血、感染发生，应予以抗生素。

对于糖尿病控制佳，无血管并发症，宫颈条件好的孕妇，胎儿情况良好者，可延长至 40 周阴道分娩，但分娩时应注意观察产程进展，若产程延长或停滞，应放松剖宫产指征。孕妇在阴道分娩过程中，应随时监测血糖、尿糖及尿酮体，调整胰岛素的用量，以防发生酮症酸中毒及糖尿病高渗昏迷。

6．产后处理　产后应及时测血糖，尿糖及酮体，调整胰岛素用量。多数孕妇应减少或停用胰岛素，并可继续行饮食控制。哺乳可减少胰岛素用量，应鼓励糖尿病产妇产后哺乳。新生儿生后要加强护理，需查血糖并应及早喂糖水或输液，防止低血糖、低血钙、红细胞增多症发生。

7．预后　对于妊娠期糖尿病患者，应该在产后 2 个月复查糖耐量试验，大部分患者产后通常能恢复。但再次妊娠时，妊娠期糖尿病可以复发，且复发率为50%。亦有25%~70%的妊娠期糖尿病妇女，在以后的16~25年内发展为真性糖尿病，故对妊娠期糖尿病妇女产后应定期随访并加强指导，做好糖尿病早期诊断的工作。

总之，妊娠期糖尿病的治疗以控制饮食为主，适时加用胰岛素的治疗，适当增加锻炼，以很好地控制血糖。通过对糖尿病孕妇妊娠前准备，畸形儿筛查，积极治疗及正确的分娩，产后处理，在糖尿病专科医师配合下，产科、儿科医师通力协作，会使孕妇并发症和新生儿病率、死亡率大大降低，获得良好结果。

（樊庆泊）

参考文献

1. 王淑贞主编．实用妇产科学．北京：人民卫生出版社，1994．316．
2.《临床产科学》编委会主编，临床产科学．天津科学技术出版社，1994．358．
3．樊庆泊，盖铭英．妊娠糖尿病的处理．中级医刊，1997，32（1）:8．
4．Thompson DJ，Porter KB，Gunnells DJ，et al．Prophylactic insulin in the management of gestational diabetes．Obstet Gynecol，1990，75:960．
5．Prihoda JS，Davis LE．Metabolic Emergencies in Obstetrics．Obstet Gynecol Clin Nor Am，1991，18:301．
6．Coustan DR．Gestational Diabetes．Diabetes Care，1993，16（Supl 3）:8．

第五节 妊娠合并血液疾病

一、妊娠合并贫血

贫血是妊娠期最常见的一种合并症。由于妊娠期血容量增加，且血浆增加多于红细胞的增加，血液发生生理性稀释，故妊娠期贫血的诊断标准与非妊娠期不同。以血红蛋白＜10g/dl或红细胞压积＜30%为诊断标准。

1．妊娠期贫血的分类 根据贫血发生的原因分为获得性和先天性两大类（表2-7）。

表2-7 妊娠期贫血的分类

获得性	先天性
缺铁性贫血	地中海贫血
巨幼红细胞贫血	镰状红细胞贫血
急、慢性失血性贫血	球形红细胞增多症
感染或恶性肿瘤引起的贫血	血红蛋白病
获得性溶血性贫血	遗传性溶血性贫血
再生障碍性贫血	

2．诊断

（1）症状 轻度贫血（80g/L＜Hb＜100g/L）可无任何症状。中度以上的贫血（Hb＜80g/L）可有皮肤粘膜苍白、乏力、倦怠、食欲不振、舌炎等。重度贫血（Hb＜50g/L）可有水肿、心悸，甚至发生心力衰竭。此外，发生子痫的机会可增加2倍；对出血的耐受性差；抵抗力低，发生感染的机会增加。

（2）体征 皮肤、粘膜苍白，皮肤干燥、脱屑，舌炎、脱发、指甲薄而脆。严重贫血者可有水肿，甚至有腹水、心力衰竭的表现。溶血性贫血者可有肝、脾肿大。

(3) 辅助检查

1) 血常规检查　血红蛋白及红细胞数，是确定贫血的可靠指标。一般血红蛋白浓度和红细胞数之间是相互适应的，如果血红蛋白的降低比红细胞计数减少更显著，提示为小细胞低色素性贫血。相反则为大细胞性贫血。

如系小细胞低色素性贫血，应进一步进行血清铁蛋白、血清铁、总铁结合力及红细胞游离原卟啉等检查，以确定是否为缺铁性贫血。如为非缺铁性低色素性贫血，则应测血红蛋白电泳及碱变性实验等，以证实是否为珠蛋白生成障碍贫血。

如系大细胞性贫血，必须做骨髓检查，如发现是巨幼细胞贫血，需测定叶酸及维生素B_{12}水平以确定是叶酸缺乏还是维生素B_{12}缺乏，并进一步寻找缺乏的原因。

如系正常细胞性贫血同时伴网织红细胞增多，则有溶血性贫血的可能。应进一步测定血清胆红素、结合珠蛋白等。有选择性地进行抗人球蛋白试验（Coombs试验）或蛇毒因子溶血试验、酸溶血试验（Ham试验）、尿含铁血黄素试验（Rous试验）等，以明确溶血性贫血的性质。如网织红细胞并不增多且伴全血细胞减少，应考虑再生障碍性贫血，做骨髓涂片及活检以明确诊断。

2) 周围血涂片检查　红细胞大小不等、小红细胞增多、红细胞中心淡染区扩大见于低色素性贫血；球形红细胞增多见于遗传性球形红细胞增多症；靶形红细胞常见于珠蛋白生成障碍性贫血；泪滴样红细胞可见于骨髓纤维化；各种异形红细胞或红细胞碎片常提示微血管病性溶血性贫血的可能。

3) 网织红细胞计数　网织红细胞计数可以帮助了解红细胞增生程度及作为贫血疗效的早期指标。溶血性贫血时网织红细胞明显增多，如治疗有效，网织红细胞可降至正常。营养性贫血给予补充治疗后，网织红细胞的升高说明治疗有效。

4) 骨髓检查　营养性贫血（包括缺铁性及巨幼细胞贫血）及溶血性贫血、珠蛋白生成障碍性贫血及失血性贫血等均为增生性贫血；再生障碍性贫血属增生不良性贫血。

3．治疗

(1) 缺铁性贫血　轻、中度贫血采用口服补铁，可选用硫酸亚铁0.3g，每日3次；富马酸铁0.2g，每日3次；葡萄糖酸铁0.2g，每日2次；延胡索酸铁1片，每日2次。同时给与维生素C 0.1g（每次），以利吸收。若胃肠道不能耐受铁，可用注射方法补充。右旋醣酐铁50mg/d，肌肉注射，如无不良反应可加至200mg/d；山梨醇铁1.5mg/kg，每日1次。注射给药时需注意过敏反应。重度贫血者，需少量多次输血，每次200ml。铁剂忌与茶同服，因铁易与茶叶中的鞣酸结合成不溶解的沉淀，不易被吸收。

(2) 巨幼红细胞贫血　叶酸缺乏者可补充叶酸，每次5mg，每日1次。维生素B_{12}缺乏者可肌肉注射B_{12} 100μg，每日1次，用药6～7天后改为隔日1次，10～14天后改用维持量100μg，每周1次。

(3) 再生障碍性贫血　严重患者不宜妊娠。妊娠3个月之内，在输血准备、积极预防感染的情况下，可行人工流产。妊娠4月以上，采用少量多次输血、加强营养等支持治疗，创造洁净良好的治疗环境。必要时用强的松治疗。以阴道分娩为宜。需用广谱抗生素及宫缩剂预防感染和产后出血。若必须剖宫产时，术前应积极治疗并尽量准备充足新鲜血。术中可考虑同时切除子宫，以防产后出血。注意伤口及麻醉部位血肿。必要时采用全麻。

(4) 镰状细胞贫血 镰状细胞贫血是一种严重疾病，若无良好的医疗条件，患者多于幼年死亡。如医疗条件较好，则患者可生存至中年。感染、心力衰竭、梗死危象引起的休克、中枢神经系统并发症等可成为死因。妊娠可使心力衰竭、梗死、贫血加重、休克发生的机会增多，也易发生自然流产和死胎。因本病目前尚无根治疗法，故应注重预防，提倡优生，进行婚前、产前检查，防止纯合子患儿的出生。孕期应避免病毒感染及过多补铁。必要时进行交换输血。

(5) 地中海贫血 即珠蛋白生成障碍性贫血。有时因误诊为缺铁性贫血而过多补铁，引起血液铁质沉积于下丘脑及垂体，导致性腺功能低下。妊娠期铁负荷过多可发生心力衰竭。无特殊治疗。可服叶酸 5mg，每日 1 次。行产前诊断，了解胎儿预后。

4．预防 孕前贫血者需产前咨询，了解是否可以妊娠。可以妊娠的患者孕期需增加营养，补充铁剂。由于孕期铁需要量的增加，孕期宜适量补充铁剂，以防缺铁性贫血的发生。

二、妊娠合并血小板减少性紫癜

1．概述 血小板减少性紫癜中最常见的是特发性血小板减少性紫癜（ITP）。其他还有药物及输血引起者，血栓性及继发性免疫性血小板减少症等。

ITP 是一种常见的自身免疫性疾患，女性发病率略高，合并妊娠者并不少见。患者体内产生血小板免疫抗体并附着于血小板表面，此种血小板易在脾脏破坏，生存时间缩短。当破坏速度超过骨髓中巨核细胞产生血小板的速度时，血小板即减少。虽然妊娠本身并不加重此病，但 95% 的患者血小板抗体为 IgG，IgG 可以通过胎盘影响胎儿，发生血小板减少。新生儿可以呈现典型的紫癜并有颅内出血的危险。

2．诊断

(1) 临床表现 皮肤及粘膜紫癜是 ITP 的主要表现。孕妇伴发 ITP 者多为慢性型。起病缓慢，有长期皮下出血或月经过多的病史。病程长，发作与缓解相交替，每次发作可持续数周或数月，缓解期可由数月至数年。若反复出血，可引起失血性贫血。患 ITP 的孕妇约有 70% 的胎儿可以患病，围产期死亡率可达 10%。

皮下出血可为针尖样淤点或淤斑、紫癜，但很少有血肿。鼻及齿龈出血较多见。口腔粘膜如出现血泡，提示血小板减低严重。

(2) 辅助检查

1) 血小板计数 常少于 $100 \times 10^9/L$（$100 \times 10^3/\mu l$），重者可低至每立方毫米数千。血小板数量减少而平均体积增加是 ITP 的特异性表现，对血小板减少症的鉴别诊断有重要价值。

2) 血小板功能检查 血小板聚集功能、粘附性及第Ⅲ因子活力均减低。

3) 出凝血功能检查 出血时间延长，血块收缩不佳，毛细血管脆性试验阳性，凝血酶原消耗不佳，而凝血时间、凝血酶原时间 、部分凝血活酶时间都正常。

4) 血小板抗体测定 血小板表面相关 IgG（DAIgG）的测定对 ITP 的诊断、鉴别诊断有重要意义。

3．鉴别诊断

(1) 继发性血小板减少症 除有出血症状及血小板减少外，常有原发病的症状。

(2) Evans 综合征 除血小板减少外，尚有自身免疫性溶血并存，Coombs 试验阳性。

(3) 血栓性血小板减少性紫癜（TTP） 此病罕见，起病急。临床表现有五联征：①血小板减少性紫癜；②发热；③微血管病性溶血；④多发性神经系统症状；⑤肾功能损害，表现为血尿、蛋白尿、高血压。可迅速转为肾衰、昏迷、死亡。病因不清，孕妇伴发者多发生在妊娠中、晚期，极少发生在产后。临床表现酷似重症妊高征，母儿死亡率高。近年来未孕妇女采取换血或血浆置换，但不输血小板，结合给予阿司匹林、右旋糖酐等治疗，已使死亡率由90%降至10%。肝素治疗无效。孕妇除非明确是TTP，否则应按重度妊高征处理——中止妊娠，然后再采取换血、抗血小板凝集等治疗。

(4) 遗传性血小板减少性紫癜　是常染色体显性遗传性疾病，在临床上很难与TTP相鉴别，但患者常有家族史。

4．处理

(1) 血小板 $>50\times10^9$/L（$50\times10^3/\mu$l）且无症状者可以不用药，定期复查血小板。

(2) 肾上腺皮质激素治疗　有症状或血小板 $<50\times10^9$/L，可给予强的松治疗，完全缓解（血小板 $>100\times10^9$/L）率15%～25%，部分缓解（血小板 $>50\times10^9$/L）率可达70%～90%。每日剂量1～1.5mg/kg，达到缓解后逐渐减至最小剂量，维持3～4周后考虑停药。大剂量强的松用于近足月孕妇或长期应用该药者，有可能促使IgG通过胎盘，增加胎儿危险性及引起高血压。临产时可静脉输入氢化可的松200mg。

(3) 脾切除　妊娠期不宜行此手术。

(4) 应用多价免疫球蛋白　本法用于难治性ITP，对脾切除无效者疗效较佳。丙种球蛋白用量不一，多用每日400mg/kg，静脉注射，连续5天，总量2g/kg。多数病例在注射后1～2天内即可见血小板数上升，出血征象减轻。适用于术前治疗和严重出血病例。

(5) 血小板输入　妊娠期间输血小板无益，只会刺激产生更多的自身抗体，使母体病情恶化。

(6) 分娩方式　ITP患者阴道分娩时，如会阴无严重裂伤或会阴伤口不过大，一般出血量并不多。胎盘剥离部位在宫缩良好情况下不致出血过多。虽然应仔细考虑分娩方式，使胎儿头部创伤最小，但剖宫产也不能绝对保证胎儿不发生头颅血肿或颅内出血，而且剖宫产出血量一般多于阴道分娩。所以，如无产科指征，母体血小板不过低者，一般不应做剖宫产，剖宫产时也不宜行硬膜外麻醉，因为有发生硬膜外血肿的可能。

(7) 母亲ITP引起新生儿血小板减少症　母亲患ITP，尤其是妊娠的最后3个月有活动时，常伴有新生儿严重的血小板减少症。这是母亲的抗血小板抗体通过胎盘而引起新生儿血小板破坏所致。如果母亲是在缓解期，胎儿危险要少得多。新生儿血小板减少性紫癜一般是在产后几分钟或几小时出现，同时可发生颅内出血，新生儿死亡率和发病率也相对增高。病情重者可用皮质激素治疗。

5．预后　合并ITP的孕妇多为慢性型患者，如分娩过程顺利，一般预后良好。剖宫产有发生伤口血肿及硬膜外血肿的可能。新生儿有发生血小板减少，颅内出血的危险。

6．预防　ITP病因不清，尚无有效的预防措施。孕妇定期检查血小板，注意观察临床症状，可早期发现。

三、妊娠合并白血病

1．概述　白血病是一种原因不明的恶性疾病。其特征为白细胞及其幼稚细胞在骨髓或其他造血组织中异常增生，浸润各种组织，产生不同症状；周围血液白细胞有量和质的变化。妊娠合并白血病很少见。随着白血病治疗的进展，其缓解率提高，生存期明显延长，使不少患者得到较正常的生活并有受孕机会。白血病合并妊娠的发生率，国外报道为2.6/10万，而国内资料为42/10万，远较国外报道为高。各型白血病患者均可妊娠，以慢性粒细胞性白血病为多见。但随着急性白血病缓解率的提高，合并妊娠者亦增多。慢性白血病病程较长，多在疾病过程中受孕。急性白血病可以在缓解后妊娠，亦可在妊娠过程中发病。

该病孕前多已诊断。

2．妊娠和白血病的相互影响　多数学者认为妊娠后孕妇体内17－羟皮质激素及孕酮的分泌增加，可能有一定的抗白血病作用，故妊娠本身不会加重白血病的进展。但妊娠分娩或流产可引起产后出血及产道继发感染等严重并发症，使白血病病情恶化，加速母体死亡。白血病对妊娠的影响主要是由于疾病使孕妇易感染、贫血及营养不良，影响胎儿宫内生长发育，发生流产、死胎及IUGR的机会明显增加。胎盘具有防止白血病细胞进入胎儿体内的屏障作用，文献报道白血病通过胎盘传给胎儿极为罕见。

3．处理　对白血病合并妊娠者的处理较非妊娠者更为复杂和困难，既要积极治疗白血病，考虑化疗对孕妇及胎儿的不良影响，又要考虑妊娠是否继续的问题。

（1）患有白血病的育龄妇女应积极避孕，尽量延长缓解期，提高生活质量。

（2）急性白血病合并妊娠，如果病情已缓解，且患者已有子女，可选择在妊娠早期行人工流产术。如白血病初发，又迫切要求生育，可允许继续妊娠。经过化疗可使病情缓解，妊娠也可能获得成功。

（3）慢性白血病患者妊娠后，可在积极化疗下允许继续妊娠。

（4）化疗药物应用时机。多数细胞毒性抗肿瘤药物均能通过胎盘，故早孕期（胎儿器官分化阶段）用药可致胎儿畸形。如果病情允许，化疗应尽量延迟到孕3个月以后进行。

（5）妊娠期尽量避免大剂量使用肾上腺皮质激素，以免胎儿致畸、发生肾上腺皮质功能不全和免疫功能受到抑制。

（6）在妊娠晚期患急性白血病者应积极化疗，争取在短期内缓解，这样不仅使妊娠得以继续，而且化疗对胎儿的不良影响相对也小。

4．预后及并发症的预防　随着白血病治疗研究的进展，白血病合并妊娠的治疗较过去已有显著进展，但与非妊娠者相比，预后仍然不良。从远期影响来看，不论产时病情缓解与否，经过分娩，患者多于产后不久病情趋于恶化。此外，胎儿发生流产、死胎、早产、低体重儿及胎儿畸形率较高。

白血病合并妊娠者在孕期应加强支持疗法，积极纠正贫血，预防和治疗感染。由于白血病常伴重度贫血及血小板减少，故产时及产后应积极预防发生胎盘早剥、孕妇脑出血及产后出血。产后亦应积极应用抗生素预防感染。

四、妊娠合并霍奇金病

1．概述　霍奇金病是网状内皮系统的一组恶性疾病，一般来源于淋巴结。其病因不清，有研究认为可能与病毒感染有关。在原发或继发免疫缺陷者中该病发生率较高。妊娠合并该病极少见。本病一般在孕前即已得到诊断，偶尔可在妊娠期首次发现。典型表现为无痛性、进行性淋巴结肿大，以颈部常见，亦可在腋窝或腹股沟区出现，伴发热、消瘦。

2．霍奇金病与妊娠的相互影响　妊娠本身不会加重本病，也不会影响该病的发生与发展。孕妇由于营养不良及贫血可致胎儿宫内生长迟缓。孕期放、化疗可引起胎儿畸形、流产及胎死宫内等危险。

3．处理

(1) 放疗和化疗是目前治疗霍奇金病的主要手段。

(2) 由于该病治疗缓解2年后复发率明显下降，非妊娠期治疗效果良好，有生育要求的妇女最少应等待2年再怀孕。

(3) 如在妊娠早期确诊本病，或病变已累及腹腔淋巴结，无法使胎儿避开放疗照射野，应考虑终止妊娠。

(4) 在妊娠中、晚期发病，或病变在远离骨盆以外区域者，可先试用低到中等剂量放射治疗，作为暂时性措施，待分娩后再行正规治疗。

(5) 孕期加强支持疗法，纠正贫血，预防产前及产后感染。

4．预后　霍奇金病病情持续缓解2年以上者预后良好。病情缓解稳定后，妊娠与非妊娠者的5年及15年存活率无明显差异。

（刘俊涛　刘欣燕　向　阳）

第六节　妊娠合并泌尿系感染

泌尿系感染是妊娠期比较常见的合并症，分为低位尿道和高位尿道感染两种。低位尿道感染病变部位在膀胱，包括无症状性菌尿和急性膀胱炎；高位尿道感染病变部位在肾脏，表现为急性肾盂肾炎。

一、病因

1．妊娠期受高水平孕激素的影响，输尿管平滑肌的紧张性和蠕动率明显降低，引起上位输尿管和肾盂扩张，逼尿肌紧张性的改变和膀胱容积的增加导致膀胱排空不良；增大的子宫压迫盆腔内的输尿管容易形成机械性梗阻。上述因素形成妊娠期相对的尿郁积，导致无症状性或有症状性泌尿系感染的发生几率明显增加。

2．妊娠期由于碳酸氢盐的排泄增加，致尿pH值上升和尿中糖的含量较高，为细菌的生长繁殖提供了有利的条件。

3．妊娠期泌尿系感染的病原菌主要来源于阴道或直肠，经尿道逆行至膀胱和肾脏。致病菌以革兰阴性肠道细菌为最常见。其中大肠杆菌占80%，另外20%包括克雷伯菌、假单胞菌、肠球菌和变形杆菌。

二、无症状性菌尿

女性人群中，无症状性菌尿的发生率为2%～8%。妊娠期妇女无症状性菌尿的发病率与非孕期相同。然而，如果无症状性菌尿孕期未接受治疗，其中20%～40%将变成有症状的泌尿系感染。此外，1.5%的孕期有症状的泌尿系感染并非由无症状性菌尿转变而来。

1．诊断　无症状性菌尿是隐匿的泌尿系感染，没有临床症状。诊断标准是中段尿培养单一细菌数$>10^5$/ml。

2．治疗　无症状性菌尿的治疗是根据细菌培养的药敏结果选择敏感的抗生素。药物治疗需要持续7～10天。可以服用呋喃坦啶50～200mg/d，1次。药物治疗过程中，必须重复尿培养借以判断治疗的效果。因为无症状性菌尿高发于肾实质和尿收集管异常的患者，因此产后需进行放射影像学检查明确诊断。

三、急性膀胱炎

孕期妇女急性膀胱炎的发生率是1%。如果孕期急性膀胱炎治疗不及时或治疗不恰当，常常发展成为肾盂肾炎。

1．诊断和治疗

(1) 急性膀胱炎临床表现是尿频、尿急、尿痛和耻骨弓上部不适等。没有发热或肋椎角部压痛。尿培养细菌阳性。可见镜下血尿，偶尔可见肉眼血尿。

(2) 急性膀胱炎治疗方法与无症状性菌尿的方法相同。

四、急性肾盂肾炎

妊娠妇女急性肾盂肾炎的发生率是1%～2%，是一种孕期常见并且严重的合并症，如果治疗不及时可以导致早产和脓毒症。据统计，近20%的妊娠合并急性肾盂肾炎患者具有子宫活性增加和发生早产的危险性。急性肾盂肾炎患者脓毒症的发生率是2%～3%。

1．临床表现和诊断

(1) 急性肾盂肾炎临床症状的特点是突发、阵发性的，症状包括尿痛、寒战、头痛、腰痛、厌食、恶心和呕吐等。体温升高，肋椎角压痛。经常有脱水的症状。

(2) 尿液分析镜下可见脓细胞和白细胞管型。尿细菌培养阳性，约10%患者的血培养阳性。

2．治疗

(1) 必须住院治疗。及时应用抗生素，不必等待尿细菌培养结果。常规补液，纠正脱水和水、电解质紊乱。

(2) 治疗急性肾盂肾炎的一线药物是青霉素类或头孢类抗生素。非口服途径给药5天或症状消失48小时后，改口服抗生素巩固治疗10天。患者合并脓毒症要选择覆盖革兰阳性和革兰阴性菌属的两种以上抗生素联合用药。

(3) 如果药物治疗48小时症状无改善，要根据细菌培养选用敏感抗生素。如果治疗96小时症状仍然不缓解，要考虑是否存在尿道梗阻或尿结石，并进行B超或“单次拍照”静脉肾盂照影。

(4) 高热可应用退热药物。出现子宫收缩要积极处理，否则可能发生早产。因此有必要应用硫酸镁、舒喘灵等宫缩抑制剂治疗。

(5) 患者治愈后随访要进行定期尿细菌培养。如果病情复发，要给予长期、小剂量抗菌药物，如呋喃坦啶，100mg/d，1次。

(6) 呋喃坦啶可以引起新生儿溶血，故在妊娠晚期禁用。理论上，复方新诺明也应该禁用，因为其具有抗叶酸作用，孕早期服用可能会引起胎儿畸形；而在孕晚期，其磺胺成分可以增加新生儿黄疸。如果孕期必须服用复方新诺明，可以在应用的同时补充叶酸。

3．泌尿道感染复发类型

(1) 复发　大多数发生于治疗后的2～3周。病原菌和前次细菌相同，复发原因主要是与不恰当的治疗有关。

(2) 再感染　多见于治疗后12周内，特点是此次是新的病原菌感染。再感染提示有反复发作的膀胱性菌尿的存在。

(3) 双重感染　在治疗原发病菌的过程中，出现另一种新的病原菌感染。

（高　杰）

参 考 文 献

1. Hamilton EM. Management of upper and lower urinary tract infections in pregnant women. J Am Acad Nurse Pract, 1999, 8:599~63.
2. Mikhail MS, Anyaegbunam A. Lower urinary tract dysfunction in pregnancy: a review. Obstet Gynecol Surv, 1995, 50:675~83.
3. Koren G. Can pregnant patients safely take nitrofurantoin? Can Fam Physician, 1996, 42:245~6.
4. Korman TM, Grayson ML. Treatment of urinary tract infections. Aust Fam Physician, 1995, 24:2205~11.

第七节　妊娠合并甲状腺功能亢进

妊娠合并甲状腺功能亢进（甲亢）临床上不多见，发生率约0.2%。大多数妊娠合并甲状腺功能亢进孕妇怀孕前即患有此病，妊娠后首次发病的患者较少见。妊娠合并甲状腺功能亢进的临床病程和治疗方法与非孕期明显不同。

一、妊娠期甲状腺生理

1．妊娠期间，体内碘平衡、甲状腺活性、血清中甲状腺激素转运和周围循环中 T_3、T_4 的代谢等均与非孕期有很大不同。因此，孕期甲亢的诊断和治疗亦与非孕期明显不同。

2．妊娠期甲状腺功能变化与孕妇体内雌激素和绒毛膜促性腺激素水平升高密切相关。孕期高水平的雌激素导致血清中 T_4 结合蛋白（TBG）浓度增高2.5倍。绒毛膜促性腺激素具有刺激甲状腺活性增加的作用，其引起甲状腺摄取碘的能力上升。妊娠对甲状腺功能的影响见表2-8。

表2-8　妊娠对甲状腺功能的影响

血清总 T_4	升高
T_3 吸附率	降低
血清游离 T_4	无改变（或轻度降低）
血清总 T_3	升高
血清 TSH	无改变（或轻度升高）
血清甲状腺球蛋白	升高

二、妊娠与甲亢

甲亢对育龄期妇女的生育能力无明显影响。患有甲亢的妇女首先必须控制病情，待甲状腺功能正常后方可妊娠。如果甲亢患者的病情控制不良，其妊娠后流产、早产及胎儿宫内发育迟缓和胎死宫内的发生率很高；特别是治疗甲亢的药物通过胎盘进入胎儿体内可导致其甲状腺形态和功能上的异常，并且影响胎儿的发育。妊娠期，孕妇体内处于免疫抑制状态，甲状腺自身抗体水平亦有所降低，另外受到药物对胎儿影响的限制，妊娠合并甲亢的治疗与非孕期明显不同。

三、临床表现

妊娠合并甲亢的一般临床表现与非孕期相似，诸如基础代谢率升高、呼吸频率加快、心

率加快、心搏量增加、惧热、多汗、易激惹、心悸和心动过速等等。妊娠合并甲亢的妇女体重可能有所下降，但随着妊娠的进展，体重增加者也不少见。

四、诊断

1．一般认为，突眼露白征、肌肉无力和甲状腺肿大是妊娠合并甲亢的特异表现。

2．实验室检查发现患者血清中 TSH 水平下降，游离 T_4 或 T_3 升高是诊断妊娠合并甲亢的重要标准。

3．B 超可以检查甲状腺形态的改变，这一点对判定甲亢的病因很有帮助。

4．禁用放射性^{131}I、^{125}I 进行诊断和治疗妊娠合并甲亢。妊娠 12 周后，胎儿甲状腺已具备了摄取碘的能力。胎儿摄取穿越胎盘的放射性碘可导致胎儿先天性甲状腺低功或其他的器官发育异常。

五、治疗

1．药物治疗　合理正确地应用抗甲状腺药物，最大限度地降低其对孕妇和胎儿的危害是药物治疗妊娠合并甲亢的原则。治疗甲亢的药物包括丙基硫氧嘧啶、他巴唑和甲亢平等。这些抗甲状腺的药物可通过胎盘，具有潜在的引起胎儿甲状腺低功的危险，因此药物治疗甲亢应该首选副作用小，穿透胎盘能力低的药物。目前认为丙基硫氧嘧啶优于他巴唑和甲亢平为首选治疗药物。如果患者孕前服用他巴唑和甲亢平，妊娠期要改用丙基硫氧嘧啶。

2．丙基硫氧嘧啶的用量　150～200mg/12h，重症患者可以是 150～200mg/6～8h。药物治疗应该在 1～2 周内见效。如果病情控制不良，要重新调整用药方法和剂量。患者的症状平稳后要降低用药剂量。最低用药剂量是根据维持血清中游离 T_4 在正常水平的上限和 TSH 在正常水平的下限等标准来进行调整。如妊娠合并甲亢的患者必须应用他巴唑和甲亢平治疗，其用药剂量不应超过 20～30mg/d。禁用碘制剂治疗妊娠合并甲亢。碘通过胎盘进入胎儿诱发胎儿巨大甲状腺肿大，阻塞呼吸道，严重时引起胎儿死亡。

3．手术治疗　妊娠合并甲亢药物治疗发生严重副反应或不能控制病情时，可行甲状腺部分切除术。手术时机选择在孕中期为宜，以避免流产或早产；孕早、晚期不宜进行甲状腺部分切除术。

4．心得安　妊娠合并甲亢不能常规应用心得安。因其可能导致胎儿宫内发育迟缓；分娩时服用心得安可能引起新生儿自主呼吸延迟、心动过缓和低血糖等。

5．胎儿监测　妊娠合并甲亢治疗过程中要密切监测胎儿宫内情况。定期进行胎心监护和 B 超观测胎儿生长率。利用高分辨率的超声观测胎儿甲状腺的功能形态。如发现胎心过快、胎儿机能亢进，则要警惕胎儿甲亢的存在。如发现胎儿甲状腺功能亢进，要增加孕妇的抗甲亢的药物。此时可应用他巴唑 60～120mg/d。由于治疗的药物剂量增加，孕妇可能会发生甲低，因此要适当补充一些 T_4。

六、产科处理

1．产时　绝大多数的妊娠合并甲亢患者可以阴道分娩。分娩过程中要尽量降低产妇的精神压力，可给予镇静药物。避免产程过长，缩短第二产程。

2．产后　新生儿要常规取脐血测血清 TSH 和游离 T_4 指数进行甲亢和甲低的临床检查。产后妇女不宜进行母乳喂养，以防抗甲亢药物通过乳汁进入新生儿体内。

（高　杰）

参 考 文 献

1. Inzucchi SE，Burrow GN. Hyperthyroidism in pregnancy. Curr Ther Endocrinol Metab，1997，6:312～7.
2. Lazarus JH. Thyroxine excess and pregnancy. Acta Med Austriaca，1994，21:53～6.
3. Belfar HL，Foley TP Jr，Hill LM，et al. Sonographic findings in maternal hyperthyroidism. Fetal hyperthyroidism/fetal goiter. J Ultrasound Med，1991，10:281～4.
4. Caldwell J. Hyperthyroidism during pregnancy：nursing care issues. J Obstet Gynecol Neonatal Nurs，1996，25:395～400.
5. Sherif IH，Oyan WT，Bosairi S，et al. Treatment of hyperthyroidism in pregnancy. Acta Obstet Gynecol Scand，1991，70:461～3.
6. Lazarus JH. Treatment of hyper－and hypothyroidism in pregnancy. J Endocrinol Invest 1993，16:391～6.
7. Evans PM，Webster J，Evans WD，et al. Radioiodine treatment in unsuspected pregnancy. Clin Endocrinol（Oxf），1998，48(3):281～3.

第八节　妊娠合并 TORCH 感染

弓形虫（toxoplasma，Toxo）、风疹病毒（rubella Virus，RV）、巨细胞病毒（cytomegalovirus，CMV）及单纯疱疹病毒（herpes simplex virus，HSV），构成了一组不同来源的病原体，简称 TORCH，是引起胎儿宫内感染及新生儿出生缺陷的重要原因之一。妊娠期妇女感染 TORCH 后，病原体可经胎盘循环引起母儿间垂直传播，此外，也可经孕妇生殖道上行扩散。虽然孕妇的 TORCH 感染大多无典型临床症状，但胎儿 TORCH 感染后则常可发生严重的后遗症。经典的 TORCH 感染或称 TORCH 综合征，是一组以胎儿中枢神经系统受损为主，多器官受累的临床症状和体征，包括小头畸形、脑积水、迟发性中枢神经系统障碍、耳聋、白内障、视网膜脉络膜炎、先天性心脏病、肝脾肿大、骨髓抑制、胎儿生长迟缓等。近年来对妊娠合并 TORCH 感染进行了深入的研究，尤其是 TORCH 宫内感染的产前诊断已逐渐开展。准确的产前诊断不仅可以指导宫内治疗，而且也可适时终止结局不良的妊娠，以减少畸形胎儿的出生。

一、TORCH 感染与妊娠

1．巨细胞病毒感染　巨细胞病毒（CMV）属于疱疹病毒类，为 DNA 病毒，能产生大的核内包涵体及不明显的胞浆包涵体，这些包涵体存在于各型正常组织及肿瘤组织中。人巨细胞病毒（HCMV）只能在成人纤维细胞培养中复制增殖。研究表明，大多数人在幼年或青年时期获得感染。随着年龄的增长，抗体阳性率亦增高。我国妇女中巨细胞病毒 IgG 检出率为 80%～90%。巨细胞病毒多为潜伏感染，常因妊娠、输血或器官移植等被激活，妊娠期潜伏感染激活后，即使有足够的体液免疫存在，仍可引起宫内传播。研究表明，有 2%的孕妇在妊娠期可获原发感染。妊娠期妇女 CMV 活动性感染后，胎儿获得感染的几率为 30%～40%。妊娠早期为胚胎器官发育期，巨细胞病毒感染胎儿后在组织细胞内复制，干扰正常的器官发育从而发生先天畸形或先天异常。

2．弓形虫感染　本病是由鼠弓形虫引起的传染性疾病。鼠弓形虫是原虫类寄生虫，它在特殊宿主的肠道绒毛中形成卵包囊，在室温下的水或土壤中可生活很长时间。研究发现虽然它有多种宿主，但只有猫能排出卵包囊而传染给人，另外吃不熟的肉及接触养花的土壤亦可被传染，孕妇感染后约有30%可传给胎儿，一般认为，若孕妇在孕7周之前感染，则胎儿感染的风险小；而孕35周以后感染者，胎儿感染风险虽高（可达80%），但几乎不造成后遗症；而孕7～35周之间感染者，则可造成胎儿损害，因而有必要进行产前诊断以明确胎儿是否感染。

3．风疹病毒感染　风疹是轻型传染性疾病，风疹病毒感染的孕妇本身预后良好，但胎儿感染后常可出现先天性风疹综合征而导致多发畸形。研究表明，孕7周之前感染者，胎儿感染及畸形率几乎均达100%，故应终止妊娠；相反，孕18周以后感染者，几乎不影响胎儿；而对于孕早期末或孕中期初感染风疹病毒的孕妇，则应进行侵袭性产前诊断检查以明确胎儿是否感染。胎儿感染后，风疹病毒最先累及各脏器血管内膜，引起坏死，最后成纤维细胞增生，血管内膜增厚或瘢痕形成，导致各脏器动脉弥漫性内膜改变。最常累及的器官有心、肾、肺、肝、脑、眼、耳、骨髓及脾等。所有病变不一定在出生后全部出现，有的可延至出生后数周或数年才出现。

4．单纯疱疹病毒感染　人类单纯疱疹病毒（herpes simplex virus，HSV）的感染较为普遍。它有两种抗原型：Ⅰ型HSV主要引起生殖道以外的皮肤、粘膜或器官感染；Ⅱ型HSV主要引起生殖道感染，对胎儿及新生儿有一定的危害。胎儿感染HSV后，由于细胞免疫系统不成熟，病变常为全身播散性，幸存者也多遗留严重的中枢神经系统后遗症。研究表明，孕妇感染HSV后一般不引起病毒血症，故胎儿经胎盘循环感染十分罕见，而经生殖道上行性感染是主要传播途径，且大多发生在孕晚期或分娩过程中，故HSV宫内感染的产前诊断主要依靠孕晚期孕妇生殖道活动性HSV感染的确诊。目前常通过取宫颈分泌物作病毒培养或检测特异性基因片段，以了解孕妇感染与否。

二、胎儿TORCH感染的宫内诊断

1．TORCH宫内感染的依据　TORCH宫内感染的依据包括从胎儿或胎儿附属物（如羊水、胎血、胎尿等）中分离出病原体或检测出其特异性抗体或基因物质；或从胎血中检测出病原体特异性抗体（如IgM）。以上两项是提示宫内感染的特异性依据，另外还有一些虽不特异但与胎儿预后有关的依据，主要包括胎血非特异性指标异常（包括血红蛋白、血小板、嗜酸性粒细胞计数等血液学指标以及转氨酶、乳酸脱氢酶等生化指标）及异常的胎儿超声检查发现等。

病原体特异性抗体IgM分子量较大，孕妇血液中的IgM不能通过胎盘，因此胎血中特异性IgM的检出是诊断胎儿宫内感染的可靠依据，目前多采用酶联免疫吸附法（ELISA）及免疫吸附凝集法测定病原体特异性IgM。特异性IgM的产生和检出与孕周有关。大多数风疹病毒感染的胎儿，在孕24周后才产生特异性IgM；而对于弓形虫感染，其特异性IgM的稳定检出则多在孕24～29周；CMV宫内感染者，也多在孕22周以后才可从胎血中检测出其特异性IgM。采用聚合酶链反应（PCR）扩增病原体特异性基因片段，可在短时间内（数小时）使病原体基因片段发生上百万倍的扩增，然后用凝胶电泳或核酸杂交技术进行检测。PCR诊断具有快速、简便及敏感的特点，可减少血清学方法所致的假阴性诊断。

2．宫内感染诊断的标本来源

(1) 孕妇方面　可取血、分泌物、体液等进行病原体分离鉴定，但临床上常用母血检测特异性抗体，以明确孕妇是否为活动性感染。提示近期活动性感染的血清免疫学证据包括：①出现病原体特异性 IgM 抗体；②间隔 3 周两次特异性 IgG 抗体滴度上升超过 4 倍以上。

(2) 胎儿方面　可通过绒毛活检、羊膜腔穿刺、脐静脉穿刺等，分别获取绒毛组织、羊水及脐血，进行病原体分离、特异性抗原检测、基因扩增及脐血特异性 IgM 检测来进行宫内诊断。①绒毛活检：可采取经腹或经宫颈途径进行。但因绒毛活检阳性是否就一定经胎盘循环感染胎儿尚有争议，且经宫颈绒毛活检本身还有可能导致上行性感染，故其价值尚有待进一步研究；②羊膜腔穿刺：羊膜腔穿刺是先天性感染产前诊断中最早开展的侵袭性检查手段，CMV 宫内感染时，病毒常累及胎儿肾脏并在其中复制，含有 CMV 的脱落细胞可随胎儿尿液进入羊水，故羊水中检测出 CMV 或其基因片段是可靠的诊断依据，但穿刺阴性并不能除外感染，其原因可能是穿刺过早，病毒未传给胎儿或胎儿尚未排泌病毒，或穿刺距感染时间 <6 周，病毒还没有大量复制，胎儿病毒负荷过小，故一般在孕 20 周左右穿刺；③脐静脉穿刺：孕 20 周后，可在超声引导下行脐静脉穿刺抽取胎血。所得的胎血除可作病原体分离、基因扩增及特异性 IgM 检测外，还可进行胎血非特异性指标分析，以评估胎儿预后。

3．宫内感染的诊断步骤

(1) 孕妇病史的了解及受感染孕妇的筛选　受感染的孕妇可有关节痛、皮疹、发热或淋巴结肿大史；接触血和体液的医务人员及保育员等感染 CMV 可能性大；有进食生肉习惯或养猫、狗等宠物者易受弓形虫感染；性生活紊乱则是 HSV 感染的高危因素。受感染孕妇的筛选目前认为以血清特异性免疫抗体的测定较为准确。

(2) 胎儿先天性感染证据的获取　对诊断为活动性 TORCH 感染的孕妇，可通过前述方法获取标本，根据不同病原体的特点，选择病原体分离培养、特异性抗原、抗体及基因检测，进行胎儿宫内感染的诊断。

(3) 胎儿宫内状况及预后的评估　胎血或羊水中检测出病原体或其特异性抗原、抗体或基因片段，只说明胎儿有宫内感染，并不能提示哪些会发生严重后遗症。定期的超声检查及胎血非特异性指标分析则可初步评估被感染胎儿的预后。研究表明，如胎儿超声检查有异常表现，如脑室扩大、胎儿生长迟缓、羊水过少，颅内钙化、脑积水等，提示胎儿器官受累重，一般是终止妊娠的指标。胎血非特异性指标异常者，如总 IgM 升高、血小板减少、嗜酸性粒细胞血症、肝酶升高等，胎儿预后多数较差。

三、TORCH 感染的防治

1．巨细胞病毒感染　近年来有报道研制 CMV 减毒活疫苗，但其临床效果尚有待进一步证实。孕妇应尽量避免与 CMV 感染患者接触，婴儿室发现患者时应予隔离，以防传播。确诊新生儿先天性 CMV 感染后，患儿与其母亲均应隔离。研究表明，约 25% 血清反应阳性的妇女，产后乳汁中可含有病毒，故 CMV 活动性感染的孕妇不宜哺乳。目前对 CMV 感染尚无特殊疗法。可用干扰素、转移因子及病毒拮抗剂，如疱疹净或阿糖胞苷，但尚无足够的报道以评估这些药物的疗效。

2．弓形虫感染　妊娠期尽量避免与猫狗接触，不要食用不熟的肉，以尽量避免弓形虫的感染。非妊娠期弓形虫病可用乙胺嘧啶治疗，口服 25～50mg/d，5～7 天为一疗程。每一疗程结束后 10 天开始第二疗程。亦可选用螺旋霉素，每次 0.5～1.0g，每日 4 次，持续 3

周，停药2周后开始第二疗程。

3．风疹病毒感染 先天性风疹可通过风疹主动免疫预防。风疹疫苗可在95%以上易感者中产生良好的抗体反应，而副作用少见，但孕期接种是禁忌的，因为孕期接种有致胎儿感染的风险。对先天性风疹的治疗目前尚无有效的方法，故早孕期确诊孕妇患风疹后应劝告作治疗性人工流产。

4．单纯疱疹病毒感染 生殖器疱疹可采用局部及全身治疗。局部用药主要有疱疹净软膏或5%阿昔洛韦（无环鸟苷）软膏，它们能减少病毒排泄，缓解症状，加速愈合。全身用药可采用阿昔洛韦5~7.5mg/kg静脉注射，每8小时1次，连续一周，或阿糖胞苷2mg/kg，每8小时1次，连续一周，但妊娠期均不宜使用。

（向 阳）

参考文献

1．杜文慧，徐得清，欧阳小梅，等．妊娠各期母血及新生儿脐血特异性IgM抗体检测结果．中华妇产科杂志，1993，28:554．

2．向阳，孙念怙，边旭明，等．胎儿宫内感染的产前诊断．中华妇产科杂志，1996，31:689．

3．谭先杰，向阳，孙念怙．TORCH宫内感染的产前诊断．中华妇产科杂志，1996，31:701．

4．Donner C，Liesnard C，Content J，et al．Prenatal diagnosis of 52 pregnancies at risk for congenital cytomegalovirus infection．Obstet Gynecol，1993，82:481．

5．Watt－Morse ML，Laifer SA，Hill LM．The nature history of fetal cytomegalovirus infection as assessed by serial ultrasound and fetal blood sampling：a case report．Prenat Diagn，1995，15:567．

6．Isada NB，Berry SM．In utero diagnosis of congenital infection．In：Bernard G ed．Viral diseases in pregnancy．New York：Springer，1994，24~49．

7．Newton ER．Diagnosis of perinatal TORCH infection．Clin Obstet Gynecol，1999，42:59．

第九节 妊娠合并细菌性阴道病

细菌性阴道病（bacterial vaginosis，BV）是阴道中高浓度的特征性需氧和厌氧菌群替代了正常的乳酸杆菌而引起的一种混合性细菌感染。早在1894年，就有关于这一疾病的描述，因为对致病微生物认识上的不足，当时称之为“非特异性”阴道炎。随后又有嗜血杆菌阴道炎、棒状杆菌阴道炎、厌氧菌性阴道炎等命名。1984年正式提出了BV这一术语并被普遍接受。BV是引起阴道分泌物或异味的最常见原因。发病率为10%~41%。妊娠合并BV将增加母亲和胎儿的围生期发病率，自然流产，早产，胎膜早破，羊水感染，产后子宫内膜炎和剖腹产后切口感染的发生率均有增加，适当的进行筛查以及抗微生物治疗能够大大减少以上并发症的发生。

一、细菌性阴道病的微生物学和病因

BV是一种多微生物环境，其中一组特征性的细菌种属似乎生长异常的活跃，并在引起上生殖道病理情况的同时，引起局部生殖道症状。从病因学角度，BV最恰当的定义是一种伴有阴道分泌物重要生物化学特性改变的阴道生态环境的巨变。

在健康的阴道中，主要的微生物是嗜酸兼性乳酸杆菌。其他细菌大约占健康阴道细菌的10%。阴道加德纳杆菌在没有阴道分泌物迹象的妇女中也很常见。低浓度的BV相关的厌氧微生物包括类杆菌，梭杆菌，消化链球菌和Mobiluncus菌。阴道加德纳杆菌，生殖道支原体，人型支原体和脲解脲原体也可能普遍存在于性活跃妇女的健康阴道菌群中。

患BV时，出现高浓度的（分泌物中10^8～10^9 CFU/g或更多）阴道加德纳杆菌和一系列BV相关的微生物如类杆菌，消化链球菌，真菌和游动钩菌以及人型支原体，可达健康阴道中浓度的100～1000倍。而正常情况下大量（分泌物中10^5～10^6 CFU/g）存在的乳酸杆菌减少或根本看不到。乳酸杆菌通过将阴道上皮细胞产生的糖原转变成乳酸维持健康阴道的酸性环境。体外实验显示乳酸杆菌还能抑制其他细菌的生长，并产生抗微生物因子如过氧化氢。然而，是BV相关的细菌因产生过氧化氢的乳酸杆菌的缺乏而生长，还是异常细菌的入侵或其他因素例如抗生素的应用导致了正常的"保护性"乳酸杆菌数量的下降，目前还不清楚。总之，似乎在任何情况下产生过氧化氢的乳酸杆菌的缺乏对BV的发病和病情变化都很重要。

生物化学改变包括阴道pH值的升高，阴道分泌物中二元胺、多元胺和有机酸以及一些酶例如粘多糖酶、唾液酸酶、IgA蛋白酶、胶原酶、非特异性蛋白酶和磷脂酶C含量升高，内毒素、细胞因子白介素－1α和前列腺素E、前列腺素Fα也有增高。似乎这些酶和有机化合物克服了宿主的防御机制，促进了宫颈阴道的微生物进入上生殖道，引起大量的BV相关的产科并发症。酸性阴道pH值（3.8～4.2）有利于乳酸杆菌的粘附和生长，并且限制阴道加德纳杆菌和其他BV相关的微生物的粘附。阴道pH值的升高则趋向于从阴道上皮细胞的受体部位取代乳酸杆菌并且加强阴道加德纳杆菌的粘附。阴道pH值的升高可能维持到性生活后8小时，此外还见于月经期，绝经后的妇女以及患滴虫病的妇女。氨是在厌氧菌的氨基酸代谢过程中产生的。这些挥发性氨释放，随之阴道pH值升高，引起BV特征性的"刺激性"或"腥臭"的气味。粘多糖酶和唾液酸酶能有效地分解保护性粘液层的组成成分，促进细菌的粘附，侵入并向上皮细胞蔓延。这些酶还可能破坏宫颈粘液和其他的宿主防御机制并导致BV相关的微生物菌群侵犯上生殖道。妊娠期间，除了非特异性蛋白酶，磷脂酶A和磷脂酶C还可能作用于宫颈和羊膜绒毛膜连接组织，促使宫颈扩张，局部绒毛膜羊膜薄弱。此外，磷脂酶A和磷脂酶C还可能促进前列腺素的释放，进一步导致早产的发生。

二、临床表现

符合这一疾病诊断标准的妇女中50%是没有症状的。有症状者主要表现为阴道排液增多，有恶臭味，可伴有轻度外阴瘙痒或灼烧感。经常描述均匀一致的稀薄分泌物为"牛奶样"白带。有时也可见泡沫，是厌氧菌代谢产生的气体所致。检查阴道粘膜无明显充血的炎症表现，但白带增多，检查无滴虫、真菌或淋球菌。

三、诊断

由于多种微生物共存的状态，BV的诊断十分复杂。对于单一一种微生物例如阴道加德纳杆菌的培养并不能对临床BV提供准确的诊断。Eschenbach和Amsel提出的临床诊断金标准已被广泛接受。其他实验室诊断技术也不断发展，旨在降低诊断的主观性和提高检查者之间的一致性，包括：从后穹隆取材的巴士涂片上鉴定线索细胞，测定阴道分泌物pH值，阴道分泌物的革兰染色，对主要微生物（例如阴道加德纳杆菌）的定量培养和DNA探针技术。

（一）临床诊断 具备以下四项临床诊断标准（Amsel's 标准）中的三项就可准确地临床诊断 BV：

1. 粘附于阴道壁的均质且稀薄的阴道分泌物。

2. 阴道分泌物 pH＞4.5（正常阴道 pH≤4.5）。

3. 氨臭味试验阳性：取阴道分泌物少许放玻片上，加入10%氢氧化钾液1~2滴，产生一种烂鱼样腥臭气味即为阳性。

4. 存在因粘附小细菌，细胞边缘不清的阴道上皮细胞，即“线索”细胞占20%以上。

特征性白带是最客观的诊断指标。虽然分泌物增多是患者最常见的主诉，但其分泌物量的程度可以从轻微的到溢出性的。因为敏感性和特异性均低，而且还可能与正常妊娠的特征性白带相混淆，应该与其他诊断标准联合应用。阴道分泌物 pH 值大于 4.5 能最好地区别 BV 和正常阴道分泌物，有很高的敏感性，但阴道内其他因素包括精液、宫颈粘液、月经、滴虫都可能导致 pH 值升高，所以并不特异。氨臭味是诊断标准中敏感性最低的，精液中的腐氨，其他厌氧感染都可能导致氨试验阳性，因此没有氨臭味并不代表不存在 BV。以上四条临床诊断标准中，盐水玻片检查时发现线索细胞是惟一特异和敏感的指标，可以准确地诊断 85%~90%的患病妇女。

（二）革兰染色诊断 Dunkelberg 最先进行了阴道分泌物的革兰染色，发现了线索细胞和邻近密集的细菌。此后所进行的阴道分泌物革兰染色检查并不是要检查线索细胞，而是要进一步定量分析阴道分泌物中的细菌类型。BV 的特征是从以乳酸杆菌为主向以球杆菌和革兰阴性杆菌为主的一种变化。正常分泌物以大的革兰阳性杆菌乳酸杆菌为主，BV 的阴道菌群中没有或仅少量的乳酸杆菌（每高倍视野少于 5 个），出现加德纳杆菌，革兰阴性杆菌，纺锤形弯曲杆菌和革兰阳性球菌。Nugent、Krohn 和 Hiller 对乳酸杆菌，阴道加德纳杆菌，类杆菌和游动钩菌四种细菌形态类型进行半定量测定，制定了一项 BV 的总结性评分，评分为 7 到 10 则诊断为 BV，这提供了一种对 BV 革兰染色更标准的解释方法，与其他诊断方法相比显示了非常好的重复性。

（三）巴士涂片诊断 与临床诊断的金标准相比，还未针对巴士涂片结果的应用价值进行彻底的研究。比较在颈管内巴士涂片中确定的线索细胞和在阴道分泌物涂片中发现的线索细胞，发现二者相关性很差。虽有研究报道了巴士涂片发现线索细胞和标准的临床诊断之间非常好的一致性，敏感性、特异性和阳性预测值分别可达 90%、97%和 94%，但目前在美国，仍不推荐在用于宫颈细胞学检查所收集的宫颈和颈管内的标本中进行线索细胞检查来诊断 BV。

（四）微生物培养 不断进行微生物培养促进了对本病多种微生物学特性的理解。比较临床诊断标准与阴道加德纳杆菌培养发现，单纯进行阴道加德纳杆菌培养将会把 60%的健康妇女划分为 BV，而且将有超过一半的 BV 患者漏诊。因此，在没有其他辅助性信息时，单纯的阴道加德纳杆菌培养是没有价值的。定量的阴道分泌物需氧菌和厌氧菌培养可应用于临床研究，但用于诊断则费用昂贵，临床应用价值很小。

（五）新的诊断技术 发展一项应用简单、可靠并有很好重复性的诊断技术将大大有益于医患双方。最近，一项阴道加德纳杆菌核酸探针的技术已经问世，应用核酸探针的 VPⅢ 微生物鉴定试验（affirm VPⅢ microbial identification test）为诊断提供了更为客观的方法。它能准确地发现95%～97%（敏感性）的符合BV临床诊断标准的妇女，特异性为71%～98%。

最近由美国FDA批准上市的氨试验卡（aminestestcard）外观像一张信用卡，有两个简单的指示，一个用于显示pH值>4.7，一个用于显示氨>0.5mmol，简单易读。虽然氨试验卡仅提供了用于诊断BV四条标准中的两条信息，但更客观，比起其他昂贵的试验有极高的应用价值。

四、BV对妊娠的影响

（一）妊娠期BV的流行情况　大量的前瞻性研究显示，妊娠期BV的流行情况与非妊娠人群相同，发病率为6%～32%。来自瑞典和丹麦的报道为14%。美国对妊娠志愿者的研究显示，BV的发病率从16%～23%不等。BV的发病率在非裔美国妇女中高达43%，在亚裔美国妇女中最低，在有多个性伴侣的妇女中最高，而在没有过异性接触史的妇女中最低。在不使用任何避孕方法和使用宫内节育器的妇女中更容易发现BV，但与口服避孕药无关。

（二）妊娠期BV的自然病史　BV可能是急性的，慢性的，自然缓解或反复发作。在美国国立卫生研究院（National Institutes of Health，NIH）负责的阴道感染和早产的研究中，在妊娠23周到26周之间检查并在妊娠31周到36周之间复查的妇女中12%患BV，未进行治疗的妇女中31%在此期间缓解。妊娠16周到20周之间没有BV的印度尼西亚妇女在妊娠28周到32周之间复查时，7.3%发展为BV，而在初次检查患病的妇女中50%在此期间自然缓解。来自英国和瑞典的研究提供了对妊娠妇女连续性最好的随诊资料，从妊娠早期的初次检查到妊娠28周随诊检查之间，只有47%～55%的初次检查阳性的妇女持续发现BV。

前瞻性治疗研究显示，无论初次治疗是否成功，BV随着时间的推移规律地复发。在口服甲硝唑治疗的妇女中30%～40%在3个月内复发。McGregor检查了妊娠期应用2%的阴道克林霉素软膏治疗BV的有效性，96%的妇女在治疗一周后缓解，然而，却随着妊娠的进展逐渐复发，大约10%的妇女在治疗后8周复发，到妊娠36周时大约有20%的妇女复发。也有作者报道在初次治疗有效9个月内，BV的复发高达80%。缺乏产生过氧化氢的乳酸杆菌可能是导致复发的原因。许多BV的患者似乎不能在治疗后重新建立正常的阴道生态环境。

（三）与BV相关的产科并发症　BV直接与大量严重的产科并发症包括自然流产、早产、胎膜早破、羊水感染、产后子宫内膜炎和剖腹产后切口感染相关。最重要的是，对于这些常见的耗资昂贵的妊娠并发症，通过治疗BV是可以进行有效预防的。

1．早产　Eschenbach和Gravett最先指出BV是发生早产和低出生体重儿的危险因素。在美国丹佛和可罗拉多的贫困人群中，22%的早产源于BV。NICHD的研究表明，BV的妇女分娩早产低出生体重儿的风险增加40%，发生足月前胎膜早破的风险增加10%。

在Joesoef的一项研究中，分析了在妊娠16周到20周和/或妊娠28周到32周时患BV妇女发生早产的风险，在妊娠中期的早期，患BV的妇女发生早产的风险是未患病妇女的2倍。在妊娠28周到32周患BV的妇女发生早产的风险反而有些减少，而且在筛查间期患BV的妇女并没有发生早产的高危险性（10.7%的患BV的妇女的早产发生率比11.8%的从未患BV的妇女的早产发生率；计算的OR是0.9）。在妊娠28周到32周进行交叉－组合筛查显示，在妊娠16周到20周没有BV的妇女为早产低危妇女（42%），在早期患病并有持续性BV的妇女为早产高危妇女（58%）。妊娠晚期BV和早产之间的相关性下降，在统计学上没有显著性差异。在妊娠16周到20周发现有BV的妇女，即使在以后的随诊中未再发现有BV，仍有早产的高发风险，（两次检查时都有BV的妇女的早产发生率为20.5%，仅在初次检查时有BV的妇女的早产发生率亦为20.5%，而没有BV的妇女的早产发生率仅为11.8%）。所以只有发生在妊娠早期的BV才是导致早产的重要危险因素。

2. 分娩期和产后感染　发生羊水感染的妇女更常发现有BV感染。与BV相关的羊水感染风险的增加不依赖于分娩的持续时间、胎膜早破的持续时间，是否合并感染淋球菌、沙眼衣原体、阴道滴虫和B族链球菌以及有无有效的抗微生物治疗。将来还需要进行大型研究以确定产前治疗BV或在分娩时筛查和治疗BV是否有益于降低羊水感染的发生率。

产后子宫内膜炎发生在2%～5%的阴道分娩后和10%～20%的剖腹产分娩后。患BV的妇女剖腹产后子宫内膜炎的风险增加5.8倍。超过80%的感染是多种微生物混和感染。Watts描述了161名产后子宫内膜炎的妇女，60%妇女的子宫内膜培养中发现了常见的BV相关菌群（例如阴道加德纳杆菌，消化链球菌和类杆菌）。

五、妊娠期BV的筛查

在美国，1993年早产、低出生体重儿和其他与BV相关并发症的直接花费接近十亿美元，Muller在柏林社区医疗服务机构进行的研究从临床和经济两方面都证明了筛查和治疗BV的经济有效性。此外，更快速、简单易用、便宜的诊断手段的不断进步使临床医师更容易对妊娠患者进行筛查。

美国疾病控制和预防中心（Center for Disease Control and Prevention，CDCP）在1998年治疗性传播疾病的指导方针中批准在妊娠中期尽早对有高危因素的无症状孕妇进行BV的筛查和治疗。在丹佛医疗中心，倾向于在初次产前检查时即对无症状妊娠妇女进行BV的筛查，并在妊娠20周左右复查。一些医师推荐在妊娠35周时进行检查以降低与BV相关的围生期感染的风险。对于有症状的妇女，推荐在治疗后一个月复查。

六、妊娠期BV的处理

因为BV是在最近才被意识到是一种可对妊娠妇女造成显著临床后遗症的疾病，包括低出生体重，早产，胎膜早破，绒毛膜羊膜炎以及剖腹产后和正常产后子宫内膜炎，目前还没有大批量关于处理细则的证据。

一些近期的、有充分对照的预防早产的治疗性试验显示，妊娠期间有症状和无症状患者的早产发生率都有降低（表2-9）。McGregor应用正规的临床诊断标准发现32%的妊娠妇女患BV，与未经治疗的对照组相比，接受口服克林霉素治疗的患病妇女的早产风险降低了50%，而且通过对BV的系统性治疗，其他无法解释的“特发性”早产和胎膜早破的风险也有降低。Morales让患BV并有早产史的妊娠妇女随机接受口服甲硝唑或安慰剂治疗，结果接受治疗的妇女的早产发生率降低了50%。

相反，在采用以2%的阴道克林霉素软膏治疗BV预防早产的两项随机的、安慰剂对照的试验中，虽然治疗已很充分，但早产的发生率并没有下降。是否经阴道治疗对预防早产无效呢？分析BV相关的易感微生物可能存在于蜕膜组织中，只有应用系统性治疗（口服或经静脉）进行有效的根除才能降低早产的风险。而且大肠杆菌和肠球菌在经阴道克林霉素软膏治疗后一个月有一过性的增多。大肠杆菌，特别是在中孕期间感染也增加早产的发生风险。推测这种阴道菌群的变化（转变为大肠杆菌和肠球菌为主）可能进一步增加了研究组中接受克林霉素阴道软膏的妇女发生早产的风险，所以不推荐局部用药。

表2-9　预防BV相关并发症的选择性对照性治疗试验的总结(McGregor,2000)

结　局	相对风险 (95%CI)	治疗	结 局(%) 治疗组	对照组 +	参考文献
早产(PTB)	0.4(0.2～0.85)	甲硝唑(500mg每天两次×7天)	18	39	Morales et al,1994
足月前PROM	0.14(0.03～0.57)		5	33	
早产	0.52(0.3～0.9)	克林霉素(300mg每天两次×7天)	9.8	18.8‡	McGregor et al,1995
足月前早产	0.5(0.2～1.4)		3.5	6.9‡	
足月前临产并伴随PTB	0.2(0.1～0.7)		1.8	8.8‡	
早产§	0.6(0.48～0.9)	甲硝唑(250mg3×/天×7天)和红霉素(333mg3×/天×14天)	31.4	48.8	Hauth et al,1995
早产	2.0(0.7～5.8)	2%克林霉素阴道软膏(5g×7天)	15.0	7.2q	McGregor et al,1994
足月前PROM	1.1(0.2～5.4)		5.0	4.4q	
足月前临产	1.5(0.7～3.2)		21.7	14.5q	
早产	1.1(0.7～1.7)		15.0	13.5q	Joesoef et al,1995
流产后PID	0.3(0.1～1.0)	甲硝唑(500mg3×/天×10天)	3.6	12.2	Larsson et al,1992
早产(所有登记者)	0.7(0.3～1.7)	甲硝唑(400mg每天两次×2天)	4.5	6.3	McDonald et al,1997
早产*	0.1(0.0～0.8)		9.1	41.7	
早产	1.0(0.8～1.2)	甲硝唑(2-gm×2;重复一次)	12.2	12.5	Carey et al,1999

*有既往早产史的所有妇女；+对照组给予安慰剂除非另外说明；‡观察的对照组；§有既往早产史的所有妇女或母亲孕前体重<50kg；q对照组给予安慰剂软膏。

在1997年11月，CDCP发布了妊娠期BV的处理原则：①推荐无论处于何种妊娠状态，应对所有有症状的BV进行治疗。对有症状的BV患者的治疗目标是缓解阴道症状和感染体征；②没有BV症状而存在早产高危因素（例如，前次早产史）的妇女也可能需要治疗。确定这些妇女并进行治疗的目的是预防不良妊娠结局或发热病率以及超额花费；③在手术流产之前均应对有症状或无症状的BV进行治疗。在决定其他损伤性操作之前是否需要治疗无症状BV的问题上还需要更多的资料支持；④虽然在性活跃患者和并发STD患者中BV更为普遍，但女性患者对治疗的反应和复发与否不受性伴侣治疗的影响。

CDCP推荐如下方案治疗妊娠期患者：口服甲硝唑250mg每日3次连续7天。替代方案有：①口服甲硝唑2g单次给药；②口服克林霉素300mg每日2次连续7天；③0.75%甲硝唑凝胶经阴道给药，给药器一满管，每日1次连续5天。接受治疗的妇女应在一个月后进行随诊评价疗效。如果初次治疗失败或又有复发，应给予其他抗微生物治疗。BV 还有其他治疗方法，包括氨比西林、阿莫西林、氯化钾、奥复沙星、红霉素、三氟软膏和阴道酸化剂。这些治疗都没有甲硝唑或克林霉素有效，不推荐使用，尤其在妊娠期。

甲硝唑治疗有一定的副作用。最常见的主诉是口腔内异味的金属味，也有恶心，呕吐，下腹痛，头痛以及眩晕等。口服甲硝唑治疗后真菌性阴道炎的发生率从 5%到 22%。接受口服克林霉素治疗的妇女中，恶心和真菌性阴道炎（8.5%～24%）是最常见的副作用。大便失禁或腹泻在接受口服克林霉素（6.3%）和接受单次剂量 2g 甲硝唑（8.8%）的发生率相同。除了真菌性阴道炎，经阴道治疗的系统性副作用远远小于口服治疗。

（张　羽　向　阳）

参 考 文 献

1．Amsel R，Totten PA，Spiegel CA，et al．Nonspecific vaginitis．Diagnostic criteria and microbial and epideminologic associations．Am J Med，1983，74:14．

2．Centers for Disease Control．1998 Guidelines for treatment of sexually transmitted diseases．MMWR 1997，47（No．RR－1）．

3．Hillier SL，Krohn MA，Nugent RP，et al．for the Vaginal Infections and Prematurity Study Group．Characteristics of three vaginal flora patterns assesssed by Gram stain among pregnant women．Am J Obstet Gynaecol，1992，166:938～944．

4．Hillier SL，Nugent RP，Eschenbach DA，et al．for the Vaginal Infections and Prematurity Study Group．Association between bacterial vaginosis and preterm delivery of a low－birth－weight infant．N Engl Med，1995，333:1737～1742．

5．Josef MR，Hillier SL，Utomon B，et al．Bacterial vaginosis and prematurity in Indonesia：association in early and late pregnancy．Am J Obstet Gynaecol，1993，169:175～178．

6．Krohn MA，Hillier SL，Nugent RP，et al．for the Vaginal Infection and Prematurity Study Group．The genital flora of women with intraamniotic infection．J Infect Dis，1995，171:1475～1480．

7．McDonald HM，O'Loughlin JA，Jolly P，et al．Prenatal microbiological risk factors associated with preterm birth．Br J Obstet Gynaecol，1992，99:190～196．

8．McGregor JA，French JI，Parker R，et al．Prevention of premature birth by screening and treatment for common genital tract infections：Results of a prospective controlled evaluation．Am J Obstét Gynaecol，1995，173:157～167．

9．Morales WJ，Schorr S，Albritton J．Effects of metronidazole in patients with preterm in preceding pregnancy and bacterial vaginosis：A placebo－controlled，double－blind study．Am J Obstet Gynaecol，1994，171:345～349．

10．Nugent RP，Krohn MA，Hillier SL．Reliability of diagnosing bacterial vaginosis is improved by a standardized method of Gram stain interpretation．J Clin Microbiol，1991，29:297～301．

11．Sheiness D，Dix K，Watanabe S，et al．High Level of Gardnerella vaginalis detected with an oligonucleotide probe combined with elevated pH as a diagnostic indicator of bacterial vaginosis．J Clin Microbiol，1992，30:642～648．

12．Thorsen P，Jensen IP，Molsted K，et al．an epidemiologic study of bacterial vaginosis in a population of 3600 pregnant women：First antenatal visit［Abstr 204］．Presented at 11th Annual meeting of the International Society for STD Research，New Orleans，LA，August 27～30，1995．

第十节　妊娠合并肿瘤

一、子宫肌瘤合并妊娠

子宫肌瘤是女性生殖器官中最常见的良性肿瘤，由子宫平滑肌纤维和结缔组织形成。根据尸体检查报告，35岁以上妇女约有20%子宫内有肌瘤存在。由于很多患者肌瘤较小而无症状，实际发生率远高于临床报道的发生率。

1. 发生率　子宫肌瘤多见于30～50岁妇女。妊娠最旺盛的年龄为30岁前后，因而子宫肌瘤合并妊娠多见于生殖年龄稍晚期。国内资料报告84.5%的妊娠合并肌瘤在25～42岁之间，平均发病年龄为34.5岁，国外资料显示最高发病率在41～50岁。

子宫肌瘤合并妊娠见于妊娠、分娩及产褥各期。我国的发病率占妊娠数的0.03%～0.68%，占子宫肌瘤的0.3%～10%；国外报道占妊娠数的0.1%～11.1%。许多子宫肌瘤患者并无症状，仅在产前检查或剖宫产时发现，因而真正的发病率高于所发表数字。

子宫肌瘤合并妊娠患者的胎次，42%属于初产，特别好发于年龄稍大的初孕妇。

2. 妊娠与子宫肌瘤间相互影响

(1) 妊娠对子宫肌瘤的影响：

1) 妊娠的早、中、晚期，子宫平滑肌纤维水肿、充血肥大，来源于子宫壁的肌瘤组织受妊娠变化的影响也充血增大，间质水肿，浆细胞浸润，淋巴管扩张，其肌纤维是否增大，各家看法尚不一致。

2) 由于妊娠子宫增大，子宫肌瘤发展方向也起变化，或向浆膜下层伸展形成有蒂的肌瘤，日后可能发生蒂扭转；或在肌层间扩大，使妊娠子宫变形，或向子宫侧壁伸向阔韧带两叶之间；或向粘膜腔伸展形成粘膜下肌瘤，产褥期易感染、坏死，长期排出坏死组织。一些肌瘤随着胎儿娩出也脱落掉出。

3) 浆膜下子宫肌瘤在妊娠期易发生蒂扭转、红色变性、囊性变或坏死。各种变性中，75%见于妊娠的中、晚期。产后子宫回缩、位置改变，易使浆膜下子宫蒂扭转，使肌瘤的血运骤然减少而发生坏死性红色变性。妊娠期子宫肌瘤变性率在40%左右。

(2) 子宫肌瘤对妊娠的影响

1) 不孕·稍大的子宫肌瘤可改变宫腔形态，位于管口者孕卵的通过，粘膜下肌瘤影响孕卵着床。一般的统计资料表明子宫肌瘤患者约30%不孕，以粘膜下肌瘤影响更大，而浆膜下子宫肌瘤对不孕的影响较小。

2) 流、早产　子宫肌瘤合并妊娠时，因为宫腔形态异常，随着妊娠子宫增大，子宫的适应性受到限制，故流产、早产率比未合并肌瘤的自然流产、早产率要高1～2倍，约在20%～30%，以粘膜下及肌壁间肌瘤的影响为大。

3) 胎位　由于肌瘤占据子宫腔，妨碍胎儿在宫内活动，造成胎位不正，因而臀位、横位和胎儿畸形率都较高，约为12%，未合并肌瘤者仅有8%。

4) 分娩期　位于子宫下段和阔韧带内的肌瘤常阻塞产道，造成分娩期梗阻性难产。分娩过程中，肌瘤可以影响宫缩，使宫缩乏力，延缓产程进展，形成产力性难产，因而手术产率为未合并肌瘤者的两倍以上。粘膜下肌瘤在产时随着第2或第3产程从阴道脱出，可能牵引子宫内翻。

5）产褥期 粘膜下子宫肌瘤可以影响胎盘着床的正常位置，第3产程胎盘剥离常不全或剥离创面不能愈合，因而产后子宫出血量多，子宫复旧不佳，产褥感染率高，临床上常遇到的产褥期大出血并时间长，与之有关。

3．临床表现 妊娠期间子宫充血，组织水肿，平滑肌细胞肥大，肌瘤明显增大。早孕期间，粘膜下肌瘤可阻碍受精卵着床而致流产，较大的肌壁间肌瘤合并妊娠时，由于机械性阻碍或宫腔畸形，易导致流产。中孕期间肌瘤增大迅速，可发生红色变性，出现剧烈腹痛伴恶心、呕吐，体温升高。随着妊娠进展，子宫位置超出真骨盆，子宫牵引着浆膜下肌瘤引起蒂扭转，表现为突发的子宫一侧剧痛，伴胃肠道症状，疼痛处可以触到肿物，甚至体温升高。症状如持续不缓解，可出现腹膜炎症状。妊娠晚期合并肌瘤的子宫比未合并肿瘤者为高，孕妇感到上腹部胀满感、消化不良和食量减少。分娩期，如子宫肌瘤占据胎先露的下方，子宫收缩而先露不得下降，久之，出现病理性收缩环甚至子宫破裂。梗阻性难产的另一后果，出现产科的继发高张或低张性子宫收缩乏力，导致产程延长，甚至滞产。产后子宫收缩变小，腹腔空虚，有蒂的子宫肌瘤可以受子宫牵引而移动，致蒂扭转。部分病例扭转后还可能自行回转，症状也自然缓解，但若不能缓解，腹痛加重，以至出现腹膜炎症状。

4．诊断 浆膜下肌瘤可在妊娠外触及一实性肿物，该肿物与子宫相连。肌壁间肌瘤表现为妊娠子宫大于同月份妊娠的正常子宫，触之有肌瘤的妊娠子宫较正常妊娠子宫质地稍硬。超声检查可根据反射回声的强、中、低或无回声，判定肿瘤的性质、大小、部位，鉴别子宫肌瘤的性质、部位及与胎儿的关系。腹腔镜检查对诊断也有一定价值。

5．鉴别诊断

（1）妊娠合并卵巢肿瘤 在非妊娠期，子宫肌瘤与卵巢肿瘤各有其典型征象，不难鉴别。但合并妊娠后，妊娠子宫、子宫肌瘤和卵巢肿瘤都在起变化，要正确鉴别并非易事。有蒂的浆膜下肌瘤和卵巢肿瘤都能与妊娠子宫分开，但是子宫肌瘤与子宫壁有直接的联系，推动子宫肌瘤应比卵巢肿瘤更引起局部不适。当妊娠子宫肌收缩时，超过拳头大小的子宫肌瘤也有自动性收缩，而卵巢肿瘤缺乏这一征象。超声检查对鉴别卵巢肿瘤与子宫肌瘤很有帮助，肌瘤的回声是均匀的，实性卵巢肿瘤回声为不均匀的增强，良性的卵巢囊肿内多为无回声，内壁光滑，部分卵巢肿瘤内有分隔。

（2）妊娠合并子宫内膜癌 子宫粘膜下肌瘤和子宫内膜癌在非孕期均表现为阴道不规则出血和经量多，妊娠期阴道出血更多而频繁，产后出血多可致宫腔感染率高。两种疾病在妊娠期较难鉴别。超声检查可以协助诊断。

6．治疗 子宫肌瘤是良性肿瘤，如合并妊娠存在，需结合孕妇年龄，对胎儿的要求，妊娠子宫的大小、位置，肌瘤的大小、类型、部位、数目，妊娠期间子宫及肌瘤的发展等综合因素决定治疗方案。

（1）随访 子宫浆膜下肌瘤位于子宫体部或底部和子宫肌壁间小肌瘤，如无症状，可以在孕期定期随访观察，无需特殊处理。

（2）粘膜下肌瘤脱出的处理 妊娠期的粘膜下肌瘤可因受妊娠内压力作用而被挤出子宫，如没有其他症状，只需经道用丝线结扎蒂部，待其自然脱落。

（3）流产和早产的处理 合并子宫肌瘤的孕妇的流产或早产率为20%～30%，以位于肌壁间、粘膜下、较大及多发型肌瘤发病率更高。如不伴有肌瘤引起的变性等并发症的先兆流产，以卧床休息为主，可用孕激素保胎治疗，直至流产症状消失。如已为难免流产，则行清宫术，手术中应尽可能地刮到宫腔内组织，因合并肌瘤的子宫的宫腔易有变形，给清宫带来一定的困难。如引发早产，应予以促胎肺成熟药物，同时予以抗宫缩药物，适时延长孕龄。

(4) 妊娠合并肌瘤变性的处理　妊娠合并肌瘤红色变性在妊娠中期常易发生，一般可采取保守治疗：①卧床休息；②用青霉素类抗生素预防肌瘤的继发感染；③镇静止痛；④补液并纠正电解质平衡，直至症状缓解；⑤有宫缩时，予以宫缩抑制剂，直至症状缓解。

(5) 妊娠合并卵巢囊肿蒂扭转的处理　妊娠期随着子宫位置的上升，子宫浆膜下肌瘤会发生蒂扭转，有急腹症时，该首先考虑孕妇的健康，及时剖腹行肌瘤剔除术，保留妊娠子宫。肌瘤阻塞产道时，应观察到近分娩期行剖宫取胎，术中一并剔除肌瘤。

二、卵巢肿瘤合并妊娠

卵巢肿瘤是妇科常见的肿瘤，占女性生殖器肿瘤的32%，其中恶性肿瘤占10%。卵巢肿瘤种类为各器官中肿瘤最多见且最复杂的肿瘤。卵巢肿瘤可发生于任何年龄，多见于生育期妇女，卵巢良性肿瘤多发生在20～40岁，恶性肿瘤多发生在40以上。

1．发生率　国内的资料显示，妊娠中卵巢肿瘤发生率约为0.077%～0.9%，而卵巢肿瘤中妊娠率为2.8%～15.4%，国外资料显示妊娠中卵巢肿瘤的发生率为0.04%～1.2%。

合并妊娠的卵巢肿瘤多为良性，以成熟畸胎瘤为最多，约占22%，其次为单纯性浆液性囊肿、粘液性囊腺瘤和子宫内膜异位症囊肿。原发性恶性肿瘤发病率更低，仅占2.2%～5%，以上皮性癌、恶性生殖细胞肿瘤及转移癌为主。

2．卵巢肿瘤与妊娠的关系

(1) 妊娠对卵巢肿瘤的影响　①妊娠期子宫逐渐增大，从盆腔升入腹腔，卵巢肿瘤受牵引而改变位置，因而蒂扭转多发生于妊娠中期和产后子宫突然收缩时期。扭转周数过多，可以使瘤蒂断裂。发生扭转的肿瘤一般为中等大小卵巢肿瘤。尤其是囊内不均质，重心偏向一侧的卵巢肿瘤，卵巢畸胎瘤有此特点，故易发生扭转；②妊娠子宫挤压卵巢肿瘤，可以使之破裂，引起腹腔内广泛的转移及急腹症；③妊娠期体内各种功能都活跃，卵巢肿瘤也不例外，妊娠期会促使卵巢肿瘤发展或引起恶变。

(2) 卵巢肿瘤对妊娠的影响　①卵巢肿瘤对生育的影响取决于肿瘤的组织性质及大小。单侧卵巢肿瘤不影响受孕，双侧者可以因排卵障碍而致不孕。早孕时肿瘤嵌入盆腔，可引起流产；②卵巢肿瘤一般不影响妊娠进展，但可能影响胎位。分娩时阻塞产道引起滞产、难产，增加了对母婴的危害；③卵巢肿瘤在妊娠期进展加速，在盆腹腔扩散。如肿瘤自行穿孔，内容物溢入腹腔，引起广泛肿瘤细胞的种植和肠胀气，如发生肠梗阻，需急诊开腹手术。

3．临床症状　在妊娠早期，卵巢良性肿瘤多无明显症状。如为恶性卵巢肿瘤，随着恶病质的进展而早孕反应加重。在中孕期如发生蒂扭转，表现为子宫一侧突发性剧痛，下腹部压痛、反跳痛，伴有胃、肠道症状，甚至体温升高。在妊娠晚期合并卵巢肿瘤的妊娠子宫比未合并肿瘤者为高，孕妇感到上腹部剑突下饱满痛、消化不良、食量减少、体力衰弱。产后子宫急剧收缩，卵巢肿瘤可以受子宫移动而发生蒂扭转，出现与子宫收缩无关的持续性腹瘤。另外，产后腹部未见缩小，反而出现腹胀、下肢水肿、消化不良，提示恶性肿瘤产后发展。

4．体格检查和辅助检查 孕早期通过双合诊及三合诊在子宫旁触及一肿物，良性卵巢肿瘤常为囊性、界限清楚和单侧。恶性卵巢肿瘤常双侧、实性、结节感和与周围界限不清，并有移动性浊音阳性提示腹水。中孕后妊娠子宫常遮盖了卵巢肿瘤，不易双合诊查出。超声检查对判断卵巢肿瘤的性质、大小和部位，有较重要的意义。必要时辅以 CT 检查和腹腔镜检查明确诊断。

5．鉴别诊断

（1）妊娠合并生理性卵巢黄体囊肿 生理性卵巢黄体囊肿，是在孕 6～7 周由妊娠黄体发育为直径 5cm 大小的卵巢囊肿。在此时鉴别是生理性还是病理性较困难。但生理性卵巢黄体囊肿到妊娠 8 周后，妊娠黄体功能被胎盘分泌所代替，体积就逐渐减小直至消失。如在孕 8 周后持续存在的卵巢囊肿，多考虑为卵巢赘生性囊肿。

（2）妊娠合并子宫浆膜下肌瘤 子宫浆膜下肌瘤常与子宫壁有直接连系，超声检查对鉴别子宫浆膜下肌瘤和卵巢肿瘤很有帮助。肌瘤的回声是均匀的，而卵巢肿瘤常为无回声或不均匀强回声，有的内有分隔。

（3）异为位妊娠 有停经史和血或尿 hCG 阳性。有些患者有阴道少量流血，下腹一侧隐痛，当输卵管破裂时，有剧烈的一侧下腹痛，在腹部或后穹隆穿刺抽到暗红色不凝固血。陈旧性异位妊娠内出血聚集成血块，占据子宫直肠窝，呈不规则半实性感，后穹隆穿刺抽出小血块或不凝固血液。

（4）消化道肿瘤 消化道肿瘤常有消化道症状，如食欲不振、呕吐、腹泻或便秘等，并在妊娠期进行性加重，消化道造影，超声检查，必要时用内窥镜检查辅助诊断。

6．治疗

（1）卵巢良性肿瘤合并妊娠 卵巢生理性肿瘤不必处理，如认为良性肿瘤的可能性大，不出现急腹症，可以等待至孕 8 周以后，生理性卵巢囊肿就自然消失。如孕 8 周后卵巢囊肿仍不消失，考虑为卵巢赘生性肿瘤的可能性较大，应在妊娠中期手术切除为宜。因为妊娠 4 个月以后，胎盘已形成，能分泌足量的孕激素维持妊娠，切除病侧卵巢不致流产。术后予以镇静剂和孕激素，孕激素可以降低子宫肌肉兴奋性和传导性，并降低子宫肌肉对催产素的敏感性和手术刺激的反应性。腹壁手术切口的长度应以能完整取出肿瘤为准，切忌挤压促使肿瘤破裂。如不慎破裂，肿瘤内容物溢入腹、盆腔，不论其为良、恶性，都应轻巧、彻底地吸净。并且用生理盐水冲洗。如手术中遇肉眼不能分辨肿瘤的性质，应及时送冷冻病理检查。在妊娠晚期发现的卵巢肿瘤，如肿瘤在宫底或腹部侧方，不阻碍分娩，如无头盆不称，可以期待阴道分娩，产后再择期行手术治疗。如卵巢肿瘤位于盆腔影响分娩过程，则在足月行剖宫产同时切除卵巢肿瘤。如已进入第二产程才发现卵巢囊肿，可以从阴道穿刺囊壁放囊内液，结束分娩。根据抽出的囊内液性质决定是否开腹手术。

（2）卵巢恶性肿瘤合并妊娠 卵巢恶性肿瘤合并妊娠的治疗原则与非妊娠患者相同。凡已确认为卵巢恶性合并妊娠者，不论临床期别、不管孕期早晚，原则上均应中断妊娠，以治疗恶性肿瘤为主，避免延误时机。临床上可疑为卵巢恶性肿瘤，但不能确诊，亦应及时进行剖腹探查，以明确诊断。对个别有生育要求者，还必须考虑确诊时妊娠时期和肿瘤的分期及组织类型。以指定合理的治疗方案。

1）卵巢上皮性癌　病变局限于一侧卵巢，包膜完整，没有种植，即临床Ⅰa期，病理分期为Ⅰ级，有生育要求者，可作单侧附件切除术。术中应探查肝、脾、大网膜、盆腔腹膜、肠管、盆腔及腹主动脉旁淋巴结，做对侧卵巢活检及盆腹腔冲洗液细胞学检查，未查到癌细胞，妊娠可持续足月，产后6周化疗，密切随访。如果病变已超过Ⅰa期，不应考虑继续妊娠或今后的生育问题，按非妊娠期癌瘤原则进行处理。如果妊娠已达晚期，胎儿可存活，行剖宫产加手术治疗，术后5~10天开始化疗，化疗方案同非妊娠妇女。

2）生殖细胞肿瘤　卵巢生殖细胞肿瘤恶性程度极高，但对联合化疗较为敏感，且90%的患者为单侧病变。因此，目前对卵巢生殖细胞肿瘤的处理是及早进行肿瘤细胞减灭术，但保留子宫及对侧卵巢卵管，以保留生育功能。术后应用VAC、PVB或POMB－ACE－PAV序贯疗法化疗。联合化疗的治疗效果很好，如坚持正规化疗，肿瘤极少复发，且治疗后生育功能也良好。如为晚期妊娠，已近胎儿可存活，且孕妇坚持要求保留胎儿，也可以在患者及家属了解恶性程度及预后的条件下，考虑暂缓手术治疗，但要及早开始化疗，有关化疗对胎儿的影响是一个新课题，对此尚有争议，经验也不多，原则上讲，抗癌药物对早期妊娠有致畸作用，对中晚期妊娠，回顾性研究并未表明明显的致畸作用，但对胎儿发育有影响，可致胎儿宫内生长发育迟缓，至于胎儿出生后远期影响，尚待进一步研究。如果个别患者要坚持妊娠下去，不愿接受化疗，医生要向其交代肿瘤早期复发及转移可能性。

3）卵巢性索间质肿瘤　这类卵巢肿瘤较少见。包括颗粒细胞肿瘤和泡膜纤维瘤等。由于这类卵巢肿瘤的恶性程度低，应尽量采用保守性手术，保留生育功能和妊娠。

4）卵巢转移癌　这类卵巢肿瘤的预后较差，治疗因人而异。

7．预后　卵巢癌已居妇科恶性肿瘤死亡率首位，5年生存率仅30%，其预后不良，主要是卵巢癌难以早期发现。因此，从理论上讲，妊娠合并卵巢恶性肿瘤的预后更差。但临床上，卵巢恶性肿瘤合并妊娠多为低度恶性肿瘤，所以预后尚好。

三、子宫颈癌合并妊娠

子宫颈癌为妇科最常见的恶性肿瘤，因子宫颈癌发病年龄多在40岁以后，而妊娠旺盛年龄在25~35岁，子宫颈癌合并妊娠并不常见。子宫颈癌合并妊娠一般指妊娠期间或产后6个月内发现的宫颈癌。

1．发生率　子宫颈癌合并妊娠的发生率，国内资料为0.7%~9.5%，国外报道资料也在此范围内。而妊娠并发子宫颈癌更为少见。约占孕妇的0.035%~0.26%。

2．妊娠与子宫颈癌的相互影响

（1）妊娠对子宫颈癌的影响　①妊娠期生殖器官血运丰富，淋巴道充盈和雌激素的作用，宫颈鳞状上皮及宫颈内膜腺体增生突起如乳头状，并可能有蜕膜样变，成为促进癌发展的因素。但也有作者有不同见解，认为妊娠有抑制癌瘤生长的作用，可能与妊娠时黄体素抑制雌激素等内分泌功能改变有关；②妊娠经阴道分娩，宫颈扩张可引起瘤栓的播散，胎儿通过子宫颈引起裂伤大出血，肿瘤周围结缔组织被破坏，促使产褥期癌瘤迅速扩散，病情恶化；③子宫颈癌的发生与多次妊娠及多次生产成正比。

（2）子宫颈癌对妊娠的影响　①子宫颈癌灶的分泌物及起感染的炎性产物，不利于精子通过阴道，减少受孕机会；②子宫颈癌对对母体的健康不利，能加重妊娠期反应及出现恶病质，促使母体衰竭；③为了挽救母体，常常必须牺牲胎儿而行人工流产、放射治疗、提前剖腹产。放射和化学药物治疗可能引起胎儿宫内死亡，或引起流产和胎儿畸形。

3. 临床表现 子宫颈癌合并妊娠的症状与非妊娠着相同。早期患者常无症状，而在早孕期妇科检查时常规防癌涂片发现。随着癌瘤的发展，可出现阴道分泌物增多、性交出血和不规则阴道出血。晚期患者出现下腹部及腰腿疼痛，甚至伴有膀胱、直肠压迫症状。

4. 诊断及鉴别诊断 妊娠早期妇科检查时，应仔细检查子宫颈，并按常规做宫颈涂片检查。凡妊娠期伴有阴道流血者，应及时进行阴道检查，明确流血原因，必要时进行宫颈活检。对细胞学诊断在巴氏Ⅲ级以上者，应进一步在阴道镜下在涂碘不着色区域行活组织切片，依据病理改变以明确诊断。但在宫颈活检咬取的组织不能太深、过大，以免引起大量出血。妊娠期一般不宜用宫颈锥切，也有学者认为，妊娠期行宫颈锥切也不致引起流产，且对早期诊断有非常大好处。对期别较晚的子宫颈癌，超声检查、彩色超声检查对诊断有一定帮助。

妊娠期宫颈鳞－柱交界部因受高雌激素影响而外移，移行带区的基底细胞出现不典型增生，呈乳头瘤样改变或蜕膜样变，但产后能恢复正常，有时可被误认为癌，因此孕期诊断子宫颈癌必须特别慎重。

5. 治疗 应根据子宫颈癌的临床期别和妊娠周数等制定具体的处理方案。

(1) 原位癌 子宫颈原位癌合并妊娠对妊娠的处理，孕妇不希求胎儿者，只需做子宫全切除术或扩大性子宫切除术，可以保留一侧卵巢，不需放射治疗；期望胎儿者，可以在严密观察下继续妊娠，原则上可以不必终止妊娠，也不需任何治疗，但要密切随诊，每隔4～6周做一次细胞学检查或阴道镜检查。如患者一般情况差，有严重的内科并发症，不宜手术时，可先吸宫终止妊娠，术后进行冷冻、激光或腔内镭疗，但不需作体外照射。一般不主张妊娠期作治疗性宫颈锥切，因为锥切的并发症高达20%～30%，残癌的发生率为43.6%，锥切越近妊娠晚期，发生残癌的可能性越大。有关分娩方式的选择，可以考虑剖宫产，对母、婴相对安全有利。

妊娠期受雌激素影响，出现不典型增生，产后多能恢复正常，故于产后6～8周应行复查。如子宫颈细胞学检查和阴道镜下活检仍为原位宫颈癌，应采取治疗措施，与非妊娠期宫颈癌治疗同。

(2) 微小浸润癌 由于妊娠合并子宫颈癌均发生在生育年龄，且早期浸润癌发生卵巢转移的可能性较小，手术治疗既可终止妊娠，又可保留卵巢功能，避免阴道狭窄，保留正常的阴道功能。因此，对早期浸润癌患者多倾向于手术治疗。

一般认为确诊为微小癌应立即作出处理，终止妊娠。但新近有学者认为，如果患者无活孩，可继续妊娠，直至胎儿有存活可能后再作处理。Bautselis报告9例微小浸润癌患者均妊娠足月。因此，对微小浸润癌患者，原则上经确诊后即行筋膜外子宫全切或根治性子宫切除，保留一侧卵巢。如需保留妊娠生育者，手术可延迟到近足月，经阴道分娩后行筋膜外子宫切除或根治性子宫切除。

(3) 浸润癌 妊娠期确诊为宫颈浸润癌，应考虑立即终止妊娠并进行手术或放射治疗。有学者比较了宫颈癌确诊后立即进行手术和确诊后推迟2个月进行治疗的患者5年生存率，发现两者生存率没有统计学差异。故提出妊娠24周以后，可以继续妊娠，直至胎儿有存活的可能性，再做处理。妊娠24周以前，确诊为浸润癌，不应等待。

1）早期妊娠　妊娠早期发现子宫颈癌，其治疗与非妊娠期相同。在确诊后立即治疗，不应考虑胎儿生命。Ⅰ期癌可任胚胎留宫内行腹部根治手术，Ⅱ期以上癌先行颈管镭疗控制扩散，一般镭疗后2~4周自然流产，流产不全者再清理宫腔，待子宫恢复后，适时地行根治性手术或再行宫腔内置镭及体外钴照射。

2）中期妊娠　治疗同妊娠早期。对妊娠中后半期的胎儿，有学者认为可以稍加等待，胎儿就有成活希望，在古典剖宫产的同时，行根治式子宫切除术和淋巴清扫术。如果病变是Ⅰa期，可以行扩大全子宫切除术。对于Ⅰb，Ⅱa期宫颈浸润癌患者，在剖宫取胎根治术后，给予内外放射治疗。

3）晚期妊娠　胎儿已能成活，不考虑阴道分娩，因为阴道分娩有可能发生癌瘤转移、宫颈裂伤、大出血、感染等等，有极大的危险性。对于Ⅰb，Ⅱa期宫颈浸润癌患者，应立即行古典剖宫产，然后即行根治式子宫切除术和淋巴清扫术。或在剖宫产术后给予内、外放射治疗。对于Ⅰb期及以上宫颈浸润癌患者，也应在剖宫产术后，给予内、外放射治疗，但保留子宫和宫颈，以便行腔内放射治疗。

4）产后期　产后发现子宫颈浸润癌，则根据癌的不同期别决定，采取手术治疗，手术加放射治疗，单独放射治疗等与非妊娠同。

宫颈癌合并妊娠治疗原则取决于多种条件：①癌瘤的临床期别；②妊娠的时期；③孕妇对胎儿的希求；④医疗条件，如放疗设备儿临床医师的技术水平；⑤今后的随访条件。

6．预后　宫颈癌合并妊娠报道资料不多，从目前一些临床资料来看，多数学者认为宫颈癌合并妊娠与非妊娠患者预后基本相同。临床分期是影响疗效的重要因素。有些学者认为妊娠期及产后半年内发现的宫颈癌，各期疗效均低于非妊娠患者，而且，妊娠期宫颈癌发现越晚，预后也越差。产后患者疗效更差。

分娩方式对其治疗效果的影响，目前有不同的看法。但一般认为Ⅰ期宫颈癌，阴道分娩与剖宫产5年生存率无明显差异。也有学者发现，Ⅲ期Ⅳ期患者阴道分娩5年生存率较剖宫产5年生存率高，但无统计差异。

（朱　兰）

参考文献

1．杨燕生．妊娠合并子宫肌瘤．实用妇产科杂志，1989，5:244．
2．符式桂，李诚信．妇科肿瘤合并妊娠．妇科肿瘤学．北京：北京出版社，1999，1167．
3．王淑贞主编．实用妇产科学．北京：人民卫生出版社，1987．713．
4．何其久，唐士恒，顾昌彦．子宫肌瘤合并妊娠．中华妇产科杂志．1965，10:33．
5．孙国敏．晚期妊娠合并子宫肌瘤的诊断和处理．天津医药，1991，:526．
6．何福仙．64例肌瘤孕妇的保守措施和妊娠、分娩及产褥经过．国外医学妇产科分册，1988，1:244．
7．Gradin JA．A review of 445 pregnancies complicated by fibromyomas．Am J Obstet Gynecol，1949，57:532．
8．徐蕴华．卵巢恶性肿瘤合并妊娠．北京：人民卫生出版社，1994．734．
9．卢云石．妊娠合并生殖器肿瘤分娩方式的选择．实用妇科和产科杂志，1993，3:141．
10．马淑贞．妊娠合并卵巢肿瘤30例临床分析．实用妇科和产科杂志，1987，3:3．

11．乐以成，肖同义．妊娠并发卵巢囊肿．中华妇产科杂志，1957，4:501．
12．蔡红兵，张萍，刘福云．卵巢恶性肿瘤合并妊娠．现代妇科肿瘤治疗学．武汉：湖北科技出版社，1998．326．
13．Berber HRK．Malignant disease in the pregnancy women．In：Coppleson M ed．Gynecologic oncology fundamenta principles and clinical practice．London Melbourne and New York：Churchill Livingstone，1981．796．
14．Beischer NA，et al．Growth and malignancy of ovarian tumors in pregnancy．Aust NZ J Obstet Gynecol，1971，11:208．
15．Novak ER et al．Ovarian tumors in pregnancy．An ovarian tumor registry review．Obstet Gynecol，1975，46:401．
16．郑怀美主编．北京：人民卫生出版社，1994．281．
17．刘淑香，邓文曼，蔡树模．子宫颈癌合并妊娠的处理．中华妇产科杂志，1965，11:102
18．杨学志，吴振华，高帮云．妊娠合并子宫颈癌．中华妇产科杂志，1958，5:462．
19．朱倚霞，成应玮．子宫颈癌合并妊娠．中华妇产科杂志，1958，5:469．
20．白永秀．子宫颈癌．北京：人民卫生出版社，1982．213
21．高菊珍．宫颈癌合并妊娠458例分析．中华肿瘤杂志，1985，7:366．
22．袁耀萼，等．女性生殖系统恶性肿瘤．上海：上海科学技术文献出版社，1988．1
23．李孟达．妊娠合并子宫颈癌的处理．实用妇科与产科杂志，1993，9:136．
24．徐蕴华．宫颈癌合并妊娠．林巧稚妇科肿瘤学．北京：人民卫生出版社，1994．740．
25．Boutselis JG，Ullery JC，et al．Diagnosis and management of stage Ia carcinoma of the cervix．Am J Obstet Gynecol，1971，110:984．
26．Sivanesaratnam V，Jayalakshmi P，Loo C，et al．Surgical management of early invasive cancer of the cervix associated with pregnancy．Gynecol Oncol，1993，48:68．
27．Hacker NF，Berek JD，Lagasse LD，et al．Carcinoma of the cervix associated with pregnancy．Obstet Gynecol，1982，59:735．
28．Walter BJ，Hugh MS，Anthony R．Cervical carcinoma and pregnancy．Cancer，1996，77:1479．

第十一节 产后出血

产后出血是指胎儿娩出后24小时内，阴道流血≥500ml，是产妇死亡的重要原因之一。产后出血发生率约占分娩总数的2%～3%，多发生于产后2小时内（约占产后出血量的80%以上）。因此，了解产后出血的病因、诊断、治疗和预防对于降低围产死亡率是非常重要的。

一、病因

子宫收缩乏力、胎盘因素、产道损伤和凝血功能障碍是产后出血的主要病因。其中以子宫收缩乏力引起的产后出血最常见，约占产后出血总数的70%～80%。

1．子宫收缩乏力

（1）产妇因素 头盆不称、产道畸型、胎位异常、产程过长、产妇体质虚弱、体力衰竭或精神紧张等。

（2）子宫因素 羊水过多、双胎或多胎妊娠、巨大儿等均可使子宫平滑肌过度伸展，使产后子宫肌肉的收缩及缩复作用均受影响；妊高征、严重贫血、低蛋白血症、滞产等可使子宫肌层的水肿甚至变性，胎膜早破导致绒毛膜羊膜炎、胎盘早剥时的子宫胎盘卒中，可影响子宫平滑肌的收缩；前置胎盘胎盘剥离后下段肌层薄，收缩力差，血窦不易关闭，易发生出血；子宫肌瘤、子宫畸形、子宫发育不良、疤痕子宫等因素以及宫腔内血块蓄积影响子宫的收缩。

(3) 子宫外局部因素　外阴、阴道静脉曲张，产程中曲张的静脉破裂出血，不易止血；膀胱尿潴留、直肠的过度充盈和盆腔内肿瘤等，均可影响子宫的收缩。

(4) 医源性因素　催产或引产方法不当，造成急产或滞产，第二产程暴力挤压宫底，第三产程处理不当，过早牵拉脐带，过早用力揉压使子宫外翻，均可影响宫缩致产后出血；全身麻醉如乙醚麻醉，连硬外麻醉平面过高，妊高征时应用大剂量的镇静及解痉药物如度冷丁、硫酸镁等均可抑制子宫收缩。

2．胎盘因素　以胎盘滞留最为常见，凡胎儿娩出半小时后胎盘仍未娩出者，称为胎盘滞留。

(1) 胎盘剥离不全　是指胎盘部分与子宫蜕膜层分离，影响子宫的收缩，剥离面血窦不能关闭。

(2) 胎盘滞留　胎盘完全与子宫蜕膜层分离，但由于宫缩乏力、膀胱膨胀等原因，胎盘滞留于宫腔内，影响子宫的收缩。

(3) 胎盘嵌顿　由于宫缩的不协调，子宫产生狭窄环，将已剥离的胎盘嵌于其狭窄环上，称为胎盘嵌顿，可能为产力异常、使用宫缩剂不当、膀胱尿潴留等原因，使子宫产生不协调宫缩所致。

(4) 胎盘粘连　胎盘部分或全部与宫壁粘连而不能自行剥离，称为胎盘粘连。引起胎盘粘连的因素主要是子宫蜕膜发生不良、内膜炎症或子宫内膜损伤（多次刮宫或人工流产等）。

(5) 胎盘植入　胎盘绒毛可侵入肌层，称为胎盘植入。其原因同胎盘粘连，分为完全性胎盘植入和部分性胎盘植入。

(6) 副叶胎盘或（及）大片胎膜残留　胎盘小叶或副叶胎盘可在胎盘娩出后残留在宫腔内，有时大片胎膜的残留也影响子宫收缩。

3．软产道损伤　胎儿过大、宫缩过强、产程过快，尤其在宫口未开全时手术助产，易引起较严重的会阴、阴道、宫颈、甚至子宫下段的损伤。

4．凝血功能障碍　为产后出血较少见的原因，包括妊娠合并凝血功能异常性疾病及可引起凝血功能障碍的妊娠并发症，如血液病（白血病、血小板减少性疾病、血友病及再生障碍性贫血等）以及重症肝炎造成严重的肝功能异常；重度妊娠高血压综合征、羊水栓塞、胎死宫内稽留时间过长，以及严重的宫内或全身感染等引起的播散性血管内凝血。

二、诊断

产后出血多发生在产后2小时内，约占24小时内总出血量的50%，因此，尽早诊断产后出血是非常重要的。

不同原因引起的产后出血具有不同的临床特征：

1．宫缩乏力　宫缩乏力是最常见的产后出血原因。表现为胎儿胎盘娩出后出血活跃，量多，色暗红，混有血块，下腹看不到隆起的子宫，触诊子宫柔软，轮廓不清，按摩了宫后收缩变硬，有血甚至大血块自阴道排出，停止按摩子宫又松弛变软，用宫缩剂后出血减少或停止。

2. 胎盘因素 胎盘娩出前的出血首先应想到胎盘滞留性出血。

(1) 胎盘剥离而滞留 胎盘剥离后，要继续靠子宫肌肉的收缩，迫使胎盘下降到子宫下段，稍加腹压就迅速排出。如果胎儿娩出后，由于膀胱过度充盈，压迫子宫下段，阻碍胎盘下降，影响宫缩，加之产妇腹肌过度松弛，腹压不足，导致胎盘剥离滞留。

(2) 胎盘嵌顿较少出现 由于某种原因子宫局部出现缩复环，常出现在宫体与下段之间，使已经剥离的胎盘或部分剥离的胎盘卡在其上部。临床检查可发现颈口已缩小，胎盘娩出困难。

(3) 胎盘部分粘连 粘连的部分胎盘妨碍子宫正常收缩，未粘连部分的胎盘血窦开放，常可发生严重出血。检查胎盘胎膜时可发现残缺，或有副叶胎盘残留。多次人流、多次分娩的产妇，出现胎盘滞留，产后出血时，应想到胎盘粘连的可能。

(4) 胎盘粘连、植入 当胎盘滞留出血，手取胎盘剥离困难，或根本找不到胎盘与子宫壁的间隙，胎盘与子宫壁紧密粘连，应想到有胎盘植入可能。胎盘仅浅肌层植入称为胎盘粘连；若植入于深肌层中，或穿透至浆膜层，称为胎盘植入，此种情况较少见。整个胎盘植入并不引起出血，部分胎盘植入可引起大出血。

3. 产道损伤 胎盘胎膜完整娩出后，阴道持续活跃出血，色鲜红，可凝固，子宫收缩好，首先应想到软产道损伤的可能。仔细检查会阴、阴道和宫颈，能在裂伤处能看到活跃出血则可明确诊断。如果发生阴道血肿，检查可发现阴唇膨大血肿，皮肤粘膜表面发亮且呈紫色或发现阴道壁向阴道膨出，阴道变窄，手触阴道壁膨出处，产妇即感剧痛，肛查可触及张力大的包块，肛周皮肤有淤斑，应想到产道血肿的可能。产钳，吸引器助产是发生产道损伤的主要原因。

4. 凝血功能障碍 妊娠合并凝血功能异常性疾病，引起凝血功能障碍的妊娠并发症，重症肝炎和其他原因造成的弥散性血管内凝血（DIC）等也可以造成产后出血。这些疾病在产前即已存在，故如果发生产后出血不凝，用上述各种因素都不能解释，应想到是否存在DIC。应立即做血常规，动态观察血小板变化。然后再行特殊检查，如试管法凝血时间，凝血酶原时间，部分凝血活酶时间，血纤维蛋白原含量，3P试验及纤维蛋白降解产物检测等，以进一步明确判断。其他如血小板减少性紫癜，血友病，再生障碍性贫血，白血病等，亦均可发生凝血功能异常。

三、预防

应从既往病史、家族史、产前检查、体检、临床表现以及产程进展观察和处理中尽早筛查产后出血的高危孕妇，从而在产前、产时和产后采用相应预防措施。

1. 产前 积极治疗各种妊娠合并症，纠正贫血，补充铁剂，提高产妇对出血的耐受性。对于妊高征、糖尿病、多次人流史、低置或前置胎盘、胎盘早剥、妊娠合并血液疾病、子宫肌瘤及Rh阴性血型、多胎妊娠、巨大儿、子宫发育不良或先天畸形、瘢痕子宫和产后出血史等高危患者，应提前入院待产，完善各项产前检查及会诊，并配血待用。

2. 产时

第一产程：临产后尽可能避免产前精神过度紧张、疲劳、进食进液不足，及时排空大小便；避免不良刺激、减少分娩恐惧感；正确应用各种引产方法，调整宫缩，防止由于用宫缩剂导致的医源性宫缩过强，过频及急产发生。

第二产程：指导产妇正确运用腹压配合宫缩，避免在宫口未开全时过早用力；正确按照分娩机制娩出胎儿，注意会阴保护；正确掌握会阴切开的适应证及时间，提高缝合技术。对于有产后出血倾向者，建立静脉通道，以便及时予以宫缩剂及补液输血，作好抢救准备。

第三产程：积极正确地处理第三产程，是减少产后出血的重要步骤。第二产程后可注射催产素，加强宫缩，促使胎盘自子宫壁剥离，及时关闭血窦，减少产后出血量；胎儿娩出后应注意胎盘剥离的征象，切忌盲目粗暴牵拉脐带；第三产程若无活跃出血，等待后无胎盘剥离征象，可脐静脉注入400ml无菌温生理盐水或10U催产素加于20ml生理盐水的稀释液中；如仍无效，应及时手取胎盘；手取胎盘失败时，应考虑胎盘植入的可能性，不能强行剥离，可考虑手术治疗。胎盘胎膜娩出后应认真检查其完整性，注意胎膜上有无断裂血管，以明确有无副叶胎盘的存在，如有残留，及时刮宫。

3．选择剖宫产结束分娩应注意下述几点　①子宫下段横切口不宜过低；②术中避免切口过度向双侧宫旁撕裂，以免伤及子宫动脉；③术后及时纠正贫血，抗感染治疗。对于胎膜早破后剖宫产患者，更应注意术后抗感染治疗。

4．产后应常规检查阴道分娩产妇宫缩情况，软产道有无损伤，尤其是宫颈有无撕裂，会阴切口和软产道裂伤应按照解剖层次缝合和修补，避免遗漏死腔；提倡分娩后早期吸吮，并行母乳喂养。

四、治疗

若产后仅有少量或中量出血，持续不止，检查发现子宫收缩欠佳，需除外胎盘残留、子宫破裂、外翻及子宫下段撕裂等情况后，在抗生素预防感染同时予以下述方法治疗：

1．止血处理

(1) 药物治疗　宫缩乏力是最常见的产后出血原因。第三产程后可常规应用催产素以促进子宫收缩，减少失血。如果给予催产素后仍有宫缩不佳，应注意膀胱是否过度充盈，若膀胱过涨，可导尿后行子宫按摩。若仍出血不止，可予以麦角新碱0.2mg注射治疗。由于此药物可造成暂时性血压迅速升高，故高血压及青光眼产妇禁用。15－甲基前列腺素 $F_{2\alpha}$ 0.25mg，深部肌肉或子宫肌层内注射，每15分钟一次，此药物的副作用较小，但可引起肺血管分流，造成短暂血氧饱和度下降。因此，应用过程中注意监测血氧饱和度，必要时吸氧治疗，心、肺血管病患者慎用。

(2) 其他止血方法　经药物治疗后，出血无明显减少，就应再次仔细检查，以除外有无外阴、阴道及宫颈撕裂。如出血来自宫腔，应检查胎盘、胎膜是否娩出完整，是否有宫腔内胎盘、胎膜残留，子宫穿孔、破裂或外翻，还应检查是否有膀胱尿潴留影响子宫复旧。如怀疑胎盘、胎膜残留，应及时行清宫术。

子宫按摩亦是刺激宫缩的另外一种有效方法。排空膀胱后，接生医师可一手握拳置于阴道前穹隆，向前上方顶住子宫，另一手经腹有节奏地按摩子宫，直至其变硬。

压迫腹主动脉也是一种控制产后出血的安全有效方法。可经腹以手指将腹主动脉压迫至骶岬之上。如果剖宫产术中出血，可直接压迫腹主动脉止血，但时间不应过长。通过触诊是否存在股动脉搏动，可评价压迫是否有效。必要时可手术结扎子宫动脉上行支止血。

(3) 宫腔填塞法止血　这是一种古老的止血方法，但对于控制早期或晚期产后出血有时非常安全有效。具体方法是填塞前留置气囊导尿管，自宫底开始顺序填塞宫腔纱布，填塞纱布时要压紧，不留空隙，保留 12～24 小时，同时用抗生素预防感染，并持续予催产素治疗至取出宫腔填塞后 12～24 小时。此方法亦可应用于剖宫产后前置胎盘引起的出血。

(4) 处理由软产道损伤引起产后出血　应认真检查出血部位，单独结扎血管后缝合修补，并注意按解剖层次对合伤口。宫颈侧壁裂伤缝合时应在裂口顶角上 0.5cm 处缝合第一针；处理产道血肿时，应切开排除血块，结扎出血点，闭合死腔后重新缝合伤口；子宫下段裂伤及阔韧带深部大血肿应立即剖腹止血。

2. 扩容治疗　在处理产后出血时应注意扩容治疗，保持血容量，维持重要生命器官的血流灌注和氧合作用。同时保留导尿管，准确监测尿量。在未用利尿剂时，尿液 > 30ml/h 说明肾血流灌注良好。

为了保持血容量，通常每丢失 1ml 血液补充 3ml 的晶体溶液。一般来说，产妇可以耐受不超过 1,000ml 的产后失血，不会引起血压和尿量改变。因此，对于出现低血容量症状和体征的产妇，可认为其失血已超过 1,000ml，一般应补充 3,000ml 的晶体溶液，必要时输血治疗。

五、出血性休克的处理

产后出血性休克是由于产后出血处理不及时，措施不当或失败所发生的严重并发症，是产妇死亡的主要原因。由于产后出血发病急，出血凶猛，病情进展迅速，往往造成不可逆后果，及时诊断后积极处理，非常重要。

1. 建立快速静脉通路　以 16 号以上的静脉穿刺针建立二条以上的静脉通路，保证静脉通畅以备输血输液，必要时作静脉切开。

2. 准确估计产后出血量　准确估计产后出血量是早期诊断、处理出血性休克的关键。估计产后出血量有 5 种方法：目测估计法、面积换算法、称重法、盆接法及比色法。其中比色法准确率最高，但操作复杂，临床难以推广；称重法、盆接法比较简便，实际工作中产科医师多采用目测方法。研究表明，目测估计失血量仅为实际失血量的一半。正确估计出血量应同时注意观察产妇产后症状及生命体征变化，并结合休克指数（SI）计算，即 SI = 脉率/收缩压（毫米汞柱），若 SI = 0.5 表示血容量正常；若 SI = 1.0，则血容量丢失 20%～30%，其相当于失血 1,000～1,200ml；若 SI > 1.0，则失去 30%～50%血容量。如产后失血目测估计 200ml，但 SI = 1.0，说明估计出血量远远低于实际出血，因此，结合这一简单方法，可更为准确估计出血量。最有效评估血容量的方法是测定中心静脉压（CVP）及肺毛细血管楔压（PCWP）。

3. 扩容治疗　包括输全血及血制品，胶体溶液、晶体溶液三类。补充血容量的多少、数量、速度以及液体选择应根据出血量多少，患者血液动力学变化及血电解质测定结果而定，补液必须持续至血容量基本正常，休克矫正为止。

(1) 扩容选择　正常产妇失血量 1,000ml 以内，可以通过补液保持生命体征及外周血流灌注的稳定，但需根据临床表现和血红蛋白下降水平决定是否输血。当失血量达 1,000ml 以上时（约占体内总血容量 20%）临床表现为血压下降，收缩压 80mmHg 左右，脉率加快，应迅速补全血以增加循环血容量；如果失血量达 1,500ml（约占体内总血容量 30%），收缩压降至 50mmHg，患者出现口渴，呼吸加深加快，脉搏快而弱，应输全血和晶体溶液，补充血容量同时纠正细胞外液浓缩；如果失血量达 2,000ml，临床上表现为血压测不到，脉快弱甚至不能触及，少尿甚至无尿，此时必须快速输入全血，在短时间内补足血容量。一般来说，急性失血 4 小时，就会在血细胞比容和血红蛋白水平上反映出来。如血红蛋白 $<70g/L$，血细胞比容 <0.3，提示失血量 $>1,000ml$，应输全血。

（2）扩容量及速度　输血时以等量为原则，失多少补多少。但往往出现休克时，由于种种原因不能作到立即大量输血。输入晶体和胶体溶液时，原则上补充量应超过丢失量，并尽快输注以增加有效循环血量。第 1～2 小时内应补液 1,000～2,000ml（包括低分子右旋糖酐 500ml，5%碳酸氢钠 250～300ml）。此后减速，可先后给予晶体溶液，低分子右旋糖酐，5%碳酸氢钠，尽早输血后，再予以 10%葡萄糖。患者生命体征及一般状况明显好转，血压正常，尿量 $>30ml/h$，可认为血容量已补足。

4．止血治疗

（1）盆腔血管结扎术　行双侧子宫动脉结扎手术操作简单，尤为适合于子宫破裂或阔韧带血肿患者。为了最大限度减少子宫出血，应同时结扎子宫动脉下行支及邻近静脉。为避免输尿管损伤，提起旋转子宫同时抬高膀胱，暴露子宫血管后再行结扎术。如果仍有持续出血，还应行卵巢动脉结扎术。尽管同时结扎子宫卵巢动脉会使供应子宫的动脉压力下降 80%，但月经来潮后仍会使其再通，对以后妊娠无不良影响。

当出现子宫破裂或阔韧带血肿，单纯子宫动脉结扎无效时，可通过髂内动脉结扎控制出血。但由于手术操作困难，易引起髂外动脉血管误扎、输尿管损伤等并发症，成功率仅为 42%左右，只有在患者及家属强烈要求保留生育功能时方可采用。

经药物及上述保守外科手术治疗失败，急诊行子宫全切或次全切除是最为有效的方法。

（2）盆腔血管造影栓塞　近年来大量资料表明，盆腔血管栓塞是一种快速、安全有效处理产后出血性休克的方法。在局麻下自股动脉或腋动脉插管，血管造影以明确盆腔血管吻合支及出血点，确定出血速率 0.5ml/min 的血管后以吸收性明胶海绵栓塞。此方法不用全身麻醉，可保留生育功能，并发症少，且可保留导管多次栓塞，仅有少数患者出现栓塞后发热（可予抗生素治疗），短暂臀部疼痛（可自行缓解）。国外报道此方法成功率可达 90%以上。

处理产后大量失血时还应除外凝血机制异常的可能性。应行外周血涂片，血小板计数，凝血酶原时间（PT），部分促凝血酶原时间（PTT）和纤维蛋白原水平检查，以除外凝血因子过度消耗（弥散性血管内溶血）或缺乏（肝功能衰竭或单一因子缺乏）。最常见的大量失血造成凝血机制异常是由于血小板降低引起，可通过输入单采血小板，使其达到 $50\times10^9/L$ 以上。

（樊庆治）

第十二节　产褥感染

产褥感染是较常见的产褥期疾病，但引起产妇死亡则较罕见。产褥感染发生率的高低主要取决于分娩方式和其是否存在高危因素。阴道分娩产褥感染发生率为 1%～3%，而剖宫产产褥感染发生率高达 15%～30%。产褥病率定义为产后 24 小时至产后 10 天，至少间隔 24 小时测得体温达到或超过 38℃。产褥病率所包含的疾病以产褥感染为主，主要引起产褥病率的疾病包括：子宫内膜炎，泌尿道感染，肺炎、肺不张，伤口感染，脓毒性血栓静脉炎和乳腺炎等。产褥感染主要由寄生在生殖道的厌氧菌和需氧菌等菌群所致，其中厌氧菌引起的感染占70%，包括厌氧球菌、类杆菌属；需氧菌属引起的感染占30%，多为肠道杆菌、肠球菌和链球菌等。产褥感染的非产科高危因素包括肥胖、营养不良、免疫低下、贫血及患有慢性疾病和糖尿病等。

一、子宫内膜炎

子宫内膜炎是最常见的产褥感染，表现为子宫腔内和宫旁组织的炎症，严重时可引起盆腔脓肿，通常发生在产后2~3天。

1．病因

(1) 产后恶露是理想的细菌培养基，其可引起寄生于生殖道的细菌从阴道上升而引起子宫内膜炎。

(2) 剖宫产伤口处的无活性组织及缝合线为所污染的病原菌提供了良好的繁殖场所。

(3) 宫腔内的感染或宫颈、阴道裂伤处病原菌通过淋巴管侵入宫旁阔韧带内，导致宫旁组织炎。如果宫旁组织炎治疗不当或不及时，最终能引起盆腔脓肿。在剖宫产病例中，感染从子宫切口处宫旁延至盆壁，则可引起宫旁蜂窝组织炎，甚至形成假性包块。

(4) 子宫内膜炎常见的病原菌见表2-10。

表2-10 子宫内膜炎常见的病原菌

需氧菌		厌氧菌	
革兰阳性	革兰阴性	革兰阳性	革兰阴性
葡萄球菌	大肠杆菌	胨球菌	类杆菌属
链球菌属(A、B)	变形杆菌	胨链球菌	
肠球菌（D组链球菌）	克雷伯菌	梭状芽胞杆菌	

(5) 子宫内膜炎发病的高危因素 急诊剖宫产、胎膜早破时间过长、产程时过多的阴道检查和宫腔内操作等。另外，低出生体重儿的产妇发生产褥感染的几率是正常体重婴儿产妇的10倍，这可能与存在产前宫内感染有关。产前患有羊膜、绒毛膜炎和早产的产妇其产褥感染的几率也明显升高。其原因是产前寄生在生殖道内细菌已经导致宫腔内和羊膜、绒毛膜感染。

2．临床表现和诊断

(1) 产后2~3天发热是子宫内膜炎的临床特征性表现。体温介于38℃~40℃之间，很少超过40℃。

(2) 子宫压痛明显，可以伴有子宫收缩不良。如果病变累及宫旁组织，附件区能触及压痛。形成脓肿可以触及盆腔包块。

(3) 如果出现腹膜刺激征、肠鸣音减少或消失提示病情严重，可能形成了盆腔脓肿。

(4) 白细胞增至（15~30）$\times 10^9$/L，但正常产褥早期白细胞也可升高，有时与其很难辨别。

(5) B超、CT和MRI等有益于诊断发现盆腔脓肿和包块。

（6）不必常规进行恶露和血细菌培养。通常恶露培养结果为混合性细菌感染。出现脓毒症时要进行血液细菌培养，培养结果多为厌氧菌阳性。

3．治疗　大多数子宫内膜炎患者需要应用抗生素治疗。抗生素的选择应覆盖需氧和厌氧菌属。

（1）克林霉素和氨基糖苷类抗生素药物合用可以作为第一线用药；单一药物应用要选择第二、三代头孢类药物。

（2）如果子宫内膜炎出现合并症，或单一用药和双药应用 48～72 小时症状无缓解，可以辅以青霉素类药物覆盖肠球菌类细菌。

（3）抗生素应用的停药标准是体温正常平稳 24～48 小时。

（4）如果三种抗生素联合应用 48 小时临床症状没有好转，要考虑盆腔脓肿、伤口感染和脓毒性盆腔血栓静脉炎等疾病的存在。

（5）持续性存在的盆腔脓肿可以通过经皮穿刺、子宫直肠窝切开和腹腔镜等进行引流。

二、泌尿道感染

泌尿道感染是产褥期感染的第二大原因。发生率约占产妇中的 2%～4%，多发病于产后的第 1～2 天。剖宫产患者的发病几率要高于阴道分娩者。

1．病因

（1）持续膀胱插管、频繁导尿、多次阴道检查和会阴污染等导致细菌进入低位泌尿道引起感染。

（2）分娩所致膀胱和低位泌尿道损伤、残余尿量增加、逼尿肌张力低下和尿液反流等也是产褥期泌尿系感染的高危因素。

（3）产前存在未治疗的无症状性菌尿和未诊断的尿道畸形等可以是产褥期泌尿道感染的高危因素。

2．临床表现和诊断

（1）低位泌尿道感染在一定程度上主要表现为局部症状，如尿频、尿急、尿痛和排尿困难等，但这些表现并不特异，因为产后由于膀胱相对不敏感和分娩刺激等可以发生上述症状。所以，依靠临床表现诊断产褥期泌尿道感染的价值并不大。产褥期低位泌尿道感染的患者也可以出现低热和耻骨上压痛等体征。

（2）肋椎角部压痛经常提示可能有高位泌尿系感染。高位泌尿系感染的全身症状比较突出，表现为高热、乏力、出汗、寒战、恶心和呕吐等。

（3）插管导尿进行中段尿样分析和尿培养可以明确诊断。尿样检查能发现脓细胞，而尿培养不但可以明确诊断，还可以进行细菌学分析。在 75% 的泌尿系感染的病例中，病原菌是大肠杆菌占 75%。

3．治疗

（1）低位泌尿系感染一般不需要住院治疗。高位泌尿系感染，特别是出现全身症状的患者必须入院治疗。

（2）初始治疗最好采用非口服用药途径。可以单剂量抗生素治疗，要依据尿样细菌培养的药敏结果进行抗生素的选择。药物治疗应该持续到热退后 24 小时，并且继续口服 10 天抗生素，以防止病情反复和细菌隐匿。如果 24～48 小时细菌培养结果提示细菌对所用抗生素耐药或症状持续不缓解，要及时更换抗生素。

(3) 抗生素治疗的同时还要补充大量的液体。其目的一是补充丢失的液体，二是起着尿道冲洗的作用。另外，可以服用一些止痛药物治疗患者尿道不适症状。

三、呼吸道合并症或感染

产褥期呼吸道合并症或感染主要包括肺不张和肺炎，常发生于产后24小时内，主要与剖宫产和全身麻醉有关。

1. 病因 剖宫产术中全身麻醉和术后伤口疼痛、仰卧位等导致肺扩张不良是引起肺不张的高危因素。产褥期肺炎少见，大多与患者吸烟和产前患有梗阻性呼吸道疾病有关。

2. 临床诊断和治疗

(1) 轻度肺不张主要的临床表现是迅速出现的低热，而肺部听诊和X线检查常没有异常。

(2) 广泛的肺不张临床表现是体温升高，脉搏、呼吸加快。肺部叩诊吸气时可闻及浊音；X线显示片状不透光区。

(3) 肺炎多见于肺不张未治愈后。临床表现是高热和明显的全身症状。听诊可闻及实性粗啰音。临床症状出现一定时间后，X线检查才能发现模糊的片状影。

(4) 鼓励患者进行吸气锻炼和术后早期下床行走可以有效地降低肺不张发生和病情的严重程度。如果患者畏惧疼痛不敢进行呼吸，要给予止痛药治疗。

(5) 肺炎患者要根据痰培养的药敏结果选择有效的抗生素。

四、伤口感染

产褥期伤口感染虽然时有发生但已经不很常见，剖宫产患者的伤口感染发生率要明显高于阴道分娩者。由于预防性抗生素的应用，剖宫产伤口感染发生率明显降低，为1%～4%左右，会阴侧切伤口感染发生率则为0.3%。产褥期伤口感染多发生在产后4～5天。

1. 病因

(1) 产褥期伤口感染的高危因素包括急诊剖宫产、胎膜早破、产程过长、多次阴道和产妇过胖、糖尿病、免疫低下、贫血等。

(2) 伤口感染的病原菌主要来源于皮肤菌群的金黄色葡萄球菌或来源于生殖道的菌群。

2. 临床表现和诊断

(1) 恰当的抗生素治疗后，患者还存在不可解释的弛张热提示产褥期伤口感染的发生。

(2) 剖宫产术后4～5天发热并伴有伤口周围的红、肿、热、痛。伤口出现硬结或渗出物明显增多。

(3) 如果剖宫产伤口出现窦道，必须扩张伤口，引流出化脓性和血清血液样物质。同时进行伤口处细菌培养。给予必要的广谱抗生素。细致地进行伤口清创非常必要。如果筋膜层裂开，必须在手术室行筋膜修补术。

(4) 剖宫产术后伤口感染仔细清创后，用盐水纱条引流。待渗出物和坏死组织减少后，进行伤口延期缝合，缝合间隙插入纱条引流，并在2～3天内逐渐将引流纱条取出。

(5) 感染的会阴切口表现为轻触痛和肿胀。缝合的会阴伤口经常胀开，必须拆除缝合线，充分引流以防止感染扩大、促进愈合。坏死组织清除及充分引流后，可以进行延期的伤口缝合。

五、脓毒性盆腔血栓静脉炎

脓毒性盆腔血栓静脉炎是不常见，但可能留有后遗症的盆腔感染。以剖宫产患者为多见，在剖宫产患者中的发生率不达 1%。常发生于产后 5~6 天。

1．病因

（1）脓毒性盆腔血栓静脉炎发生的高危因素包括急诊剖宫产、胎膜早破、难产性阴道分娩和产程过长等。

（2）盆腔器官静脉通常经过右卵巢静脉从左向右进行引流。孕期血流郁积导致静脉扩张。如果盆腔静脉内膜受损，很容易在破损处形成血栓。同时细菌在血栓处生长，破碎的感染血凝块入血循环而引起脓毒性血栓。脓毒性盆腔血栓静脉炎常发生在卵巢静脉。

2．临床表现和诊断

（1）脓毒性盆腔血栓静脉炎的诊断原则是首先排除伤口感染和盆腔脓肿，并经过抗生素治疗后应有原因不明的弛张热，则提示可能患有脓毒性盆腔血栓静脉炎。

（2）患者体温变化起伏于正常至 41℃之间，但患者并无明显的诸如子宫压痛和肠功能变化等临床体征。

（3）腹部和盆腔检查无明显阳性结果。偶可在附件区触及虫样血栓形成的静脉。此时 CT 和 MRI 可能对诊断有帮助。

（4）首先尽快进行初步对症治疗。利用肝素类延长凝血酶原时间抗凝治疗，同时给予两种以上广谱抗生素联合用药。

（5）适当治疗 48~72 小时后体温可以恢复正常。肝素抗凝治疗要持续 10~14 天。

（高　杰）

参 考 文 献

1. Bergstrom S, Libombo A. Low birthweight and post partum endometritis - yometritis. Acta Obstet Gynecol Scand, 1995, 74:611~3.
2. Noronha S, Yue CT, Sekosan M. Puerperal group A beta - hemolytic streptococcal toxic shock - like syndrome. Obstet Gynecol, 1996, 88 (4 pt 2):728.
3. Chua S, Arulkumaran S, Sailesh Kumar S, et al. Prelabour rupture of membranes to delivery interval related to the incidence of maternal and neonatal infection. J Obstet Gynaecol, 1995, 21:367~72.
4. Gall S, Koukol DH. Ampicillin/sulbactam vs. clindamycin/gentamicin in the treatment of postpartum endometritis. J Reprod Med, 1996, 41:575~80.
5. Clark RA. Infections during the postpartum period. J Obstet Gynecol Neonatal Nurs, 1995, 24:542~8.
6. Newton ER, Wallace PA. Effects of prophylactic antibiotics on endometrial flora in women with postcesarean endometritis. Obstet Gynecol, 1998, 92:262~8.
7. Grant TH. Imaging of puerperal septic thrombophlebitis: primary role for sonography. Am J Roentgenol, 1998, 170:1396~7.
8. Varner MW. Medical conditions of the puerperium. Clin Perinatol, 1998, 25:403~16.
9. Novak - Antolic Z, Pajntar M, Verdenik I. Rupture of the membranes and postpartum infection. Eur J Obstet Gynecol Reprod Biol, 1997, 71:141~6.

第三章 遗传咨询和产前诊断

第一节 遗传咨询

遗传咨询（genetic counseling）系指由医师或医学遗传学专业人员应用遗传学和临床医学的基本原理对遗传病患者及其家属所提出的有关所患疾病的问题进行解答的过程。一般包括对疾病的发病原因、遗传方式、诊断、治疗及预后，以及患者的同胞、子女或其他亲属再患此病的风险等问题进行解答，并提出建议和指导，以供家属及患者参考，并与家属商谈应采取的预防措施，如结婚、生育、产前诊断等问题。

一、遗传咨询的对象

1．家庭中有任何一种遗传病史者。

2．不明原因的智力低下者。

3．不明原因的畸形者。

4．任何家庭成员为染色体异常患者。

5．任何家庭成员为先天性代谢病患者。

6．有一个以上的家庭成员具有相同畸形者。

7．具有不明原因的异常面容者。

8．表现为多基因的疾病如唇裂、腭裂或脑膜膨出者。

9．生殖器官模糊不清者。

10．体矮者。

11．近亲结婚者。

12．35 岁以上的孕妇或丈夫 45 岁以上者。

13．有多次不明原因自发流产史的夫妇。

14．任何原因（如接触致畸因素）有生先天缺陷儿危险的正在怀孕或即将怀孕的妇女。

二、遗传咨询的方法与步骤

1．确定诊断　为遗传咨询的第一步，也是最基本的一个步骤。只有明确诊断才能了解病因、治疗、遗传方式、预后和计算再发风险。在获取诊断的过程中应特别注意家族史，遗传异质性和对家系成员的检查。

2．分析遗传方式　多数遗传病的遗传方式是已知的，故确定了诊断便知道其遗传方式。但不少常见的遗传病具有遗传异质性（即不同的基因型或遗传方式可导致极相似或相同的临床表现和表型模拟），需通过家系调查以分析遗传方式。

3．推算子女的再发风险率　遗传方式不同的疾患，其子代的再发风险率具有各自独特的规律。因此确立了诊断，并了解了遗传方式后便可估算出再发风险率。

4．婚姻与生育指导　根据子代再发风险率、是否致残、致死和能否治疗，从而作出以下决策：①可以结婚和生育；②避孕或绝育；③对结婚和生育需慎重考虑；④可以结婚并怀孕，但需产前诊断进行预防；⑤领养子女；⑥胚胎移植。

三、估算再发风险率

遗传咨询的核心常常主要是确定再发风险率，这也是接受咨询者最关心的问题。估算再发风险率时详细询问家族史至关重要。例如，近亲中有神经管缺陷者，使本无产前诊断指征者需行羊水检查或母血甲胎蛋白测定。再如接受咨询者如有同胞或父母患非胰岛素依赖性糖尿病、高血压、早年发病的冠状动脉病、精神分裂症等便提示该接受咨询者属于高危状态。以下分别简述不同类型遗传病的遗传咨询。

1．常染色体显性遗传病（autosomal dominant inheritance）　常染色体显性遗传病患者往往为杂合子，若夫妇双方之一为患者，根据孟德尔分离定律推算，其子女患病危险率为50%，没有患病的子女其后代通常不发病。但如果该AD病的外显率不全，则再发风险率应为50乘以外显率。例如马方（Marfan）综合征（AD遗传）的外显率为70%，则其再发风险率为50% × 70% = 35%。另一些迟发型AD病，例如遗传性舞蹈病，在检查时未发现其子女发病并不说明这些子女以后不会发病，也不表明他们不带有致病基因。此外，在一个世代正常的家系中突然出现一名AD患者很可能属新的突变，其子代再发风险率为50%，但其同胞的再发风险率并不高于普通人群中该病的发病率。

2．常染色体隐性遗传病（autosomal recessive inheritance）　常染色体隐性遗传病仅在纯合子个体中才表现疾病，患者双亲往往都是无病的，但他们都是隐性致病基因携带者，再生同样患儿的机率为1/4。近亲结婚者，因为他们从共同祖先获得相同的致病基因的纯合机会比随机婚配者要大得多，所以隐性遗传病的发病率也高。患者与正常纯合体结婚，子女均为杂合体，不会发生患者。患者与杂合体婚配子代再发风险率为50%。但在实际生活中，由于杂合体多无临床症状，难与正常人区别，故估算AR病的再发风险时，如果该病在人群中杂合体频率高则应参考杂合体频率予以咨询。例如AR遗传的高度近视发病率为1%，人群杂合体频率为18%，故高度近视者与表型正常者结婚实际上有18%的机会是与杂合体婚配，这时其子代的再发风险率不是0%而是50% × 18% = 9%。

3．X连锁显性遗传病（X – linked dominant inheritance）　X连锁显性遗传病的致病基因位于X染色体上，因为女性有2条X染色体，任何一条X上有此基因便将患病，而男性只有一条X，所以女性患者多于男性。不过由于女性多为杂合子，所以，病情一般较男性轻，夫妇中，如男方为患者，女方正常，所生男孩都是正常的，女孩都是患者。如女方是患者，男方正常，则所生男孩和女孩发病机率各为50%。此类遗传病如抗维生素D佝偻病、遗传性慢性肾炎等。

4. X连锁隐性遗传病（X－linked recessive inheritance） 隐性致病基因位于X染色体上，男性只有一个X染色体，因为Y染色体上缺少同源节段，没有相应的等位基因，所以男性是半合子，即使只有一个隐性致病基因也会发病。女性必须两个X染色体上均有相同的隐性致病基因才会发病，所以男性患者多于女性。夫妇中男方患病女方正常，所生男孩均正常，女孩也不发病，但都是致病基因携带者，如女方患病，即两个X染色体上均有相同的隐性致病基因，男方正常，所生子女中男孩都发病，女孩都是致病基因携带者，女性携带者与正常男性结婚，后代中女儿都不发病，但其中有1/2为携带者，儿子将有1/2可能患病。这样，男性患者的致病基因是随母亲的X而来的，将来他将X上的致病基因只传给女儿不传给儿子，这便形成交叉遗传。此类遗传病如甲型血友病、假肥大型进行性肌营养不良症，均可进行产前诊断。

5. 多基因遗传病（polygenic inheritance） 多基因遗传病与之有关的不是一对基因，而是两对以上的基因，每对基因彼此没有显性与隐性的关系，各对基因的作用微小但有积累效应。多基因遗传病是遗传因素与环境因素共同作用的结果。遗传基础与环境因素的共同作用决定了一个个体是否易于患病，称为易患性，当一个个体的易患性达到一定水平，即达到一定限度——阈值，这个个体即将发病。遗传因素对疾病所起作用的大小称遗传度，病种不同其遗传度的高低也不同，所以多基因遗传病的复发风险率的推算比较复杂，不像单基因遗传病那样简单。确定一种病是否为多基因遗传，也不像单基因遗传病那样容易从系谱分析作出判断，而需先了解该病的群体发病率，然后调查患者一级亲属中的发病率，对比此二发病率如有明显差异，可以认为有遗传基础。表3－1显示了16种常见多基因遗传病的再发风险率。

表3－1 主要多因子病遗传咨询简表（表内数据为再发风险率）

多因子病		父母之一为患者	父母正常，但已有一名患病子女	父母之一为患者，并已有一名患病子女
无脑儿、脊柱裂	低发地区	2%	2%	6%
	高发地区	6%	5%	15%
唇裂±腭裂		3%	3%	10%
单纯腭裂		2%	2%	7%
先天性马蹄内翻足		1%	1%	5%
先天性心脏病		2%～4%	2%～5%	10%～15%
先天性髋关节脱位		4%	4%	10%
先天性肥厚性幽门梗阻	男	4%	2%	13%
	女	17%	10%	38%
精神分裂症		3%～5%	3%～5%	10%（20%～30%*）
躁狂忧郁症		3%	3%	33%*
原发性癫痫		5%	5%	10%
共转性外斜		4%	4%	11%
冠状动脉性心脏病		8%	7%	18%
原发性闭角性青光眼		6%	5%	13%
糖尿病（非胰岛素依赖型）		2%	2%	5%
支气管哮喘		6%	5%	14%
原发性高血压		16%	12%	27%

* 双亲均患病的子代再发风险率

6．染色体病的遗传咨询　染色体异常疾病包括染色体数目和结构异常，多为散发，主要是由于亲代生殖细胞在发生过程中发生畸变所造成的。有少部分是由于双亲中有平衡易位或倒位携带者的结果，前一种情况同胞复发风险率与一般群体相同或稍高，后一种情况则再发风险很高。染色体异常在活产儿中约占1%，其中约1/4为21－三体，1/4为性染色体畸变，1/3为常染色体各种重组体，1/12为其他三体型。大多数染色体异常严重影响胎儿发育，因而导致宫内死亡，在自然流产儿中约25%～60%有染色体异常，以妊娠早期的流产儿最为常见，有的甚至在未发现怀孕以前胚胎即停止发育，三倍体和四倍体的胎儿几乎全部自然流产。

随着遗传学技术的发展，各种细微的易位、缺失、倒位均得到鉴别，使得对染色体异常的遗传咨询较过去更为精确，特别是通过遗传获得的易位。但对散发性的缺失和易位，非二倍体性染色体异常的遗传咨询仍主要依据经验再发风险率。染色体病的同胞再发风险率主要取决于其父母的染色体核型。如果父母的核型均正常，则其染色体数量异常病子女的同胞再发风险率稍高于或并不高于一般人群中的发病率。如果父母之一为平衡易位携带者则子女的再发风险率明显增加，以21－三体综合征14/21易位型为例，其理论子代再发风险率为1/6。严重染色体病患者不易生育，子代再发风险率难以预测。21－三体综合征的女性患者如能生育，其子代再发风险率约为1/3。但由于配子形成的实际分离常不是随机的，故再发风险率与理论值常有差别。

总之，遗传病患者或患者的父母对疾病的预后和怕再生一个患儿的思想负担很重，因此，在进行咨询时不应该满足于对遗传病作出诊断或从遗传方式推算出大致再发风险率，因为这并未真正解决他们的具体问题。进行遗传咨询时，医师除了要耐心解答患者及其家属所提出的问题外，更重要的是提供有关遗传学方面的资料和今后应采取的具体措施。此外，还应注意他们对所提出的建议是否充分理解，因此解释必须充分，所提建议也应尽可能具体，只有这样才能使他们正确对待和合理解决婚姻和生育问题，防止遗传病的发生。

（向　阳）

参考文献

1．刘权章．遗传咨询．杜传书，刘祖洞主编．医学遗传学．第二版，北京：人民卫生出版社，1992．301～319．

2．刘权章．人类染色体方法学．北京：人民卫生出版社，1992．136～198．

3．Simpson JL．Cytogenetics．In：Simpson JL，Elias S eds．Prenatal diagnosis．New York：Churchill Livingstone，1993．165～184．

第二节　产前诊断

产前诊断（prenatal diagnosis）又称宫内诊断（intrauterine diagnosis），是人类细胞遗传学、生化遗传、分子遗传学等学科和临床医学实践紧密结合起来形成的一门边缘学科。目前已发现有5000多种不同的可遗传的先天性疾病，其中单基因突变引起的遗传病达3500种以上，多基因病数百种，染色体病也有数百种。这些遗传病通过人类繁衍而不断传播，造成恶性循环，给家庭和社会均造成很大负担。因此，人们希望尽快找到一种早期诊断和治疗这些疾病的方法，产前诊断即是顺应这一要求而发展起来的。

一、产前诊断的指征

产前诊断适应对象主要有如下几种情况：

1. 高龄孕妇 35岁以上的孕妇发生染色体不分离的机会比正常人多许多倍，如25~35岁生育21-三体的机会为0.15%，35岁以上为1%~2%，40岁以上可达3%~4%，因此普遍将孕妇年龄大于等于35岁称为高龄孕妇。

2. 曾生育过染色体异常患儿者 凡生育过一个染色体异常儿者，再次生育此种患儿的机会为1/60，比正常孕妇大10倍以上。因此这类孕妇再次妊娠后应作产前诊断。

3. 夫妇之一是染色体平衡易位携带者或倒位者 2%~3%的先天愚型为易位型。此类平衡易位的双亲出生先天愚型儿的概率为33%，但实际上如父亲为平衡易位，出生患儿的风险为2%~3%，如母亲为平衡易位，风险则为10%。实际数字比理论数字低的原因与某些异常配子不能存活有关。

4. 有脆X综合征家系的孕妇 脆性X综合征（fragile X syndrome，Fra X）是X-连锁的智力低下综合征中发病率最高的一种，它与X染色体上的脆点有连锁关系。

5. 曾生育过神经管缺损儿的孕妇 神经管缺损是最常见也是最严重的先天性出生缺陷之一，可分为无脑儿和脊柱裂两大类。生育过1例无脑儿者，再次生育无脑儿风险可增至2%~5%，生育过2例者，再生无脑儿风险可增至10%~20%。

6. 夫妇之一为某种基因病患者或曾生育过某一单基因病患儿的孕妇 单基因病的遗传方式符合孟德尔定律，故生育病儿的风险可以预测。

7. 曾有不明原因的自然流产史、畸胎史、死产或新生儿死亡史的孕妇。

8. 孕妇有环境致畸因素接触史，尤其是孕期活动性TORCH感染史的孕妇。

二、染色体病的产前诊断

染色体病是先天性染色体数目或结构异常所引起的遗传病。一般来讲多数导致胎儿流产、早产或死产，只有少数能存活。在产前诊断过程中，易位以及母亲年龄效应占产前诊断的绝大多数，但是若发现亲代中有其他异常核型时，就必须进行产前诊断。

1. 常染色体病的产前诊断 常染色体病即为染色体数目或结构异常引起的疾病，包括三体征、单体征、部分三体或部分单体征以及各种结构异常和易位、倒位、环状等臂、缺失、插入等引起的结构畸变综合征。目前能进行产前诊断的主要有三体征、易位、倒位或其他结构异常引起的畸变综合征。

2. 性染色体病的产前诊断 性染色体病系指性染色体的数目及结构畸变而引起的综合征，它们有些并不危及生命，亦无严重的智力缺陷，可具有一定的生育能力，对于这种患儿的出生我们建议应做产前诊断。

3. 脆性X综合征（fragile X syndrome）的产前诊断 脆性X综合征是仅次于先天愚型引起智力低下的常见原因之一，而脆性X染色体则是脆性X综合征的重要细胞遗传学标志，即指Xq27.3处呈细丝样，导致其相连的末端呈随体样结构。这一部位容易发生断裂丢失，因而被称之为脆性部位（fragile site）。这种综合征的主要特征是具有不同程度的智力低下，可伴有其他异常表型如大睾丸、大耳朵、方额、语言障碍及性情孤僻等。现在已在临床、细胞遗传、分子遗传等研究方面取得了很大的发展，目前脆X基因已被克隆，并发现其遗传基础不是染色体断裂而是DNA的扩增即脆X基因FMR-1靠近断裂点处的一个外显子中CGG（编码精氨酸）序列的大量扩增。其产前诊断也已开展。

三、先天性代谢病的产前诊断

单基因病的产前诊断很重要，由于它的遗传方式符合孟德尔定律，故生育病儿的风险可以预测。其产前诊断过程中应注意如下几点：

1．对疾病有确切的诊断并了解其遗传方式　应明确第一个患儿的病种，再检查孕妇相应的酶或其他代谢产物水平，判断他们是否为杂合子，通过家谱分析，了解其遗传方式。

2．判明家庭成员的表型　通过血液、皮肤、组织活检、酶和蛋白质测定或其他辅助检查，判定家庭成员是否患者或致病基因携带者。

3．应注意有些基因不一定都在羊水、绒毛细胞中表达，如苯丙氨酸羟化酶，就不在羊水中表达，因此，就不能通过检测羊水细胞中此酶水平来作产前诊断。

4．产前诊断应尽早进行，这有利于及早终止患胎妊娠。随着早孕羊水穿刺及绒毛活检的广泛开展，早期产前诊断已成为可能。

四、先天畸形的产前诊断

先天畸形（congenital malformation）系指出生后就存在的各种形态上的异常。畸形可以是单发，也可以是多发，它的发生与种族、遗传及环境等因素有关。先天畸形的病因复杂，但大致可分为两大类：其一为遗传因素所致，如常染色体显性遗传病中的并指、多指，马方综合征，常染色体隐性遗传病中的多囊肾、小头畸形，多基因病中的脊柱裂、无脑儿、唇腭裂、先天性心脏病等。另一类为环境因素所致，如各种感染因子、射线及药物所致的各种胎儿畸形。

对于各种先天畸形的产前诊断最常用的技术是各种物理检查，如超声、X线、胎儿镜等检查，此外也可根据母亲或胎儿体液中的一些代谢产物进行间接判断如开放性神经管缺损与羊水中甲胎蛋白（AFP）升高具有平行关系，因此可以利用火箭电泳等方法检测AFP，配合超声检查已成为产前诊断无脑儿、脊柱裂的常规手段。

（向　阳）

参 考 文 献

1．杜传书，刘祖洞主编．医学遗传学．第二版．北京：人民卫生出版社，1992．286~301．

2．向阳，孙念怙．胎儿异常早期诊断技术的进展．国外医学妇产科分册，1996，23:7~9．

3．Simpson JL．Cytogenetics．In：Simpson JL，Elias S eds．Prenatal diagnosis．New York：Churchill Livingstone，1993．165~184．

第四章 分娩异常

产力异常

病因学说 临床特别及诊断 鉴别诊断 预防及处理

产道异常

骨产道异常 软产道异常

胎儿异常

巨大胎儿 胎儿畸形

子宫破裂

病因 临床表现 诊断 鉴别诊断 处理 预防与预后

羊水栓塞

病因 病理生理 诊断 辅助检查 鉴别诊断 预防 治疗

分娩过程能否胜利完成，取决于产力、产道、胎儿三个因素。任何一个或一个以上因素发生异常以及三个因素间相互不能适应，分娩过程受阻，称为异常分娩（dystocia），通常称为难产。

异常分娩包括产力异常，产道异常，和胎儿异常。

第一节 产力异常

产力包括子宫收缩力，腹壁肌和膈肌收缩力以及提肛肌收缩力，其中子宫收缩力为主。在分娩过程中，子宫收缩的节律性、对称性及极性不正常或强度、频率过强或过弱、称为子宫收缩力异常，简称产力异常。临床分为子宫收缩乏力和子宫收缩过强两类，每类分为协调性和非协调性。按症状出现时间不同，又分为原发性（产程开始既出现）、继发性（产程进展后出现）。临床上出现异常分娩多因子宫收缩力乏力为主。

一、病因学说

多由几个因素综合引起，常见的有：

1．精神因素 产妇对分娩有顾虑，精神过度紧张或受意外刺激，产程中进食过少，甚至有呕吐，过度消耗体力，产妇处于疲惫状态，均可导致子宫收缩乏力。

2．子宫因素 子宫畸形（双子宫，单角子宫等）造成宫缩不协调。双胎或羊水过多使子宫过度膨胀，子宫肌纤维过度伸张，导致子宫收缩无力。子宫肌瘤或肌腺瘤等可影响子宫收缩。子宫发育不良，幼稚型子宫肌层发育差也影响其收缩能力。

3．头盆不称及胎儿因素 胎位异常，多见于臀位，横位，持续性枕横位或枕后位。胎儿过大，造成头盆不称。阻碍先露下降，胎儿先露部不能紧贴或压迫下段及宫颈部位，因而不能很好地刺激局部神经节，反射性地引起有效宫缩。

4．体质与内分泌因素 产妇合并有急慢性疾病，体弱，身体过于肥胖或瘦小，血电解质紊乱，妊娠晚期产妇体内雌激素、催产素、前列腺素、乙酰胆碱等分泌不足或相互不协调，导致子宫收缩乏力。

二、临床特点及诊断

子宫收缩乏力分为原发性和继发性两种。

1．原发性子宫收缩乏力是指产程开始子宫收缩乏力，宫口不能如期扩张，胎先露部不能如期下降，产程延长。

2．继发性子宫收缩乏力是指产程开始时子宫收缩正常，在产程进入某阶段后，子宫收缩转弱，产程进展缓慢，甚至停滞。

临床主要表现为产程进展缓慢，宫口不能如期扩张，胎先露下降缓慢，产程延长有以下四种不同情况：

(1) 潜伏期延长 潜伏期延长是从有规律性子宫收缩到宫口开大3cm之间为潜伏期，因此必须识别假临产。临床上有两种情况之一应视为临产：①规律宫缩，间歇5～10分钟，持续30秒，并逐渐加强；②宫颈管消失，宫口逐渐开大，或使用杜冷丁后不抑制宫缩。初产妇正常约为8小时，最大时限为16小时，如超过16小时为潜伏期延长。

(2) 活跃期延缓或阻滞 宫颈口扩张3cm至开全为活跃期，初产妇正常为4小时，最大时限为8小时；如超过8小时或宫颈扩张<1.2cm/h为活跃期延缓或阻滞；如宫口不再扩张达2小时以上期为活跃期阻滞。

(3) 胎头下降延缓或阻滞 为活跃期晚期，胎头下降速度<1cm/h为胎头下降延缓，如停滞不下1小时以上为胎头下降阻滞。

(4) 第二产程延缓或阻滞 宫口开全后1小时无进展为停滞，>2小时为二程延长，总产程>24小时者为滞产。

子宫收缩过强分为协调性和不协调性。

1．协调性子宫收缩过强 子宫收缩的节律性，对称性和极性均正常仅子宫收缩过强，过频。若产道无异常，宫口在短时间内开全，很快结束分娩，总产程不足3小时，称为急产。

(1) 对母体影响 急产对母体可致宫颈，阴道，会阴的裂伤。接产时来不及消毒可致产褥感染。产后子宫肌纤维缩复不良易发生胎盘滞留或产后出血。

(2) 对胎儿及新生儿影响 宫缩过强过频，影响胎盘血液循环，造成胎儿宫内缺氧，易发生胎儿窘迫，新生儿窒息或死亡。胎儿娩出过快，胎儿在产道内的压力突然解除，可致新生儿颅内出血。

2．不协调子宫收缩过强 强直性的子宫收缩并非子宫肌组织功能异常，多是外界因素异常造成的，例如临产后产道发生梗阻或催产素应用不当等。临床上可见子宫呈强直性收缩，宫缩间歇时间短或无间歇。由于子宫的持续性收缩，触之如木板，在短时间强直性收缩后，胎儿缺氧，胎心明显减慢，甚至可引起胎儿宫内死亡。由于不协调的收缩可使子宫肌壁呈痉挛形成环状狭窄，持续不放松，称为子宫痉挛性狭窄环。多在子宫上下段交界处，或在胎体的某一狭窄部位，常见于胎颈部，腰部。由于胎儿下降受阻，子宫体上段加强收缩，而下段越来越扩大，变薄，下腹部可见一环状的凹陷，子宫下段压痛明显，产妇常伴有剧烈的腹痛，扪诊可触及凹陷的缩腹环，称为病理缩复环。病理缩复的出现是子宫破裂的先兆，应紧急处理。

三、鉴别诊断

产力异常与宫颈难产鉴别：后者宫颈坚韧或水肿，宫颈口难以扩张，而子宫收缩乏力的宫颈软，并有一定程度的扩张，仅产程进展缓慢。

四、预防及处理

1．分娩宣教 ①应加强对孕产妇进行产前及分娩宣教，使孕妇了解到妊娠和分娩是生理过程；②如属于精神过度紧张者，应消除产妇对分娩的顾虑和恐惧；③加强分娩前后的管理，关心和体贴产妇，鼓励多进食，多休息，有亲人陪伴及专业医护人员陪护措施。

2．找出原因，及时处理 ①产程过程中出现宫缩乏力，及时找出产科原因，积极处理，包括注意排空膀胱和直肠，补充营养和水分，必要时可静脉补充营养，可给予5%～10%葡萄糖液500ml～1000ml，内加维生素C 23g，已破膜达12小时者应给予抗生素，预防感染，补充钙剂，可以提高子宫体肌球蛋白及腺苷酶活性，增强子宫收缩力等；②产妇疲劳时可适当给予镇静剂：安定10mg肌肉注射或度冷丁100mg肌肉注射，待产妇充分休息后，子宫收缩可以转强，有利产程进展；③有电子监护仪持续监测胎心和宫缩。

3．宫缩乏力的处理

（1）潜伏期延长 潜伏期延长预示可能难产，可能与紧张疲劳有关，可给度冷丁100mg肌注以控制不协调的子宫收缩及识别假临产，促进产妇休息，恢复协调的子宫收缩，纠正潜伏期延长。产妇调整休息后，胎膜未破者，应给予温肥皂水灌肠，促进肠蠕动，刺激子宫收缩。自然排尿有困难者，先行诱导法，如无效时应予导尿，应排空膀胱，促进子宫收缩作用及胎先露下降，压迫宫颈，加速宫口的扩张。

（2）活跃期延缓 宫口扩张3cm以上，调整休息后，阴道检查除外头盆不称或严重胎位异常，可采取措施加速产程进展，如宫缩乏力，施行人工破膜是产科最常见的操作之一，它促使子宫收缩增强，加速产程进展。破膜后胎头可直接压迫宫颈旁的神经丛，使反射性释放催产素和前列腺素增加而加强宫缩。破膜时间应选在两次宫缩之间，臀部稍抬高，避免羊水栓塞及脐带冲出。同时注意羊水量及性质：有无浑浊及颜色。人工破膜后宫缩仍不理想，必要时可给催产素点滴，催产素2.5U加入5%葡萄糖液500ml内，从8滴/分，即2.5mU/min开始，根据宫缩强弱进行调整，一般宫缩调整为间隔3～4分钟，持续30～50秒，有条件者可用静脉输液泵控制输液滴速效果更佳。对于不敏感者可适当增加催产素量。同时加强胎心监护。有异常胎儿或估计胎儿过大，多次分娩史，多胎或病理性羊水过多为防止子宫破裂，避免用催产素。经过上述处理，若产程仍无进展或胎儿出现宫内窘迫征象时，应及时行剖宫产术。

（3）第二产程宫口开全以达1小时以上，先露下降迟缓，如无头盆不称、无胎位异常及胎儿宫内窘迫征象，应加强指导产妇屏气用力，必要时可采用静点催产素，促进胎头下降，等待自然分娩。如第二产程已达或接近2小时，胎先露较低在坐骨棘下达+2～+3无头盆不称及胎位异常，可考虑胎头吸引或产钳助产。如出现胎儿宫内窘迫，应立即行剖宫产结束分娩。

(4) 第三产程注意预防产后出血，当胎儿前肩娩于阴道口时，可给予麦角新碱0.2mg静脉推注，或同时给予催产素10U肌注或静脉滴注，使子宫收缩加强，预防胎盘剥离时子宫出血。

4．子宫收缩过强处理　如胎位正常，胎儿中等大小，可能发生急产，如胎位异常或胎先露异常出现梗阻所致的宫缩过强，可使子宫下段过度拉长变薄，出现上下节处的子宫缩复环，可能出现子宫破裂，应及时处理。立即给硫酸镁或乙醚麻醉，放松子宫。并尽快结束分娩，行剖宫产。如催产素引起，应立即停止催产素静点，吸氧，并加强胎心监测。因宫缩过强，产程进展会特别快，应作好接产的准备和新生儿抢救准备。如宫口未开全，胎儿宫内出现窘迫现象，应立即剖宫产。若胎死宫内，宫口已开全，可行乙醚麻醉，经阴道分娩。

（吴玉珍）

第二节　产　道　异　常

发生难产的原因主要由产道异常引起，产道异常分为：骨产道异常和软产道异常。产道异常尤其是骨产道异常即骨盆，而骨盆各径线较正常短或形态异常，通常称为骨盆狭窄，是引起胎儿分娩异常的重要因素。妇女骨盆可分为病理性骨盆（约占98%）和生理性骨盆(约占2%)。按骨盆的狭窄程度，一般分为三级：Ⅰ级为临界性狭窄，即各径线处于正常与异常值之交界，此类病例大多数可等待自然分娩；Ⅱ级为相对性狭窄，又可分为轻，中，重三种。这一级需要与胎儿大小，及胎位，胎头的可塑性，产力，软组织的阻力经过试产才能决定是否可以阴道分娩，但重度阴道分娩的可能性极小；Ⅲ级为绝对性狭窄，无阴道分娩的可能性，必须以剖宫产结束分娩。

一、骨产道异常

1．病因学　骨盆异常发生可因全身性发育异常：先天性发育不良、营养不良、炎症、外伤、脊柱病变、下肢疾患等引起。

(1) 遗传因素　骨盆的先天发育异常。

1) 侏儒性的骨盆　其中包括：①软骨发育不全侏儒骨盆：为先天性软骨发育不全，有家族遗传性，四肢短小，由于髂骨发育不全，骨盆前后径明显缩短，骨盆入口呈扁型；②真性侏儒骨盆：由于腺垂体疾病致骨盆不能相称发育，骨盆各骨骺不能完成正常骨化，成年后仍保持有婴儿型软骨部分，骨盆呈一般性狭窄；③克汀病侏儒骨盆：为部分山区的地方病，由于缺碘致甲状腺功能障碍，智力低下，身材矮小，骨盆为均小骨盆；④佝偻病性侏儒骨盆：最常见。由于钙磷代谢障碍，缺乏维生素A、D，发生骨质软化，骨盆有一定程度的变形。

2) 婴幼型骨盆　由于骨盆发育过程中缺乏机械作用因素，致骨盆呈漏斗状。

(2) 炎症　病变可引起骨盆的变形。常见的是脊柱结核所致的驼背，脊椎侧弯。骨盆变形的程度取决于病变的部位和程度。脊柱作用于骶骨的重心发生改变使骶骨横轴旋转，骶骨全部向后倾斜，使骨盆入口前后径及入口横径延长，入口平面显然增大。骶骨的后倾及两侧髋骨的外展，致骨盆前后径和横径缩短。可使骨盆发育异常，变形。

(3) 下肢病变导致骨盆病变　由于婴儿患小儿麻痹后遗症所致下肢病变，一般不严重。

2. 异常骨盆种类　均小骨盆（骨盆的入口，中骨盆及出口平面均狭窄）；扁平骨盆（骨盆的前后径变小）；漏斗形骨盆（骨盆的出口平面狭窄）；脊柱病变倾斜狭窄骨盆；骨软化病骨盆；髋关节疾患性骨盆，骨盆骨折，骨盆肿瘤。

(1) 均小骨盆　各径线均小于正常，但骨盆形态根据发生原因不同而有差异，往往前后径更小，形成均小扁平骨盆。偶尔前后径较横径长，形成类人猿型骨盆。患者之骶骨长，坐骨横径小，入口平面前部内聚，形成漏斗型骨盆，为轻度均小骨盆多见。骨盆入口前后径在9~10cm者常为佝偻病骨盆。入口前后径为7cm或以下者为矮人型骨盆。

矮人型骨盆分为：①真矮人型；②软骨发育不良型；③发育不良型；④克汀病；⑤佝偻病型。

(2) 扁平骨盆　骨盆入口前后径仅为10cm或以下，而其余径线不小于正常者为扁平骨盆，多为佝偻病所致。

(3) 漏斗型骨盆　坐骨结间径小于8.0cm或出口横径与出口后矢壮径之和小于15cm而骨盆侧壁内聚，上宽下狭窄形似漏斗称为漏斗形骨盆。

(4) 倾斜狭窄性骨盆　是指骨盆一侧向内倾斜，使骨盆两侧不对称。原因可能为：①脊柱侧弯；②髋关节疾病；③下肢病变；④一侧脊髓前角灰质炎所致，一侧下肢行动障碍继而发生健侧骨盆向内推移。

(5) 骨软化病骨盆　此种情况目前国内已极少见。

(6) 髋关节疾患骨盆　髋关节炎多数为结核性，小儿麻痹症下肢瘫痪萎缩，膝或踝关节病变。

(7) 骨盆骨折　多发生于外伤，轻型骨折很少发生错位，也不产生骨痂，故不影响分娩。严重骨折可能造成骨盆畸形及重度骨痂形成，以致妨碍分娩。凡有骨折者，应在妊娠前进行骨盆摄片，明确有无畸形及重度骨痂形成，以决定能否经阴道试产。

(8) 骨盆肿瘤　骨盆肿瘤较罕见。骨盆软骨瘤，骨瘤，软骨肉瘤皆有报道，一般可影响胎儿通过骨盆。B超或X线摄片可确诊。

3. 临床表现和诊断

(1) 病史和全身检查　注意孕妇幼年有无佝偻病，小儿麻痹症，脊柱及髋关节结核下肢有无病变及骨折病史。测量身高在145cm以下孕妇患均小骨盆可能性大，脊柱检查有无凸出或侧弯，注意下肢行走状态。

(2) 产科检查　胎位及胎头位置：骨盆异常者易头浮，臀位、横位。分娩过程中胎头不入盆造成难产，应想到骨盆狭窄。

(3) 骨盆测量　骨盆测量分为：临床测量（包括内测量和外测量）、X线测量及超声测量。X线骨盆测量可以了解骨盆的形态、各平面的径线的尺度及各部的结构的最好的方法，由于X线对胎儿有影响，但为了减少或避免胎儿在宫内接受X线的照射。目前不主张用X线测量骨盆，至少不应常规应用。超声测量需由B超下及专业人员测量，有条件可进行测量，但有些径线仍需要临床测量。故临床测量仍然是测量骨盆大小的主要方法，外测量皆为间接测量骨盆各主要平面径线但其受软组织厚薄影响，故需加以校正，临床上除出口横径外，以内测量入口对角径，中骨盆前后径及坐骨棘间径，对骶骨异常和骶岬异常也无法经外测量来发现。骨盆明显狭窄者临床上不难诊断，在临界者还需根据胎儿大小，胎位，产力，通过试产来做最后决定是否难产。临床采用内外测量方法，对产妇、新生儿基本无害，愈来愈受到重视。

骨盆外测量

1）髂棘间径（interspinal diameter，IS） 孕妇取伸腿仰卧位，测量两髂嵴外缘宽的距离，正常为23～25cm。

2）髂嵴间径（intercristal diameter，IC） 孕妇取伸仰卧位，测量两髂嵴外缘最宽的距离，正常值为25～28cm。

3）粗窿间径（intertrochanteric diameter，IT） 孕妇取伸腿仰卧位，测量两股骨粗窿外缘的距离，正常值为28～31cm。

4）骶耻外径（external conjugate，EC） 孕妇取左侧卧位，右腿伸直，左腿屈曲，测量第5腰椎棘突下至耻骨联合上缘中点的距离，正常为18～20cm。

5）坐骨结节间径或称出口横径（transverse outlet TO） 孕妇取仰卧位，两腿弯曲，双手抱双膝。测量坐骨结节内侧缘的距离，正常为8.5～9.0cm。

6）出口后矢状径（posterior sagittal diameter of oulet） 为坐骨结节间径中点至骶骨尖端的长度。检查者戴指套的右手示指伸入孕妇肛门向骶骨方向，拇指置于孕妇外骶尾部，两指共同找到骶骨尖端，用尺放于坐骨结节径线上，用汤姆斯出口测量器一端放于坐骨结节间径的中点，另一端放于骶骨的尖端处，测量器标出的数字即为出口后矢状径长度，正常值为8～9cm。

7）耻骨弓角度（angleof subpubic arch） 用左右手拇指指尖斜着对拢，放置在耻骨联合下缘，左右两拇指平放在耻骨降支的上面，测量两拇指间的角度，为耻骨弓的角度，正常为90°。小于85°为不正常。此角度可以反映骨盆出口横径的宽度。

骨盆出口径线以坐骨结节间径与后矢状径为最重要。如外测量坐骨结节间径＜8cm，耻骨弓角度＜85°，若坐骨结节间径与出口后矢状径之和＜15cm，为骨盆出口平面狭窄。

骨盆内测量

1）对角径（diagonal conjugate，DC） 对角径（骶耻内径）为入口平面的重要径线。骶耻内径的检查方法：产妇取仰卧截石位，检查者一手的示、中指戴消毒手套，轻伸入阴道内，用中指尖试触及骶骨岬上缘中点，然后将手尺侧抵住耻骨联合下缘，用另一手示指正确标记，此接触点抽出阴道内的中指，测量中指尖至此接触点的距离，正常值为＞11.5cm，此径线减去1.5cm，即为正常骨盆入口前后径的长度，又称真结合径。测量时期应于妊娠24～36周，阴道较松软时进行为宜。过早测量因阴道较紧影响操作，近预产期测量容易引起感染。如手指尖触不到骶骨岬，则对角径小于11.5cm，为骨盆入口平面狭窄。

2）坐骨棘间径（bi－ischial diameter） 测量两坐骨棘间的距离，正常值10cm。坐骨棘间径为中骨盆横径重要径线，由于两侧坐骨棘点之间不易同时测定，故不易检查精确，只能经阴道内诊粗略评为坐骨棘“不明显”“一般”“突出”。检查方法中示指伸入阴道试在侧壁寻找坐骨棘，触到一侧后，移向对侧壁，触及另一侧，并估计其宽度。检测坐骨棘间径的同时，可体会骨盆侧壁弧度，侧壁是否垂直或内聚。

坐骨切迹宽度：代表中骨盆后矢状径，其宽度为坐骨棘与骶骨下缘的距离即骶棘韧带宽度，此径无法直接测量，将示中指伸入阴道内置于骶棘韧带上移动，能容纳3横指为正常，若坐骨棘间径<10cm，坐骨切迹宽度<2横指，为中骨盆平面狭窄。

骶骨凹度：在检查对角径时，中、食指从下向上触摸骶骨，以期找到骶岬骨，向下触骨摸骶骨凹的纵行及横行曲度，骶骨内面的弧度，肛诊检查骶骨凹度更为明显，以估计骶骨系直型，浅弧型和中弧骶或深弧，中弧有利于分娩，浅弧型次之，直型或深弧均不利分娩。

骶尾关节：在检查骶骨时，必然可触到骶尾关节活动度和曲度，骶尾关节是否活动；骶尾关节是否前勾固定，突起，尾骨椎化，这些均可阻碍分娩，或需助产。骶尾关节活动度及曲度也可经一手指在肛门内检查。

骨盆的内外测量正常值见表4-1，骨盆入口、中腔和出口狭窄的各径线值见表4-2。

表4-1 骨盆内外测量正常值及异常值

内测量	（正常值 cm）	（异常值 cm）	外测量	（正常值 cm）	（异常值 cm）
骶耻内径	>11.5	≤11.5	髂前上棘间	23~25	<23
坐骨棘间径	≥10	≤10	粗隆间径	29~31	<29
坐骨切迹	5.0~5.5	<5.0	坐骨结节径	8.5~9.0	<8
			耻骨弓角度	85~90	<85
			髂棘间径	25~28	<25
			骶耻外径	>18	≤18
			出口后矢状径	8~9	<8.0

表4-2 骨盆入口、中腔和出口狭窄的各径线值

		对角径（cm）	坐骨棘间径（cm）	坐骨结节间径（cm）
Ⅰ	临界性狭窄	11.5	10.0	7.5
Ⅱ	相对性狭窄	11~10	9.5~8.5	7.0~6.0
Ⅲ	绝对性狭窄	<10.5	<8.5	<6.0

4. 处理原则　目前重度骨盆狭窄及因疾病而造成骨盆明显变形的情况已少见，而对轻度狭窄的处理则成为考验接产者的经验问题，产科医师应了解以往的病史根据产妇的年龄，产次，和一般的体格检查：身高，脊柱及下肢有无畸形，宫缩的强弱，产科检查有无悬垂腹，胎方位，胎儿大小，胎头的可塑性，先露的下降程度，胎心的变化，产程进展状况，决定分娩方式。

骨盆入口狭窄：①明显头盆不称（绝对骨盆狭窄）；足月活胎不入盆，不能经阴道分娩。应在接近预产期或临产后给予剖宫产结束分娩；②轻度头盆不称（相对骨盆头盆不称）：如足月胎儿中等大小，胎心率正常，在严密观察下，给以试产机会。

骨盆中腔狭窄：在分娩过程中，胎儿在骨盆平面完成俯屈及内旋转动作，若中骨盆平面狭窄，则胎头俯屈及内旋转受阻，易发生持续性枕横位或枕后位，造成难产。

骨盆出口狭窄：骨盆出口平面是产道的最低部位，应慎试产。

(1) 试产 对轻度骨盆狭窄的产妇，根据B超测量胎儿双顶径，腹径和宫高腹围，估计胎儿体重在中等大小，可进行试产。正常宫缩的情况下，试产时间为4~6小时，在试产过程中应密切注意产程的进展，胎头的下降，胎心率的监测及产妇一般情况，即休息、饮食、大小便情况。因宫缩问题应及时处理。可采取人工破膜或催产素点滴加强。如仍不能入盆或仅部分入盆者，表示已给予充分试产而阴道分娩的可能不大，则考虑行剖宫产。

1) 骨盆入口狭窄的处理 骨盆入口平面狭窄常见于扁平型狭窄，对角径为11.5cm以上，胎儿中等大小，应给以充分的试产机会。不应过早的决定剖宫产，必要时，应先行人工破膜，观察产程进展。试产过程中，如宫缩乏力，可给予催产素点滴加强宫缩。正式临产，观察4小时后无进展，应当考虑剖宫产。如胎膜已破，为了减少感染，应缩短试产的时间。

2) 中骨盆狭窄的处理 在分娩过程中，胎头在中骨盆完成俯屈及内旋转，中骨盆狭窄易影响胎头的内旋转，因而是持续性枕横位的主要原因。如果胎头不能很好地俯屈以至通过骨盆的径线最大影响先露下降，如宫口已开大，可用手经及阴道宫颈内，试将胎头转正，已利胎头通过骨盆，胎儿先露到达坐骨棘平面，宫口已开全，产妇无紧急情况处理，最好再等待胎头再下降些，然后助产。如果有结束分娩的指征，最好由有经验的助产者进行。短期内无进展者应实行剖宫产。

3) 骨盆出口狭窄的处理 骨盆出口是产道的最低的部位，如怀疑有出口狭窄，应于临产前对胎儿大小，头盆的关系，仔细作出估计，决定是否能经阴道分娩。当出口横径狭窄时，耻骨弓下三角空隙不能利用，先露可向后移，利用后三角空隙娩出。临床上常用出口横径与后矢状径之和大于15cm时，多数胎儿可经阴道分娩，此时应作较大侧切，必要时可行胎头吸引器或产钳助产。一般认为对骨盆入口平面狭窄，应尽可能的试产，而对中骨盆或出口面的狭窄要多考虑剖宫产，而试产要慎重。

(2) 剖宫产 严格掌握剖宫产的适应证，对骨盆有明显狭小或畸形者，经充分试产后，胎头不能入盆，或头盆不称，或胎儿出现宫内窘迫，估计胎儿不能经阴道分娩者，应行剖宫产术。

二、软产道异常

软产道包括子宫下段、宫颈、阴道、及外阴。软产道本身的病变可引起难产，生殖道其他部分及其周围病变也可影响软产道使分娩发生困难，软产道异常所致难产比骨产道少见，易被忽略，故于妊娠早期应常规做阴道检查，了解生殖道有无异常。

1. 病因

(1) 体质发育异常 子宫发育不良，会阴短、小，阴道狭窄，盆腔浅，宫颈管长、小、硬、弹性差，分娩时宫口难于开大。

(2) 高龄初产妇 35岁以上的产妇为高年初产妇，分娩困难多。

(3) 产道各部异常 ①外阴异常；②阴道异常；③宫颈病变；④子宫异常；⑤盆腔肿瘤。

2. 临床特点

(1) 外阴异常

1) 会阴坚韧 多见于初产妇，尤以高龄产妇多见，由于组织坚韧，缺乏弹性，会阴伸展差，在第二产程中常使胎先露下降受阻，且可胎头娩出时造成会阴严重的裂伤，分娩时应作预防性会阴侧切。

2）会阴水肿 会阴水肿常见于重度妊娠高血压综合征、严重贫血、心脏病及肾病综合征的孕妇。有全身性水肿时，同时可有外阴水肿，分娩时可造成会阴的损伤、感染。处理时，可局部应用50%硫酸镁湿热敷，可在消毒下用针多点穿刺放液，分娩时行会阴切开，加强局部护理严防感染。

3）外阴病变或瘢痕 外阴硬萎或白色病变；外伤或炎症的后遗症性瘢痕挛缩，可影响胎头下降及分娩，如瘢痕不大，可行较大侧切，阴道分娩；若范围较大，则应考虑剖宫产。

（2）阴道异常

1）不全阴道闭锁 阴道不全闭锁往往由于先天性阴道发育不良、产伤、腐蚀药、手术或感染而形成的瘢痕狭窄，根据阴道的情况决定分娩方式。

2）先天性阴道隔 先天性阴道隔可因其发生来源不同分为阴道纵隔和阴道横隔。阴道纵隔又分为完全纵隔和不全纵隔。阴道纵隔常伴有子宫畸形，但一般不影响分娩。如发现先露下降为纵隔受阻，可将其切断，待胎儿娩出后可用肠线锁边或连续或间断缝合残端。完全性横隔不易受孕。

3）阴道肿物 阴道壁囊肿较大时可阻碍先露部下降，此时，可行囊肿穿刺吸出其内容物，待分娩后进一部处理。阴道内的肿瘤阻碍胎先露下降而又不易经阴道切除应先行剖宫产术。原有病变产后再行处理。

（3）宫颈异常

1）宫颈坚韧 多见于高年初产妇，因组织缺乏弹性或因情绪紧张发生宫颈不扩张，可给予度冷丁100mg肌注。或于子宫颈的两侧各注射1%奴佛卡因10ml，可短期观察，如仍不扩张，应行剖宫产术。

2）宫颈水肿 主要原因为胎头位置不正，产妇过早屏气或宫缩不协调而造成产程延长，由于宫颈组织受压，血液循环受阻可引起宫颈水肿而扩张缓慢，阴道检查或肛查发现宫颈变厚且硬，如为轻度水肿，可试0.5%普鲁卡因或利多卡因，宫颈局部多点封闭。并纠正胎位。

3）宫颈瘢痕 宫颈深部电灼、电熨、锥切等术后，宫颈裂伤缝合术后感染所致宫颈瘢痕。一般在妊娠后可以软化，多不影响分娩。如宫颈瘢痕致难产、撕裂或大出血，应进早行剖宫产术。

（4）子宫异常

1）子宫肿瘤 子宫下段肌瘤和宫颈肌瘤或癌。子宫肌瘤对分娩的影响主要与其大小、生长部位、性质有关。随妊娠月份增长，肌瘤也在增大，如肿物位于胎儿先露以下，影响先露下降，则应行剖宫产手术。

2）子宫畸形

双子宫畸形：双子宫之一妊娠，另一子宫亦稍增大，一般不致造成难产，如另一子宫已阻塞产道，应行剖宫产。

双角子宫畸形：妊娠发生在双角子宫或子宫纵隔比较常见，临床上很难区别这两种畸形，检查时双角子宫的宫底呈马鞍型，两角较突起，而子宫纵隔宫骶外形正常。常见两者均因宫腔发育异常而导致胎位异常，或宫缩乏力，造成难产而行剖宫产时发现子宫畸形。

发育不全的残角子宫妊娠：此类病人常常在妊娠早、中期发生残角子宫妊娠破裂而行剖腹探查，妊娠足月或近足月的残角子宫妊娠极少见。剖腹探查时应将残角子宫切除。

单角子宫：较少见，通常基层发育不好，子宫轴向失常，胎儿活动受限，臀位发生率高，易发生难产。

纵隔子宫：多数在分娩后或刮宫时发现，是子宫发育异常中较常见的一种类型。纵隔子宫多无症状，妊娠后产科合并症发生率高，对孕妇及胎儿有一定的影响。纵隔子宫可阴道分娩如有继发宫缩乏力，第二产程延长，应作阴道检查，是否有阴道纵隔，子宫纵隔达宫外口，阻碍产程进展或分娩。产式或胎位不正时，按孕妇的年龄，产次，骨盆大小及胎儿大小，决定分娩方式。对高龄初产妇，不良妊娠史，胎位不正，可适当放宽剖宫指征。

(5) 盆腔肿瘤

1) 卵巢囊肿　妊娠合并卵巢囊肿，易扭转，如临产后囊肿嵌顿在盆腔内需行剖宫产。

2) 盆腔肿物　临床较少见。

3. 处理

(1) 软产道异常，除器质性病变及疾病引起的改变外，尚有足月宫颈不成熟时，临产后同样致产程延长，产妇痛苦，最后致成难产，新生儿窒息等。软产道异常，根据其种类的程度不同，处理方法也不一致，如单纯瘢痕者切除即可，对于宫颈不成熟的促宫颈成熟，对于子宫颈坚硬者已经临产，只做适当的试产，产程进展缓慢者，可做剖宫产，如在观察中，出现影响母婴健康者可早期结束分娩。

(2) 宫颈坚硬不能勉强试用剥膜引产或小水囊引产，对于出现缩窄环者可用镇静、麻醉剂解除痉挛，如胎儿存活早做剖宫产。

(3) 对于会阴　外阴异常狭窄，肯定是骨盆出口小者，可做剖宫产。

(4) 不同的子宫畸形，分娩方式，根据子宫的情况，年龄，胎儿大小，骨盆的大小而决定。

（吴玉珍）

第三节　胎儿异常

胎儿异常也可引起难产，如巨大胎儿及畸形胎儿（脑积水，联体胎儿等）。

一、巨大胎儿

体重达到或超过 4000g 的胎儿称为巨大胎儿。巨大儿约占出生总数的 6.49%。超过 4500g 的胎儿的胎仅占 1.04%。若产道，产力及胎位均正常，仅胎儿大可因头盆不称而发生难产。近年因营养过度，或患有妊娠期糖尿病，由于血糖控制不满意而造成巨大胎儿的有逐渐增多的趋势。

1. 病因

(1) 遗传因素　孕妇父母身材高大者，胎儿常较大，与遗传可能有关。

(2) 产次　多见于经产妇，胎儿体重随分娩次数而增加。

(3) 糖尿病　孕妇患轻型的糖尿病，常分娩巨大胎儿；近年来，由于妊娠期间孕妇过早的休息，过度的营养，而产生巨大儿主要因素。

(4) 过期妊娠及胎儿过度成熟 部分过期妊娠也可分娩巨大胎儿。

2．诊断

(1) 病史和全身状况 多有巨大胎儿分娩史，肥胖，糖尿病患者。孕期体重增加 > 0.5kg/周，孕妇常在妊娠后期出现呼吸困难，自觉腹部沉重感。

(2) 腹部检查 初诊腹部明显膨隆，宫底高，即宫高腹围大于正常范围；触诊胎体大，先露高浮，胎心正常位置较高。

(3) B型超声检查 胎儿大，应测量胎头双顶径及胎儿胸围腹围数值有利于估计胎儿大小。

3．鉴别诊断 与双胎，羊水过多相鉴别。前者临床腹部检查多肢体感，听诊可及二个胎心；后者腹部张力高，肢体不易触及。一般B超可明确诊断。同时可除外胎儿畸形。

4．处理 妊娠期间检查发现胎儿大，或既往分娩过巨大儿者，应检查孕妇有无糖尿病，若为糖尿病患者，应积极治疗，控制血糖，并以妊娠36周后根据胎儿成熟度，胎盘功能检查及糖尿病控制情况，择期引产或剖宫产。临产后由于胎头大而硬，不易变形，不宜试产过久，估计胎儿体重超过4000g以上，产程停滞或不进展，以剖宫产结束分娩为宜。若阴道分娩，主要危险为肩难产，如处理不当，可致胎儿死亡。巨大儿的胎头娩出后，宽增明显双肩娩出发生困难，前肩被嵌顿在耻骨联合上方。肩难产的发病率与胎儿的体重成正比，胎儿的体重4000g以上时，胎儿的双顶径 > 10cm 胸径大于胎头双顶径的1.5cm，胸围大于头围1.6cm，就有可能发生肩难产。当肩难产发生时多无思想准备，必须镇定，正确处理肩难产，通常采取以下措施助产：

(1) 让产妇双腿向上尽可能屈曲紧贴腹部，双手抱膝，减小骨盆倾斜度使嵌顿于耻骨联合上方的前肩自然松懈，应用适当力量向下牵拉胎头，前肩即可娩出。

(2) 在产妇的耻骨联合上方向胎儿前肩加压，有助于嵌顿的前肩娩出。

(3) 助产者手伸入阴道，放在胎儿的肩峰与肩岬间，另一手置胎儿前肩部双手加压旋转胎肩达骨盆斜径上，使嵌顿的前肩松动得以娩出，旋转时注意勿旋转胎颈和胎头，以免损伤臂丛神经。接产者应随时作好新生儿复苏的准备。

若胎儿已死，立即行锁骨切断术，缩短双肩，以利于娩出。

5．预防

(1) 孕早期应检出高危人群，加强孕期营养指导，注意合理，科学的饮食结构，要求营养适当，避免盲目增加营养，适当休息和参加一些力所能及的锻炼与活动，防止孕期体重过度增长。

(2) 糖尿病患者孕期应定期检查及积极治疗，控制血糖。

(3) 巨大儿娩出后，由于子宫过度膨胀，子宫肌纤维不能有效收缩而引起产后出血，因此对分娩巨大儿产妇应积极采取措施，预防产后出血。

(4) 预防新生儿低血糖的发生，产后30分钟喂糖水或母乳。

二、胎儿畸形

1．病因

(1) 生物因素 包括各种传染因子，主要是病毒感染，可通过胎盘屏障进入胎血循环，造成胎儿流产或畸形。常见有：风疹病毒，巨细胞病毒，弓形虫病，疱疹病毒等。

(2) 物理因素　孕早期接受 X 线照射，可引起胎儿畸形。

(3) 化学因素　一些药物可致畸。

1) 无脑儿　是畸形儿最常见的一种，女婴占大多数，由于胎头缺少头盖骨，脑髓暴露，脑部发育极为原始，不可能存活。可因胎头小而不能充分扩张产道而致难产，也可因脑脊膜膨出过大而造成分娩困难。

2) 胎儿脑积水　是由于大脑中央导水管狭窄或中隔形成，或第四脑室粘连和狭窄引起脑脊液循环阻滞，脑脊液潴留于脑室，使颅腔增大，积液可达 500ml 以上，分娩过程中可引起梗阻性难产。如处理不及时可导致子宫破裂。

3) 联体双胎　由于单卵双胎在妊娠早期未能分离或分离不完全，临床上罕见。

2. 诊断

(1) 临床表现　大多数无脑儿和脑积水合并羊水过多；亦常有胎位不正，先露不能入盆。

(2) 腹部检查　若为头先露，在耻骨联合上方可扪及宽大、骨质薄软、有弹性的胎头，胎头过大与胎体不相称；胎头多高浮。

(3) B 超声检查　这是主要的诊断依据，可以明确诊断胎儿的脑积水，无脑儿，脑脊膜膨出等畸形。

(4) 实验室检查　若脑积水合并脊柱裂，应查孕妇血清或羊水甲胎蛋白测定，通常明显升高。TORCH 抗体检测。

3. 处理　分娩方式　处理原则胎儿畸型不能治疗，征求孕妇及家属同意放弃胎儿，应及早引产，尽量阴道分娩，若为头先露，宫口开大 3cm 时可行脑室穿刺抽出颅内的脑积液，缩小头颅体积，以利于娩出；若为臀先露，可经脊椎裂孔穿刺至脑室后缓慢放出脑积液，使头颅缩小便于牵出胎儿。胎儿娩出后，应仔细检查产道损伤，注意宫颈及子宫有无损伤，预防产后出血和感染。如胎儿骶尾部肿瘤或脐膨出等畸形，有可能手术治疗的机会，家属及产妇要求治疗胎儿，估计阴道分娩困难或挤破肿物，应行剖宫产取胎。联体双胎原则上一旦发现即应早期终止妊娠，如已近足月为确保母体的安全应采取剖宫产。

（吴玉珍）

第四节　子宫破裂

子宫破裂（rupture of uterus）是指妊娠期子宫破裂即子宫体或下段于妊娠时期或分娩期发生的子宫裂伤。子宫破裂发生率不同的地区有很大的差异，城乡妇幼保健网的建立和健全的程度不同，其发挥的作用也有明显差异，子宫破裂在城市医院已很少见到，而农村偏远地区时有发生。子宫破裂按发生时间可分为产前和产时，按程度可分为完全性和不完全性破裂，还可根据破裂的原因分为自发性和创伤性子宫破裂。

一、病因

主要因为子宫曾经手术或有过损伤和高龄多产妇

1. 子宫自然破裂

(1) 阻塞性难产　为常见的和最主要的原因。胎先露下降受阻，如骨盆狭窄，胎位异常，胎儿畸形，软产道畸形，以及盆腔肿瘤阻塞产道等均可造成胎先露下降受阻。临产后子宫上段强烈收缩，向下压迫胎儿，子宫下段被迫过度伸展过度而变薄，造成子宫破裂。

（2）损伤性子宫破裂 不适当的实行各种阴道助产手术，如宫口未开全作产钳助娩或臀牵引术手法粗暴，忽略性横位，不按分娩机制，强行作内倒转术；或作破坏性手术如毁胎术，胎盘植入人工剥离胎盘等由于操作用力不当，损伤子宫。暴力压腹压助产即人工加压子宫底部促使胎儿娩出，也可使子宫破裂。

（3）催产素应用不当 产程延长，未查明原因即滥用催产素，或宫颈未成熟应用催产素强行引产，有时胎儿从阴道前或后穹隆排出，造成子宫破裂。

（4）子宫发育异常 如残角子宫，双角子宫，子宫发育不良在妊娠后期或分娩期发生破裂。

2．瘢痕子宫破裂

（1）剖宫产术或其他原因子宫切开术 如子宫畸形整形术、子宫穿孔或肌瘤剔除进宫腔修补术。妊娠晚期子宫膨大，分娩过程中瘢痕自发破裂。

（2）子宫破裂以剖宫产瘢痕破裂最为常见 与前次剖腹产的术式有关，子宫切口分为下段横切口或纵切口，一般术式选为下段横切口，妊娠晚期子宫下段拉长、变薄，易切开及缝合，易愈合。若子宫下段未充分伸展而施行手术，术中不能选子宫下段横切口而行子宫纵切口，子宫肌层相对厚，缝合对合不齐，使切口愈合不良，易发生子宫破裂及产后晚期出血。与前次剖腹产缝合技术有关，无论子宫下段横切口或纵切口，如果切口缝线太密、太紧、影响血运，边缘对合不齐或将内膜嵌入肌层、感染等因素使切口愈合不良，再次妊娠分娩易发生子宫破裂。

3．本次妊娠的影响

（1）胎盘的位置 因滋养叶细胞有侵袭子宫肌层的作用，若胎盘位置于瘢痕处，可造成瘢痕的脆弱。

（2）妊娠间隔的时间 瘢痕子宫破裂与妊娠间隔有一定的关系，有资料表明，瘢痕子宫破裂最短为1年，最长为10年，一般2年之内子宫破裂为多。

（3）妊娠晚期子宫膨大 如双胎、羊水过多、巨大儿等，一般孕周达38周胎头入骨盆，子宫下段撑薄，易发生子宫瘢痕破裂。

（4）产力的影响 临产后子宫收缩牵拉瘢痕，易发生瘢痕的破裂。

二、临床表现

根据子宫破裂的发展过程，可分为先兆子宫破裂与子宫破裂两种。先兆破裂为时短暂，若无严密观察产程往往被忽略，发展为破裂。尤其为前次剖宫产史，常见于瘢痕破裂，有时在手术时才发现子宫肌层裂开。

1．先兆破裂

（1）多见与产程延长与先露下降受阻，产妇突然烦躁不安，疼痛难忍，呼吸急促，脉搏细速。

（2）子宫肌层过度收缩与缩复而变厚，子宫下段逐渐变长变薄。腹部检查时子宫上下段明显出现病理缩复环却此环每次宫缩时逐渐上升，阵缩时子宫呈葫芦形，子宫下段有明显压疼。

(3) 胎动活跃，胎心变慢或增快。提示胎儿宫内窘迫。

(4) 产妇往往不能自解小便，膀胱因过度压迫而发生组织损伤，导致血尿。

2．破裂　子宫破裂发生一刹那，产妇感到剧烈的疼痛。宫缩停止，腹痛稍感轻些，此后产妇出现的全身情况与破裂的性质（完全或不完全）、出血的多少有关。完全破裂，内出血多，患者血压下降，很快出现休克，胎动停止，胎心消失。出血和羊水的刺激有腹膜刺激症状，如压疼反跳痛及肌紧张等，不完全破裂症状可不典型，但在破裂处有固定的压痛。

典型的子宫破裂诊断不困难，但若破裂发生在子宫后壁或不完全破裂则诊断较困难。

三、诊断

1．依靠病史、体征。

2．腹部检查　腹部检查全腹压痛和反跳痛，腹肌紧张，可叩及移动性浊音，腹壁下胎体可清楚扪及，子宫缩小，位于胎儿一侧，胎动停止，胎心消失。

3．阴道检查　子宫破裂后，阴道检查可发现胎先露的上移，宫颈口缩小，可有阴道流血，有时可触到破裂口；但若胎儿未出宫腔，胎先露不会移位。检查动作要轻柔，有时会加重病情。

4．B 超诊断　可见胎儿游离在腹腔内，胎儿的一边可见收缩的子宫，腹腔的积液。

5．腹腔或后穹隆穿刺　可明确腹腔内有无出血。

四、鉴别诊断

1．胎盘早剥与子宫破裂均有发病急，剧烈腹部疼痛，腹腔内出血，休克等症状，但前者患有妊高征，B 超提示胎盘后血肿，子宫形状不变，亦不缩小。

2．难产并发感染　个别难产病例，经多次阴道检查后感染，出现腹痛症状和腹膜炎刺激征，类似子宫破裂征象，阴道检查宫颈口不会回缩，胎儿先露不会上升，子宫亦不会缩小。

五、处理

1．先兆子宫破裂　早期诊断，及时恰当处理，包括输液、抑制宫缩的药物及抗生素的应用。一旦诊断子宫先兆破裂，希望能挽救胎儿，同时为了避免发展成子宫破裂，应尽快剖宫产术结束分娩。

2．子宫破裂　一方面输液、输血、氧气吸入等抢救休克，同时准备剖腹手术，子宫破裂时间在 12 小时以内，破口边缘整齐，无明显感染，需保留生育功能者，可考虑修补缝合破口。破口大或撕裂不整齐，且又感染可能，考虑行次全子宫切除术。破裂口不仅在下段，且沿下段至宫颈口考虑行子宫全切术。如产妇已有活婴，同时行双侧输卵管结扎术。

3．开腹探查时子宫破裂外的部位，仔细检查阔韧带内、膀胱、输尿管、宫颈和阴道，如发现有损伤，及时行修补术。

六、预防与预后

做好孕期检查，正确处理产程，绝大多数子宫破裂可以避免。孕产期发生子宫破裂的预后与早期诊断、抢救是否及时、破裂的性质有关。减少孕产妇及围生儿的死亡率。

1．建立健全的妇幼保健制度，加强围产期保健检查，凡有剖宫产史，子宫手术史，难产史，产前检查发现骨盆狭窄，胎位异常者，应预产期前 2 周入院待产。充分做好分娩前的准备，必要时择期剖宫产。

2．密切观察产程，及时发现异常，出现病理缩复环或其他先兆子宫破裂征象时应及时行剖宫产。

3．严格掌握催产素和其他宫缩剂的使用适应证　胎位不正，头盆不称，骨盆狭窄禁用催产素。双胎，胎儿偏大，剖宫产史，多胎经产妇慎用或不用催产素。无禁忌证的产妇，应用催产素应稀释后静脉滴注，由专人负责观察产程。禁止在胎儿娩出之前肌注催产素。

4．严格掌握各种阴道手术的指征　遵守手术操作规程困难的阴道检查：如产钳，内倒转术后，剖宫产史及子宫手术史，产后应常规探查宫颈和宫腔有无损伤。

5．严格掌握剖宫产指征　近年来，随着剖宫产率的不断上升，瘢痕子宫破裂的比例随之上升。因此，第一次剖宫产时，必须严格掌握剖宫产的指征。术式尽可能采取子宫下段横切口。

（吴玉珍）

第五节 羊水栓塞

羊水栓塞指在分娩过程中，羊水进入母体血循环后引起的肺栓塞、休克、弥散性血管内凝血（DIC），这是产科一种少见而病势凶险的并发症，死亡率高达85%，是产妇死亡主要原因之一。近年来，由于医学科学的发展，对本病认识及诊疗技术均有提高，也有不少抢救成功的病历。尽管如此，在产科中一旦发生羊水栓塞，常常是母儿均死亡。

一、病　因

羊水及其内容，多为胎儿的角化上皮细胞、胎脂、胎便和粘液等有形物质，这些有形物质进入孕妇血循环后引起栓塞。羊水中含有凝血因子、透明质酸酶、蛋白质、组胺等促凝物质，进入母血后形成弥散性血管内凝血及过敏性休克。此外，除了羊水中有形物质引起栓塞外与胎便的化学成分，即血凝固亢进性蛋白质分解酵素有关。

1．胎膜早破人工破膜后　临床所见羊水栓塞大多数发生在胎膜破裂之后，由于宫缩的挤压，羊水进入子宫脱膜或子宫颈的边缘小血管内而发病。

2．宫缩过强或强直性子宫收缩　包括催产素点滴，子宫腔内压力过高。

3．子宫体或子宫颈有病理性开放的血窦　多胎经产宫颈及宫体弹力纤维损伤及发育不良者，分娩时引起裂伤。

4．过期妊娠　巨大胎儿较易发生难产、滞产、产程长，胎儿易发生宫内窒息，羊水常浑浊，刺激性较强易发生羊水栓塞。

二、病理生理

1．羊水进入母血循环的途径

（1）通过宫颈内膜静脉　在分娩，中期妊娠引产，钳刮术中由于子宫颈扩张而使内膜静脉发生破裂，胎膜破裂后，羊水由宫颈内膜血管进入母体循环。

（2）通过胎盘附着部位的血窦　羊水经破裂的胎膜进入宫壁与绒毛之间，当宫缩时胎头压迫宫颈，宫腔内压力增高驱使这些流动羊水通过蜕膜进入宫壁间静脉血窦进入母体循环。

2．病理生理过程

（1）肺动脉高压　呼吸循环有障碍，羊水到达肺血管以后，其中有形物质与促凝物质散布于肺小动脉和毛细血管内引起机械性栓塞，羊水中的凝血因子促进血管内凝血，形成大量纤维蛋白血栓及血小板血栓，致肺小动脉及毛细血管广泛性栓塞。此外，羊水中物质和组胺成为致敏原，致敏和栓塞反射性引起迷走神经兴奋而使肺血管痉挛和分泌亢进，从而使肺循环阻力增高形成肺动脉高压。肺动脉高压又产生以下影响：①肺动脉高压使肺循环阻力急剧增加，右心室血液无法排入肺循环而加重右心负担，右心室扩大导致急性右心衰竭；②肺动脉高压致肺血流灌注量减少，不能进行有效的气体交换而缺氧，肺缺氧时，肺泡毛细血管通透性增加而液体渗出，导致肺水肿及肺出血而引起急性呼吸衰竭；③肺循环受阻使左心房回心血量减少，引起循环衰竭而致心，脑，肝，肾供血不足而受到严重损害。

(2) 过敏性休克　羊水栓塞时大多数病例立即出现血压降低或消失，继而出现心肺功能障碍，此变化与过敏反应相似，羊水中胎便或胎脂的大量颗粒物质成为致敏原作用于母体。

(3) 消耗性凝血病变　当羊水中的促凝物质进入母体血循环后可促发血管内凝血，形成微血栓，迅速消耗大量凝血因子并使血管内纤维蛋白沉着，从而使纤维蛋白原减少，激活纤维蛋白溶解系统，因此发生血液不凝及全身出血现象，导致 DIC 发生。

三、诊断

本症多数发病突然，变化急剧，其临床经过分三个阶段。

1. 休克及心功能障碍　主要是分娩前或分娩后短时间内发生休克，多数患者发病急，破膜后迅速出现恶心，呕吐呼吸困难，呛咳，烦躁不安或神志模糊，面色苍白或青紫，心率快，脉细弱，血压下降或消失，出血和休克不成比例。少数病例发病前毫无先兆，突然惊叫一声后血压立即消失，于数分中内迅速死亡。

2. 出血倾向　部分患者渡过休克期后，继而发生产后大出血，而有血液不凝的特点，持续大量出血更加重休克导致死亡，有时有全身出血倾向，如皮肤、粘膜、消化道及泌尿道出血。羊水栓塞并发 DIC 可高达 66%。

3. 肾功能衰竭　休克和 DIC 引起重要脏器微血管灌注量不足和栓塞，出现少尿或无尿以及尿毒症。

四、辅助检查

1. 化验室检查　DIC 三项筛查为：①血小板计数 $<100\times10^9$/L；②凝血酶原时间延长 > 10 秒即有诊断意义；③血浆纤维蛋白原 < 1.5g/L 即可诊断。凝血块观察，取正常产妇血 5ml 放试管内，置温箱中观察 8～12 分钟血块形成，低纤维蛋白原患者血液不易凝结，30 分钟血凝块少，而弥散显示血小板已相当低，继发纤溶。出血时间及凝血时间延长，血浆鱼精蛋白副凝试验（3P 试验）及乙醇胶试验阳性。无条件做三项检查者，可以血小板计数减少，凝血块及出、凝血时间延长作为诊断依据。确诊：上腔或下腔静脉管取血下作血液沉淀试验，放置后若沉淀为三层，则底层为细胞，中层为棕黄色层，上层为羊水碎许。取上层物质作涂片染色，镜检可见到鳞状上皮细胞、羊水结晶、撬毛等物质。

2. 心电图：右心室，右心房扩张，尚可见到心肌劳损的表现。

3. X 线片：胸片可出现双侧弥漫性点状浸润阴影，沿肺门周围分布，肺部轻度扩大。

五、鉴别诊断

本病应与血栓性肺栓塞，脂肪栓塞鉴别，这些疾病往往伴有胸痛，而羊水栓塞征则无此症状。其他疾病如子痫、脑血管意外、心力衰竭以及各种出血性休克等也需鉴别。可根据病史，主要症状，体征，发病过程及各种化验等进行鉴别。

六、预防

掌握催产素的使用指征，合理使用催产素，用催产素滴注时，必须严密观察，控制滴速，防止子宫收缩过强。

1．对急产或产力过强者，应适当给予镇静剂减弱宫缩。人工破膜时不兼形剥膜，人工剥膜可使宫颈内膜血管损伤，破膜后羊水直接与受损血管接触，在宫缩时则易使羊水进入母体血循环。另外，人工破膜应避开宫缩。

2．严格掌握剖宫产指征，预防子宫及产道损伤。近年来，剖宫产指征已普遍放宽，但无论如何要严格掌握指征，手术操作轻柔，注意子宫切开后及时吸出羊水，防止羊水进入切口开放的血窦内。

3．中期妊娠钳刮术时，必须待破膜羊水全部流出后，再行钳刮术和催产素应用。

七、治疗

羊水栓塞患者约40%死于难以控制的凝血功能障碍及右心衰竭。治疗是否成功，取决于诊断是否及时，抢救措施是否得当；结束分娩是否迅速，以及进入母体血内羊水的量与质。治疗原则：抗休克，解除肺动脉高压，控制心衰，纠正凝血障碍，防止肾功能衰竭等。

1．纠正呼吸困难　急性羊水栓塞发生后，首先受到威胁的是呼吸循环系统，继而重要器官和全身组织严重缺氧，必须即刻给氧，防止发生肺水肿，从而减轻心脏负担。如症状严重，在有条件情况下应采用气管插管正压给氧，以便氧的有效供应。

2．解除肺动脉高压　肺动脉高压不解除，缺氧无法纠正，心衰，休克亦难回避。所以，在供氧的同时，应及时纠正肺动脉高压。常用的药物有以下：

（1）罂粟碱　30～90mg，静脉缓注，然后按需要重复静脉或肌内注射，极量为每日300mg。此药直接作用于平滑肌，解除张力，当肺毛细血管痉挛时作用更明显，而且对冠状动脉，肺脑血管均有扩张作用。与阿托品同时应用，则可阻断迷走神经兴奋所致的心脏抑制，是治疗本症的首选药。

（2）酚妥拉明　5～10mg加葡萄糖静脉滴注，能解除肺血管痉挛，改善微循环灌注量并能加强心肌收缩力，用于降低肺动脉压力的首选措施之一。

（3）氢化考的松　因为本症有严重的过敏反应，所以及时给以大剂量氢化考的松是极为重要的，常用500～1000mg静脉滴注。也可用地塞米松40mg静脉推注。

（4）硫酸阿托品　1～2mg肌内注射或静脉滴注。它是一种抗胆碱药物，可抑制支气管平滑肌痉挛和腺体分泌，阻断迷走神经兴奋，大剂量可解除小血管痉挛和改善微循环，兴奋呼吸中枢，在副交感神经兴奋时，效果尤其显著。

（5）氨茶碱　500mg静脉注射，松弛支气管平滑肌，对抗组胺引起的气管痉挛效果尤佳，对心肌有兴奋作用，增加排出量，可兴奋血管中枢，并使血管舒张。

3．保护心肌和防止心力衰竭　除用冠状血管扩张药以外，应及早使用毒毛旋花子苷K0.25mg静脉注射，或西地兰0.4mg静脉注射，以增强心肌收缩力。若有心衰，则应按具体病情增加药量。另外，还可应用辅酶A，三磷酸腺苷和细胞色素C等心肌保护药。

以上几种药物，应在发病之后同时应用，对抢救和挽救生命有一定作用。

4．防止凝血障碍　羊水栓塞患者并发DIC，除了抗休克，输血增加血容量外（尽量输新鲜血增加血小板及抗凝物质)，根据化验指标适当应用肝素可收到良好效果。

(1) 肝素的用法　首次 50mg 加生理盐水 100ml 静脉滴注 30 分钟，以后在用 50ml 加 5% 葡萄糖液 500ml 静脉缓滴，并以试管法测定凝血时间进行监护，定期复查凝血酶原时间和纤维蛋白原水平。经肝素治疗后，其凝血酶原时间通常可在 24 小时内有所改善，纤维蛋白原可在 72 小时后有明显升高，而血小板数多需 6～7 天才显著升高或恢复正常。

(2) 纤溶抑制药物的应用　在 DIC 早期用肝素抗凝治疗后，晚期过渡到纤溶亢进时出血不止，可用 6－氨基己酸，凝血环酸等。

(3) 血制品的补充　羊水栓塞患者并发 DIC 常因失血而加重休克，应及时补充有效血容量。输新鲜血，输纤维蛋白原 3～4g，补充血小板对控制出血有效。

5．抗休克治疗　羊水栓塞患者多数因产后大出血引起的休克，除了输血以外，要及时用药物抗休克治疗。常用药物有以下几种。

(1) 多巴胺　在体内是合成肾上腺素的前身，β－受体兴奋作用，能增强心肌收缩力，增加心脏血的排出使血压上升，并有扩张血管作用增加心血流量。临床上用于治疗各种低血压及休克，特别对肾功能衰竭，心排出量降低而血容量补充不足患者，常用于右旋糖酐或葡萄糖液 250ml 中加 20mg 多巴胺静脉滴注。

(2) 碱性药物　常用 5%碳酸氢钠 250～500ml 静脉点滴。呼吸循环障碍所造成酸中毒，应及早使用碱性药物，有助于及时纠正休克和代谢紊乱。中心静脉压的测定是抢救过程中必须的措施之一，可及时了解血溶量，在休克状态下中心静脉压升高，提示肺动脉高压存在，应采用多巴胺及酚妥拉明，并用以纠正肺动脉高压而使血压回升。

6．肾功能衰竭的预防　休克和 DIC 均能使肾脏受到损害，患者度过肺动脉高压及右心衰竭、凝血障碍之后，常会出现肾功能衰竭，应在血容量补足及血压回升之后，如出现尿少，可加用甘露醇静脉滴注。也可用速尿（40mg），如尿量不增加，则表示肾功能不全或衰竭，应该按肾功能衰竭处理。要注意液体出入量的平衡和电解质的紊乱，纠正酸中毒。

7．及时正确使用抗生素预防感染　本病患者往往存在感染因素，尤其是肺部感染和宫腔感染，因患者体质迅速下降，抵抗力降低，需选择大剂量抗生素予以控制。但因结合肾功能情况具体考虑用药。

8．产科问题的处理　羊水栓塞在胎儿娩出前发生时，应及时按以上原则处理，待病情好转，再根据产程进展程度决定胎儿娩出方式，如宫口已开全，可行阴道产钳助产。如宫口未开全或未近开全，可立即行剖宫产术，产后如发生大量阴道出血，短时不能控制出血时，需在输血的情况下，给予子宫次全切除术，这不仅能控制出血，并可阻断羊水物质进入血液循环中，因此手术是行之有效的主要措施。关于宫缩剂的应用，有人认为：宫缩剂对此患者效果不佳，相反因宫缩剂使用而加重子宫肌壁内的羊水和有型物资进入母体血循环，所以，应结合患者具体情况决定应用与否，不可反复多次加大宫缩剂的应用，拖延观察时间，耽误抢救。

总之，羊水栓塞患者发病急剧应及时诊断，抢救措施得力，切忌踌躇不决，延缓治疗，失去抢救机会。

（吴玉珍）

第五章 胎儿及新生儿异常

第一节 巨 大 儿

巨大胎儿（fetal macrosomia）是指胎儿体重≥4000g 的胎儿。巨大胎儿在临床上尚无一个准确的估计方法，常在产程中发现，给分娩带来困难，尤其发生肩难产更易造成围产儿的损伤，因此产科医师应特别注意巨大儿的临床特点，做到早期预防、早期发现、制定合理的分娩方案，降低母婴的并发症是产科工作的要点。

一、巨大儿的发生率

国内外报道不一，有逐年增高的趋势。本院 1994～1996 年巨大儿发生率为 5.0%，与国内报道 5.2%接近，比国外 Langer 与 Johnson 报道的约 7.9%及 12.2%低。其发生率与孕妇的体重、身高、孕周、宫高、腹围都有相关因素。孕前母亲体重是影响新生儿出生体重的重要因素，肥胖妇女有发生巨大儿的危险，文献报道母亲体重≥70kg 就有发生巨大儿的危险。

二、病因

1. 遗传因素 双亲身材高大者，分娩巨大儿的可能性增加。国外报道发生巨大儿的母亲身高≥165cm，本院分析3年159例巨大儿母亲平均身高163.77±4.15cm，对照组160.0±3.81cm，说明巨大儿与遗传有关。

2．营养因素　由于生活水平不断提高，近年来越来越多的产妇发生营养过剩的现象。妊娠早期开始休息，进各种各样营养食品，妊期体重增加20kg以上占多数，增加40kg也不断增长。这也是巨大胎儿的主要因素。

3．全身代谢性疾病　妊娠期糖尿病，尤其轻型饮食控制不佳，非RI治疗，胎儿生长快，发生巨大儿者可达20%以上。另外，Rh血型不合导致胎儿有核血红细胞增多症，胎儿因全身严重水肿而发生巨大儿。

4．过期妊娠　胎盘功能不减退者可发生巨大胎儿，本院资料表明巨大儿组平均妊娠天数为281.51±6.59天。对照组则为277.74±6.47天，说明妊周大容易发生巨大儿。

5．过去有过巨大儿史的经产妇，分娩发生巨大儿的可能仍旧很大。

三、诊断

目前准确做出巨大胎儿诊断有时有一定难度。巨大胎儿往往出生后才做出诊断，临床上一些物理检查对诊断有帮助，应全面综合分析再做出诊断。

1．病史　有巨大胎儿分娩史，产妇肥胖，身材高大，有糖尿病病史。

2．妊娠后体重增长20kg以上，腹部明显隆起，宫高与腹围均大于平均数2个标准差，先露高浮，到临产尚未入盆，临床观察认为宫高>40cm巨大胎儿可能性大。

3．B超声检查　B超声对估计巨大胎儿有一定的参考价值，观察胎儿腹围增长速度，每周腹围增长>1.2cm，巨大胎儿阳性预测值为79%，依靠胎儿BPD和胎儿AC诊断巨大胎儿预测值为77%。如胎儿BPD达10cm，FL长度达8.0cm，胎儿AC>33cm，应考虑巨大胎儿，如以上三个数值均达标，巨大胎儿准确率80%以上。

4．根据宫高、腹围算出胎儿体重，对诊断有一定的参考价值，但孕妇腹壁厚，有时准确率会受一定的影响。

四、对母儿的影响

1．对母体的影响　由于胎儿大，宫腔容积相对减少，胎儿不易活动造成持续性枕后、枕横位，易发生难产，常需手术产助产，发生肩难产时，软产道易损伤，处理不当有时发生子宫破裂。对产妇与胎儿都有威胁，由于阴娩难产盆底组织受损，日后可导致子宫脱垂或尿失禁，给生活带来不便。

2．对新生儿的影响　胎儿大，易发生相对头盆不称，产程延长手术助产机会大，分娩困难，引起新生儿窒息，颅内出血，肩难产可造成锁骨骨折、臂丛神经损伤，甚至死亡。

五、处理

1．妊娠期发现有胎儿大的趋势，应除外有否糖尿病。一旦诊断糖尿病，应积极治疗，控制饮食，避免发展成巨大胎儿，如胎儿过大，妊娠38周以后，胎儿体重>3500g，积极促进宫颈成熟，准备引产。

2．临产前对胎儿体重做好全面分析，有无头盆不称来决定分娩方式。如胎头大，产妇骨盆同样宽大，仍可考虑试产，但不宜试产时间过长，产程进展慢，胎头不下降，已明确诊断巨大儿者，应适当放宽剖宫产指征，当骨盆出口狭窄，第二产程延长，应想到巨大儿易发生肩难产的可能。如胎头在+3以下，可行阴道助产，胎头在+2以上，助产有一定危险。

虽然宫口开全，仍应以剖宫产结束分娩。在对巨大儿的处理过程中，最易出现的错误就是对胎儿体重估计不准确，以致造成阴娩困难，带来一系列合并症，较常见的巨大儿合并症是肩难产。

3. 产后处理　巨大胎儿不管采取哪种方式分娩，产后出血发生率比正常足月儿高，说明巨大胎儿使孕妇子宫过度膨胀，影响产后子宫肌纤维的缩复。不能产生有效的子宫收缩而引起出血，因此要特别注意产后出血的处理，一旦发生出血，应迅速开输液通道（静点催产素）。防止休克及预防感染。此外要注意预防新生儿发生低血糖。

（杨剑秋）

第二节　胎儿宫内窘迫

胎儿窘迫（fetal distress）是指胎儿胎盘系统的呼吸循环功能不全为主的一组综合征，表现为胎儿与羊水两种类型。根据出现时期、原因及变化程度又分为急性和慢性。临床上常忽视慢性宫内窘迫，实际上急性胎儿窘迫不少是在慢性胎儿窘迫的基础上发生的，故对慢性胎儿窘迫应予以重视。

一、急性宫内窘迫

1. 病因

（1）母体血氧含量不足　孕妇合并某些疾病，尤其心脏疾病发生心衰，重度贫血、哮喘、酸中毒等均可引起慢性孕妇氧饱和度低、胎儿供氧不足。

（2）胎盘因素　血管病变疾病，引起胎盘功能低下，如妊高症、慢性高血压、糖尿病、慢性肾炎与过期妊娠等影响胎盘循环。胎盘早剥、前置胎盘、出血等可引起胎儿急性严重缺血，胎儿获 O_2 减少，影响胎儿血供。

（3）产程过程中子宫收缩过强、过频、持续时间长甚至发生强直收缩，引起绒毛间血流减少，造成胎儿缺 O_2。

（4）脐带因素　分娩过程中脐带受压绕颈、绕身、脐带真结、脐带脱垂引起胎儿缺 O_2、缺血发生胎儿窘迫。如果胎盘为帆状胎盘，副叶胎盘、胎膜上血管前置，血管随胎膜破裂而断裂出血，胎儿可迅速失血，引起严重的胎儿循环衰竭。

（5）胎儿因素　产程延长，胎头在产道中受压过久，会发生循环障碍，受压严重可发生颅内出血，尤其胎儿有心脏疾患时。临产后胎儿发生缺血缺 O_2 出现宫内窘迫。

（6）药物因素　产程中用镇静剂与麻醉剂，可使产妇发生血循环障碍，通过胎盘进入胎儿体内，尤其剂量过大且胎儿过于敏感时，可引起胎儿心血管系统抑制，尤其对于早产儿的呼吸中枢影响更大。

2. 病理生理变化　胎儿血氧降低表现呼吸性酸中毒，最初通过自主神经反射，兴奋交感神经，肾上腺，儿茶酚胺及皮质醇分泌增多，引起胎儿血压上升，心率加快加以代偿。如未及时纠正，继续缺氧，则转为兴奋迷走神经，胎心减慢，胎儿血液重新分布，集中于重要脏器，无氧糖酵解增加，加以补偿能量消耗，无氧酵解产生的乳酸等代谢产物在体内积聚。胎儿末梢血 pH 值低下，转为代谢性酸中毒。细胞膜通透性破坏，胎儿血中钾及尿素氮增加，缺氧酸中毒时胃肠道蠕动增强，肛门括约肌松弛，胎粪排入羊水中。又因此时自主神经兴奋，反射性使胎儿在宫内呼吸运动增加，导致混有胎粪的羊水吸入，对胎儿有一定的危险，出生后极易发生吸入性肺炎肺不张，导致新生儿窒息、死亡。

3．临床表现

(1) 胎心率的变化　这是胎儿宫内窘迫最明显的临床征象，早期缺氧，表现胎心率加快，正常胎心率120～160次/分，宫内缺氧胎心率在160次/分以上，如此时未发现持续缺氧，胎心率变慢，120次/分以下，甚至在100次/分以下，发现胎心快与慢，此时做胎儿监护如出现下列变化可诊断宫内窘迫：①晚期减速：多为胎盘功能不全；②延长减速：在100次/分以下，为危险征象；③重度可变减速：有时胎心小于60次/分，持续1分钟以上，多为脐带严重受压的表现；④基线平直：伴有严重晚期减速，提示胎儿缺氧严重。

(2) 羊水变化　正常情况下，羊水清，胎儿缺氧，兴奋迷走神经，肠蠕动亢进，而肛门括约肌松弛，胎粪排入羊水中。

根据缺氧程度的不同，将羊水分为Ⅲ度。Ⅰ度羊水可呈淡黄色，说明胎儿轻度缺氧，机体处于代偿状态；Ⅱ度羊水深绿色较稠，含块状胎粪较稀，胎盘、胎膜、脐带及胎儿皮肤可被胎粪染成暗黄色，表示明显缺氧；Ⅲ度羊水粘稠黄褐色，量少时呈糊状，说明缺氧已较严重。

(3) 胎动变化　缺氧早期胎动频繁，以后继续缺氧，表现胎动次数减少，每12小时胎动小于20次表示已缺氧，小于10次，表示明显缺氧，若缺氧未及时改善，胎动由减少变为消失，一般胎动消失24小时后胎心消失。

(4) 胎儿头皮血气分析　可了解胎儿缺氧情况，估计胎儿窘迫的程度，正常pH值为7.25～7.35，如pH小于7.20，氧分压下降，二氧化碳分压升高，胎儿出现酸中毒，提示胎儿严重缺氧。

4．处理　发现宫内窘迫，应迅速判断出缺氧的可能因素，积极处理。

(1) 首先吸氧，改善母血氧饱合度含量，提高胎儿血氧浓度。可用面罩吸氧，吸氧后可经反射作用，引起子宫－胎盘血管扩长，改善胎儿缺氧。

(2) 改变体位　左侧卧位，缓解右旋子宫，减少对下腔静脉的压迫，改善胎盘血流灌注，及全身血液循环，怀疑脐带受压时，应抬高臀部或卧位，使脐带受压减轻，如缺氧是体位所致，纠正10分钟后，胎儿情况有改善。

(3) 抑制子宫收缩　出现宫内窘迫，短期内不能自娩，立即抑制宫缩，可改善因宫缩引起的子宫、胎盘缺血，同时也改善胎儿的缺氧，常用方法类似保胎，25% $MgSO_4$ 16ml + 5% GS 20ml静推，或25% $MgSO_4$ 10ml + 2%普鲁卡因2ml，深部肌肉注射，可臀部两侧各注射一次，尽早剖宫产结束分娩。

(4) 产科处理　根据产程进展情况，胎儿缺氧程度，决定分娩方式。

1) 一程出现宫内窘迫，积极改善胎儿缺氧，密切观察胎心胎动变化，经处理，缺氧情况无改善，尽早剖宫产结束分娩。反之可继续试产，宫口开大2.3cm，可人工破膜，观察羊水情况再行处理。

2) 二程出现宫内窘迫，如先露部较低，尽快阴道助娩，同时做好新生儿抢救工作。

3) 产程中出现下列情况者应立即结束分娩：①胎心由快到慢≤100次/分，羊水Ⅱ～Ⅲ度，甚至是糊状羊水，应该在发现后迅速结束分娩，有资料报道，出现以上情况结束分娩时间与预后有相关性，仅出现一种情况，在15分钟分娩者新生儿死亡率仅为0.5%，在30分钟以上结束分娩者可增加至10%以上。若二种情况同时存在，30分钟结束分娩，新生儿死亡率上升至50%；②CST阴性，每次宫缩均有减速，说明缺氧严重；③胎儿头皮血pH<7.20，提示胎儿已出现酸中毒。

二、慢性宫内窘迫

慢性宫内窘迫不是分娩期并发症，其主要原因由于胎盘功能低下，临床征象不明显，常表现胎儿宫内发育迟缓，由于胎儿储备力量和对缺氧时间耐受性差，在产程中发生急性缺血，缺氧刺激下表现为急性胎儿宫内窘迫，所以应重视慢性宫内窘迫。

1. 病因　其病因是母体妊娠期间的合并症及并发症，如妊高症、慢性高血压、慢性肾炎，严重心功能不全，重度贫血，糖尿病、过期妊娠，内科免疫性疾病等。由于以上这些慢性缺氧疾病引起胎盘老化，功能低下，导致胎儿出现慢性缺氧及营养发育障碍。

2. 病理生理　在妊娠合并或伴发前述疾病时，绒毛毛细血管及滋养层有基底膜增厚较快，且面积较大，子宫内膜血管的阻塞也较多，以及绒毛间结缔组织的增生，明显影响胎儿与母体之间的物质交换，在孕中期即有胎盘明显功能异常，从而引起胎儿长期的慢性缺氧，影响胎儿的发育，使胎儿储备能力下降，由于胎盘功能低下出现较早，妊娠结局常发生宫内发育迟缓，甚至胎死宫内，在临产过程中子宫的强烈收缩引起缺血缺氧，使得处在长期缺氧较弱的胎儿不能代偿，表现前面所述的急性胎儿宫内窘迫的一系列临床表现。

3. 临床表现及诊断　慢性宫内窘迫，经常发生在妊娠末期，连续至临产并加重，发展成急性宫内窘迫，临床上除了发现母体存在引起胎盘供血不足的疾病外，随着胎儿慢性缺氧时间延长，而发生宫内发育迟缓，应做如下检查以助确诊是否胎盘功能低下。

(1) 生物化学检查

1) 测定24小时尿雌三醇（E_3）　动态连续观察，若急骤减少30%~40%或于妊娠末期连续多次测定24小时E_3，值在10mg以下者，表现胎盘功能减退。

2) 尿雌激素/尿肌酐比值测定　E/C比值随妊娠进展而逐渐增加，32周后急骤上升，38周达高峰，以后稍下降并维持在同一水平，E/C比值以>15为正常，10~15为警戒值，<10为胎儿危险。

3) 胎盘泌乳素（HPL）的测定　母血HPL值可表示胎盘功能状态，随妊周增加而增加，于32~40周达高峰，并维持至分娩，如妊娠晚期，HPL<4mg/L提示胎盘功能不良。

4) 妊娠特异β_1-糖蛋白（SP1）测定　可迅速反应胎盘功能，随妊周逐渐上升，38~40周达高峰，40周有所下降妊娠晚期SP1<100mg/L提示胎盘功能不良。

(2) 胎心监测　连续描记孕妇胎心率20~40分钟，若胎动时胎心率加速不明显，基线变异<3次/分，提示存在胎儿窘迫。

(3) 胎动计数　妊娠近足月，胎动计数>4次/小时，>20次/24小时。告孕妇早、中、晚自行监测各1小时的胎动次数，3次胎动次数相加乘以4，即为接近12小时的胎动次数，胎动减少是胎儿窘迫的一个重要指标，所以每日监测胎动可预知胎儿的安危，胎动消失后，胎心在24小时内也会消失。应特别注意这点以免贻误抢救时机，胎动过频，往往是胎动消失前驱症状，也应预以重视。

(4) 羊膜镜检查　临床上怀疑羊水过少，结合胎心监护及胎动计数接近诊断胎儿宫内窘迫的标准，可做羊膜镜检查，观察羊水是否混浊呈黄染至深褐色，有助于胎儿窘迫的诊断。

以上生化检查有时结果出现晚，单独一次结果临床意义不大，常需连续监测，各项检查综合分析，故临床应用较少。

4．处理　针对可能的病因、视孕周、胎儿成熟度和窘迫的严重程度决定处理。

（1）估计胎儿情况尚可，定期做产前检查，应嘱孕妇左侧卧位，定时吸氧，改善胎盘血流，争取延长孕周数。

（2）情况难以改善，若检查胎肺已成熟，接近足月，估计娩出后胎儿生存机会极大者，可考虑剖宫产结束分娩。

（3）若妊周小，娩出成活可能性小，应向家属交待清楚，尽管保守治疗延长孕周，但胎盘功能极差，胎儿在宫内发育肯定受到影响，留在宫内随时有可能发生胎死宫内，慢性宫内窘迫的胎儿一旦进入产程，胎儿不能耐受较强的宫缩及阴娩，应选择性剖宫，有以上各种不利因素，预后较差。

（杨剑秋）

第三节　胎儿宫内发育迟缓

胎儿宫内发育迟缓（intrauterine growth retardation IUGR）是现代围生领域中一个重要课程，也是围生期的主要并发症之一，受到产科医师越来越多的重视，其围产儿死亡率为正常的3～8倍，围生儿病率也明显增加，长期随访发现IUGR儿其生长发育受到一定障碍，特别是神经系统的损害较为明显，其发生率国外报道4.5%～10%，国内2.6%～8.5%。目前IUGR的诊断标准是指胎儿体重低于同孕龄正常体重的第10百分位数，或体重低于平均值的两个标准差，另一个标准为孕龄大于或等于37周，胎儿出生体重小于2500g，称为足月小样儿(small for gestation age，SGA)。

一、分类

胎儿宫内发育迟缓可分为三种类型：

1．内因性对称型宫内发育迟缓　属原发性生长发育迟缓，胎儿本身内部的异常，抑制生长的因素，在妊娠早期，胎儿器官形成期危害已发生，常由于染色体或基因异常，宫内TORCH感染，接触放射物质，吸烟，酗酒等。

临床特点

（1）新生儿身长、体重、头径、胸径、腹径均相称，但均小于该孕龄的正常值与孕周不符。

（2）外表无营养不良表现，各器官分化及成熟度与孕龄相适应。

（3）50%各器官的细胞减少，但大小正常，新生儿有先天性畸形，预后不良。

（4）新生儿中枢神经系统疾病的发生率高，常伴有小儿智力障碍，可能与脑细胞数减少有关。

2．外因性不均称型宫内发育迟缓　属继发性生长发育不良，也称做为胎儿营养不良性宫内发育迟缓，危害胎儿的因素在妊娠晚期才发生作用，胎儿内部器官正常，仅营养缺乏，故体重减轻而头围及身长不受影响，其原因多为胎盘功能不良或失调，妊娠高血压综合征，慢性高血压、慢性肾炎、糖尿病、红斑狼疮、过期妊娠、双胎羊水过少和高龄初产等。此型宫内发育迟缓的临床特点：

(1) 新生儿发育不匀称，身长、头围、与孕龄相符而体重偏低。

(2) 外表呈营养不良及过熟状态，皮下脂肪薄，有过多的皮肤皱褶。

(3) 胎儿各器官细胞数目正常，但细胞体积缩小。肝脏表现明显。

(4) 胎盘大小正常，但有病理改变，如梗死、钙化及胎盘胎膜黄染。

(5) 胎儿常有宫内缺氧，伴代谢不良，胎儿电子监护催产素收缩试验（OCT）呈阳性，Doppler 超声监测脐血流速度波形出现异常，S/D 值升高。S/D 比值随孕周增加而下降，S/D 比值越低，说明胎儿情况良好，如妊高症及 IUGR，由于胎盘血流阻力增加，舒张期血流停滞，所以一旦发生脐血流 S/D 比值升高，为胎儿宫内危险信号。

(6) 因为胎儿肝脏明显缩小，储存糖原不足，所以 IUGR 胎儿出生后常伴低血糖，加之围产期处于缺氧状态，可致神经系统受损。

3. 混合型宫内发育迟缓　多为母儿双方因素所致，主要原因为重度营养不良，胎儿生长发育所需物质缺乏，如叶酸、氨基酸及微量元素等。病因为外在因素，整个妊期均受影响，其结局类式内因型 IUGR。临床特点：①新生儿体重、身长、头径均减少，同时有营养不良状态；②各器官细胞数及细胞大小均减少，由于细胞数减少 15% ~ 20%，以致器官体积缩小，尤以脑、肝、脾受损严重；③胎盘小重量轻，外观无异常，但生化检查，DNA 量减少；④出生后随诊婴儿多有明显的生长发育和智力障碍。

二、病因

胎儿宫内生长迟缓的病因多而复杂，有些病因尚不明确，但可从孕妇、胎儿、胎盘等方面进行分析。

1. 孕妇因素

(1) 遗传　胎儿出生体重的差异，40%来自双亲的遗传因素，其中母系遗传因素影响最大，2% ~ 5%的 IUGR 胎儿有染色体异常，表现为常染色体异常如 21、18、13 三体儿，性染色体异常最常见为 Turner 综合征，多 X 染色体，每增加一个 X 染色体，体重减少 200 ~ 300g，因此染色体异常影响胎儿宫内生长发育。

(2) 营养　孕妇进食营养不良，或胃肠吸收障碍，将影响胎儿生长发育，孕妇习惯偏食，妊娠剧吐、慢性胃炎及慢性肠炎，使蛋白质及热卡摄入不足，IUGR 产妇血清蛋白及血糖均低于非 IUGR 者。

(3) 妊娠合并症及并发症　妊娠合并心脏病、原发性高血压、慢性肾炎、肾性高血压、糖尿病、结缔组织病、妊高症（PIH）、过期妊娠、妊期肝内胆汁淤积症，多胎妊娠，羊水过少，产前出血及妊娠贫血等，IUGU 发生率明显升高。尤其 PIH 由于全身小动脉痉挛，子宫胎盘血流量减少导致 IUGR 发生率 30%左右，多胎妊娠，胎儿在宫内营养供应不良，发育受限，以早卵双胎多见。发生率 13%左右。

产前出血、贫血，前置胎盘和胎盘部分早剥孕期出血者，因其血容量血浆蛋白和 Hb 低，不足供应胎儿发育而造成 IUGR，发生率 11%左右。过期妊娠，胎盘老化，可导致胎儿营养不良，胎儿体重不但不增加，反而减少，而肝内胆汁淤积症，由于胎盘的绒毛间隙狭小，氧和营养物质的交换减少而发生 IUGR。妊娠合并心脏病、慢性高血压、慢性肾炎、糖尿病及结缔组织病，IUGR 发生率高达 30%～50%，这些疾病伴有不同程度血管病变或心功能障碍，使胎盘血液灌注量下降而发生 IUGR。

（4）吸烟、酗酒和吸毒　吸烟可致染色体畸变率及姐妹染色体互换率增加。烟叶中的一氧化碳及尼古丁使胎盘血管痉挛，减少血液携带氧的能力，无论主动及被动吸烟均有害。

酗酒可引起酒精中毒，其发生率与喝酒量多少呈正比。

文献报道酒精中毒可致畸形，常发生于头面部、先天性心脏病、出生后发育迟缓、骨关节及生殖器异常等多发性畸形，引起 IUGR 及围生儿死亡率比正常组高 8 倍，低智儿比正常组高 4 倍。吸毒的产妇由于毒品的作用，早产及 IUGR 发生率明显增高。

（5）孕妇自身条件及环境　产妇的年龄、孕前体重、身高与发生 IUGR 有一定的关系，孕前体重小于 50kg，IUGR 发生率为 5.86%，孕期体重增加不足，或停滞者 IUGR 发生较多，产妇身高与胎儿大小有一定的关系，身材高大发生率低，产妇身高小于 150cm 发生率高。高原地区发生率高，可能与氧不足、地理条件不良，缺乏均衡的饮食习惯有关。

2．胎儿胎盘因素

（1）宫内感染　TORCH 感染发生在妊早、中、晚期，病毒可通过胎盘到达胎儿，引起胎盘炎与胎盘功能低下，导致流产、早产、胎儿畸形及 IUGR，胎儿宫内感染所致的 IUGR 占 7.5%。

（2）胎儿发育异常　胎儿本身发育缺陷，如遗传性侏儒、先天性心脏病、无脑儿及单脐动脉畸形、单脐动脉中，由于脐血管畸形，引起胎儿血液动力学异常，影响胎儿生长发育，25%体重小于 2500g。

（3）胎盘因素　胎盘是胎儿与母体物质交换的重要器官，对胎儿生长发育起着重要作用，当胎盘大片钙化、梗死或胎盘大小。膜状胎盘、绒毛减少或血管异常时，减少子宫、胎盘、血流量从而导致 IUGR。

（4）生长因子缺乏　生长因子能促进细胞生长与分化，对胎儿生长发育有调节作用，生长因子包括表皮生长因子、成纤维细胞生长因子、神经生长因子、胰岛素样生长因子等，一旦缺乏可导致 IUGR。

三、诊断

1．临床病史　注意有无 IUGR 的诱发因素，过去有无不良孕产史、畸形儿史及 IUGR 儿病史、死胎死产史、孕妇有否营养缺乏、吸烟（包括被动吸烟）、酗酒和吸毒者等，有无妊娠合并症及并发症，有无先天性 TORCH 感染等。

2．必须认真判定胎龄、认真询问月经史、注意周期是否规则，确定末次月经日期及预产期，月经周期不规则者可通过早孕反应和胎动出现时间，及早期妇科检查子宫增大情况（孕早期子宫大小与停经周数符合率高），基础体温观察曲线，观察排卵日期，尿 HCG 出现的时间，以及早、中、晚期 B 超检查胎儿各径线的测量值等，进行推算准确的胎龄。

3．监测宫高、腹围及体重　应系统进行产前检查，定期测量子宫底高度，腹围及体重，注意子宫大小是否与实际孕龄相符，宫底高度的测量能较准确发现 IUGR。妊周 ±4 为宫高正常胎儿大小，如小于 4，表示有 IUGR 的可能，孕妇在整个妊期体重增长 10kg 以上，在妊娠晚期每周增长 0.5kg，若连续 3 次产前检查体重不增长，或增长极缓慢，应拟诊为 IUGR。

4．B 超诊断　近年来超声检查已成为 IUGR 诊断及分类的可靠手段，通过对胎儿不同部位的超声测量，判断胎儿宫内生长情况。临床常用指标：胎儿双顶经（BPD），股骨长（FL），腹围（AC）等来预算胎儿大小，不同孕周各项值不同，每一项值应在均值，不小于2个标准差。根据BPD与AC算出胎儿体重，再与全国15城市不同胎龄，新生儿出生体重值相比：①如胎儿检查小于该胎龄正常体重第10百分位数称为小于胎龄儿，即SGA；②出生体重在该胎龄正常体重第10～90百分值数据者，称为适于胎龄儿，即AGA；③出生体重大小该胎龄正常体重第90百分位数者称为大小胎龄儿，即LGA。

5．羊水及胎盘B超检查 IUGR多数合并羊水过少，文献报道羊水量正常者93.4%胎儿发育正常，而羊水过少者84.4%发生IUGR，因此羊水量过少是诊断IUGR的依据之一，胎盘过早成熟，在远离足月前出现胎盘老化的B超显像，提示胎盘功能减退，影响胎儿继续生长发育，并发IUGR。

6．超声多普勒监测脐动脉血流 应用超声多普勒监测脐血流波型可预测妊高征及IUGR。文献报道，凡脐血流S/D升高者，IUGR的发生率明显升高，其敏感性可高达70%，正常妊娠26周S/D值为3.4，33周为2.6，34～35周为2.5，足月为2.2，多数学者认为S/D比值小于等于3为足月正常值，如在26周～28周已出现脐血流S/D比值明显升高，尽管B超各项值都在正常范围，仍应高度注意IUGR，因此测量脐血流S/D比值，可弥补B超的不足。

7．生物化学诊断

(1) 甲胎蛋白（AFP） 孕妇血流AFP小于同期正常值时，胎儿出生体重小于2500g可作为IUGR生长发育的一个指标。

(2) 胎盘生乳素（HPL） IUGR的产妇，80%血清HPL浓度低下，是IUGR诊断及观察的指标之一。

(3) 妊娠特异性β糖蛋白（SP_1） 在早孕就能测得，随孕周的增长而增加，妊36周～37周达高峰，各实验室标准值不同，重度妊高症，50%低值，70%IUGR值低，SP_1低值代表胎盘功能低下，胎儿宫内缺氧，预测IUGR较HPL E_3更为准确。

(4) E_3和E/C比值 为胎盘功能的反映，是胎儿生长发育的主要生化指标，连续动态测量才有意义。

8．胎心监护 比较容易操作，应用广泛的检查方法，根据图形可判断胎儿宫内状态，当非应激性试验（NST）为无反应型时，多见于羊水过少，胎盘功能不良，胎儿宫内缺氧，常合并IUGR。

以上各种检查及各项指标，结合临床，不难做出IUGR的明确诊断。

四、孕期治疗及分娩期处理

IUGR治疗成功的关键在于早期诊断，均称型IUGR由于其致病因素在孕早期已发生作用，孕期治疗效果不满意，而不均称型IUGR胎儿各器官系统基本正常，仅营养缺乏，孕28～32周是胎儿生长最旺盛的阶段，所以诊断及治疗应从这一阶段开始。

1．孕期治疗

(1) 卧床休息 左侧卧位或半卧床，减少长时间站立，以增加子宫胎盘血流量，改善胎盘输送功能，促进胎儿生长发育。

(2) 吸氧 增加血氧浓度，面罩吸氧，3次/日，30分钟/次。

(3) 根据孕妇的可能病因，积极治疗，如妊高症，贫血，心、肝、肾等内科病患，改善胎盘血流。

(4) 营养治疗　①糖与氨基酸的补充：糖能通过胎盘，是维持胎儿发育，利用率较高的能源。氨基酸是胎儿蛋白质合成的主要原料，是胎儿生长发育的物质基础，治疗常规10% GS1000ml，氨基酸250ml，静点，每日一次，5~7天为一个疗程，观察宫高、腹围、产妇体重。治疗后复查B超看胎儿生长情况；②如产妇住院困难，IUGR诊断在边缘，可在门诊口服安素（新型营养制剂），含有三大营养，电解质，维生素和微量元素，每周1~2筒冲服。

2. 分娩期处理

(1) IUGR经治疗后胎儿继续生长发育，检测量宫高、腹围、体重有所增长，B超监护，生化监测，胎动计数，提示胎儿宫内情况良好，又无严重产科合并症及并发症，可继续妊娠至足月，但不宜过期。

(2) 终止妊娠的指征　①严重妊娠合并症及并发症，继续妊娠将危害母儿健康或生命，如重度PIH，难以控制的糖尿病，系统性红斑狼疮（SLE）等；②NST无反应型，基线平直或出现不规则减速提示胎儿宫内窘迫；③B超羊水过少胎盘老化，胎儿生物评分低；④IUGR治疗无效，羊水L/S比值≥2，胎肺已成熟，妊周已达37周；⑤有终止妊娠指征而胎肺不成熟，可在终止妊娠前用地塞米松4mg bid×3天，促胎肺成熟，减少新生儿呼吸窘迫综合征（肺透明膜病）的发生。

(3) 分娩方式的选择　①阴道分娩：经治疗，胎儿能正常生长，宫内情况良好，胎盘功能正常，孕妇无合并症及并发症，可等到足月自然临产，分娩发动后，严密观察胎儿在宫内的状况，如有异常及时剖宫产结束分娩；②剖宫产：IUGR对缺氧的耐受性差，胎儿胎盘贮备功能不足，耐受临产的压力比正常儿差，应适当放宽剖宫产指征，对胎儿宫内窘迫，孕妇高危病情加剧，胎儿在宫内安全受到威胁，B超提示羊水少，胎儿停止发育3周以上者，应剖宫产结束分娩。

(4) 新生儿的处理　①IUGR儿容易发生胎粪吸入综合征，因此分娩时产科与儿科医师做好抢救新生儿的准备；②胎头娩出时，吸净口鼻腔内的羊水与粘液，处理好第一口呼吸，预防胎粪吸入；③接生时，不要将脐血挤入胎儿循环，及早断脐减少红细胞增多症和高胆红素血症；④娩出后注意保暖，早喂糖水，防止低血糖，低血钙；⑤纠正酸中毒，防止出血和预防感染，适当用抗生素。

(5) 加强IUGR儿的近期与远期随访，指导产妇母乳喂养，婴儿及时补充生长发育所需的维生素及药物，减少并发症的发生。

总之，胎儿宫内发育迟缓是围生医学的重要内容之一，随着生化，监测及电子监护仪的不断进展，将更加丰富IUGR发生原因的理论，有助于预防和减少IUGR的发生。

（杨剑秋）

第四节　胎死宫内

胎死宫内（intrauterine death of the fetus）在围生死亡中占一定的比例，任何孕龄的胎儿，因内在或外在因素，使胎儿生命征象消失称胎死宫内。妊娠早期胚胎死亡表现胚胎停育，先兆流产或流产。而妊娠20周后胎儿在宫腔内死亡，称为死胎（fetal death）。胎儿在分娩过程中死亡称死产（stillbirth），也属死胎的一种。死胎在宫内滞留时间过久，因变性的胎盘释放凝血物质进入母体血液循环，导致血小板减少纤维蛋白原，第Ⅶ因子消耗，凝血机制障碍，所以对于死胎的处理应积极，不可停留时间过长，若死胎超过3周未娩出可能出现纤维蛋白原减少，血中浓度下降速度为50mg/周，造成孕妇明显低纤维蛋白血症，分娩前有出血倾向，产时产后出血甚至危及生命。

一、病因

病因主要分为二大类：其一为任何外界因素造成胎儿宫内缺氧，占50%，由于母亲各种疾病和外来创伤中断胎儿母体营养交换；其为二染色体结构异常和遗传基因畸变，影响胚胎早期的发育。

1．母体方面

（1）妊高征、肾炎、心血管疾病使全身小动脉痉挛，引起子宫－胎盘血流量减少，绒毛缺血缺氧，胎儿因供血不足而发生胎死宫内。

（2）晚期产前出血，如前置胎盘，胎盘早剥，导致胎儿缺氧，严重可发生死胎或死产。

（3）妊期糖尿病母亲的胎儿 血糖增高，因为葡萄糖容易透过胎盘，而胰岛素不易透过胎盘，高血糖胎儿的胰岛素反应性增生分泌，胰岛素增多，使胎儿血糖降低。所以，糖尿病产妇多有不明原因的胎死宫内，多发生在36周以后，38周后更易发生。

（4）母亲遗传基因的畸变 产前感染，特别在妊早期（前三个月）TORCH宫内感染使胎儿发育异常，形成流产或胚胎停育。

2．胎盘因素 胎盘是母体供胎儿营养及氧气的重要而复杂的器官，胎盘形态与功能异常都会导致胎儿死亡。

（1）胎盘形态异常 如轮状胎盘，膜状胎盘，帆状胎盘等都会引起母体与胎儿营养交换面积减少，导致胎死宫内。

（2）胎盘肿瘤 胎盘实质内血管瘤，良性毛细血管瘤，使得进入胎体内血流量减少，胎儿宫内缺氧死亡。

（3）胎盘感染 胎盘羊膜、脐带感染，统称脐带炎，多见于上行感染，胎盘炎症渗出增多，水肿，减少母体与胎儿之间营养交换，造成胎死宫内。

3．脐带因素

（1）脐带过长易打结、扭转、脱垂、绕颈、绕体、尤其胎盘端或脐轮处的扭转可致血管部分或完全阻塞而致胎儿死亡。

（2）脐血管异常 如单脐A脉，多伴胎儿严重畸形。

（3）脐带血肿 曲张的脐静脉破裂，形成血肿，压迫脐血管，使得血流受阻，致胎儿死亡。

4．胎儿因素 胎儿严重畸形，或胎儿发育异常，胚胎早期宫内感染尤其TORCH感染所致胎儿严重畸形或流产。

二、诊断

根据妊周及临床表现的不同，做出胚胎停育，胎死宫内的诊断。

1．早期胚胎停育的临床表现

（1）妊娠反应自觉消失。

（2）乳房发胀感觉消失。

（3）阴道不规则出血或流出棕褐色粘液。

（4）盆检子宫不再继续增大，子宫大小与停经月份不相符合，无胎心，胎芽与月份不符。

（5）血或尿人绒毛膜促性腺激素（HCG）由阳性转为阴性。

2．妊中晚期胎死宫内临床表现　胎动是自我监护一种简单可靠的方法，每小时小于4次为警告征象，通常胎动减少在胎儿心率消失以前，特别是胎儿畸形，羊水过多或过少，Rh溶血及宫内发育迟缓。

（1）自觉胎动停止。

（2）子宫大小与月份不相符，子宫停止增长，听不到胎心。

（3）乳房肿胀消失，且逐渐缩小。

（4）超声检查无胎心胎动，胎死宫内时间过长，可见颅骨重叠，颅板塌陷，颅内结构不清，胎儿轮廓不清，胎盘肿胀，孕妇感觉全身无力，腹部下坠，死后4周不娩出可发生凝血功能障碍。

（5）羊水AFP（甲胎蛋白）显著增高。

（6）24小时尿雌三醇（E_3）小于3mg。

三、处理

多数死胎2～3周自行娩出。如胎死宫内3周以上未娩出会引起凝血功能障碍，造成产后不易控制的出血，对产妇危害极大，及时诊断处理死胎非常必要。

1．引产前准备　做好全面检查，包括血尿常规，血小板，出凝血时间，纤维蛋白原及凝血酶原时间，做好输血准备。

2．如凝血功能不良，纤维蛋白原小于1.5g/L，血小板小于100×10^9/L时应给肝素，0.5mg/kg（一次量）6小时给一次，待血小板恢复正常后再引产。

3．根据不同孕周选择引产方法

（1）早期胚胎停育，子宫小于12周行吸宫式刮宫。

（2）子宫小于16周行宫颈扩张后钳刮。

（3）子宫大于16周可行羊膜腔利凡诺引产。安全剂量100mg，反应量120mg，中毒量为500mg，安全范围广，应用时利凡诺用注射用水稀释，而不能用生理盐水稀释，以免引起药物沉淀，引产成功率为90%～100%。

（4）PGE_2阴道栓，用于28周之内胎死宫内比较安全，副作用小，阴道内放置20mg，PGE_2栓剂2～6小时即可引产，90%可将死胎排出。

（5）子宫大小28周，胎死宫内，用催产素点滴引产及人工破膜引产，宫颈成熟可行营养饮食引产（蓖麻油50ml＋鸡蛋2个）混合搅匀，放在热锅炒熟，成功率90%以上，此法目前广泛用于产科引产，宫颈不成熟可静推蒂络安100～200mg每日一次用3天，如阴拭子培养无致病菌，可行小水囊引产（Foley's尿管）放置宫颈内口，打水20ml，12小时取出再行营养饮食引产，效果较好。

（6）以上方法均失败，可反复连续用催产素点滴引产，催产素1～5U＋5%葡萄糖溶液500ml滴注，宫缩调成30″/2～3′，逐渐进入产程，因已胎死宫内，宫缩只要有间隔即可，以利死胎排出。

任何方法使死胎排出后，均应用乙蔗酚退奶，用法为乙蔗酚 4mg，bid×3 天。对于发生胎死宫内的产妇，在下次妊娠前，应全面检查，除外有关因素后再妊娠是非常必要的。

（杨剑秋）

第五节 母儿血型不合

母儿血型不合是由于母亲缺乏胎儿具有的血型抗原，并对胎儿所特有的血型抗原产生免疫反应而造成的一种同族血型免疫性疾病。本病对孕妇无不良影响，但母体因受胎儿抗原刺激所产生的抗体可通过胎盘进入胎儿体内，与胎儿红细胞膜上的抗原结合，使胎儿红细胞凝集破坏，发生溶血。溶血可造成胎儿和新生儿严重的贫血、心力衰竭和死亡；溶血所产生的大量胆红素，是新生儿早发性高胆红素血症最常见的病因之一，大量胆红素渗入脑组织可发生胆红素脑病。该病与免疫和遗传有关，故可连续数胎得病。

一、发病机制

目前已经发现的人类血型抗原有 400 多种，最常见的血型系统是 ABO 血型和 Rh 血型，MN 血型、Kell 血型、Kidd 血型和 Duffy 血型系统均极为少见，故本节重点讨论 ABO 溶血病和 Rh 溶血病。血型是人体的一种遗传性状，受染色体上的基因控制，血型系统按孟德尔遗传定律遗传。如同人体其他遗传性状一样，胎儿的血型系统一部分来自母亲，另一部分来自父亲。胎儿从父方所获得的红细胞血型抗原若为其母亲所缺乏，这一抗原在妊娠或分娩期间可通过破损的胎盘绒毛或绒毛上皮裂隙进入母体，激发母体体液免疫系统，产生相应的抗体，抗体可通过胎盘进入胎儿体内，与胎儿红细胞膜上的血型抗原结合，使胎儿红细胞凝集破坏，发生溶血。从理论上讲，只要母亲缺乏胎儿所特有的红细胞抗原，就可诱发母体免疫系统而发病，但事实上母儿血型不合虽不少见，但真正发生溶血的并不多见。如在所有妊娠中 ABO 血型不合高达 20%～25%，而发生溶血的只有 2%～2.5%，因为血型不合虽然存在，但胎儿是否发病还与妊娠胎次、胎儿体液中 A 型或 B 型血型物质、胎儿红细胞血型抗原的量，以及母亲的免疫状态等多种因素有关。

二、人类的血型遗传

1．ABO 血型的遗传　ABO 血型含有 A、B、O 三种血型基因，其中 A、B 为显性基因，O 为隐性基因，可组成 AA、AO、BB、BO、AB 及 OO 等 6 种基因型，决定 4 种血型。人类的生殖细胞经减数分裂后仅仅含有一种血型决定基因，卵子与精子血型决定基因结合形成子代新的血型基因型，子代血型由父母亲血型确定，详见表 5－1：

表 5－1 ABO 血型的遗传

父母血型	子代可能的血型	子代不可能的血型
O×O	O	A，B，AB
O×A	O，A	B，AB
O×B	O，B	A，AB
O×AB	A，B	O，AB
A×A	O，A	B，AB
A×B	A，B，O，AB	–
A×AB	A，B，AB	O
B×B	O，B	A，AB
B×AB	A，B，AB	O
AB×AB	A，B，AB	O

由此可见，ABO溶血病仅见于父亲血型为A、B或AB型，而母亲血型为O型的子代；父母血型相同，或父为O型，或母为AB型的子代均不会患病。

2．Rh血型的遗传　Rh血型系统共有6种抗原：C、c、D、d、E、e等6种，Rh血型抗原抗原性的强弱次序是D>E>C>c>e>d，以D抗原的抗原性为最强，致病率最高，约占Rh溶血病的80%以上，因此，临床上一般以抗D血清来确定Rh血型，有D抗原存在者为Rh阳性，无D抗原存在者为Rh阴性。Rh溶血病一般发生于母亲为Rh阴性、胎婴儿为Rh阳性的患者，但是也不排除同时存在C、c、d、E、e等其他Rh血型不合的可能性。华人Rh血型以CCDee为多，由抗E、抗c所致的血型不合相对其他民族常见，D抗体引起的溶血病占绝对首位。

三、发病特点

1．ABO血型不合

(1) 发病率　在所有妊娠中ABO血型不合的发生率高达20%~25%，而溶血的发生率只有2%~2.5%，这种现象可能与以下因素有关：①胎儿红细胞表面的抗原密度小，结合的抗原量少，不致引起严重溶血；②胎儿血浆和组织中存在血型可溶性物质A或B，这种A或B抗原可与来自母体的免疫抗体结合，从而阻止抗体与胎儿红细胞抗原结合，避免溶血；③溶血并不严重，稍微增多的胆红质很快被胎儿肝脏清除；④可能与胎儿红细胞膜结构的特异性有关。临床上多见于母亲为O型，胎儿为A型或B型者。多见于O型母亲是因为：①其抗A及抗B抗体效价较A型母亲的抗B抗体及B型母亲的抗A抗体效价为高；②O型母亲的抗A和抗B抗体主要是IgG，而A型母亲的抗B抗体及B型母亲的抗A抗体主要是IgM，IgG为不完全抗体，分子量较小，为160,000，可通过胎盘屏障，进入胎儿血循环，而IgM为完全抗体，分子量大，为900,000，不能通过胎盘屏障。

(2) 胎次与发病的关系　由于O型血中抗A（B）IgG可因自然界中广泛存在的A和B类似物的刺激（如接触某些植物、寄生虫，预防接种等）而产生，女性可由外界获得对A或B抗原的免疫反应，抗A或抗B的抗体早已存在于母亲体内，因此，ABO溶血病常常第一胎即可发病，有分娩ABO溶血病新生儿史者，再次妊娠发生ABO溶血病的儿率部分增高、部分降低。

2．Rh血型不合

(1) 发病率　白色人种妇女Rh阴性比例较高，发生Rh溶血病的比例高达15.7%；我国汉族居民绝大多数为Rh阳性，Rh阴性极少，仅占0.34%，Rh血型不合而引起的溶血病在汉族人相当少见，但我国部分少数民族Rh阴性女性所占比例较高，维吾尔族妇女Rh阴性占4.9%，塔吉尔族Rh阴性女性高达15.7%，因此在我国少数民族地区应当注意Rh溶血病的发生。

(2) 胎次与发病的关系　由于Rh血型抗原具有一定特异性，自然界中无类似物，抗Rh抗体只能由Rh血型抗原进入母体激发免疫反应而产生，故Rh溶血病一般不会发生于第一胎，只能发生于第一次妊娠以后，第一次妊娠可能是足月妊娠、早产、流产甚至异位妊娠；但是孕妇怀孕前输Rh血型不合血史，孕妇因可能输注异型血而被致敏；或者孕期有羊膜腔穿刺或胎盘损伤史，胎儿血可能通过胎盘进入母体而使母亲致敏。发生于第一胎的Rh溶血病约占Rh溶血病总数的1%。

四、症状与体征

血型不合主要表现为因溶血、胆红素增加而引起的一系列症状。

1．黄疸　因红细胞溶解，胆红素增多引起。ABO血型不合溶血病黄疸较轻，一般在出生后24～36小时内出现，持续约3～7天。Rh溶血病黄疸较常见，几乎发生于所有的病儿，黄疸出现的时间较ABO溶血病早，程度较ABO溶血病重。黄疸严重者可发生胆红素脑病，出现抽搐、凝视、震颤，甚至死亡。

2．贫血　因红细胞破坏，血色素减少所致。ABO血型不合溶血程度较轻，贫血程度较Rh血型不合轻；Rh血型不合溶血较重，常常造成严重的贫血，大部分婴儿出生5天后逐渐变得苍白，贫血严重者可发生心力衰竭，出现气促、呻吟及发绀等症状。

3．其他　如精神萎靡、嗜睡、少吃及少哭等。

4．肝脾肿大。

五、妊娠期的诊断

1．病史　凡是以往有死胎、流产、早产或新生儿出生后很快死亡，或于出生后24～36小时内出现黄疸者，均应怀疑本病。

2．血型检查　孕妇及其丈夫均应做血型检查，按表5－1推测可能出现的血型不合。如丈夫为A型、B型、或AB型，而孕妇为O型，则可能发生ABO血型不合；如丈夫为Rh阳性，孕妇为Rh阴性，则可能发生Rh血型不合。ABO溶血与Rh溶血可同时发生。随着涉外婚姻的增加，以及人员流动性的增加，Rh血型不合也可见于我国汉族集聚地，应引起足够重视。

3．抗体检测　抗体IgG效价可反应孕妇是否被致敏，如孕妇血清学检查阳性，说明已被致敏，应定期测IgG抗体效价。孕28～32周，每2周测一次，孕32周以后每周测一次。Rh血型不合IgG抗体效价＞1∶32，ABO血型不合IgG抗A（B）效价＞1∶128，胎儿可能发生溶血病，不过，抗体效价仅作参考，因效价高低和胎婴儿的发病及病情严重程度并不一定成正比，因为溶血病的发生还取决于以下因素：胎盘对抗体的屏障作用；胎儿的保护性机制，即胎儿对溶血病的耐受能力等。

（1）孕妇血清学诊断方法　取孕妇血液6ml（5ml自凝血，1ml抗凝血）。另取丈夫血液2ml，加入抗凝管内。母儿血型不合时，血清中的抗体有完全与不完全两种，后者能通过胎盘进入胎儿体内，故测定孕妇血清中的不完全抗体及其效价，对估计胎儿情况有临床实用价值。

1）盐水凝集试验　检查血清中是否含有完全抗体（IgM）。血清完全抗体与红细胞抗原在生理盐水中出现凝集。

2）胶体介质试验　检查血清中是否含有不完全抗体（IgG）。血清不完全抗体与红细胞抗原在胶体介质中出现凝集。

3）木瓜酶试验　用木瓜酶处理红细胞后，再与血清不完全抗体结合，可在生理盐水中出现凝集。

4）直接或间接抗人体球蛋白试验（Coomb试验）　凡表面结合不完全抗体的红细胞称为致敏红细胞。人体球蛋白是一种抗原，免疫动物可产生抗人体球蛋白血清，抗人体球蛋白血清可与致敏红细胞表面的球蛋白抗原发生特异性反应而出现凝集。直接法用以检测新生儿的红细胞上有无IgG抗体吸附，亦即该红细胞是否已被致敏；间接法用以检测孕妇血清中有无IgG抗体存在，如有凝集即为阳性，再将血清经倍数稀释，出现凝集的最大稀释倍数为抗体效价。

(2) 新生儿血清学检查　取脐血6ml，其中5ml不加抗凝剂，1ml加抗凝剂，作下列三项试验：①直接Coomb试验；②抗体释放试验。此法是解决患儿红细胞的遮断问题，通过试验，使新生儿红细胞上的Rh抗原释放出母体IgG抗体，以便正确鉴定患儿的Rh血型；③游离抗体检查。用标准红细胞检测血清中有无游离的IgG抗体。

4．B型超声检查　溶血严重的胎儿，可因严重的贫血而致全身性水肿，B型超声检查可见胎儿呈典型的水肿状态，表现为腹腔、胸腔积液，因头皮水肿而呈现的双重光环，心脏扩大，肝脏肿大，脾脏肿大，胎盘增厚、增大、胎盘实质内光点减少等。

5．羊膜腔穿刺术　在B超监测下进行，吸取羊水，避光保存，用分光光度计（spectrophtometer）分析羊水中胆红素吸光度。胆红素于450nm处吸光度差（△OD450）>0.06为危险值，0.03~0.06为警戒值，<0.03为安全值。也可测定胆红素含量，孕36周以上胆红素正常值为0.513~1.026μmol/L（0.03~0.06mg/dl），如增至3.42μmol/L（0.2mg/dl），则提示胎儿有严重溶血。羊膜腔穿刺的指征：过去有分娩血型不合溶血症患儿史或死胎史，且本次妊娠孕妇抗体效价又很高者，可行羊膜腔穿刺检查羊水中胆红素含量，确切了解胎儿的溶血程度，以便及时治疗。羊膜腔穿刺一般在妊娠30~32周进行，对于过去新生儿溶血发病早或死胎发生早者，羊膜腔穿刺的时间可提前至前次终止妊娠孕周前的4周进行，必要时可每2周重复一次。羊膜腔穿刺应在B超监测下进行，注意避开胎盘，以免引起不必要的出血，注意羊水中不可混有血液，否则羊水胆红素含量无参考价值。

6．少见血型不合的诊断　少见血型不合所致新生儿溶血病的诊断需符合下列条件：①新生儿Coomb试验阳性且有血清性贫血；②母儿Rh及ABO血型相符；③母亲Coomb试验阴性，可排除自身免疫抗体所致的新生儿溶血病；④新生儿血清或红细胞释放出对抗其本身少见血型抗原的IgG抗体，如第④项无条件检查，在新生儿溶血病临床表现的基础上，加上前三项，亦可初诊为少见血型抗原所致的新生儿溶血病。目前已发现能引起新生儿溶血病的少见血型有：Duffy、Kidd、MNS、TJa、Lua（稀有）、Dia等。

六、产后的诊断

对有早发性黄疸的新生儿、水肿儿、出生前未明确诊断者，应立即检查新生儿及孕妇血型，以排除新生儿溶血，同时明确新生儿贫血情况和胆红素增高情况，下列情况应考虑有新生儿溶血之可能：①脐血血红蛋白<140g/L，网织红细胞>6%，有核红细胞>2%~5%；②脐血胆红素>51μmol/L（3mg/dl），出生后72小时>342μmol/L（20mg/dl）。出现上述情况需进一步观察黄疸发展情况，应取血作Coombs试验。应注意约1%母儿血型不合是由少见血型引起，如母儿ABO血型及Rh血型相同，而新生儿有早发性黄疸，且Coombs试验阳性，则应考虑到有少见血型不合引起溶血之可能。

七、治疗

1．孕期处理　孕期处理的关键是及早明确诊断，采用各种治疗手段，提高胎儿抵抗力和孕妇的免疫力，预防死胎的发生。

(1) 预防性治疗

1）中药治疗 用茵陈蒿汤（茵陈 30g、制大黄 6g、黄芩 5g、甘草 3g）结合辨证加减，自抗体效价升高时起，每日 1 剂煎服，直至分娩。此方剂有抑制抗 A、抗 B 和抗 D 抗体的作用。

2）综合治疗 为提高胎儿抵抗力，于孕早、中、晚期各进行 10 天的综合治疗。包括 25%葡萄糖液 40ml 及维生素 C 500mg 每日静注 1 次，维生素 E 100mg 每日 1 次，氧吸入每日 1 次，每次 20 分钟。预产期前 2 周开始口服苯巴比妥 10～30mg 每日 3 次，以加强胎儿肝细胞葡萄糖醛酸酶与胆红素结合的能力，减少新生儿胆红素脑病的发生。

（2）胎儿宫内监护 定期 B 超检查，观察胎儿发育情况及有无水肿。如疑为溶血病或水肿胎儿，更需密切行 B 超检查，并在 B 超监护下行羊膜腔穿刺，进行诊断与治疗。

（3）胎儿宫内输血 宫内输血可以挽救一部分严重溶血且胎龄过小的胎儿，借以延长胎龄，直至胎肺成熟，再终止妊娠。

1）胎儿腹腔内输血 在孕 22～34 周期间，取与胎儿同型且无抗体的血液 50～100ml [输血量 =（胎龄周数 − 20）× 10ml]，在 B 超引导下，用长针刺入胎儿腹腔，将血液注入胎儿腹腔，1～4 周进行 1 次。

2）脐静脉输血 在 B 超引导下，行脐静脉穿刺，不仅可取血液检查胎儿血型，还可通过脐静脉直接输血。

（4）血浆换置术 Rh 血型不合孕妇，在孕中期（24～36 孕周）胎儿水肿未出现前，可进行血浆置换术。300ml 血浆可降低一个比数的滴定度。此法比直接胎儿宫内输血、或新生儿换血安全。

（5）终止妊娠的指征 妊娠越接近预产期，抗体产生得越多，对胎婴儿的危害也越大。一般而言，ABO 血型不合者，病情较轻，一般不需提前终止妊娠，但是如果抗体滴度达 1∶512 则提示溶血严重，即有提前终止妊娠之指征；Rh 血型不合溶血较严重，应选择适当时机，适时终止妊娠，使胎儿及时脱离危险环境。引产的指征一般为：①胎龄 > 35 周，且病情严重；②胎龄虽然 < 35 周，但是孕妇血清抗体效价在 1∶32～64 以上或过去有死产、流产及严重新生儿溶血病史；③过去有新生儿溶血病史，本次妊娠抗体效价及羊水胆红素含量均为轻型，但是孕周已达 37 周以上，预期胎儿已经成熟；④需结合羊水 L/S 比值综合考虑。

适时终止妊娠可提高新生儿存活率，一般来讲，36 周以后终止妊娠，新生儿死亡率较低。

2．产时处理 孕妇于预产期前 2 周提前入院，一般以自然分娩为原则，临产后缩短第二产程，分娩后立即断脐以减少进入新生儿体内的抗体量。保留脐带 6cm，以 1∶1000 呋喃西林无菌纱布包裹，外套消毒塑料袋，以备插管换血用。胎盘端脐静脉采血，作血型、血常规、血细胞比容、网织细胞、有核红细胞计数；另取不凝血 5ml，做直接 Coomb 试验、抗体释放试验、游离抗体试验。Rh 血型不合者，于产后 72 小时内给产妇肌注抗 D 丙种球蛋白 300μg，以防下一胎发生胎婴儿溶血病。

3．新生儿处理 ABO 血型不合溶血性黄疸多在出生后 24～36 小时出现，3～7 天内消退，病情一般较轻，重者可于出生后 24 小时内发病，胆红素明显升高，甚至发生胆红素脑病；Rh 血型不合溶血病病情较重，黄疸一般在出生后 24 小时内出现，患儿出现明显贫血，胆红素显著增高，可发生胆红素脑病。当脐血 Hb < 120g/L、血胆红素 > 68μmol/L（4mg/dl）、或72小时血胆红素 > 205μmol/L（12mg/dl）时，应考虑新生儿溶血病。新生儿处理原则：①降低血清胆红素，预防胆红素脑病的发生；②纠正贫血，预防心衰；③去除血清中的游离抗体，阻止溶血继续发生。

（1）ABO血型不合　多数病儿可不经特殊治疗而自愈，黄疸明显者，根据血胆红质情况予以：①蓝光治疗，每日12小时，分2次照射；②口跟苯巴比妥每天5～8mg/kg体重；血胆红质高者给予静脉注射25%清蛋白每天1g/kg，也可用血浆（每天25ml/kg）代替，以结合游离胆红质，减少胆红素脑病的发生；③25%葡萄糖静脉注射；④中药：茵陈9g，黄连1.5g，黄芩4.5g，黄柏4.5g，山栀3g；⑤贫血严重者及时输血，必要时换血。

（2）Rh血型不合　溶血较轻者治疗同ABO血型不合，可照射蓝光、口服苯巴比妥和小量输血等，严密观察新生儿临床表现与胆红素的变化，随时准备换血，预防胆红素脑病的发生。新生儿换血指征：凡出生前已明确诊断而出生后又证实为母儿血型不合者；出生后有严重贫血、水肿或腹水、肝脾肿大，且血胆红素高的新生儿，出生后72～96小时成熟儿达342μmol/L（20mg/dl），早产儿达257μmol/L（15mg/dl）。换血后继续应用光疗和药物治疗，选用适当抗生素预防感染，严密观察病情，必要时重复换血。

八、预防

主要针对Rh血型不合，对于Rh阴性妇女，在分娩第一个Rh阳性而ABO血型相同的胎儿后，于分娩72小时内肌肉注射抗D免疫球蛋白300μg，以阻断进入母体的胎儿红细胞抗原，避免母体致敏。对未致敏的Rh阴性妇女，在孕28周时，可肌注抗D免疫球蛋白300μg，分娩Rh阳性新生儿后72h再次肌肉注射抗D免疫球蛋白300μg，对本次妊娠和下次妊娠有一定的保护作用。

（张震宇）

第六节　新生儿疾病

一、新生儿窒息

窒息（asphyxia）是新生儿最常见的疾患和主要死亡原因。窒息发生率及死亡率一般在5%左右，病死率约2.3%～12.7%不等。新生儿窒息的产时紧急救护极为重要，产科医师必需熟练掌握复苏抢救技术。

1．病因　凡能使血氧浓度降低的任何因素都可以引起新生儿窒息。新生儿窒息与胎儿在子宫内环境及分娩过程密切有关。如妊娠高血压综合征、先兆子痫、子痫、急性失血、严重贫血、心脏病、急性传染病、肺结核等使母亲血液含氧量降低而影响胎儿；多胎、羊水过多使子宫过度膨胀，或胎盘早期剥离、前置胎盘、胎盘功能不足等均影响子宫与胎盘间的血循环；脐带缠绕、打结或脱垂可使脐带血流中断；产程延长、产力异常、羊膜早破、头盆不称、各种手术产如产钳、内倒转术处理不当以及应用麻醉、镇痛、催产药物不妥等都可引起新生儿窒息；新生儿呼吸道阻塞、颅内出血、肺发育不成熟、严重的中枢神经系统、心血管系统畸形和膈疝等也可导致出生后的新生儿窒息。如果缺氧发生在产程中，胎儿血液中的二氧化碳刺激呼吸中枢，以致早期发生强烈呼吸动作，喉括约肌失去屏障功能而吸入大量羊水，可使产时窒息或转为娩出后的新生儿窒息。如胎儿呼吸中枢已告麻痹，则娩出的新生儿即无呼吸。

2. 病理生理 主要为因呼吸障碍、缺氧所引起的低氧血症。缺氧早期有过度呼吸，随之迅速转入原发性呼吸暂停，但受感官刺激仍可出现节律性喘息状呼吸，但是，呼吸的频率和强度逐渐减退，最后进入继发性呼吸暂停，如不予积极抢救，则走向死亡。血液循环、代谢等方面的变化在窒息出现后心血输出量开始时正常，心率先有短暂增快，动脉压暂时升高，随着 $PaCO_2$ 上升，PaO_2 和 pH 迅速下降，血液分布改变，非生命器官如肠、肾、肌肉、皮肤的血管收缩，进而引起肺出血、坏死性小肠炎、急性肾小管坏死。缺氧继续加重，心率转慢、心血输出量减少、血压下降、中心静脉压上升、心脏扩大、肺毛细血管收缩、肺循环阻力增加、肺血流量减少，动脉导管重新开放，回复胎儿型循环，致使缺氧进一步加重而发生心衰，缺氧时血浆渗透压升高，细胞的钠泵和浓缩钾离子均受影响，血浆蛋白和水份外渗导致脑水肿，血氧供应严重不足时损害脑细胞，可留有后遗症或死亡。

3. 临床表现及诊断 胎儿缺氧时临床上首先出现胎动增加，胎心增快，在缺氧早期为兴奋期，如缺氧持续则进入抑制期，胎心减慢，最后停搏，肛门括约肌松弛排出胎粪。新生儿娩出时的窒息程度可按出生后 1 分钟内的 Apgar 评分（表 5-2）进行区分，0~3 分为重度，4~7 分为轻度，若生后 1 分钟评 8~10 分，而数分钟后又降到 7 分及以下者亦属窒息。新生儿窒息抢救过程中应随时评分，评价预后。

表 5-2 新生儿评分

	出生后 1 分钟			分 钟
	0 分	1 分	2 分	
心率	0	<100	>100	
呼吸	无	浅表，哭声弱	佳，哭声响	
肌张力	松弛	四肢屈曲	四肢活动好	
弹足底或导管插鼻反应	无反应	有些动作	反应好	
皮色	紫或白	躯干红四肢紫	全身红	
总分				

窒息儿经过及时抢救大多数呼吸能够恢复，皮色泛红。少数严重未能好转者继续呈休克状，皮色发灰或苍白、体温低下、四肢发冷、呼吸浅表或不规则、哭声微弱、出现呻吟，吸气时胸骨剑突和肋间凹陷，四肢松弛，或有震颤样动作。X 线胸片可见部分或全部肺不张、肺气肿或肺炎。胸腔可有积液，有些病变 24 小时即可消失，有时持续一周，抢救存活的病婴常因吸吮力较差易发生呕吐，体温上升迟缓，应注意保暖。

4. 预防 积极做好产前监测，孕妇自监胎动，及时发现胎儿窘迫，有助于早期发现胎儿缺氧；有胎儿心跳、胎动变慢或加速，即须给孕妇吸氧，静脉注射 50% 葡萄糖 40ml + 维生素 C 0.2g，以增强胎儿神经系统对缺氧的耐受力、减轻血管脆性和渗透性，改善供氧，减少出血，同时严密监测胎心率和宫缩，胎心异常持续不能缓解时应积极处理；当胎头显露取头皮血测 pH 值，若≤7.25 提示有胎儿窘迫，宜及时处理。

5. 治疗 窒息复苏是产、儿、麻醉三科医师、助产士、护士必须掌握的基本技术，窒息儿的抢救尽可能有这三方面人员共同参与。

（1）复苏方法

1）复苏的关键步骤——ABCDE 方案　通畅呼吸道、建立呼吸、恢复循环、辅助用药、评价和监护。

清理呼吸道：胎头娩出后不要急于娩肩，而应立即用手挤尽气管、口腔、咽部、鼻腔内的粘液、羊水，也可用吸球抽吸，出生后将新生儿置于头低脚高位约 15 度，再次清理上呼吸道，会厌软骨以下部位的粘液常需在喉镜下清理。

人工呼吸：胎儿缺氧严重时可致呼吸中枢麻痹，出生后无法建立自主呼吸，此时需给予人工呼吸。产时抢救时可先面罩加压给氧，或口对口人工呼吸，40 次/分，第一口呼吸压力约为 30～40cmH_2O 方可使肺叶扩张，此后呼吸压力为 15～20cmH_2O。建立自主呼吸后可用鼻导管或面罩给氧。如面罩加压给氧 15 分钟后仍不能建立自主呼吸，或/及心率减慢＜80 次/分，可考虑气管内插管加压给氧。

胸外心脏按压：心率减慢＜80 次/分，应进行胸外心脏按压，按压部位为胸骨下 1/3 区，垂直向下快速下压 1～2cm，双指法或手掌法均可，频率 120 次/分，心脏按压与呼吸频率之比约为 3∶1，人工呼吸在心脏按压间歇期进行。

纠正酸中毒：有效换气建立后方可纠酸，5%碳酸氢钠 2～3ml/kg＋等量 5%～25%GS 脐静脉缓注＞5 分钟。

呼吸兴奋剂：母亲分娩前 4 小时使用过麻醉药品致新生儿窒息者，可使用钠洛酮 0.5mg/kg 静注或经气管给药。

强心：心脏按压 30 秒钟，心率未见好转，心率仍然＜80 次/分，则开始药物治疗。1∶10000 肾上腺素 0.1～0.3ml/kg＋等量生理盐水，快速气管内注入，心率＜100 次/分，必要时每 5 分钟可重复 1 次，心率＞100 次/分停药。

改善微循环：强心后周围组织仍然灌注不足，脉细、持续休克者可用低剂量多巴胺和/或多巴酚丁胺，多巴胺由 5μg（或 2 药各半）/（kg·min）开始，必要时逐渐加至 20μg/（kg·min）。

窒息儿复苏重点是前 3 项，ABC 做到后，很少需要用药，没有处理好第一口呼吸急于用药是错误的。具体运用时需要不断的评估来指导决策，以作为下一步操作的依据。评价的主要指标是呼吸、心率和皮色。Apgar 评分不是决定是否要开始复苏的指标，更不是决定下一步该怎么复苏的决策依据。生后 1 分钟内的 Apgar 评分反映初生时的基本情况，而 5 分钟的评分对判断预后尤为重要。

2）复苏大致程序　如图 5－1 所示。

（2）复苏后处理与护理　窒息缺氧对新生儿是个很大的挫折。一时好转并不表示完全恢复，积极的复苏后处理对减少和减轻并发症，改善预后起很大作用。

1）保暖　减少耗氧，体温尽量维持在中性温度 36.5℃左右。

2）保持呼吸道通畅　喉有痰鸣音，呼吸时声音粗糙、呼吸停顿或有呕吐，均应吸痰。

3）密切观察　呼吸、心音、面色、末梢循环、神经反射及大小便情况。待呼吸平稳，皮色转红半小时后，停止给氧。

4）呼吸评分　呼吸评分（表 5－3）和呼吸次数对复苏后的观察有一定帮助。初生 12 小

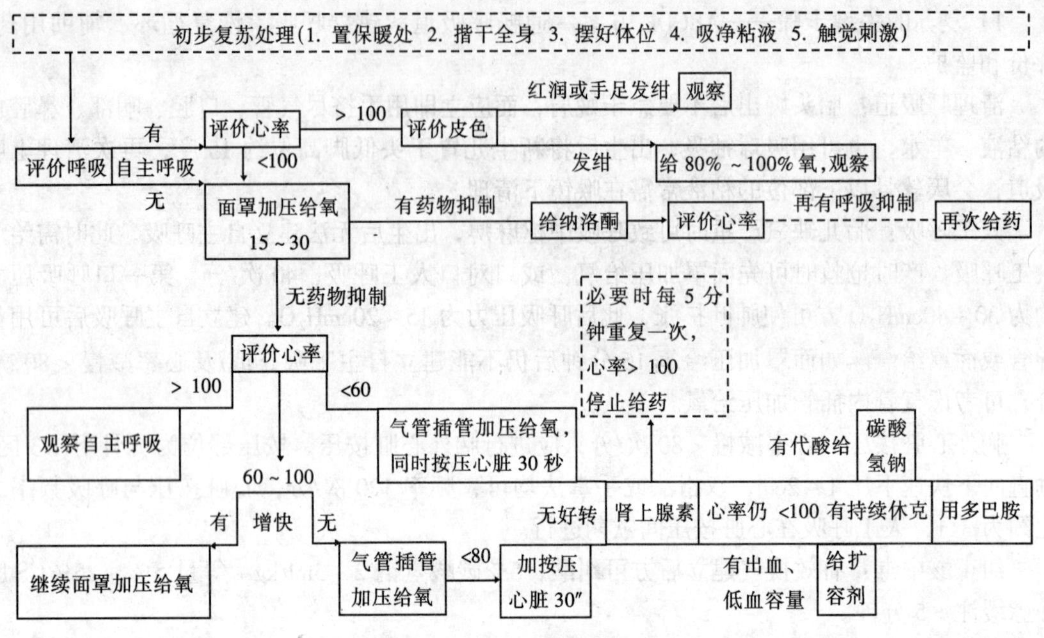

图5-1 新生儿窒息复苏程序

时内每4小时一次，以后24小时内每8小时评一次，最后在出生后48小时再评一次。二次评到8分以上可停止再评，预后良好。

表5-3 呼吸评分方法

体征	0分	1分	2分
胸腹部动作	不协调	稍不协调	同时起伏
肋间肌动作	极度下陷	稍微下陷	不下陷
剑突部动作	极度下陷	稍微下陷	不下陷
颌、口动作	颌向下，张口呼吸	颌向下，闭口	颌不动，闭口
呻吟	不用听诊器即听到	用听诊器方能听到	无
总分			

5）防治脑水肿和缺氧缺血性脑病 在及时纠正低氧血症和高碳酸血症、保证脑组织供氧的基础上使用：①速尿1mg/kg肌内或静脉注射，减低颅内压；②地塞米松0.25~0.5mg/kg每日2~4次肌注或静注。连用2~3次后若颅压仍高，改用20%甘露醇0.25~0.5g/kg，每日4~6次静注，两天后逐渐减量；③有抽搐者用苯巴比妥，首剂15~20mg/kg静脉注射，维持量5mg/（kg·d）分2次静注，与安定0.1~0.3mg/kg静脉注射或/及水合氯醛30mg/kg保留灌肠等药合用，可更好止痉、降低脑组织耗氧、预防和减轻脑水肿和颅内出血；④在正常血容

量的低血压、心肌收缩力不足时可给多巴胺静滴；⑤维持能量代谢，持续静脉滴注葡萄糖<8mg/（kg·min）使血糖维持在2.8~5.0mmol/L（50~90mg/dl），可给能量合剂。

6）预防感染 曾气管插管，疑有感染可能者，用抗生素预防感染。

7）窒息儿护理 重度窒息恢复欠佳者，适当延迟开奶时间，防止呕吐物再度引起窒息。胃管喂养不能容受者则静脉补液50~60ml/kg，有肾功能受损时要限制液量。

6．预后 新生儿窒息抢救成功者的智能发育异常发病率较高，上海市第一妇婴保健院在734例新生儿窒息和2,266例非窒息儿在3岁至5岁时的随访中，重度窒息的智能异常占4.1%，轻度窒息占2.6%，而非窒息者为1.7%。窒息儿抢救20分钟后好转者有36.4%出现智能异常，而5~20分钟好转者，仅3.7%出现智能异常。

二、缺氧缺血性脑病

缺氧缺血对脑的损伤包括脑病（ence－phylopathy）和颅内出血（intracraflialhemorrhage，ICH），两者可单独存在，也可同时发生。缺氧缺血性脑病（hypoxic ischemic encephalopathy，HIE）多发生在窒息的足月儿，但也可发生在早产儿。缺氧缺血性颅内出血则多发生在早产儿，以室管膜下－脑室内出血（subepidermal hemorrhage－intraventricular hemorrhage，SEH－IVH）最多见。

1．发病机制

(1) 脑血流量调节功能降低。

(2) 脑组织代谢异常 氧自由基量增加、细胞膜上钙离子通道开放、脑组织中脑啡肽增加，直接抑制呼吸，增加缺氧程度、发生代谢性和呼吸性酸中毒，脑组织代谢的异常可导致脑组织软化、坏死、出血和形成空洞。

(3) 脑部对缺氧缺血的易感区 不同胎龄胎儿和新生儿脑的成熟部位不同，对缺氧缺血的易感程度也不同。早产儿的易感区在脑室管膜下的生发层，足月儿大脑皮层为易感区，足月儿的顶颓部是大脑前、中、后动脉末梢的交界区，最易发生病变、组织软化。

2．病理改变 缺氧缺血后脑部先出现水肿、软化、出血和坏死，以后形成小囊空腔(称为多囊脑，spelencephaly)，甚至形成空洞（称为空洞脑，porencephalen)，脑室内、蛛网膜下、硬膜下都可能出血、病程长者脑部可能萎缩。缺氧缺血性脑病多因足月儿窒息引起，窒息愈严重，时间愈长，脑病愈严重，后遗症发生率也愈高。本病也可发生在早产儿，表现为脑室周围白质的软化（periventricular leukomalacia，PVLM）早产儿颅内出血部位多在室管膜下和脑室内，足月儿颅内出血多在大脑实质内硬膜下出血（SDH）和蛛网膜下腔出血（SAH）在足月儿和早产儿都可发生。

3．临床表现 出生前宫内窘迫史，如产时胎心异常、第二产程延长、羊水粪染，出生时窒息史，复苏后仍有意识、肌张力、呼吸节律、反射等方面的改变，甚至出现惊厥，据病情可分为三度：

轻度：表现为过度兴奋，易激惹，肢体可出现颤动，肌张力正常或增高，拥抱反射和吸吮反射稍活跃，一般无惊厥，呼吸规则，瞳孔无改变。一天内症状好转，预后佳。

中度：嗜睡，反应迟钝，肌张力降低，拥抱反射和吸吮反射减弱，常有惊厥，呼吸可能不规则，瞳孔可能缩小。症状在三天内已很明显，约一周内消失，存活者可能留有后遗症。

重度：神志不清，肌张力松软，拥抱反射和吸吮反射消失，反复发生惊厥，呼吸不规则，瞳孔不对称，对光反应消失，病死率高，多在一周内死亡。存活者症状可持续数周，留有后遗症，如脑性瘫痪、脑积水、智能低下等，若脑室周围白质软化可能会有运动障碍。

4．诊断

（1）影像学诊断 可提高诊断的准确率。

1）头颅B型超声检查 以婴儿前囟为窗，作冠状面和矢状面扇形超声检查，可显示脑水肿、脑实质病变和脑室增大。

2）头颅计算机断层扫描（CT）及磁共振（MRI）检查 作头颅水平位横断面多层次摄片，对硬膜下少量出血和蛛网膜下出血的显示较B超检查清楚，MRI对脑水肿、脑实质病变具有较高的诊断价值。

（2）脑电图和脑电功率谱检查 脑电图可出现异常棘波，脑电功率图可发现功率降低或错位。

（3）脑脊液检查 在需要排除化脓性脑膜炎时才作这项检查。正常新生儿脑脊液内可能有极少量红细胞，或因黄疸使脑脊液呈淡黄色，并不表示有颅内出血。

4．治疗 预防重于治疗，有效地治疗宫内窘迫和抢救新生儿窒息，减少胎婴儿的缺氧，是预防该症发生最有效的方法。一旦发现胎儿宫内窘迫，立即给产妇供氧，并准备新生儿的复苏和供氧，出生后让患儿平卧，头稍抬高，少扰动。

（1）供氧 根据病情选用各种供氧方法，保持血氧 PaO_2 在6.65～9.31kPa（50～70mmHg）以上，$PaCO_2$ 在5.32kPa（40mmHg）以下，但也防止 $PaCO_2$ 过低，以免脑血流过少。

（2）维持正常血压，保持脑血流灌注稳定 血压低时可用多巴胺（每分钟3～10μg/kg连续静滴）和多巴酚丁胺（每分钟3～10μg/kg连续静滴），并监测血压。

（3）纠正代谢紊乱 轻型酸中毒和呼吸性酸中毒在改善通气后可自行纠正，只有在中、重度代谢性酸中毒时才用碳酸氢钠，剂量不宜过大，维持血pH在7.3～7.4即可。低血糖时静脉点滴10%葡萄糖，首剂2ml/kg，以后每小时5ml/kg，维持血糖在2.80～5.04mmol/L（50～90mg/dl）。由于窒息后脑啡肽增加，有人试用纳洛酮（naloxone）静脉点滴5～10μg/（kg·h），至总量0.1mg/（kg·d），以抗脑啡肽。

（4）控制惊厥 可用苯巴比妥，负荷量15～20mg/kg静滴，12小时后用维持量3～5mg/（kg·d）。

（5）控制脑水肿 控制液体入量在60～80ml/（kg·d）。脱水剂可用甘露醇，每次0.5～0.75g/kg，每4～6小时一次，但脱水剂不可过量。脱水剂可减轻脑水肿，但不能减轻脑损伤。

三、羊水及胎粪吸入综合征

羊水及胎粪吸入综合征（aspiration of amniotic fluid and meconium syndrome）占活产新生儿的0.3%～2.0%，多见于足月儿和过期产儿。主要是胎儿在出生过程中吸入染有胎粪的羊水，引起窒息、呼吸困难等一系列症状，严重者发展成呼吸衰竭或死亡。病史中往往有胎儿窘迫、产程延长、胎盘功能不全、难产等。羊水染有胎粪常为胎儿缺氧的表示，但足月或过期产儿可以有生理性的少量胎粪排出于羊水。

1．病理生理 胎儿缺氧可反射性排出胎粪，并出现真性呼吸，将混有胎粪、羊水、角化细胞的稠厚胎粪一并吸入肺内，多量吸入可致完全性气管阻塞、肺不张、急性窒息缺氧，若吸入稀薄的胎粪羊水或吸入量不多，可导致部分阻塞，引起亚节段性肺不张、阻塞性肺气肿，若肺泡破裂可致间质气肿或气胸，气体沿血管壁和淋巴管扩散到纵隔可引起纵隔气肿。胎粪羊水刺激或继发感染可致肺炎。

2．临床表现

(1) 胎粪污染　羊水及胎儿肢体可被胎粪污染呈黄绿色。

(2) 呼吸抑制　新生儿呼吸受到严重抑制，出现心动过缓、肌张力降低及休克。

(3) 肺动脉高压　如青紫严重，吸氧无好转者，应考虑合并新生儿持续肺动脉高压。

(4) 心血管适应障碍　严重窒息缺氧时引起心血管适应障碍，右向左分流，巨心伴末梢循环充血不良，偶可出现抽搐。

(5) 低氧血症　血气分析显示 PO_2 降低，PCO_2 升高及 pH 降低。

(6) X 线表现　轻者肺纹理增粗、轻度肺气肿、膈肌轻度下降；重者两肺可有密集斑片状或结节状浸润，肺过分膨胀；偶有胸腔少量积液，间质性肺气肿，纵隔积气或气胸。

3．并发症　单纯羊水吸入较易吸收，继发肺炎亦较少。胎粪羊水吸入可并发肺不张、肺气肿、纵隔气肿和气胸，缺氧酸中毒严重者可致颅内出血和肺出血，病程迁延者常有间质性肺炎及肺部纤维化。

4．预防　积极有效地处理胎儿窘迫，尽量避免和减少吸入，妥善处理第一口呼吸，积极妥善清除咽、鼻等上呼吸道粘液避免吸入，极为重要，是减少发病的关键环节。

5．治疗

(1) 清理上呼吸道　羊水有胎粪污染者，先清除口咽、鼻处的胎粪粘液，然后用新生儿喉镜检查，并予气管插管吸净粘液，未吸净之前不宜正压通气。吸净胃内容物，避免呕吐物再次吸入。

(2) 清理支气管　超声雾化稀释粘液，根据病变所占肺段的支气管走行方向，以体位引流、拍击、震动等方法疏导梗阻物，改善肺不张。重者当血气异常、$PaCO_2$ 进行性升高时，可用灭菌生理盐水 1～2ml 通过气管导管注入气管反复灌洗。

(3) 机械通气　若患儿无自主呼吸，或有自主呼吸，但吸入高浓度氧时 $PaO_2 < 5.33 \sim 6.67kPa$ (40～50mmHg)，则应机械通气，原则是用较高的氧浓度、较快的频率、较短的吸气时间、较长的呼气时间和尽可能低的压力，以减少过度膨胀的肺发生气漏。如有躁动，可用镇静剂和肌肉松弛剂。给氧过程中应经皮测氧，指导氧浓度的调节。机械通气可使胎粪颗粒进入深部，故需谨慎使用。

(4) 注意保暖，维持中性温度，密切监护心率、呼吸、血压，定时测血气、记出入量。常规给广谱抗生素防止感染，如有低血糖，低血钙、气胸等情况，则对症治疗之。

四、新生儿呼吸窘迫综合征

新生儿呼吸窘迫综合征（neonatal respiratory distress syndrome，NRDS）又称为新生儿肺透明膜病（neonatal pulmonary hyaline membrane disease，HMD）。几乎所有病例都发生在早产儿。32 周以下，出生体重小于 1500g 的尤为多见，随孕周增加，发病率明显下降。

1．病因及发病机制　肺表面活性物质（pulmonary surfactant，PS）可降低肺泡的表面张力，肺泡充气后，可防止肺泡在呼气时萎陷而维持肺的稳定性。妊娠 35 周后 PS 迅速增多，出生时，随着呼吸运动，空气即被吸入支气管树和肺泡，肺泡液经淋巴管和毛细血管运走，数分钟内肺泡就即充气，如果 PS 缺乏，则肺泡张开后又复萎陷，肺泡液吸收缓慢而不完全，血浆可吸入肺泡内，纤维蛋白沉积形成透明膜。PS 缺乏的原因有：①小于 35 周的早产儿；②缺氧、酸中毒、低温；③糖尿病；④剖宫产缺乏正常子宫收缩，PS 相对较少；⑤肺部感染，Ⅱ型细胞遭破坏，PS 产量减少。肺泡萎陷可致气体交换减少和呼吸性酸中毒，肺内分流引起低氧血症，相继出现肺小动脉痉挛、右心压力增高、使卵圆孔和动脉导管开放、血液右向左分流，肺灌注不足，如此恶性循环，可使病情进一步加重。

2. 临床表现　患儿几乎都是早产儿，产前产妇多有贫血、出血、臀位产和多胎、有妊娠高血压综合征、糖尿病或分娩异常及选择性剖腹产史，患儿出生时无心跳、呼吸异常，但生后不久即出现进行性呼吸困难，缺氧进行性加重，患儿呆钝、呼气延长、呻吟，吸气时出现三凹征，胸腹部呼吸动作不协调，呼吸由快转慢、不规则或呼吸暂停，青紫明显。经急救后呼吸好转，但过后又复发，程度渐次加重。肺部啰音常不明显，叩诊可出现浊音，体温不稳定，往往不升。死亡多发生在生后 48 小时内，经治疗出生 48 小时后，病情可逐渐缓解，病程如能超过 72 小时，肺成熟度增加，则多数患儿能逐渐康复。X 线检查：按病情轻重可分四级，第一级：细粟粒状毛玻璃样阴影，两肺透亮度减低；第二级：除粟粒阴影外可见超出心影的空支气管影；第三级：除上述影像外，心缘与隔缘模糊；第四级：广泛的白色阴影称“白色肺”，其中有黑色的秃叶树枝状空支气管树。

3. 诊断

(1) 羊水卵磷脂和鞘磷脂比值（L/S）　产前羊水 L/S 测定能反映胎肺成熟程度，正常值应≥2.2～1.5，表示肺即将成熟；<1.5 为肺未成熟。

(2) 羊水磷脂醚甘油（PG）测定　PG 在 1%以下或测不出，提示 PS 缺乏。

(3) 羊水泡沫试验　临产破膜后流出的羊水以 1、0.75、0.5 和 0.25ml 分置于 4 个小试管中作泡沫试验，如果前 3 管液面均有完整泡沫为阳性，示胎肺成熟，如前 2 管或第 1 管有完整泡沫，则为可疑，如各管均无完整泡沫，则为阴性，示胎肺不成熟。出生后咽部或气管吸出物作 PG 测定可早期提示发病可能。

(4) 临床症状、体征、血气分析和 X 线胸片有助诊断。

4. 预防　首先要避免早产，有早产征兆者应作胎肺成熟度测定，促胎肺成熟，如氟美松羊膜腔滴入，倍他米松或其他肾上腺皮质激素可诱导 PS 产生，促进胎肺成熟，减少 NRDS 的发病；新生儿生后即予气管内注入 PS 可防治 NRDS。

5. 治疗　不论临床拟诊或确诊病例均应积极处理，如能度过 3 天，存活有望。

(1) 肺表面活性物质（PS）　PS 制剂 200mg/kg 溶于 4ml 生理盐水中，尽早由气管导管滴入气管，用面罩气囊复苏器加压呼吸 1～2 分钟，使 PS 在两侧肺内均匀分布，隔 12 小时重复同等剂量，生后及早、多次使用可提高治愈率。

(2) 正压呼吸和适当供氧　采用持续气道正压方式给氧，维持动脉氧分压 PaO_2 在 6.67～10.7kPa（50～80mmHg），但氧浓度不可过高，以免引起视网膜和晶体病变。轻症 NRDS（X 线第一和第二级，出生体重 1500g 以上）早期可用鼻塞给氧，当 CPAP 压力逐渐降至 1.0～2.0kPa（2～3cmH_2O）、氧浓度降至 40%时血氧分压仍维持正常，可改为鼻导管吸氧。若缺氧改善不明显，或为重症 NRDS（X 线第三和第四级，出生体重 1500g 以下），则需机械通气，采用呼气末正压通气（PEEP），以维持气道压力，避免肺泡萎陷。

(3) 保暖 将患儿置于暖箱或远红外线抢救台上，保持中性体温、腹部皮温36.5℃或肛门核心温度37℃，相对湿度50%～65%，降低氧耗。

(4) 维持液体及电解质平衡 液体不宜过多，以免毛细血管渗出和低蛋白血症导致肺间质水肿和全身水肿，加重缺氧。生后第1～2天液量60～80ml/kg，第3～5天80～120ml/kg，用5%～10%葡萄糖液，必要时可使用完全胃肠道外营养（TPN）。

(5) 酸碱平衡 呼吸性酸中毒可随通气改善而好转，不给碱性药。代谢性酸中毒严重者可给5%碳酸氢钠［1ml＝0.6mmol（0.6mEq）］，所需剂量＝BE×体重×0.3以等量5%～10%葡萄糖液稀释后在20～30分钟内缓慢静脉滴入，24小时内碳酸氢钠不宜超过6～8mmol/kg。

(6) 预防感染 在气管插管作机械通气时有污染可能，应给青霉素20万～25万U/（kg·d）分次静滴或肌注。

6．预后 近年来应用PS治疗，病死率从60%下降为20%左右，存活者往往发育正常。最常见的并发症为继发肺炎和缺氧性颅内出血，吸入氧浓度过高、供氧时间过长或接受机械通气者，有发生气漏、氧中毒、支气管肺发育不良、恢复期动脉导管开放的可能。

五、新生儿湿肺

新生儿湿肺（wet lung disease of new－born，WLDN）又称新生儿暂时性呼吸困难或第Ⅱ型呼吸窘迫综合征，是一种自限性疾病。出生后出现短暂性气促、呼吸困难，与新生儿呼吸窘迫综合征及羊水吸入综合征相似，多见于足月儿或足月剖宫产儿，预后良好。

1．病因 胎儿在宫腔内时肺泡内充满液体，阴道分娩过程中胎儿头部及胸腹腔通过狭窄的产道时受到挤压，约有1/2～2/3的肺泡液被挤出体外，剩下的肺泡液在空气进入肺泡后被肺泡壁毛细血管所吸收。如肺泡内及间质内液体过多，吸收延迟，或有液体运转困难，则肺泡存留较多液体而影响气体交换，出现呼吸困难而发病。剖腹产胎儿未经过产道挤压，其肺泡液末被挤出，故常发病。

2．临床表现 症状：多为足月剖腹产儿。一般在出生后6小时内即出现呼吸加速（＞60次/分）、哭声低弱、青紫、轻度呻吟、鼻扇、三凹征，轻症症状仅持续12～24小时，重症可拖延到2～5天。体征：肺部阳性体征不多，听诊可有呼吸音减低和粗湿啰音。

3．诊断 PaO_2 略下降，$PaCO_2$ 上升及酸中毒均不常见。X线检查：可见两侧肺野透明度较低，肺纹理增多、增粗及斑点状密度增深的阴影，有时可见叶间或胸腔积液；代偿性肺气肿时肺野可见广泛而散在的小透亮区；胸廓前后径增宽，横隔顶扁平并降低位。连续摄片这些异常所见迅速恢复正常。

4．预防 避免产前不恰当使用镇静药物，防止抑制新生儿呼吸建立；严格掌握剖宫产指征，减少不必要的剖腹产；可疑肺泡内液体存留时应及时作体位引流。

5．治疗 本症为自限性疾病，一般不需治疗即可自愈。

(1) 吸氧 青紫者可吸入40%氧，维持 PaO_2 6.67～10.7kPa（50～80mmHg）。

(2) 控制液体摄入量 因肺部液体较多，摄入液量应适当控制，偶遇酸碱平衡失调，应予纠正。

(3) 预防性使用抗生素 病程超过2天的病例可用抗生素防止继发感染。

(4) 减轻肺水肿 出现烦躁时可静滴地塞米松，以减轻肺水肿。

六、新生儿颅内出血

颅内出血（intracranial hemorrhage）是新生儿常见的严重疾病，也是造成围生儿死亡的主要原因之一。

1. 病因 可分缺氧型和损伤型。

(1) 缺氧 毛细血管因缺氧渗透性增加而致血液渗出，可发生在出生前、出生时和出生后；早产儿颅内出血多为缺氧性，胎龄愈小发生率愈高。缺氧型约占20%～30%。

(2) 产伤 损伤性则均发生在出生时，因产时头部受到极度挤压、牵拉变形，造成组织损伤而引起。损伤型约占70%～80%，损伤性颅内出血的原因依次为：臀位牵引、臀位助产和产钳，胎头负压吸引发生损伤性颅内出血的机会较产钳少（约为产钳的1/3），自然分娩也可发生损伤性颅内出血，剖宫产颅内出血多在严重缺氧基础之上发生。

(3) 其他 维生素K缺乏、颅内血管瘤破裂和快速静注碳酸氢钠或扩溶剂等的医源性因素，也可引起颅内出血。

2. 病理变化 多因缺氧血管壁渗透性增加，或损伤造成静脉破裂而引起。两种颅内出血的常见部位，损伤性：①大脑上静脉形成硬脑膜下大脑半球凸面上血肿；②弥漫性硬脑膜下出血；③大脑大静脉穿破形成小脑幕下脑底部积血；④小脑幕撕裂，向内损及直窦，向侧损及侧窦，小脑幕下弥漫性出血；⑤大脑镰小脑幕联接处破裂；⑥硬脑膜外出血，主要是产钳使颅骨内板与硬脑膜分离时脑膜中动脉破裂所致。缺氧性：①末梢静脉或脉络丛出血；②上述部位出血流入脑室和蛛网膜下腔；③室管膜下出血，可能穿破室管膜流入脑室，如图5－2所示：

3. 临床表现 颅内出血按出血原因、类型、部位和量的不同，临床表现差别较大，轻者并无明显症状，易被忽略，而极度严重者可于产程中死亡或出生后出现严重窒息，抢救效果不佳。一般损伤型颅内出血较缺氧性颅内出血的症状出现得早且重，少数病例出生后2～3天才显症状，个别维生素K缺乏导致的颅内出血可到生后1～2月才出现症状。

(1) 新生儿窒息 多数病例出生时有窒息，复苏好转缓慢，建立呼吸困难。

(2) 大脑皮层兴奋 出生后12小时内出现大脑皮层受刺激、兴奋性增高的症状，如烦躁不安、呻吟、拒乳、单声哭叫、体温不升、拥抱反射亢进、肌震颤、抽搐、凝视、斜视、眼球颤动、两侧瞳孔大小不等、对光反射消失、呼吸紊乱等，转而可出现大脑皮层抑制症状。

(3) 大脑皮层抑制 如嗜睡、昏迷、四肢张力降低、拥抱反射减弱或消失、呼吸不规则等，重症和早产儿可无兴奋症状而仅表现抑制状态。

(4) 颅压增高 由于新生儿骨缝未合，颅压增高症状常不甚明显，前囟可能紧张，但少见隆起和喷射住呕吐，角弓反张并不多见。

(5) 压迫脑组织所引起的症状 小脑幕下出血表现为脑干受压，呼吸循环障碍，病情较重，大脑出血表现为兴奋尖叫、激惹和惊厥，硬脑膜下出血轻症可无症状，重者可有偏瘫、局限性抽搐，颅窝下血肿或小脑出血表现为延髓受压，病情急剧恶化。

4. 诊断 颅内出血症状不典型，常常合并其他症状，因此相当数量的颅内出血被误诊或漏诊。

(1) 产史 明确是否早产，出生体重，产史经过，有无胎儿宫内窘迫、新生儿窒息、难

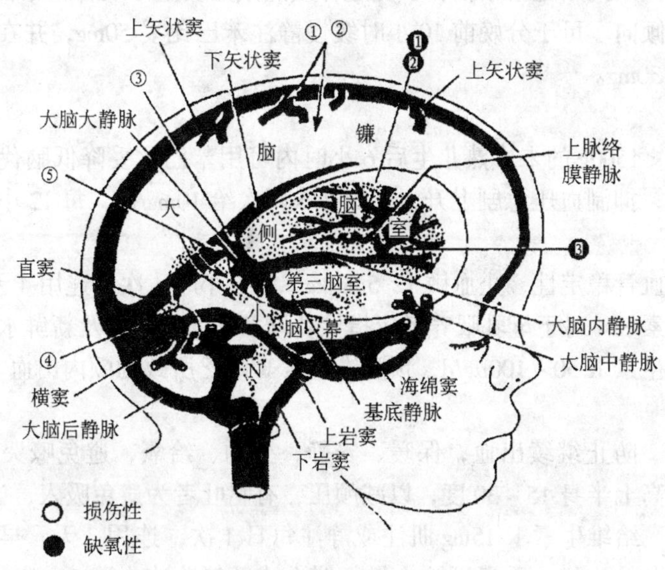

图 5-2　新生儿颅内出血病理变化示意图

损伤性：①大脑上静脉形成硬脑膜下大脑半球凸面上血肿；②弥漫性硬脑膜下出血；③大脑大静脉穿破形成小脑幕下脑底部积血；④小脑幕撕裂，向内损及直窦，向侧损及侧窦，小脑幕下弥漫性出血；⑤大脑镰小脑幕联接处破裂

缺氧性：①末梢静脉或脉络丛出血；②上述部位出血流入脑室和蛛网膜下腔；③室管膜下出血，可能穿破室管膜流入脑室。

产及手术产史，结合症状体征有助诊断。

(2) 头颅超声波检查　对室管膜下出血、脑室出血诊断较准确，一般将其分为四级：Ⅰ级为单纯室管膜下出血；Ⅱ级为Ⅰ级加脑室内出血；Ⅲ级为Ⅱ级加脑室扩大；Ⅳ级为Ⅲ级加脑实质出血。但超声对硬脑膜下出血、蛛网膜下腔出血及后颅窝病变不能很好诊断。头颅扇形超声也有许多优点，使用已日益广泛。

(3) X 线计算机断层扫描（computed tomography，CT）　对硬脑膜下出血较超声敏感，对硬脑膜外、蛛网膜下和小脑内出血的正确性也较超声好。对诊断较大的室管膜下脑室内出血时超声和 CT 相关较好，但诊断该两处较小的出血及出血一周后的复查，CT 就不如超声。两者联合可做出更精确的诊断。

(4) 磁共振成像（magnetic resonance imaging，MRI）　对出血起初 3 天不如超声和 CT 敏感，3 天后 MRI 检查成为惟一的最佳方法。

(5) 其他　如腰穿、头颅透照等对诊断有一定帮助。

5. 预防　包括出生前和出生后两方面。

出生前：

(1) 防止早产及避免窒息　对先兆早产孕妇应绝对卧床，并用拟 β-肾上腺素能类药物如羟苄羟麻黄碱（ritodrine）抑制宫缩，延长妊娠时间。产程中对胎儿进行监护，如见宫内缺氧及出生时窒息，均应及时抢救。分娩时尽量避免产伤，必要时作剖腹产。对可能早产的孕妇，宜在分娩前3天内用地塞米松，以促进肺成熟减少发生呼吸窘迫综合征的危险性。

（2）预防出血倾向　可于分娩前10小时缓慢静注苯巴比妥50mg，并在产前4~15小时顿服维生素K 15~30mg。

出生后：

（1）镇静　对<1500g的未成熟儿生后6小时内可用苯巴比妥降低脑代谢率、清除自由基、减少脑血流量，抑制血压急剧上升，开始2次每次给10mg/kg，每12小时静注，以后每次2.5mg/kg维持。

（2）增加毛细血管稳定性　止血敏12.5mg/kg，每6小时1次，连用4天。

（3）补充维生素K　对于母乳喂养者应指导乳母多吃绿叶蔬菜及新鲜水果。对经常腹泻服抗生素者应给维生素K 50~100μg/d，预防维生素K缺乏所致的颅内出血。

6．治疗

（1）正确护理　防止继续出血，保暖、安静、少动、给氧，避免嚎哭，注意呼吸道通畅，无呕吐者可抬高上半身15~30度，以减颅压，有呕吐者为避免吸入，当以水平侧卧。

（2）控制出血　给维生素K 15mg肌注或静注每日1次，连用3天，早产儿酌减，加用维生素C及止血剂如止血敏，重者可输少量新鲜血或新鲜冷冻血浆10ml/kg，以补充凝血因子、纠正贫血。

（3）控制惊厥　因本病常合并低血糖和低血钙，惊厥时可先缓慢静注10%葡萄糖酸钙2.5~5ml+25%葡萄糖10ml，无效者用负荷量苯巴比妥钠20mg/kg静注，以后用维持量20mg/kg每12小时一次，如与安定配合，止痉效果更好。氯丙秦每次2mg/kg和苯巴比妥钠每次5~8mg/kg交替肌注，每3~4小时一次，也可控制惊厥。症状控制后逐渐减量，以免蓄积中毒。

（4）降低颅压　如囟门饱满颅压明显增高，需用脱水剂。甘露醇：首剂0.5~0.75g/kg静推，以后0.25g/kg，4次/日；地塞米松：0.5~1mg/kg静注，2~4次/日；重者可加速尿每次1mg/kg，待颅压降低、脑水肿控制后逐渐减量，一般疗程为2~3天。

（5）保护脑细胞　细胞色素C，辅酶A和ATP加入10%葡萄糖液中静滴，持续1~2周。此外，谷氨酸、γ-氨酪酸，维生素B_6、胞二磷胆碱、脑活素，脑复康可能对脑细胞功能恢复有帮助。

（6）预防感染　可酌情使用抗生素。

（7）其他　低氧血症不能纠正、缺氧者需辅以人工呼吸机辅助呼吸，纠正酸中毒，维持良好灌注；硬脑膜下血肿时，可多次作硬脑膜下穿刺放液。

7．预后　轻型颅内出血几乎全部存活，后遗症0~10%；中型死亡率5%~15%，后遗症15%~25%；重型死亡率达50%~65%，后遗症65%~100%，常见的后遗症有脑积水，脑穿通性囊性变，运动和智力障碍、四肢瘫痪、癫痫、肌张力低下等。

七、新生儿黄疸（见新生儿溶血一节）。

八、新生儿硬肿症

新生儿硬肿症（neonatal scleredema）是寒冷损伤、感染或早产引起，以皮下脂肪硬化和水肿为特征的一组综合征。因以寒冷损伤为最多见，称寒冷损伤综合征。

1．病理生理　新生儿体表面积相对较大，容易散热。环境寒冷或感染时机体急需能量，消耗大量棕色脂肪以产生能量，皮下脂肪因此凝固变硬；同时低温时外周毛细血管扩张，渗透性增加，形成皮下水肿，终致硬肿。

2．临床表现

（1）诱因　早产儿，寒冷，环境温度低，或感染。

（2）体温　体温不升，在35℃以下，重症低于30℃，体腔温度（肛温）可能低于体表温度（腋温）。

（3）皮肤和皮下组织硬肿　硬肿首先出现在下肢、臀部、面颊和下腹部，之后发展至上肢和全身。皮肤呈浅红或暗红色，重者呈苍灰色或青紫色。病变部位可只硬不肿，则肤色苍白，状如橡皮。

（4）其他　重型硬肿症可发生休克、低氧血症、代谢性酸中毒、肺出血和DIC。

新生儿硬肿症病情分度（1989年全国新生儿学组会议讨论标准）（表5－4）。

表5－4　新生儿硬肿症病情分度

程　度	硬肿范围	体　温	肛－腋温差	器官功能改变
轻	＜20％	＞35℃	正值	无或轻度功能低下
中	20％～50％	＜35℃	0或正值	功能损害明显
重	50％＞	＜30℃	负值	功能衰竭，DIC，肺出血

注：身体各部位％的估计：头颈部20％，双上肢18％，前胸及腹部14％，背及腰骶部14％，臀部8％，双下肢26％。

3．实验室检查　主要为血pH下降，轻度低血糖，血小板减少，肾脏功能损害，伴DIC时凝血活酶时间延长，纤维蛋白原降低。

4．预防　预防极为重要：①预防早产；②产房保暖设施完备；③注意新生儿保暖，娩出即用预暖的毛巾包裹，移至保暖床上处理；④对高危儿做好体温监护；⑤积极治疗新生儿感染性疾病，预防硬肿症发生。

5．治疗

（1）复温　复温是治疗的首要措施，常用的复温方法有：温水浴、红外线暖床、温盐水灌肠等。轻症患儿可先温水浴，然后用预暖的棉被包裹，外加热水袋，水温从40℃渐增至60℃，环境温度24℃～26℃即可；中度和重度患儿应使用红外线暖床复温，调节床温到高于小儿体温1.5～2℃处，待患儿体温上升后，随患儿体温的上升继续提高暖床的温度，当体温达34℃时可移至封闭式保暖箱中，保持箱温在35℃左右。注意输注的液体、所吸氧气均应预热。

（2）营养支持　保证能量供给，满足机体能量需求，进食困难者可给静脉营养，能量由少逐渐增至正常。液体量：60～80ml/（kg·d），液量不宜过多。

（3）改善循环　可给多巴胺和多巴酚丁胺等心血管活性药物，以改善循环。多巴胺：2～5μg/（kg·min）静滴，可扩张肾、脑血管，增加尿量；多巴酚丁胺：2.5～5μg/（kg·min），可增加心肌收缩，常与多巴胺合用；654－2静注，每次0.1～0.2mg/kg，15分钟1次，约3～4次，若面色、心率好转即可1～2mg/d静点维持，继续一周。

(4) 预防DIC 肝素首剂1.5mg/kg静注，以后每6小时静滴0.5~1.0mg/kg，监测凝血酶原时间和凝血时间，正常后逐渐减量，7天为一疗程。

(5) 治疗与预防感染 感染性疾病引起的硬肿症，抗感染是主要的治疗手段。无感染征兆者，为预防呼吸道感染，可酌情使用非广谱抗生素。由于患儿多伴有肾功能损害，故所选用药物不应对肾脏有毒性。

(6) 中药 以温阳祛寒，活血化淤为主。

6. 预后 重症硬肿症是新生儿死亡重要原因之一，体温低于30℃，硬肿面积在50%以上，早产儿和严重感染引起本症者，病死率较高，肺出血常是常见死因。

(张震宇)

第七节 新生儿损伤

一、产时周围神经损伤

1. 臂麻痹 新生儿出生时因其臂丛神经受伤而引起的完全或部分麻痹，称为臂麻痹(brachial plexuspalsy)，多发生于难产或滞产时，因用力拉出头部、躯干或手臂而引起。

(1) 临床表现 按臂神经丛受损的部位将其以下类型：

上臂型：损伤仅限于第五或第六颈神经或其根，造成三角肌、岗上肌、岗下肌、小圆肌、部分胸大肌、肱二头肌和旋后肌麻痹，表现为患肢下垂，肩部下能外展，肘部微屈和前臂旋前，肩部由于内收肌及内旋肌的过强作用易于发生挛缩。

前臂型：损伤限于第八颈神经与第一胸神经，手指的屈肌和手部的内在肌功能受限。症状不够明显，发现较晚，病程长者手的大小鱼际肌均萎缩，屈指深肌肌力弱。如颈交感神经亦受损，则上睑下垂，瞳孔缩小（霍纳综合征）。

全臂型：少见，臂丛神经束都有不同程度的损伤，而不限于某一神经束，肩部及全部上肢肌肉均受累，前臂桡侧部感觉消失。

(2) 治疗 以保守疗法为主，如针刺、按摩可使麻痹的肌肉松弛，被动运动防止继发性挛缩。针刺取穴：大椎、肩井、天宗、肩贞、肩鹏、治瘫1号及2号、极泉、曲池、手三里、外关、合谷等穴交替使用，每次不少于7个穴位。

2. 膈肌麻痹 膈肌麻痹（diaphragmatic paralysis）能使婴儿呼吸困难、不规则而加速，出现青紫，呼吸运动限于胸部。吸气时不见腹部外突，患侧呼吸音减弱。X线透视发现患侧隔肌升高，呼吸时膈肌运动两侧升降相反。此类病婴常伴有臂麻痹。目前尚无特效疗法。婴儿应卧在患侧，给氧吸入；为节省婴儿精力和维持营养起见，可用胃管灌入乳汁。应设法防止肺部感染，有些可逐渐恢复。

3. 面神经麻痹 面神经麻痹（facial paralysis）可能源于面神经的中枢神经核发育不全，但绝大多数是产时面神经受产钳挤压损伤所致。患婴哭时面部只单侧运动，患侧眼不能闭合，鼻唇间皱襞消失。预后视神经损伤情况而定，倘神经受到周围水肿或出血压迫而损伤，数周内便见好转；如果神经本身被撕裂，恢复就很困难，可试用针刺治疗，对患侧眼角膜应加以保护。

二、产时损伤性骨折

1．锁骨骨折　锁骨骨折（iracture of clavicle）是产时损伤性骨折中最常见者。在产时肩部娩出困难时，锁骨较易折断，在顺产中亦能见到。损伤侧上臂运动不能自如、或完全失去运动能力者并不多见，拥抱反射常同样存在或稍减弱。青枝骨折不影响运动，外表不易发觉，易被漏诊。初生1天内常规体检发现局部软组织有轻微饱满感或两侧对比性触诊感到患侧锁骨轮廓不清时应作X线摄片，基本上都能证实。有骨摩擦音或以后出现骨痂形成者，诊断不难。个别患儿可伴臂丛神经损伤、肱神经麻痹或肱骨骨折。治疗：在婴儿腋下置一棉垫，将患肢用绷带固定于胸侧，2周后即愈合。偶有骨折时未发现，而在骨痂产生后才发觉者，预后好，即使未予固定处理，未见血管、神经或胸膜的损伤，亦不产生持久性畸形。

2．肱骨干骨折　肱骨骨干骨折（fracture of humeru）大都因难产或手术产所引起。骨折多半发生于骨干中段。系横断骨折，有移位。治疗简单，可在小儿腋下置一棉垫，使肘关节处于直角位，用绷带缚于胸侧，2周后即可良好愈合。骨折端重叠和成角者亦可在短期内自行消失。

3．股骨干骨折　在臀牵引及手术产时，用手勾出下肢，容易造成股骨中段斜形骨折（fracture of femur）。骨折后局部有剧烈肿胀及摩擦音，同时由于屈肌的收缩，近侧断端向前移位，造成向前成角畸形。可用悬垂牵引治疗，约2周可愈合。

4．四肢骨骺分离　难产时偶发生骨骺分离（epiphysealseparation）。可见于股骨下端、肱骨上端或下端。股骨下骺通常是向后分离，故在股骨干后方有骨膜下血肿。治疗：亦可用悬垂牵引2周。肱骨下髓分离的症状是肘部肿胀，致使上肢不敢活动，生后2周才有X线表现。疗法是在牵引下逐渐屈至60度（屈曲位），用悬吊带支持。婴儿再生力量强，经2～3年后很难识别曾有过骺分离情况。

5．颅骨骨折　颅骨骨折（fracture of cranium）少见，多同时发生颅内出血，预后严重。颅顶骨受压凹陷亦能见到，但可无症状。可考虑手术将凹陷复位，无症状者不必处理。

6．鼻损伤　最常见的鼻损伤（injury of nose）为鼻中隔软骨从犁骨沟及小柱连接处脱位，可造成婴儿哺乳及呼吸时梗阻，在未成屈曲骨折前，应急予矫治。

7．脊柱损伤　头位肩部娩出时或臀位头部娩出时，牵引过猛，使脊柱过度伸直或侧屈，可能造成脊椎骨折或分离，多于第7颈椎和第1胸椎。轻者出血、水肿，压迫脊髓，形成相应体征；重者损伤处远端所有随意肌完全瘫痪，大小便失禁，严重时迅速死亡。

（张震宇）

第二部分 妇科学

第六章 女性生殖器官炎性疾病

第一节 阴 道 炎

一、滴虫性阴道炎

滴虫性阴道炎是常见的阴道炎症，为阴道毛滴虫感染引起。其临床可表现出明显的阴道及外阴瘙痒症状以及阴道粘膜充血，泡沫状或脓性白带，一般经阴道分泌物化验检查找到毛滴虫而确诊。

1．病因及发病机制 滴虫性阴道炎是由阴道毛滴虫感染而引起的阴道炎症。滴虫虫体为滋养体呈倒置梨形，或水滴样，后端尖而窄有轴柱突出。其体积约为白细胞的2倍，顶端有4根鞭毛，体部有波动膜，这些结构协助滴虫活动。滴虫生活力较强，在3～5℃时能生存2天，46℃生存20～60分钟。其最佳生活环境为pH5.1～5.4时。阴道壁的多皱褶状态，以及滴虫自身吞噬、消耗阴道上皮细胞内糖原都为其生存创造了条件，特别在月经前后或妊娠期间滴虫更易繁殖而引起炎症。目前也有观点认为阴道的炎症状态并非因滴虫本身所致，而是滴虫的生长改变了阴道酸碱度，阻碍了乳酸菌生成，破坏了阴道自然防卫机制，从而造成继发细菌感染而引起炎症。

2．临床特点　滴虫性阴道炎的主要症状为：

1．脓性、泡沫性白带增多。

2．外阴阴道瘙痒。

3．阴道粘膜呈炎性反应，如充血、疼痛、肿胀及白带臭味等。

4．尿道口感染时可有尿频、尿痛或血尿发生。

3．诊断及辅助检查　阴道分泌物涂片检查找到滴虫是最可靠的诊断手段。

(1) 悬滴法检查　阳性率可达90%左右。方法为在干净玻片上加一小滴生理盐水，取少许阴道分泌物置于其中，在低倍镜下找寻滴虫。此法快捷而简便。

(2) 培养法检查　准确率可达98%，方法为取阴道分泌物于培养管内进行培养。此法时间较长，但准确率高。

4．鉴别诊断　与其他阴道炎鉴别根据临床症状及化验检查（见相应章节）。

5．治疗方案及预防　分全身治疗和局部治疗。

(1) 全身用药　特别适用于有阴道以外器官感染者以及不宜阴道用药者（如未婚妇女），也可用于性伴侣。

1) 甲硝唑　又称灭滴灵。每次服用0.2g，每日3次7天为一疗程。副反应为胃肠反应或白细胞数下降。孕妇及哺乳期妇女不用。

2) 替硝唑　每次服用1g，单次服用。疗效高，副反应较甲硝唑小。孕妇及哺乳期妇女不用。

(2) 局部用药　将药物直接放入阴道内，一般可收到较好治疗效果。甲硝唑栓（又称灭滴灵栓）为最常用药物。每枚含灭滴灵0.2g，每晚1枚放入阴道，7～10天为一疗程。另外有灭滴灵泡腾片（又称阴康宁），用法同于栓剂。

醋酸冲洗液（0.5%）可配合阴道用药使用。

预防以注意个人卫生为主，患病期间应每日更换内裤，并开水煮之消毒，置阳光下照晒。注意洗浴用具专人使用以免交叉感染。

经治疗后应每次于经后3～7天复查白带，连查2次均（－）则为治愈，化验转阴后仍应继续用药治疗一疗程为巩固治疗。

6．预防复发的治疗时机　经巩固治疗后，连续一个周期复查化验均为（－）者可停止治疗。

二、念珠菌性阴道炎

念珠菌性阴道炎是一种常见的阴道炎症，有人称之为霉菌性阴道炎。其发病率仅次于滴虫性阴道炎。

1．病因及发病机制　念珠菌性阴道炎是由于白色念珠菌感染而引起的阴道炎症。此菌呈卵圆形，有芽生孢子及假菌丝，二者相连成链状或分枝状。其对热抵抗力不强，加热至60℃1小时即可死亡；但对干燥、日光、紫外线等抵抗力强。

10%～30%妇女阴道内有此菌寄生，但无临床症状。念珠菌生长环境最佳pH值为4～5。

造成发病的常见原因：

(1) 糖尿病患者 阴道内糖原含量增高，酸度增强而适宜念珠菌生长。

(2) 孕期 特别于孕后期阴道上皮糖原含量增高而宜于本菌生长。

(3) 较长期或大量广谱抗生素的使用 它改变了阴道内正常菌群的制约作用，故念珠菌生长。

(4) 因患有肠道白色念珠菌感染，故来自肛门感染者。

2．临床特点 主要临床表现为

(1) 外阴、阴道瘙痒、灼痛感。

(2) 白带呈豆渣样或奶酪样。

(3) 阴道粘膜充血，严重时伴有糜烂面及溃疡。

(4) 伴发尿道感染症状如尿频、尿痛等。

3．诊断及辅助检查 阴道分泌物中找到白色念珠菌即可确诊。

(1) 悬滴法检查 于干净玻片上置10%KOH液一滴，放入少许阴道分泌物，镜下找到真菌孢子或菌丝诊断可明确。

(2) 培养法检查 凡症状明显而涂片检查（-）者，行此项检查。将阴道分泌物少许放入培养管内培养，结果（+）确诊。

(3) 血糖、尿糖检查 不用作确诊，但可协助找寻患病原因。

4．鉴别诊断 通过阴道分泌物检查区别于其他阴道炎症。

5．治疗方案与预防 治疗分全身用药和局部用药。

(1) 全身用药 适用于有阴道以外其他器官感染者或有较深层组织感染者，口服药物有大扶康、氟康唑、司匹仁诺等。前二者用法为每次口服150mg，每日1次。司匹仁诺（伊曲康唑）每次口服200mg，每日1次，连服3天，有肝肾疾患者慎用。以往有口服制霉菌素50~100万U，3次/日，连服7~10天为一疗程治疗。一般孕妇禁用口服药物。

(2) 局部用药 为阴道用药，有栓剂或泡腾片剂，常用有以下几种：①克霉唑栓；②米可定泡腾剂；③制霉菌素坐药；④达可宁栓。上述药物任选一种使用方法均为每晚用药每次1枚（或1片），每晚1次连用7~10天为一疗程。配合阴道放药局部可用4%苏打水冲洗外阴或阴道。

(3) 合并妊娠的处理 妊期患细菌性阴道炎要慎用药物。一般不主张全身用药。局部用药也应慎重。除非极必须时，且征得患者同意可少量、短期选用对母、婴无致畸作用的药物。一般妊娠早期不予以药物治疗。

(4) 预防 注意个人卫生。洗浴卫生用品专人使用，避免交叉感染，特别应注意妊期卫生。避免滥用广谱抗生素，及时治疗糖尿病。

6．治疗时机预防复发 一般经一疗程治疗可治愈。以后连续2个月经周期，经后3~7天复查均为阴性（化验），可认为治愈，停止治疗。

三、细菌性阴道病

细菌性阴道病是一种混合性细菌感染引起的阴道炎症，以往称之为嗜血杆菌性阴道炎或非特异性阴道炎。化验检查阴道分泌物找到线索细胞诊断常予肯定。

1．病因及发病机制 细菌性阴道病是由于阴道内乳酸杆菌减少而其他菌，特别是加德纳菌及各种厌氧菌生长而引起阴道混合感染。分泌物检查线索细胞（Clue cell）量大于20%作为诊断的主要依据。

2．临床特点

(1) 阴道分泌物增多（如牛奶样），有腥臭味。

(2) 轻度外阴瘙痒或烧灼感、可伴阴道粘膜充血。

3．诊断

(1) 阴道分泌物涂片检查，线索细胞>20%。

(2) 阴道pH>4.5。

(3) 氨试验（+）　将阴道分泌物少许放入10%KOH液1~2滴内，产生氨味。

4．鉴别诊断　与其他阴道炎鉴别主要依赖阴道分泌物涂片检查结果。

5．治疗方案与预防　治疗分全身用药及局部用药。

(1) 全身用药　口服甲硝唑或替硝唑，治疗方法同于滴虫性阴道炎治疗。

(2) 局部用药　阴道用药常用栓剂或片剂主要成分为甲硝唑，疗程同于滴虫性阴道炎治疗。

(3) 妊娠期一般不使用甲硝唑、替硝唑类药物治疗。

(4) 预防　治疗一般仅需一疗程治疗，不需巩固疗程。预防应注意个人卫生，避免交叉感染。

四、老年性阴道炎

发生于绝经期老年妇女的阴道炎症。

1．病因及发病机制　老年性阴道炎又称老阴炎是因为卵巢功能衰退、雌激素水平降低而引起阴道萎缩、阴道粘膜变薄，导致阴道局部抵抗力降低，继发感染而引起炎症。

致病菌同于一般情况下阴道炎症。

2．临床特点

(1) 阴道分泌物增多，严重时伴有脓血样白带。

(2) 外阴、阴道瘙痒或灼热感。

(3) 阴道粘膜充血或小点状出血，严重者可伴有表浅溃疡。

(4) 部分患者因炎症较重可发展成阴道口粘连。

3．诊断及辅助检查　主要依据临床表现及阴道分泌物涂片检查，常见较多白细胞。

4．治疗方案与预防　治疗以抑菌及增强阴道抵抗力为主要原则。抑菌药物可用甲硝唑类阴道用药，配合口服雌激素或阴道应用雌激素坐药以提高阴道抵抗感染的能力。

预防为注意阴道清洁。

五、幼女性外阴阴道炎

为幼女所患外阴阴道炎症。

1．病因及发病机制　因幼女缺乏雌激素、阴道上皮抵抗力低、防病功能差、加上卫生习惯不良而导致外阴阴道的感染，个别情况下阴道内异物也可导致发病。

2．临床特点

(1) 外阴阴道瘙痒。

(2) 阴道口分泌物增多。

(3) 阴道口粘膜充血、水肿。

(4) 严重时可形成阴道口粘连。

3．诊断 以临床表现为主，辅以阴道分泌物涂片检查常可见大量白细胞。

4．治疗与预防 注意外阴清洁、干燥，大部分病例可自愈。若充血或分泌物多可局部用消炎膏剂或氯霉素眼药水阴道滴用。治愈后仍需加强对外阴阴道的清洁。

(王友芳)

第二节 子宫颈炎

宫颈炎是宫颈因损伤或感染而引起的宫颈炎症，是育龄妇女的常见病。

一、病因及发病机制

宫颈炎分急性及慢性二种。

急性宫颈炎主要因病原体如淋球菌、葡萄球菌、链球菌、大肠杆菌等直接引起宫颈粘膜层感染所致。

病菌累及宫颈粘膜腺体并延粘膜表面扩散形成浅层感染，而病菌侵入宫颈深部可引起淋巴系感染、进而发展为盆腔蜂窝组织炎。急性感染多见于分娩、产后或手术损伤宫颈后病原体侵入而引起。

急性过程后，病原体潜在病变处，感染不易彻底清除常导致慢性炎症发作。

二、临床特点

1．急性宫颈炎 主要表现为：

(1) 脓性或血性白带增多。

(2) 严重者伴有腰骶部痛及下坠感。

(3) 少数患者伴全身症状如体温升高。

(4) 宫颈充血肿大。

2．慢性宫颈炎 主要表现为：

(1) 宫颈糜烂 为宫颈鳞状上皮部分因炎症或损伤所致被柱状上皮所取代形成假性糜烂状态。根据炎症轻重，柱状上皮增生情况分为单纯性（单层柱状上皮）、颗粒状（腺上皮增生）及乳头状糜烂（间质增生显著）。根据糜烂面积分轻度（糜烂面≤1/3 宫颈面积）、中度（糜烂面＜2/3)、重度（糜烂面≥2/3)。

宫颈糜烂者临床表现：①白带增多；②性交出血；③宫颈充血。

(2) 宫颈肥大 由于慢性炎症的长期刺激，子宫颈组织充血、水肿，腺体和间质增生，有时有腺体粘液潴留形成囊肿。临床表现同于宫颈糜烂或无异常表现。

(3) 宫颈息肉 由于慢性炎症刺激使颈管局部粘膜增生，有时增生的粘膜向宫颈外口突出形成息肉，息肉伴有充血或水肿，有时因组织脆软而出血。阴道分泌物增多常为临床表现之一。

(4) 宫颈腺囊肿 由于糜烂在愈合过程中，鳞状上皮覆盖宫颈腺管口，将腺管口堵塞，使腺体分泌受阻，分泌物潴留而形成小囊肿。表面可见多个白色或黄白色小泡状。

三、诊断

根据临床检查结果即可确诊。

四、鉴别诊断

需与宫颈癌鉴别，必要时借助宫颈脱落细胞学检查及阴道镜下宫颈活检检查。

五、治疗与预防

1．宫颈糜烂

(1) 药物治疗　一般用药物局部治疗。适用于轻度或单纯性中度糜烂者。所用药物有硝酸银（$AgNO_3$）、爱宝疗等。治疗一疗程后停药1～2个月观察。药物治疗适于病变较轻、范围较小病例。

(2) 物理治疗

1) 冷冻治疗　利用制冷物质（如液氮）产生低温破坏细胞及组织治疗宫颈糜烂。

冷冻治疗宫颈糜烂利用液氮（－196℃）低温，采用接触冷冻法（快速冷冻缓慢复温）一次冷冻3分钟、复温5分钟、再冷冻3分钟自然复温后完成一次治疗。冷冻法主要将糜烂面柱状上皮破坏，以鳞状上皮取代之而达到修复。

冷冻治疗阴道流水较多，注意脱水的发生以及血管神经性反应发生。

冷冻治疗宫颈糜烂多于月经净后3～7天进行。治疗前除外阴道急性感染，治疗后免性生活一个月。

2) 电熨或热熨治疗　利用热效应、局部温度达100℃，使局部病变凝固、坏死、结痂、脱落而修复。灼烧要超过糜烂面1～2mm，深度2～3mm，表面呈微黄色。不要过于深入颈管，以免发生颈管粘连。

术后免性生活1～2个月；术后2周可有少量阴道出血为脱痂所致。治疗时机同于冷冻治疗。

3) 激光治疗　激光治疗为受激辐射光效应治疗。用于宫颈糜烂治疗开始于1973年。以CO_2激光治疗最为普遍。CO_2激光使用方法是照射（平均功率密度为$1W/cm^2$）、烧灼（$1 \sim 10^2 W/cm^2$）、气化（$10^2 \sim 10^4 W/cm^2$）切割（$> 10^4 W/cm^2$）。激光治疗操作及注意事项基本同于电熨。

(3) 宫颈锥切　仅因宫颈糜烂而行锥切者极少，除非病变极其严重累及颈管时。国外较为普遍采用Leep治疗术（电控术），可保留标本完整以利病理诊断。一般锥宽要稍超出病变范围，锥高根据病变侵及颈管深度选择。

2．宫颈肥大　一般不需处理，临床症状明显者可行锥切术。

3．宫颈那囊　为糜烂愈合中腺管阻塞所致。临床症状明显者可行激光或灼烧那囊穿刺术。

4．宫颈息肉　有明显蒂部者可行息肉摘除术，局部出血处以电灼或药物止血。

预防应及早诊断及治疗宫颈及阴道炎症。

（王友芳）

第三节 性传播疾病

一、淋病

为目前发病率最高的性传播疾病。

1．病因及发病机制 由淋病奈瑟菌（革兰阴性双球菌）引起的感染。该菌侵袭粘膜组织，在干燥状态下1～2小时死亡，湿潮时可存活10～17小时。此病潜伏期为3～7天。

2．临床特点 60%～80%感染妇女可无任何症状。

（1）急性期

1）阴道宫颈充血、较多的脓性分泌物。

2）上行感染可出现输卵管积脓或腹膜炎等。

3）盆腔感染可出现月经过多、发热等。

4）泌尿系感染可出现尿频、尿痛及脓尿。

（2）慢性期 可导致宫颈炎及输卵管积水等。

3．诊断及辅助检查

（1）病史 对高危人群应提高警惕。

（2）分泌物涂片 革兰染色可见白细胞内外有革兰阴性双球菌。

（3）分泌物培养 阳性率可达80%～90%。

（4）后穹隆穿刺有盆腔积脓者，抽出物作涂片及培养找淋球菌。

4．鉴别诊断 同一般阴道炎鉴别，找到淋菌而确诊。

5．治疗与预防

（1）急性期 以青霉素类药物治疗为首选，其次可选用氟哌酸、阿奇霉素等。

（2）慢性期 采用综合治疗方法以便缓解症状。

预防：杜绝性乱及不洁性生活。注意洗浴器具的单一性及个人卫生。

二、尖锐湿疣

它是人乳头状病毒感染引起的性传播疾病（STD）。其发病占性传播疾病的第2位，仅次于淋病。

1．病因及发病机制 尖锐湿疣的病原体为人乳头状瘤病毒（HPV），其中以HPV6、HPV11型为最多见。上皮细胞受损部位常为会阴、阴道后壁、宫颈等部位。尖锐湿疣潜伏期为1～3个月。故有时经治疗后临床已无异常表现，数月后又可复发。

2．临床特点 临床表现有以下几个方面：

（1）局部有微小散在的乳头状疣或呈毛刺状凸、互相融合可成鸡冠状或菜花状。

（2）合并其他STD时也可伴有阴道分泌物增多、并同时有阴道瘙痒。

3．诊断及辅助诊断

（1）细胞学检查 挖空细胞的存在为典型HPV诊断依据。

（2）组织学检查 病灶活检的组织中可见挖空细胞可确诊。

（3）醋白试验 临床常借助5%醋酸涂抹，病灶处出现白色斑块时称醋白试验（+），可协助诊断。

(4) 阴道镜下可见宫颈尖锐湿疣改变。在白色病变区处可见点状血管、发卡样或螺旋样血管、作为诊断依据。

(5) DNA探针原位杂交　通过杂交反应，查见标本中病毒DNA的明确定位，并了解HPV型别及其与形态学的相关性。

4．治疗及预防

(1) 药物涂抹局部治疗　常用药物疣脱欣、爱宝疗浓缩液。

(2) 免疫调节剂　异丙肌苷或干扰素。

(3) 物理治疗　可用激光或冷冻治疗以及电刀治疗。

预防为注意个人卫生及浴具单一性、避免交叉感染。

（王友芳）

第四节　盆腔感染性疾病

盆腔感染性疾患又称盆腔炎症，是指病原体通过各种方式引起子宫体、输卵管、卵巢及其周围结缔组织或盆腔腹膜发生炎症。各部位的炎症可以单一发病或同时并存。以往有人认为盆腔炎即为输卵管炎，其实二者仍有区别，盆腔炎所包含的范围更广。

盆腔炎是常见的妇科疾病，尤其近几年来随妇科手术的广泛开展，尤其在无菌操作尚缺少严谨的地区以及性生活不洁情况下，该病发作更为普遍。

一、病因及发病机制

引起盆腔炎的病原体很多，常见的为淋球菌、结核杆菌、衣原体、葡萄球菌、溶血性链球菌、大肠杆菌、厌氧菌以及病毒等。通常情况下病原体通过血液、淋巴或直接蔓延以及上行感染方式传播。

女性生殖系统的特殊解剖特点为上行感染造成了有利条件：一端通入腹腔（经卵管伞端）另一端与体外相通（经阴道）。绝大多数盆腔炎是通过上行感染而传播的。

常见引起发病原因有以下几种情况：

1．不洁的性生活　精子常为携带病原体的媒介。

2．手术创伤及污染　特别是经阴道手术。

3．宫腔手术感染　如流产、分娩、宫内避孕器的放取，宫颈电烙激光、刮宫术等。

4．子宫出血感染。

5．结核菌感染。

6．阴道炎症继发感染。

二、盆腔感染的分类

1．盆腔炎　急性、亚急性及慢性炎症。

2．产后感染引起。

3．流产后引起。

4．妇科手术后感染引起。

5．其他邻近器官感染引起，如腹膜结核。

三、临床特点

1．子宫内膜炎

(1) 急性期引起发热、下腹疼痛、白带增多恶臭或血性白带，有时有不规则阴道出血、盆腔检查子宫周围有压痛。

(2) 慢性期表现不规则子宫出血、下腹坠胀、腰骶不适等、检查宫旁有压痛或增厚。

(3) 结核性子宫内膜炎除上述表现外有月经量少及不孕发生。

2．输卵管卵巢炎、盆腔结缔组织炎、盆腔腹膜炎

(1) 急性期有发热、头痛、发热、寒战等，部分患者有下腹剧痛以及阴道脓性分泌物，有时伴有泌尿系症状。

(2) 慢性期常无明显临床表现，部分患者有腰骶部不适、盆检宫旁常有增厚及压痛。

3．盆腔脓肿　常见为急性盆腔炎治疗不彻底而造成输卵管、卵巢脓肿或盆腔脓肿，盆腔检查常可扪及脓肿形成的包块。

四、辅助检查及化验

1．血常规检查　急性期常有白细胞计数升高。

2．子宫内膜活检　病理证实子宫内膜结核或慢性（急性）子宫内膜炎。

3．后穹隆穿刺　常可发现盆腔积脓或炎性渗出液。

4．B 超声检查　可发现盆腔炎性包块或积液。

5．腹腔镜检查　可发现盆腔炎性粘连、炎性包块或脓肿。

五、鉴别诊断

1．盆腔肿瘤扭转或破裂　盆检有包块蒂部压痛。

2．盆腔子宫内膜异位症　伴有痛经。

3．阑尾炎　麦氏点有压痛反跳痛。

4．宫外孕　有停经史。

5．泌尿系感染　尿化验不正常。

六、治疗方案与预防

1．急性盆腔炎的治疗　急性期主要是控制感染。

(1) 有条件应同时作细菌培养和药敏试验，以便选择有效药物治疗。

(2) 若宫内有异物（如节育器)、胎盘残留或粘膜下肌瘤应在控制感染后及时取出异物或手术。

(3) 抗生素的选择　可首选肌注较大剂量抗生素如头孢西丁、青霉素（皮试后）或静点头孢西丁，以后改为口服（头孢菌素）总疗程 10～14 天。同时加甲硝唑 1g 静注，每日 2 次，4 天后改口服总疗程 10～14 天。

(4) 纠正电解质紊乱　不少患者因高热、失水造成电解质紊乱，抗生素治疗同时可静脉补液以维持酸碱平衡。

2．慢性盆腔炎的治疗

(1) 去除致病诱因　如因宫内异物引起子宫内膜炎应控制感染后取出异物。

(2) 当有急性发作时按急性盆腔炎处理，慢性情况可用中药或配合理疗。

(3) 症状不能缓解可考虑手术治疗，一般情况下可选择腹腔镜手术。

3．盆腔脓肿的治疗

(1) 首先选用抗生素（同于急性盆腔炎治疗）治疗 48～72 小时。

(2) 经抗炎治疗，患者状况尚可时可行手术治疗。

4．预防　急性期积极治疗，炎症可控制，预后较好。若控制不好易导致慢性盆腔炎，症状可持续较长时间，虽不至危及生命但影响患者的生活质量，并可导致不育。盆腔脓肿及早诊断及时处理十分重要，否则脓肿破裂可影响到周围器官，严重者可危及生命。

预防应注意个人及性生活卫生，阴道炎症要积极、彻底治疗；经妇科手术者要注意无菌操作技术。

七、疑难情况的处理

当患者出现急性腹痛、高热，白细胞数增高特别是中性粒细胞数增高时，无论有否盆腔包块均首先积极抗感染治疗。

1．若盆检有盆腔包块，经抗感染治疗后包块较大，患者一般情况尚好，可行腹腔镜检或剖腹探查手术；若包块较小，经抗感染治疗后仍存在且患者一般状况尚好可择期行腹腔镜检。

2．若盆检未发现包块可坚持抗感染治疗，至炎症控制如仍有症状或不能解释的腹痛可择期行腹腔镜检以明确诊断。

3．若经检查如 B 超声检查或后穹隆穿刺发现盆腔积脓或宫腔积脓时应在积极抗炎的同时行切开引流术，切勿坐失良机，及早脓肿切开引流有利于炎症控制避免炎症发展。

八、康复指导

急性盆腔炎一定要及时诊断及早治疗并作到治疗彻底，以免发展为慢性炎症。

患有慢性盆腔炎患者要警惕亚急性或急性发作，在条件允许情况下，应作到较彻底治疗。

另外要注意及早治疗妇科阴道炎症，注意个人卫生及性生活卫生特别应注意经期卫生。

九、预防复发的治疗时机

急性炎症时一定要作到二早、二足、一彻底；二早为早诊断早治疗；二足为抗生素用量要足、治疗时间（即疗程）要足；一彻底为控制炎症要彻底，有条件时要根据致病菌种及其对药物的敏感性选择抗生素，即使为慢性盆腔炎也应警惕亚急性或急性发作的可能。

（王友芳）

第七章 女性生殖系统肿瘤

外 阴 癌

病因学 临床表现 分期 诊断 预后因素 外阴癌的治疗及新进展

阴 道 癌

病因学 病理类型 临床表现 诊断 转移途径 分期 年龄段与阴道癌的关系 阴道癌的治疗

宫颈癌前病变

宫颈上皮的生理变异 流行病学及HPV病毒 病理组织学 自然病程及转归 临床表现 诊断 治疗和处理

子 宫 颈 癌

解剖 组织病理类型 组织病理分级 诊断 临床分期 关于分期的注解 治疗 筛查 预后

子 宫 肌 瘤

病因及发病机制 病理特点 临床表现 肌瘤的诊断及鉴别诊断 并发症 治疗

子宫内膜增生

组织学分类 发病因素 病理 临床表现 诊断与鉴别诊断 治疗 预后

子宫内膜癌

病因学 组织学分类 预后的影响因素 临床表现 诊断 子宫内膜癌的鉴别诊断 分期 治疗

子 宫 肉 瘤

发病因素 病理 临床表现 诊断 临床分期 治疗 预后

卵 巢 肿 瘤

卵巢上皮性癌（流行病学、组织病理学、临床表现、诊断、卵巢癌的手术治疗 卵巢癌的化疗） 卵巢生殖细胞肿瘤（卵巢成熟畸胎瘤、卵巢恶性生殖细胞肿瘤） 卵巢性腺间质肿瘤（卵巢颗粒细胞瘤、卵巢泡膜细胞瘤、卵巢纤维瘤）

输 卵 管 癌

病因 病理 临床表现 诊断 临床分期 治疗 预后

滋养细胞肿瘤

葡萄胎（病因学说、病理特点、临床表现、辅助检查诊断及临床意义、鉴别诊断、临床处理、葡萄胎恶变的早期诊断、随诊） 侵蚀性葡萄胎（病因学说、病理特点、临床表现、诊断措施及临床意义、鉴别诊断、治疗、预后） 绒毛膜癌（流行病学及发病机制、病理特点、临床表现、诊断要点、临床分期及预后评分标准、治疗方案及原理、预后） 胎盘部位滋养细胞肿瘤（病因学说、病理特点、临床特点、诊断与鉴别诊断、辅助检查及其临床意义、治疗、预后）

第一节 外 阴 癌

外阴癌比较少见，多发生于老年妇女，以大阴唇为好发部位，而病理类型90%左右为鳞癌，本病如能早期得到诊断，通常治疗可以获得满意的结果，治愈的机会较大。由于外阴癌以鳞癌为多见，因此，本文就以此为重点展开讨论。

一、病因学

到目前为止还没有能够证明确切的病因，但是，可能和HPV感染、慢性外阴营养障碍、性病等有关。但外阴癌与这些因素的关系，以及转变的过程目前仍然不清楚。

1．人乳头瘤病毒（human papillomavirus，HPV） 与外阴癌有着密切的关系，在外阴癌患者中HPV－DNA检出率可达20%～60%。目前大多数的研究提示可以将外阴癌的病因分为两种类型，一种是年轻人常见，这种常和HPV感染以及吸烟有密切的关系，并常伴有外阴上皮内瘤形成（VIN），这类相对少见；而更加常见的是和HPV感染关系不大的，这些患者常不伴有HPV的感染，患者的年龄较大，通常不伴有VIN。

2．慢性外阴营养不良（dystrophy） 目前认为慢性外阴营养不良与外阴癌的发生存在着一定的关系，但是，两者之间的更加详细和具体的演变规律则尚需大量的临床研究才能得到证实。

3．性病 对于这个问题过去曾有许多报道，从大多数国外的资料可以看出性病存在着一定的关系，我国也有部分材料。

二、临床表现

1．年龄 外阴癌主要发生于老年妇女，且多发生于绝经后，但其年龄分布是分广泛，北京协和医院的79例外阴癌，最小的为28岁，最大的为78岁，平均52岁。根据FIGO的材料，发病年龄的高峰为60～80岁。

2．症状和体征

（1）外阴瘙痒是最常见的症状，约80%的患者有此症状，通常持续较长的时间，最长可达20年。瘙痒可能是由于外阴癌本身所引起，也可以是和其前驱疾患有关。

（2）外阴结节、溃疡和出血，也可以伴有局部的感染。另外，根据肿瘤的生长部位可以将其分为中央型和侧位型，在外阴癌发生的部位中，最常见的好发部位是大阴唇，右侧多于左侧。

三、分期

外阴癌的分期目前国际上主要是采用FIGO（Federation Internationale de Gynecologie et d′Obstetrique）及AJCC（American Joint Committee on Cancer）的TNM分期体系（表7－1，表7－2），现在的分期更加侧重于手术，与1970年的FIGO临床分期相比，1988年的分期系统更加完善，更加侧重于分期与预后的关系。

表 7-1 TNM 的定义

原发肿瘤（T）

T_X：原发肿瘤不能评定

T_0：无肿瘤存在

Tis：原位癌

T_1：肿瘤局限于外阴及/或会阴，肿瘤的最大径线≤2cm

T_{1a}：肿瘤局限于外阴及/或会阴，肿瘤的最大径线≤2cm，间质浸润深度≤1mm*

T_{1b}：肿瘤局限于外阴及/或会阴，肿瘤的最大径线≤2cm，间质浸润深度>1mm*

T_2：肿瘤局限于外阴及/或会阴，肿瘤的最大径线>2cm

T_3：累及下尿道和/或阴道或肛门的任何大小的肿瘤

T_4：肿瘤累及上尿道粘膜、膀胱粘膜、直肠粘膜任何一个部位，或固定于耻骨

淋巴结（N）

N_X：淋巴结转移不能评定

N_0：无淋巴结转移

N_1：单侧淋巴结转移

N_2：双侧淋巴结转移

远处转移（M）

M_X：不能评定的远处转移

M_0：无远处转移

M_1：远处转移（包括盆腔淋巴结转移）

四、诊断

1．外阴癌的早期诊断取决于医师对于疾病的警觉性，以及是否能够及时地进行一个十分满意的外阴活检，所谓满意的活检是指取下的标本应该包括肿瘤周围的皮肤、皮下组织，这样病理学家能够充分地判断肿瘤浸润的深度。

2．给予患者完备的检查，主要包括外阴病灶的测量，明确外阴病灶的大小和范围、肿瘤与临近器官的关系、盆腔检查及淋巴结受累情况。由于女性生殖道的肿瘤多数为多点病灶，因此，阴道和宫颈需要仔细地检查，当然，巴氏涂片检查仍然是十分必要的。

五、预后因素

1．淋巴结转移　对于外阴鳞癌的患者淋巴结转移是最重要的，当无淋巴结转移时，5年生存率可达90%左右，而当淋巴结受累时5年生存率则下降至50%左右。另外，腹股沟淋巴结转移的数目也是独立的、最重要的预后因素，当仅有单个淋巴结受累时，多数患者有较好的预后，而当累及的淋巴结数目超过3个时，患者多伴有非常差的预后。GOG的研究发现淋巴结受累数达到1个或2个、3个或4个、5个或6个、7个或更

表 7-2 AJCC 分期体系

--0期--
Tis，N_0，M_0
--ⅠA--
T_{1a}，N_0，M_0
--ⅠB--
T_{1b}，N_0，M_0
--Ⅱ期--
T_2，N_0，M_0
--Ⅲ期--
T_1，N_1，M_0
T_2，N_1，M_0
T_3，N_0，M_0
T_3，N_1，M_0
--ⅣA--
T_1，N_2，M_0
T_2，N_2，M_0
T_3，N_2，M_0
T_4，任何N，M_0
--ⅣB--
任何T，任何N，M_1

多时，其5年生存率分别下降为75%、36%、24%，和0%。如果双侧淋巴结受累，存活率仅为25%。

表7-3 FIGO分期体系

--0期--
原位癌、上皮内癌
--Ⅰ期--
病灶≤2cm，局限于外阴或会阴，没有淋巴结转移
ⅠA：病灶≤2cm，局限于外阴或会阴，间质浸润深度≤1.0mm.* 无淋巴结转移
ⅠB：病灶≤2cm，局限于外阴或会阴，间质浸润深度>1.0mm.* 无淋巴结转移
--Ⅱ期--
肿瘤局限于外阴和/或会阴，肿瘤的最大径线>2cm，无淋巴结转移
--Ⅲ期--
任何大小的肿瘤，累及外阴和/或会阴，伴有（1）肿瘤累及下尿道和或阴道或肛门，和/或（2）单侧腹股沟淋巴结转移
--Ⅳ期--
ⅣA：肿瘤侵犯下面任何一个部位：上尿道、膀胱粘膜、直肠粘膜、骨盆和/或双侧腹股沟淋巴结转移
ⅣB：任何远处转移，包括盆腔淋巴结

* Note：浸润深度是指肿瘤邻近部位最浅的真皮乳头上皮与间质交界处与浸润的最深处之间的测定值。

2．DNA的倍体数　DNA的倍体数对预后有较明显的影响，整倍体的5年生存率为62%，而非整倍体的5年生存率为23%。

3．肿瘤的分期　肿瘤的分期和外阴癌的预后有关，即肿瘤的大小、肿瘤浸润的深度均会不同程度地影响预后，期别越晚，预后越差。

4．淋巴血管间隙受累　如果患者的淋巴血管间隙受累，通常预后较差。

5．边缘是否切除干净　边缘切除干净与否是外阴癌局部复发最重要的预后因素，据研究复发病例常为切缘距肿瘤小于8mm。

六、外阴癌的治疗及新进展

外阴癌的标准治疗仍然是手术治疗，当然，对于那些Ⅲ、Ⅳ期，除传统的手术治疗外，多数主张加用外照射治疗。

目前的治疗趋势是根据肿瘤的临床及病理情况将手术、放射治疗及化疗的优势结合将来而采用综合治疗，另外，由于外阴癌标准的广泛式外阴切除术多带来许多并发症和给患者带来许多精神、性生活方面的问题，所以，目前存在着对于早期外阴癌采用缩小手术范围的趋势，并且强调外阴癌的治疗应该个体化处理。下面根据肿瘤分期的不同，将外阴癌的处理进行逐一地介绍。

1．0期　0期外阴癌治疗方案的选择取决于病变的范围，单纯的外阴切除可以获得100%的5年生存率，但是目前这种措施已经很少用于如此早期的外阴癌病例了，目前更多的人主张采用更加局限的手术方式来治疗，因为它可以即不降低患者的生存率，同时又能减少并发症的发生。

常用的治疗方法包括：

（1）外阴扩大局部切除。

（2）激光治疗。

（3）前两者结合起来。

（4）外阴皮肤切除 必要时可行皮瓣转移。

（5）单纯用5%氟尿嘧啶 可以获得50%到60%的有效率。

如果VIN（vulvar intraepithelial neoplasia）位于外阴无毛区，多数情况下认为肿瘤仅为上皮内的疾病，但是，如果病变累及有毛区的外阴皮肤，常认为肿瘤累及皮肤的附属器，因此，对于此类患者手术范围应该适当地扩大。

2. Ⅰ期 广泛外阴切除或外阴癌根治术（radical vulvectomy） 这是本期外阴癌的标准术式，可以获得90%以上的5年存活率，但目前主张应该个别对待。

（1）扩大性局部切除（wide excision） 对于外阴微浸润癌可行扩大性（5～10mm）局部切除。

（2）部分外阴癌根治术（radical local excision）及患侧淋巴结切除 对于其他的Ⅰ期患者，如果病变完全位于外阴的一侧，且不伴有弥漫性外阴萎缩，同时临床检查淋巴结无转移征象，可以行部分外阴癌根治术及患侧淋巴结切除。采取这种术式的患者应该外阴的病灶直径不超过2cm，间质的浸润深度不超过5mm，没有血管淋巴间隙的受累，临床检查没有淋巴结的侵犯，有人将部分外阴癌根治术与外阴癌根治术的局部复发率相比，两者的复发率分别为7.2%和6.3%。

（3）外阴癌根治术及双侧腹股沟、股淋巴结切除 这种术式是Ⅰ期外阴癌的标准术式。

但由于此术式常发生较多的并发症，有人提出对于有选择的早期病例，单纯的腹股沟切口和单侧或表浅的淋巴结切除可以在不影响预后的前提下减少手术并发症，当然，随着人们认识的逐渐深入，外阴癌根治术的概念也随之进一步发展，即在不降低生存率的同时，尽量缩小手术范围，而不是传统概念的将外阴全部器官完全切除。研究表明边缘切除干净与否是外阴癌局部复发最佳的预后因素，所有的复发病例常为切缘距肿瘤小于8mm。对于淋巴结的切除问题，GOG曾进行了一项随机研究，对于那些临床上淋巴结阴性的患者进行腹股沟放射，将其与手术切除淋巴结、对于淋巴结阳性辅以放射治疗的患者相比，生存率没有改善，相反却有所下降。而另外一个回顾性研究文章，则得出腹股沟淋巴结切除与腹股沟照射相比，在提高生存率方面并没有什么优势。因此，对于临床上腹股沟淋巴结阴性的病例，如果患者不愿意忍受由于腹股沟手术所带来的不便，腹股沟照射也是可供选择的治疗手段。

（4）根治性放疗 对于有些无法耐受外阴癌根治术或不愿意忍受手术所带来的不便的患者，根治性放疗也是一种可供选择的治疗方法，部分患者也可以获得长期生存。

3. Ⅱ期

（1）外阴癌根治术及双侧腹股沟、股淋巴结切除术 外阴癌的标准治疗是外阴癌根治术及双侧腹股沟、股淋巴结切除术，特别应该注意确保边缘无瘤，这样根据肿瘤的不同大小，可以获得80%～90%的5年生存率。

（2）改良外阴癌根治术及双侧腹股沟、股淋巴结切除术 目前的趋势在向逐渐缩小手术范围的方向发展，因此，对于有选择的早期病例，为了减少并发症的发生，也可行单独的腹股沟切口和单侧或表浅淋巴结切除。

(3) 手术辅助放疗　对于那些边缘距肿瘤小于8mm、血管淋巴间隙受累、肿瘤厚度超过5mm、尤其是当淋巴结阳性时，应行局部辅助放射治疗。

(4) 根治性放疗　对于少数无法耐受或忍受外阴癌根治术的患者，外阴癌根治性放疗也是可以获得较满意的结果的。

4. Ⅲ期　外阴癌根治术及腹股沟、股淋巴结切除是本期的标准术式。淋巴结受累是决定预后的关键因素，有文献报道单侧淋巴结受累5年生存率为70%，但是如果受累的淋巴结数目超过3个，5年生存率则降至30%。GOG的一项随机性研究发现有淋巴结转移达两个以上且经病理证实的患者，如行腹股沟和盆腔放射治疗，其预后优于行盆腔淋巴结切除的患者，且腹股沟处复发机会也明显低于后者。

具体说来，对于外阴癌Ⅲ期的患者，可以采取以下的措施，这些措施可谓外阴癌的基本治疗方法。

(1) 改良外阴癌根治术及腹股沟、股淋巴结切除，如果腹股沟淋巴结阳性，应行盆腔及腹股沟的照射。

(2) 外阴癌根治术及腹股沟、股淋巴结切除　如果肿瘤病灶较大且切缘距肿瘤较窄时，应行外阴的照射。对于有血管淋巴间隙受累及肿瘤厚度超过5mm，尤其是淋巴结受累的患者，局部予以45~50Gy的放射治疗也是可行的。如果腹股沟淋巴结受累达两个以上，应该予以盆腔及腹股沟照射。

(3) 术前放射治疗　在许多情况下可以改善手术质量，甚至可缩小手术范围，也有人提出可以给予高达55Gy的放射量，并同时合用5-FU。

(4) 根治性放疗　对于那些不能耐受外阴癌根治术或由于肿瘤的部位和范围而被认为不适合手术的患者，根治性放疗也可以获得较满意的长期生存率。一般认为外阴癌放射治疗最小剂量应该达到54Gy，而最高不能超过65Gy。

5. Ⅳ期

(1) 外阴癌根治术和盆腔廓清术　是本期外阴癌的经典治疗。

(2) 手术辅助放疗　病灶较大或术后边缘距肿瘤太窄，手术后应该给予放疗，一般认为，如果血管淋巴间隙受累、肿瘤的厚度超过5mm，尤其是淋巴结受累，应该给予剂量为45~50Gy的局部辅助放疗，如果腹股沟受累淋巴结达到两个以上时，应该给予盆腔及腹股沟的照射。

(3) 术前放疗　对于原发病灶较大的病例，为了改善手术质量，可先行放射治疗，随后予以外阴癌根治术，放射剂量可达55Gy，并同时给予5-FU。

(4) 单纯放射治疗　对于不能耐受和不适合手术的病例，可以行单纯放射治疗，当然可以结合5-FU的化疗以提高缓解率，GOG目前也在进行有关的研究。

5. 复发性外阴癌　如果没有区域性淋巴结受累，根治性切除复发灶可获得56%的5年生存率。对于某些病例给予姑息性放疗，而对于许多小的、局限性复发，放射治疗结合5-FU有时是可以治愈的。如果局部复发发生于初次治疗两年以后的话，通常将放射治疗与手术结合起来，也可以获得50%以上的5年生存率。因此，复发性外阴癌应该采取以下措施。

(1) 扩大局部切除辅助放疗：对于那些局限性复发的病例，可行扩大局部切除，也可和用放疗。

（2）外阴癌根治术和盆腔廓清术。

（3）放疗合并化疗。

（吴 鸣）

参考文献

1. Anderson JM, Cassady JR, Shimm DS, et al. Vulvar carcinoma. International Journal of Radiation Oncology, Biology, Physics, 1995, 32(5):1351~1357.
2. Berek JS, Heaps JM, Fu YS, et al. Concurrent cisplatin and 5-fluorouracil chemotherapy and radiation therapy for advanced-stage squamous carcinoma of the vulva. Gynecologic Oncology, 1991, 42(3):197~201.
3. Binder SW, Huang I, Fu YS, et al. Risk factors for the development of lymph node metastasis in vulvar squamous cell carcinoma. Gynecologic Oncology, 1990, 37(1):9~16.
4. Boyce J, Fruchter RG, Kasambilides E, et al. Prognostic factors in carcinoma of the vulva. Gynecologic Oncology, 1985, 20(3):364~377.
5. Hacker NF, Van der Velden J. Conservative management of early vulvar cancer. Cancer 1993, 71(4, Suppl):1673~1677.
6. Heaps JM, Fu YS, Mo ntz FJ, et al. Surgical-pathologic variables predictive of local recurrence in squamous cell carcinoma of the vulva. Gynecologic Oncology, 1990, 38(3):309~314.
7. Homesley HD, Bundy BN, Sedlis A, et al. Radiation therapy versus pelvic node resection for carcinoma of the vulva with positive groin nodes. Obstetrics and Gynecology, 1986, 68(6):733~740.
8. Homesley HD, Bundy BN, Sedlis A, et al. Assessment of current International Federation of Gynecology and Obstetrics staging of vulvar carcinoma relative to prognostic factors for survival (a Gynecologic Oncology Group study). American Journal of Obstetrics and Gynecology, 1991, 164(4):997~1004.
9. Homesley HD, Bundy BN, Sedlis A, et al. Prognostic factors for groin node 1989. metastasis in squamous cell carcinoma of the vulva (a Gynecologic Oncology Group study). Gynecologic Oncology, 1993, 49(3):279~283.
10. Hopkins MP, Reid GC, Johnston CM, et al. A comparison of staging systems for squamous cell carcinoma of the vulva. Gynecologic Oncology, 1992, 47(1):34~37.
11. Hoffman MS, Roberts WS, LaPolla JP, et al. Recent modifications in the treatment of invasive squamous cell carcinoma of the vulva. Obstetrical and Gynecological Survey, 44(4):227~233.
12. Macnab JC, Walkinshaw SA, Cordiner JW, et al. Human papillomavirus in clinically and histologically normal tissue of patients with genital cancer. New England Journal of Medicine, 1986, 315(17):1052~1058.
13. Malfetano JH, Piver MS, Tsukada Y, et al. Univariate and multivariate analyses of 5-year survival, recurrence, and inguinal node metastases in stage Ⅰ and Ⅱ vulvar carcinoma. Journal of Surgical Oncology, 1985. 30(2):124~131.
14. Miyazawa K, Nori D, Hilaris BS, et al. Role of radiation therapy in the treatment of advanced vulvar carcinoma. Journal of Reproductive Medicine, 1983, 28(8):539~541.
15. Masotina A, Murdoch J, et al. Recurrent squamous cell carcinoma of the vulva: a study of 73 cases. Gynecologic Oncology, 1993, 48(2):189~195.
16. Podratz KC, Symmonds RE, Taylor WF, et al. Carcinoma of the vulva: analysis of treatment and survival. Obstetrics and Gynecology, 1983, 61(1):63~74.

17. Petereit DG, Mehta MP, Buchler DA, et al. Inguinofemoral radiation of N0, N1 vulvar cancer may be equivalent to lymphadenectomy if proper radiation technique is used. International Journal of Radiation Oncology, Biology, Physics, 1993, 27(4):963～967.

18. Perez CA, Grigsby PW, Galakatos A, et al. Radiation therapy in management of carcinoma of the vulva with emphasis on conservation therapy. Cancer, 1993, 71(11):3707～3716.

19. Sedlis A, Homesley H, Bundy BN, et al. Positive groin lymph nodes in superficial squamous cell vulvar cancer: a Gynecologic Oncology Group study. American Journal of Obstetrics and Gynecology, 1987, 156(5):1159～1164.

20. Shepherd JH. Cervical and vulva cancer: changes in FIGO definitions of staging. British Journal of Obstetries and Gynaecology, 1996, 103(5):405～406.

21. Stehman FB, Bundy BN, Dvoretsky PM, et al. Early stage Ⅰ carcinoma of the vulva treated with ipsilateral superficial inguinal lymphadenectomy and modified radical hemivulvectomy: a prospective study of the Gynecologic Oncology Group. Obstetrics and Gynecology, 1992, 79(4):490～497.

22. Stehman FB, Bundy BN, Thomas G, et al. Groin dissection versus groin radiation in carcinoma of the vulva: a Gynecologic Oncology Group study. International Journal of Radiation Oncology, Biology, Physics, 1992, 24(2):389～396.

23. Thomas GM, Dembo AJ, Bryson SC, et al. Changing concepts in the management of vulvar cancer. Gynecologic Oncology, 1991,. 42(1):9～21.

24. Shimm DS, Fuller AF, Orlow EL, et al. Prognostic variables in the treatment of squamous cell carcinoma of the vulva. Gynecologic Oncology, 1986,. 24(3)343～358.

25. Slevin NJ, Pointon RC. Radical radiotherapy for carcinoma of the vulva. British Journal of Radiology, 1989, 62(734):145～147.

26. Thomas G, Dembo A, DePetrillo A, et al. Concurrent radiation and chemotherapy in vulvar carcinoma. Gynecologic Oncology, 1989, 34(3):263～267.

27. Wright VC, Chapman W: Intraepithelial neoplasia of the lower female genital tract: etiology, investigation, and management. Seminars in Surgical Oncology, 1992, 8(4):180～190.

28. Vulva. In: American Joint Committee on Cancer: AJCC Cancer Staging Manual. 5th ed. Philadelphia: Lippincott－Raven Publishers, 1997. 181～184.

第二节　阴　道　癌

外阴癌在妇科肿瘤中不常见，约占所有妇科恶性肿瘤的1%～2%，本病是目前妇科肿瘤治疗领域中最具有挑战性的问题之一，20世纪30年代末以前，本病曾被认为是不治之症，但是随着放射治疗技术及手术措施的改进，较晚期的外阴癌得到比较有效的治疗逐渐成为可能。虽然本病在生物学行为方面类似于子宫颈癌，但是其治疗的效果却远不理想，同时治疗所导致的并发症较高，另外，尽管在早期可以通过常规的盆腔检查、阴道涂片而发现本病，但是绝大多数患者就诊时已属于晚期。

一、病因学

本病的发病原因不清楚，可能和以下因素有关：

1．HPV感染　目前认为阴道癌的发生可能和HPV感染有关，但是，还没有足够的证实这个观点。

2．阴道上皮内瘤变　阴道上皮内瘤形成（VAIN）可能是阴道癌的癌前病变，但是，其发生机制还不十分清楚，约3%～5%等患者将发展为阴道癌。

3．阴道内的慢性刺激　如带子宫托的患者阴道癌的发病率高，但目前尚缺乏足够的证据。

4．子宫颈原位癌及浸润癌　超过30%的原发性阴道癌的患者有至少在5年前因为宫颈原位癌和浸润癌而接受治疗的历史，同时放射治疗本身也是造成阴道癌发生的原因之一。

5．母亲妊娠期服用已烯雌酚的历史　70年代以来这个问题得到了足够的重视，目前认为阴道透明细胞癌和其母亲妊娠期应用已烯雌酚有密切的关系。但是更易发生的不是癌，而是阴道腺病。

表7－4　原发性阴道癌的组织学分类

鳞癌	83.4%
腺癌	8.9%
肉瘤	3.1%
黑色素瘤/肉瘤	2.5%
未分化癌	1.0%
小细胞癌	0.6%
腺鳞癌	0.2%
淋巴瘤	0.2%
类癌	0.1%

二、病理类型

阴道癌最常见的病理类型是鳞癌，其次为腺癌，肉瘤和黑色素瘤比较少见，其他类型则更加少见，见表7－4。

三、临床表现

1．年龄　鳞癌的患者发病年龄较大，平均60岁左右，约76%的患者年龄超过50岁；腺癌的发病年龄较年轻，多于14岁以后发病，19岁为高发年龄；而阴道黑色素瘤平均发病年龄为58岁；阴道的胚胎性横纹肌肉瘤却主要发生于婴儿和儿童。

2．症状和体征　以阴道出血和白带增多为主要症状，体检时肿块为主要的体征，但是其好发部位有所不同，如阴道鳞癌大多数的病变位于阴道壁上1/3，且通常在阴道后壁；而阴道的黑色素瘤则更易发生于阴道远端，且前壁常见。

四、诊断

对于阴道癌的诊断从道理上讲并不困难，但是初次检查的误诊率却极高，尤其是病变位于阴道的下2/3时，由于检查时容易被窥具遮盖而误诊，有关文献报道这种首次检查误诊率可达19%。

对于阴道癌确诊的办法是进行活检，一般情况下这种手术可以在门诊进行，但是对于那些老年妇女，或伴有阴道狭窄的患者，有时需要在麻醉下进行检查，以求对于病变对于较彻底的估价，需要时可以将阴道的顶部切除进行病理检查。另外，由于阴道癌继发于宫颈癌和外阴癌的较多，许多学者提出单纯阴道活检不能完全肯定阴道癌的诊断，应该同时行宫颈和外阴的活检，以除外阴道的转移性癌。

五、转移途径

阴道癌转移的途径主要包括以下几种：

1．直接蔓延　肿瘤直接蔓延至盆腔周围组织、骨头、邻近器官（直肠或膀胱）。

2．淋巴转移　阴道癌的淋巴转移不少见，据文献报道可达28%～42%，病变位于近宫颈时，转移的途径类似子宫颈癌；而当病变累及阴道近阴道口时，其转移途径类似外阴癌的转移途径。

3．血行播散　肿瘤通过血行到达远处的部位，引起相应的转移瘤。

六、分期

目前广泛采用的阴道癌的分期是 FIGO 的临床分期体系（表 7 – 5），它是根据临床上检查的结果来决定的。当然在许多国家也有采用 AJCC（American Joint Committee on Cancer′s）的 TNM 分期。

七、年龄段与阴道癌的关系

不同年龄段的患者可患不同类型的肿瘤，而且有不同的特点。

1．儿童期

(1) 葡萄状肉瘤（sarcoma botryoides）、胚胎性横纹肌肉瘤（embryonal rhabdomyosarcoma）　90% 发生于 5 岁以前，表现为类似葡萄状的肿物突出于阴道，易发生盆腔、腹股沟淋巴结转移，亦易发生血行转移。

表 7 – 5　阴道癌的 FIGO 分期体系

0 期	原位癌，或上皮内癌
Ⅰ期	肿瘤局限于阴道壁
Ⅱ期	肿瘤累及阴道旁组织
Ⅲ期	肿瘤累及盆壁
Ⅳ期	肿瘤扩散至盆腔以外和侵犯膀胱或直肠粘膜
Ⅳa	扩散至邻近器官
Ⅳb	扩散至远处器官

注：黑色素瘤不采用此分期体系，而是 Breslow 的分期系统。

(2) 内胚窦瘤（endodermal sinus tumor）　在儿童期生殖细胞来源的肿瘤时常可以遇到，有时被误诊为葡萄状肉瘤。

2．青春期和年轻妇女　透明细胞癌常伴有宫内己烯雌酚暴露史，有这种历史的患者发生透明细胞癌的危险为 1∶1000，阴道明显高于宫颈，据研究阴道透明细胞癌的患者中 67% 有宫内己烯雌酚暴露史，宫颈透明细胞癌的 33%，这种患者的平均年龄为 19 岁；有宫内己烯雌酚暴露史的患者阴道腺病发生机会可达 33%。对于这类的患者定期的阴道镜检查、阴道涂片检查及常规的阴道检查，对于宫颈和阴道应该分别进行涂片，如果出现阴道腺病，更应该定期行阴道镜检查。

3．成人

(1) 鳞癌　多数年龄 60 ~ 65 岁，发生部位以阴道的上 1/3 最常见，且位于阴道的后壁，阴道上部的病变淋巴引流类似宫颈癌，阴道下部的病变淋巴引流类似外阴癌，这种情况常伴有 HPV16 的感染。

(2) 恶性黑色素瘤　平均年龄为 55 岁，通常位于阴道的下 1/3，阴道的前壁，95% 着色，5% 不黑。

八、阴道癌的治疗

在决定给予阴道癌患者治疗前，应该首先考虑分期、肿瘤的大小、病变的位置、有无子宫、是否接受过盆腔放疗等因素，因为这些因素对于治疗方案的选择有关。下面就不同分期的阴道癌进行逐一等介绍。

1．0 期　由于阴道癌通常是多点性病变，且发生于阴道顶端较常见，另外，VAIN 常伴有其他生殖道肿瘤，因此宫颈和外阴应该进行较彻底的检查。

下列治疗方法可供选择：

(1) 扩大局部切除　有条件可以行皮瓣转移。

(2) 部分和全阴道切除术　病变广泛和多点病变时，可行此术式。

(3) 阴道内化疗 文献报道利用5%的5FU药膏每周1.5g阴道上药10周可以获得较好的治疗效果。

(4) 激光治疗。

(5) 放射治疗 利用腔内照射效果较好，粘膜剂量应该达到6000~7000cGy，且整个阴道粘膜均应该治疗。

2. Ⅰ期

(1) 鳞癌 治疗方法的选择取决于患者的病变的大小、深度等预后因素。

1) 对于病变表浅，且病变厚度小于0.5cm，可以选择下列方法：①腔内照射：大多数情况下，对于病变仅为0.5cm的病例，6000~7000cGy的放射已经足够；但是如果病变较大，则需要加外照射；对于病变位于阴道的下1/3，应该选择性加用盆腔淋巴结及/或腹股沟淋巴结的照射，剂量以4500~5000cGy为益；②手术：扩大局部切除和全阴道切除并阴道再造是标准术式，尤其是对于病变位于阴道的上部分时。对于手术边缘阳性和太近，应该予以辅助放射。

2) 对于病变厚度超过0.5cm的病例，可以选择以下治疗手段：①手术：对于病变位于阴道的上1/3，广泛式阴道切除及盆腔淋巴结切除，如果情况允许且患者要求的话，可以同时行阴道重建和再造；对于病变位于阴道的下1/3，应该行腹股沟淋巴结切除；如果手术边缘未切净或太接近手术边缘，应该给予辅助放射治疗；②放射治疗：将腔内照射与组织间插植结合起来，原发肿瘤的放射剂量应该至少达到7500cGy；对于分化差、浸润倾向明显的病例，由于其具有较高的淋巴转移倾向，应该加用体外照射；对于病变位于阴道的下1/3，可以选择性给予盆腔及腹股沟淋巴结外照射。

(2) 腺癌

1) 手术 由于肿瘤延上皮下向外扩散，因此，应该行广泛式全阴道切除、子宫切除及淋巴结切除；如果病变位于阴道的上部，应该行盆腔淋巴结切除；如果病变发源于阴道的下部，则应该行腹股沟淋巴结切除；如果可行的话，或患者要求，可以行阴道重建；如果切除后边缘未切净和距边缘太近，应该给予辅助放疗。

2) 放射治疗 对于阴道腺癌的放射治疗基本与阴道鳞癌相同，但是如果病变位于阴道的下1/3，应该选择性给予盆腔及腹股沟淋巴结是标准的治疗放射治疗，剂量以4500~5000cGy为益。

3) 手术放疗综合治疗 对于某些病例可以给予肿瘤病灶组织间插殖、扩大局部切除及淋巴结活检相结合的治疗方法也可以获得较好的疗效。

3. Ⅲ期 对于本期的外阴癌来讲放射治疗是更主要得治疗手段，对于鳞癌和腺癌治疗方案相同。

(1) 单纯放疗 将后装与外照射结合将来，使得肿瘤放射量达到7000~8000cGy，对于那些病变累及阴道下1/3的病例，应该行盆腔及腹股沟淋巴结放射治疗，剂量为4500~5000cGy。

(2) 手术合并放疗 即将广泛式手术（广泛式阴道切除或盆腔廓清术）与放疗结合，当然，如果手术比较满意，则不一定加用放疗。

4. Ⅲ期 对于本期的阴道癌的治疗应该以放射治疗为主要治疗手段，手术治疗此时用处很小了，另外，单独依靠某一种放疗方法也已经是很难的事情，本期的治疗应该是将组织间、腔内及体外放疗相结合来治疗，一般主张给予患者 5~6 周的外照射，其中包括盆腔淋巴结的照射在内，随后予以组织间及腔内照射，总的肿瘤量应该达到 7500~8000cGy，阴道旁（盆壁）剂量应该达到 5500~6000cGy。

5. Ⅳa 期　本期阴道癌的治疗实质是属于姑息治疗的范畴，一般主张给予适当剂量的放射治疗，即给予腔内、体外及组织间放疗综合治疗，对于肿瘤的生长有一定程度的控制作用，可以不同程度地缓解症状，减轻疼痛。

6. Ⅳb 期　本期没有规范的治疗方法，也许可以将放疗与化疗相结合来治疗。

7. 复发　阴道癌的复发常常伴有极度恶劣的预后，仅有极少数的患者可以通过手术和/或放疗而获得较好的结果，绝大多数没有机会获得治愈。据研究大多数阴道癌复发发生于治疗的前 2 年，如果肿瘤复发于阴道的中线部位，也许可以行盆腔廓清术。目前化疗对于阴道癌复发的治疗价值十分有限，很难讲对于阴道癌应该应用何种化疗方案更好，就目前的研究结果来看顺铂的化疗效果也不十分理想，也许以后的临床试验可以证明哪种化疗方案为阴道癌的标准治疗。

（吴　鸣）

参考文献

1. Andersen ES. Primary carcinoma of the vagina: a study of 29 cases. Gynecologic Oncology, 1989, 33(3):317~320.

2. Boronow RC, Hickman BT, Reagan MT, et al. Combined therapy as an alternative to exenteration for locally advanced vulvovaginal cancer: Ⅱ. Results, complications, and dosimetric and surgical considerations. American Journal of Clinical Oncology, 1987, 10(2):171~181.

3. Krebs HB. Treatment of vaginal intraepithelial neoplasia with laser and topical 5-fluorouracil. Obstetrics and Gynecology, 1989, 73(4):657~660.

4. Perez CA, Madoc-Jones H. Carcinoma of the vagina. In: Perez CA, Brady LW, eds. Principles and Practice of Radiation Oncology. Philadelphia: JB Lippincott, 1987. 1023~1035.

5. Perez CA, Camel HM, Galakatos AE, et al. Definitive irradiation in carcinoma of the vagina: long-term evaluation of results. International Journal of Radiation Oncology, Biology, Physics, 1988, 15(6):1283~1290.

6. Rubin SC, Young J, Mikuta JJ. Squamous carcinoma of the vagina: treatment, complications, and long-term follow-up. Gynecologic Oncology, 1985 20:346~353.

7. Senekjian EK, Frey KW, Anderson D, et al. Local therapy in stage I clear cell adenocarcinoma of the vagina. Cancer, 1987, 60(6):1319~1324.

8. Stock RG, Chen AS, Seski J. A30-year experience in the management of primary carcinoma of the vagina: analysis of prognostic factors and treatment modalities. Gynecologic Oncology, 1995, 56(1):45~52.

9. Woodman CB, Mould JJ, Jordan JA. Radiotherapy in the management of vaginal intraepithelial neoplasia after hysterectomy. British Journal of Obstetrics and Gynaecology, 1988, 95(10):976~979.

10. Wright VC, Chapman W: Intraepithelial neoplasia of the lower female genital tract: etiology investigation, and management. Seminars in Surgical Oncology, 1992. 8(4):180~190.

第三节 宫颈癌前病变

宫颈因其在人体内独特的解剖学部位使临床能够在直视下进行检查，易于获得细胞学和组织学资料，从而使人们有可能对宫颈癌发展的病因、病理、自然病程和治疗后的转归进行了深入的观察和研究。目前认为，宫颈癌的发生是一个由癌前病变衍变为癌的连续病理过程，即由宫颈的不典型增生至原位癌，最终发展为浸润癌。因此，国外将所有可能发展为宫颈浸润癌的宫颈病变统称为宫颈癌前病变（preinvasive disease of cervix）。宫颈癌前病变的发生率在不同人种及社会阶层中有较大差别。在美国白人中的发生率为15/10万；黑人中为34/10万。我国宫颈癌前病变的发病率未见详细统计。

一、宫颈上皮的生理变异

宫颈上皮是由宫颈阴道部的鳞状上皮与宫颈管柱状上皮共同组成，两者的交界部位在宫颈外口，称为原始鳞—柱交接部或鳞柱交界。

原始鳞—柱交接部并非恒定不变。当机体内雌激素水平升高时，如新生女婴、青春期、生育期尤其是妊娠期，柱状上皮外移至宫颈阴道部。当机体内雌激素水平下降时，柱状上皮内移，至绝经期，雌激素水平低落，柱状上皮再度内移至宫颈管。这种随体内雌激素水平而移位的鳞—柱交接部称为生理鳞—柱交接部（squamo - columnar junction，SCJ）。在原始鳞—柱交接部与生理鳞—柱交接部相互迁移的过程中所形成的区域称为移行带。移行带是宫颈癌前病变及宫颈癌的好发部位。

在移行带形成的过程中，柱状上皮逐渐被鳞状上皮所取代，这一过程主要表现为鳞状上皮的化生。所谓鳞状上皮化生（squamous metaplasia）主要由移行带柱状上皮下的未分储备细胞（reserve cell）增生，并逐渐转化为鳞状上皮细胞，继之柱状上皮脱落，被复层的鳞状上皮所代替。化生的鳞状上皮一般为形态大小一致，圆形核大，无明显的表、中、底之分，也无细胞核的感染、异型或异常核分裂相。因此，化生的鳞状上皮即不同于宫颈阴道部的正常鳞状上皮，也不同于非典型增生的鳞状上皮。宫颈鳞状上皮化生的过程持续于妇女的生育期，在青春期和生育早期最为活跃。

二、流行病学及HPV病毒

大量研究表明，宫颈癌前病变的发生与宫颈癌具有相同的流行病学的特点，发病的危险因素包括种族、低社会阶层、多产、早产、吸烟、长期口服避孕药、饮食因素等，其中与患者初次性交的年龄和性伴侣数最为相关。初次性交早和性伴侣多者易发生宫颈癌前病变。这一与性病相类似的流行特点使许多研究者致力于寻找某种通过性交传播的病原体与这一病变的发生有关。

20世纪70年代中期起，大量研究发现人类乳头状病毒（human papilloma virus，HPV）与宫颈癌前病变及宫颈癌的发生密切相关。有作者将这一关系比喻为种子和土壤之间的相互作用，种子是HPV病毒，土壤则为不断化生的宫颈鳞状上皮。

HPV是一种部位特异性的DNA病毒，在上皮及粘膜的表面复制增殖，目前已分离出60多种亚型。HPV感染常发生于有性生活妇女的外阴、肛周及下生殖道。国外实验室的研究表明，在宫颈湿疣、各级宫颈上皮内瘤变（CIN）和宫颈癌的病变中90%含有HPV DNA。我国的调查资料也表明，不同地区宫颈癌中，HPV16 的阳性率为 60%～80%。

国外一些作者通过观察宫颈病变的组织学类型与 HPV 的亚型的关系，将 HPV 分为低度或无致癌危险病毒，包括 HPV6、11、42、43、和 44，一般伴随尖锐湿疣或低度鳞状上皮内病变（CIN Ⅰ），极少引起浸润癌。高度致癌危险病毒，包括 HPV16、18、和 31，通常并发 CIN Ⅱ、Ⅲ和浸润癌。此外还有中度致癌危险病毒，包括 HPV33、35、39、51、52、和 56。

目前的研究认为，大多数的宫颈上皮瘤变是由致癌基因的 HPV 感染开始。HPV 的基因序列整合入宿主细胞的基因组，不断复制，将所感染的细胞变为永生细胞并赋予侵袭性的特性，使其逐渐发展为癌前病变和浸润癌。还有研究发现，由致癌基因 HPV 编码的 E6、E7 蛋白通过对抗宿主的肿瘤抑制因子蛋白 p53 和 pRB 影响细胞生长。然而，HPV 在体内究竟通过一种什么样的机制使宫颈上皮转变为癌前病变和癌仍不清楚。

三、病理组织学

宫颈癌前病变（preinvasive disease of cervix）的病理组织学改变是指所有可能发展为浸润癌的宫颈病变，包括湿疣、鳞状上皮不典型增生和原位癌。宫颈癌前病变大体观无特点，可表现为红斑、白斑或糜烂。镜下特点如下。

1．宫颈湿疣　宫颈湿疣保持正常鳞状上皮的结构，但在上皮的中层和浅层有凹空细胞（koilocyte）。凹空细胞的特点是核大，染色质粗，核膜皱褶，核周有空晕样胞浆透明区，细胞膜厚。

2．宫颈鳞状上皮不典型增生　宫颈不典型增生的基本特点是上皮细胞既具有异型性，又保持分化能力。显微镜下的特征为，细胞核增大，深染，大小不一；染色质增多、粗大；核浆比例增大；核分裂相增多；细胞极向紊乱至消失。根据细胞的异型程度和病变累及的范围分为轻、中、重三级。轻度指不典型增生的细胞仅限于上皮层的下 1/3，细胞异型性轻，可见核分裂相。中度指不典型增生的细胞限于上皮层的下 2/3，异型性明显，核分裂较多。当不典型增生的细胞扩展至上皮层的 2/3 以上时即为重度，细胞的异型性显著。

3．原位癌　原位癌的诊断标准为：①鳞状上皮的全层均为不典型增生的细胞（癌细胞）；②上皮分层结构消失，细胞极向消失。有时表层细胞可保持正常结构，但细胞具有不典型性或称角化不良的细胞；③基底膜完整。不典型增生的细胞可沿腺体基底膜及柱状上皮之间生长（原位癌累及腺体），但无间质浸润。原位癌常呈多中心性病灶，可与不典型增生、早期浸润癌或浸润癌并存，因此在诊断时应注意有无更严重的病变存在。

4．宫颈癌前病变的描述　鉴于宫颈癌前病变至宫颈癌是一个连续的病理过程，Richar 于 1967 年提出了宫颈上皮内瘤变（cervical intraepithelial neoplasia，CIN）的术语，用于形容这种可以发展为浸润癌的宫颈病变。根据 Richart 的定义，CIN Ⅰ相当于轻度不典型增生，CIN Ⅱ相当于中度不典型增生，CIN Ⅲ相当于重度不典型增生和原位癌。由于 CIN 的名词较好地反映了宫颈癌前病变的生物学行为，同时从治疗学的角度，宫颈癌前病变的治疗是根据病变的大小和分布，而不依据其组织学的级别，CIN 也较好地反映了现代治疗学的途径。因此，CIN 得到了病理学家的广泛接受和应用。1988 年 12 月，美国国立癌症研究所（NCI）在 Bethesda 召开病理细胞学家会议，认为使用鳞状上皮内病变（squamous intraepithelial lesion SIL）较瘤变（neoplasia）更能反映病变的本质。会议建议使用低度鳞状上皮内病变（low grade squamous intraepithelial lesion，LGSIL）和高度鳞状上皮内病变（high grade squamous intraepithelial lesion，HGSIL）两个名词。低度 SIL 包括 HPV 感染和 CIN Ⅰ，高度 SIL 包括 CIN Ⅱ和 CIN Ⅲ。但这一建议并不表明废弃使用 CIN 的名词。

四、自然病程及转归

20 世纪 40～50 年代，国外作者对以往从未接受过筛查的人群进行宫颈细胞学涂片的检查，发现宫颈病变的平均发病年龄有很大不同，其中不典型增生为 34 岁，原位癌为 42 岁，浸润癌为 48 岁。许多作者通过长期观察及随诊认为未经治疗的宫颈癌前病变的自然病程可表现为三种结局，即病变消退、持续不变或病变进展。Syrjanen 观察 513 例宫颈 HPV 感染的患者，14%病变消退，60%持续不变，25%进展为 CIN。Campion 等对 100 例低度 SIL 随诊 2 年，14%病变消退，58%持续不变，28%进展。与 CIN Ⅰ相比 CIN Ⅲ更多表现为病变持续不变或进展为浸润癌。据统计，如不经治疗 40%以上的病例将发展为浸润癌。

宫颈癌前病变进展大约需要多长时间？世界卫生组织（WHO）1985 年曾描述，从 CIN Ⅰ及 CIN Ⅱ进展到 CIN Ⅲ约需 3～8 年；从 CIN Ⅲ进展为浸润癌约需 10～15 年。然而近 20 年的文献中报告了多例 20 岁左右的原位癌或浸润癌。美国 Duke 大学医学中心的临床资料表明，近年来该中心宫颈原位癌的平均年龄已从 40 岁下降为 28 岁。在 800 例诊断 CIN 的病例中大约一半发生在性活动后的 5 年内。该研究统计，从正常组织发展至轻－中度不典型增生的平均时间为 1.62 年，到中－重度不典型增生的为 2.20 年，至原位癌为 4.51 年。这一结果固然与近年来宫颈癌的筛查年龄提前有关。但已有不少研究表明，35 岁以下患者病变进展的机会明显增加，时间大大缩短。

宫颈癌前病变进展与哪些因素有关？目前从形态学上分辨哪些病变可能进展十分困难。一些作者采用染色体倍性分析、HPV 病毒亚型鉴定以及原位杂交技术确定致癌基因 HPV DNA 等方法致力于寻找病变进展的高危因素，并提出高危病毒亚型及低危亚型。但真正原因仍不清楚。

五、临床表现

1．年龄　宫颈癌前病变的发病年龄较好地反映了宫颈病变发展的连续性，即随着病变程度的进展发病的高峰年龄增加。国外文献报告，不典型增生的高峰年龄为 30～39 岁，原位癌为 35～42 岁。我国在山西的一项大样本调查表明，各种癌前病变发病的高峰年龄分别为，宫颈 HPV 感染 25～29 岁；不典型增生 30～44 岁；原位癌 40～44 岁；各组之间相差 5～10 岁。如前所述，目前国外文献报告宫颈癌前病变的平均年龄明显提前，进展时间缩短。我国还缺少这方面的资料。

2．症状和体征　宫颈癌前病变多数无明显的症状，部分患者表现为白带增加、接触性出血或不规则阴道出血。体征主要为宫颈糜烂。据我国资料统计，不典型增生中，50%以上的病例均有宫颈糜烂。原位癌中则有 75%～85%具有这一体征。

六、诊断

1．宫颈细胞学检查　为宫颈病变首选的初筛方法，也是对宫颈癌筛查最为有效的方法。取材的部位应在宫颈外口的移行带区域。取材时要求：①24 小时内无性交或清洗阴道；②非月经期；③停用阴道内抗生素或抗霉菌药物 1 周后；④于阴道双合诊检查前。由于绝经期前后或宫颈治疗等原因使鳞柱交界部上移，以及宫颈腺癌的可能原发于宫颈管，一些作者主张在行宫颈涂片的同时加取宫颈管的涂片，以提高细胞学检查的阳性率。

宫颈涂片的诊断标准以往国内外广泛采用1954年提出的“巴氏五级分类法”。这一方法规定，Ⅰ级：未见异形或不正常细胞；Ⅱ级：细胞有异形性，但无恶性特征；Ⅲ级：怀疑恶性，但证据不足；Ⅳ级：高度提示恶性；Ⅴ级：肯定恶性。目前国内不少医院仍沿用这一分级诊断的术语。1988年WHO建议使用描述性报告与CIN一致的报告系统。这一诊断术语包括，形态符合良性不典型的异常细胞（非典型细胞，atypical Cell）；形态符合不典型增生的异常细胞（CINⅠ，Ⅱ，Ⅲ）；形态符合恶性的异常细胞（原位癌、浸润癌、腺癌、不能肯定类型）。同年12月美国NCI在Bethesda召开会议，提出Bethesda系统作为宫颈/阴道细胞学报告的依据，并于1992年对这一系统进行了修订。修订后的报告系统包括6个方面的内容，即①标本量对诊断评价的意义，满意、不够满意或不满意；②诊断总的范围，正常、良性细胞改变或上皮细胞异常；③描述性诊断，包括伴有感染的良性细胞改变、反应性或修复性改变；④上皮细胞异常包括对诊断无决定意义的非典型鳞状上皮细胞（atypical squamous cells of undetermined significance，ASCUS）、低度鳞状上皮内病变（LSIL）和高度鳞状上皮内病变（HSIL）；⑤腺细胞异常，包括对诊断无决定意义的非典型腺细胞、子宫内膜细胞、宫颈内膜腺癌、子宫内膜腺癌和子宫外、非特异性腺癌；⑥激素评估（仅在阴道细胞涂片时使用）。三种诊断系统的术语比较见表7-6。

表7-6　巴氏、WHO和Bethesda系统宫颈细胞学诊断术语的比较

巴氏系统	WHO系统	Bethesda系统
巴氏Ⅰ级	正常	正常范围
巴氏Ⅱ级	非典型细胞	良性细胞改变或对诊断无决定意义的非典型鳞状上皮细胞
巴氏Ⅲ级	不典型增生	鳞状上皮细胞异常
	轻度不典型增生	低度鳞状上皮内病变
	中度不典型增生	高度鳞状上皮内病变
	重度不典型增生	高度鳞状上皮内病变
巴氏Ⅳ级	原位癌	高度鳞状上皮内病变
巴氏Ⅴ级	浸润性鳞癌	鳞癌
	腺癌	腺癌

宫颈细胞涂片诊断的准确性，国外文献报告差异较大，约为67%～92.9%。国内统计为84.3%～93.4%。总的说来，宫颈细胞学涂片诊断高度鳞状上皮内病变和浸润癌的特异性较高，但对于低度鳞状上皮内病变的特异性较低，目前虽无假阳性的具体统计，过度诊断的病例并不少见。与特异性相比，宫颈细胞学涂片诊断的敏感性较低，国外统计其假阴性率可在20%左右，其发生主要与取材的技术和是否及时固定有关。

宫颈细胞学涂片筛查的起始年龄和频率目前国际、国内上还无统一规定。美国癌症协会和妇产科学院推荐，对于所有已开始性活动或18岁以上的妇女应行每年一次的宫颈细胞学涂片和妇科检查。一个低危人群的妇女如果获得连续3年以上的阴性结果，可由其医师决定延长筛查的间隔。

2. 阴道镜检查及阴道镜下的活检　宫颈细胞学涂片仅仅是一种筛查的手段，而不能作为诊断的依据。对于宫颈细胞学检查报告的各级鳞状上皮内病变应常规行阴道镜检查。检查中根据病变边缘的是否清楚、醋白试验的颜色、血管结构的类型以及碘染色的反应有助于确定病变的性质。由于盲目活检的漏诊率高达12%～26%。因此阴道镜、碘染色下的多点活检是诊断宫颈病变和宫颈癌的主要方法。

3．宫颈管诊刮（ECC） 对于鳞柱交接部内移、可疑病变累及宫颈管以及可疑腺癌的病例应行ECC。许多医疗中心已将ECC作为诊断宫颈癌的常规。

4．宫颈锥切 60年代中期以来的临床研究表明，阴道镜下多点活检提供的组织学诊断的准确性与锥切一致。但在一些特殊情况下仍可考虑以宫颈锥切明确诊断，包括：①阴道镜下不能观察到鳞－柱交接部；②ECC报告CIN 2～3；③阴道镜检查怀疑隐匿型浸润，活检为CIN 3；④细胞学检查和组织学检查结果差别过大；⑤可疑腺癌；⑥活检诊断微小浸润。

七、治疗和处理

对于宫颈癌前病变治疗的目的是局部病变的控制以及防止病变发展为更高等级的不典型增生或浸润癌。治疗的前提是经阴道镜检查和活检，病变的性质和范围诊断明确，特别是确认无浸润癌。治疗的方法主要有宫颈的锥形切除和宫颈病变的表面切除或破坏。一般说，前者主要应用于高度鳞状上皮内病变，后者仅应用于低度鳞状上皮内病变。对于无生育要求的患者，也可根据情况考虑全子宫切除。

1．宫颈锥形切除 按切除的范围可分为传统的宽、深的锥切，标本的宽度和锥高均为2～3cm，用于宫颈原位癌病变广泛，待除外浸润癌时。长柱形锥切，锥宽1.5～2cm，锥高2～3cm，用于宫颈病变较轻，可疑宫颈管病变时。小锥切（mini－cone），锥宽1～1.5cm，锥高1cm，用于较小的宫颈病变。宫颈锥切的并发症包括出血、感染、宫颈狭窄以及宫颈机能不全；发生率与切除的范围明显相关，其中传统锥切的发生率为12%，小锥切仅为2%。锥切的技术包括冷刀锥切、激光锥切和宫颈电切（loop electrosurgical excision procedure LEEP）。在阴道镜直视、碘染色辅助下的宫颈电切，因操作简单，可以通过宫颈局部阻滞麻醉在门诊完成，切除之标本可用于病理组织学检查，已成为国外治疗应用最为广泛的技术。

2．宫颈病变的表面切除或破坏（ablation） 一般仅用于低度鳞状上皮内病变，病变完全暴露于宫颈外口表面。治疗方法包括，宫颈冷冻、宫颈二氧化碳激光和宫颈的电凝或电烙。并发症有感染、出血、宫颈狭窄等，但发生率很低，约为2%。由于这一类治疗方法破坏了宫颈表面结构，不能获取病理组织学标本，因此，治疗前一定要有阴道镜下活检的病理结果，并且确定无浸润癌。

3．全子宫切除 适应证包括，高度鳞状上皮内病变，无浸润癌；无生育要求；合并其他需要手术治疗的妇科疾病；宫颈管病变，锥切未净；绝经后宫颈萎缩，无法锥切；随诊条件差等。手术方式可选择经腹，经阴道，或腹腔镜下子宫切除。如病变累及阴道上段，应一并切除。

4．对不正常阴道细胞学涂片的处理 国内外争论都较大。1994年美国国立癌症研究所制定推荐使用了一个临时性的对不正常阴道细胞学涂片的处理指南。该指南规定，关于对诊断无决定意义的非典型鳞状上皮细胞（atypical squamous cells of undetermined significance，ASCUS）的处理，如ASCUS的诊断没有得到进一步的确认，每4～6个月重复一次宫颈细胞学涂片，至连续3次阴性。如伴有严重的炎症，应在适当治疗阴道感染后，2～3个月重复宫颈涂片。如为绝经后未接受替代治疗的妇女，于雌激素治疗后重复宫颈涂片。如 ASCUS 的诊断确认，并且病变进展，按下述低度鳞状上皮内病变处理。

关于对低度鳞状上皮内病变（LSIL）的处理规定，对于非选择的病例，应行阴道镜、宫颈管诊刮以及对宫颈不正常区域的直接活检。不推荐使用常规的电切作为评估 LSIL 和 ASCUS 的方法。对于仔细选择并能可靠随诊的病例，可每 4～6 月重复宫颈涂片一次，至连续 3 次阴性。如重复涂片持续异常，应行阴道镜下的活检。

（潘凌亚）

参 考 文 献

1．刘树范．子宫颈癌的细胞诊断学．见：连利娟主编．林巧稚妇科肿瘤学．第二版．北京：人民卫生出版社，1994．244．

2．刘彤华．子宫颈癌病理．见：连利娟主编．林巧稚妇科肿瘤学．第二版．北京：人民卫生出版社，1994．273．

3．吴爱如，等．山西襄垣宫颈癌高发区妇女生殖道人乳头瘤病毒（HPV）感染与宫颈癌的关系研究．中华肿瘤杂志，1992，14:293．

4．章文华．子宫颈上皮内瘤变及早期浸润癌．见：连利娟主编．林巧稚妇科肿瘤学．第二版．北京：人民卫生出版社，1994．285．

5．Barron BA，Richart RM．A statistical model of the natural history of cervical carcinoma based on a prospective study of 557 cases．J Natl Cancer Inst，1968，41:1343．

6．Bergeron C，Barrasso R，Beaudenon S，et al．Human papillomaviruses associated with cervical intraepithelial neoplasia．Great diversity and distinct distribution in low－and high－grade lesions．Am J Surg Pathol，1992，16:641．

7．Cirisano FD．Management of pre－invasive disease of the cervix．Semin Surg Oncol，1999，16:222．

8．Coppleson M．Cervical squamous and glandular intraepithelial neoplasia：Clinical features and review of management．In：Coppleson M ed．Gynecological Oncology．Second edition．Thomas Springfield，1992．572．

9．Cox JT．Management of cervical intraepithelial neoplasia．Lancet，1999，353:857．

10．Cullen AP，Reid R，Campion MJ，et al．Analysis of the physical state of different human papillomavirus DNAs in intraepithelial and invasive cervical neoplasms．J Virol，1991，65:606．

11．Disaia PJ，Ceasman NT．Preinvasive disease of cervix．In：Disaia PJ，Creasman WT，eds．Clinical gynecological oncology．Fourth edition．Missouri，Mosby－Year Book Inc，1993．1．

12．Genest DR，Stein L，Cibas E，et al．A binary（Bethesda）system for classifying cervical cancer precursors：criteria，reproducibility，and viral correlates．Hum Phathol，1993，24:730．

13．Kurman RJ，Henson DE，Herbst AL，et al．Interim Guidelines for management of abnormal cervical cytology．JAMA，1994，271:1866．

14．National Institute of Health Consensus Conference on Cervical Cancer．Bethesda，Maryland，April 1－3，1996．[Review]．J Natl Cancer Inst Monogr，1996，21:1．

15．Nguyen HN，Nordqvist SRB．The Bethesda system and evaluation of abnormal Pap smears．Semin Surg Onco，1999，16:217．

16．Richard R．Preinvasive disease．In：Berek JS，Hacker NF（eds）．Practical gynecologic oncology．Second edition．Maryland，Williamas & Wilkins，1994．201．

17．Richart RM．Cervical intraepithelial neoplasia．Pathology Annual．Vol 8．East Norwalk，Connecticut，Appleton－

Century－Crofts，1973．301．

18．Richart RM．Pathology of cervical squamouse and glandular intraepithelial neoplasia．In：Coppleson M ed．Gynecologic oncology fundamental principles and clinical practice．New York：Churchill Livingstone，1992．557．

19．Thomas C，Wright Jr，Ralph M．Pathogenesis and diagnosis of preinvasive lesions of the lower genital tract．In：Hoskins WJ，Perez CA，Yong RC eds．Principles and practice of gynecologic oncology．Second edition．Philadelphia：Lippincott－Raven Publishers，1997．675．

第四节 子宫颈癌

子宫颈癌在发展中国家最为常见。世界范围内，每年估计有50万名妇女被诊断为子宫颈癌，25万名妇女将死于子宫颈癌。许多证据证明，使用宫颈涂片可以早期发现及防治，降低发病率和死亡率。宫颈癌的危险因素包括性行为早，多个性伴侣，对方的性伴侣多，社会经济条件低下，父母或其性伴侣有性传播疾病史。目前，人们认为人乳头瘤状病毒（HPV）是本病的主要致病原。宫颈癌中80%～85%为鳞状细胞癌，腺癌和腺鳞癌分别占15%和3%～5%。宫颈癌的主要症状包括不规则阴道出血，性交后点滴出血，阴道分泌物，晚期还有盆腔和腰骶部痛，同时常伴有放射到下肢后部的坐骨神经痛。肠道和尿道症状不常出现，如果出现，意味着疾病进入晚期或进展期。子宫颈癌的体征很不一致，可以是宫颈看上去正常但涂片不正常，也可以是宫颈部分或全部被外生型或火山口样的肿瘤所代替。直肠阴道检查时发现宫旁浸润和远处转移，特别是锁骨上淋巴结的转移意味着疾病进展到Ⅲ期或Ⅳ期。

一、解剖

（一）宫颈的解剖位置　宫颈处于子宫的最低部位。它近圆柱形，由阴道的前上壁凸出，并通过宫颈外口与阴道相连。宫颈癌可能起源于阴道表面或宫颈管。

（二）淋巴引流　宫颈的淋巴引流是通过输尿管前，输尿管后和输尿管骶骨途径进入初级淋巴结：宫旁，髂内（闭孔－腹部下），髂外，骶前和髂总淋巴结。主动脉旁淋巴结是转移的次级淋巴结。转移部位，最常见的远处转移部位包括主动脉和纵隔淋巴结，以及肺和骨骼。

二、组织病理类型

宫颈上皮不典型增生，Ⅲ级

原位鳞状细胞癌

鳞状细胞癌

　角质化

　非角质化；疣状

原位腺癌

原位腺癌，子宫颈内型

子宫内膜腺癌

透明细胞腺癌

腺鳞癌

腺泡癌

小细胞癌

未分化癌

三、组织病理分级（G）

G_X——不能确定分级

G_1——高分化

G_2——中分化

G_3——低分化或未分化。

如果癌首先在子宫颈发生，就应定义为子宫颈癌。所有的组织学类型都包括其中。我们可以采用不同的方法进行分级，但这不是改变分期的基础。先进行手术治疗的，可有病理分期。在这种情况下可用 TNM 系统。所有分期都需显微镜检查证实。

四、诊断

患者无明显可见肿瘤者，诊断要靠不正常的阴道涂片、阴道镜和直接活检；有明显可见肿瘤的患者，可用直接宫颈活检进行诊断；如果患者的子宫颈无临床明显可见的病变，但细胞学检查怀疑或具有恶性细胞，阴道镜的评估又不满意，就需要进行锥切活检以诊断。确诊后，首先应进行的检查包括全血细胞计数（CBC），肾功能检测，肝功能检测，X 线胸片，静脉肾盂造影，晚期患者还需进行膀胱镜和/或乙状结肠镜的检查。还可以进行其他一些检查，如钡灌肠，淋巴管造影，CT，MRI 或声谱分析，但这些并不是完成分期所必需的。

五、临床分期

子宫颈癌的分期依赖于临床评估；因此，应该对所有患者进行仔细的临床检查，最好由一名有经验的医师在麻醉下进行。临床分期不能改变。当我们对一个分期存有疑问时，采用较早的期别。可以用以下的几种方法进行检查：触诊，视诊，阴道镜，宫颈内搔刮，宫腔镜，膀胱镜，直肠镜，静脉肾盂造影，以及肺和骨骼的 X 线检查。若怀疑有膀胱和直肠的受累，可以进行活检和组织学检查。锥切和宫颈截除也是临床检查手段。报告中应包括明显的浸润癌。一些特殊检查，如淋巴管造影，动脉造影，静脉造影，腹腔镜，超声，CT，MRI，均对指导很有帮助，但由于这些检查手段并不普及，对结果的解释也不一致，所以这些检查结果不能作为更改临床分期的基础。扫描监测下对可疑淋巴结进行细针穿刺（FNA）也不失为指导治疗的有效手段。宫颈癌的临床分期标准及 FIGO 与 UICC 的分期比较分别见附表 1 与附表 2。

六、关于分期的注解

0 期包括子宫颈上皮全层均被不典型细胞浸润，但无间质浸润。$Ⅰ_{A1}$ 和 $Ⅰ_{A2}$ 期的诊断基于组织的显微镜检查，最好是包括全部病变范围的锥切组织。从宫颈癌起源的上皮表面或腺体算起，浸润深度不超过 5mm。浸润广度不超过 7mm。累及静脉或淋巴的淋巴血管间隙不改变分期，但应在病理报告中提及，因为这可能会影响将来治疗的选择。更大范围的病变是 $Ⅰ_B$ 期。临床上不可能估计到宫颈癌已累及宫体。因此，对这种情况可忽略。如果肿瘤向盆壁进展，宫旁缩短变硬，但未触及结节，为 $Ⅱ_B$ 期。临床上很难判断光滑坚硬的宫旁是肿瘤浸润还是炎症。因此，如果宫旁结节感已达盆壁或肿瘤生长延及盆壁，均应该定义为Ⅲ期。

附表 1 子宫颈癌分期

FIGO 分期		TNM 分期
	无法评估原发肿瘤	Tx
	无原发肿瘤	To
0	原位癌（浸润前癌）	Tis
Ⅰ	局限于子宫的宫颈癌（不论是否到宫体）	T_1
$Ⅰ_A$	显微镜诊断的微小浸润癌。所有肉眼可见病变，即使是表面浸润也是 $Ⅰ_B/T_{1b}$	T_{1a}
$Ⅰ_{A1}$	间质浸润深度不超过 3.0mm，宽度不超过 7.0mm	T_{1a1}
$Ⅰ_{A2}$	间质浸润深度在 3.0mm～5.0mm 之间，宽度不超过 7.0mm[a]	T_{1a2}
$Ⅰ_B$	显微镜或肉眼可见病变局限于宫颈	T_{1b}
$Ⅰ_{B1}$	临床可见病变最大直径不超过 4cm	T_{1b1}
$Ⅰ_{B2}$	临床可见病变最大直径超过 4cm	T_{1b2}
Ⅱ	肿瘤浸润超出子宫但未达盆壁或阴道下 1/3	T_2
$Ⅱ_A$	无宫旁浸润	T_{2a}
$Ⅱ_B$	宫旁浸润	T_{2b}
Ⅲ	肿瘤扩展至盆壁和/或阴道下 1/3 和/或肾积水或无功能肾	T_3
$Ⅲ_A$	肿瘤扩展至阴道下 1/3，未扩展至盆壁	T_{3a}
$Ⅲ_B$	肿瘤扩展至盆壁和/或肾积水或无功能肾	T_{3b}
$Ⅳ_A$	肿瘤浸润至膀胱或直肠粘膜和/或超过真骨盆[b]	T_4
$Ⅳ_B$	远处转移	M_1

[a] 注解：浸润深度不超过 5mm 是指从肿瘤起源的表面或腺体上皮的基底部算起。浸润深度是从离表面上皮乳头最近的上皮间质结合处至浸润最深点的距离。血管淋巴间隙的浸润不影响分期；[b] 注解：出现大泡水肿不能将肿瘤分为 T_4。

若肾积水或无功能肾是由肿瘤所致的输尿管硬化造成，应视为Ⅲ期。泡沫水肿等的出现不应视为Ⅳ期。直肠阴道检查时，如果膀胱的嵴沟固定，应视为膀胱粘膜下受侵。一旦在尿道膀胱的细胞冲洗液中发现恶性细胞，还需行进一步的组织学检查以确诊为 $Ⅰ_{VA}$ 期。像所有的妇科肿瘤一样，初次诊断宫颈癌就应确定分期，复发不改变分期。只有进行严格的临床分期，才能比较临床和不同治疗方法的结果。

区域淋巴结（N）

N_X——区域淋巴结不能被评估

N_0——区域淋巴结无转移

N_1——区域淋巴结转移。

远处转移（M）

M_X——远处转移不能被评估

M_0——无远处转移。

附表 2 宫颈癌——分期的比较

FIGO 分期	UICC T	N	M
0	Tis	N_0	M_0
$Ⅰ_{A1}$	T_{1a1}	N_0	M_0
$Ⅰ_{A2}$	T_{1a2}	N_0	M_0
$Ⅰ_{B1}$	T_{1b1}	N_0	M_0
$Ⅰ_{B2}$	T_{1b2}	N_0	M_0
$Ⅱ_A$	T_{2a}	N_0	M_0
$Ⅱ_B$	T_{2b}	N_0	M_0
$Ⅲ_A$	T_{3a}	N_0	M_0
$Ⅲ_B$	T_1	N_1	M_0
	T_2	N_1	M_0
	T_{3a}	N_1	M_0
	T_{3b}	任何 N	M_0
$Ⅳ_A$	T_4	任何 N	M_0
$Ⅳ_B$	任何 T	任何 N	M_1

七、治疗

（一）宫颈上皮内不典型增生（CIN）/原位癌　现有许多治疗方法可用于治疗此疾病。治疗方式包括宫颈截除，如冷凝、电烙、激光汽化或切除，还包括激光或电环形锥切或冷刀锥切。治疗最基本的目的是成功地去除病变，在年轻女性还要尽量减少对将来生育功能的影响。如果能用阴道镜对 CIN 的严重程度和病变位置和广度进行评估则更好。

（二）浸润性宫颈癌

1. I_{A1}期　如果病变从基膜算起的浸润深度小于 3mm，血管淋巴间隙无浸润，锥切边缘干净，就可以用锥切进行治疗。对微小浸润癌，简单的全子宫切除足够。如果需要保留生育功能，锥切的边缘干净就是满意的锥切。因为鳞状细胞癌不是激素依赖形肿瘤，所以对患有微小浸润癌的绝经后妇女不需要行卵巢切除术。

2. I_{A2}，I_{B}和II_{A}期　主要治疗包括根治性子宫切除和双侧盆腔淋巴结切除。可进行选择性卵巢切除，由于病变不是激素依赖性的，年轻妇女通常不行卵巢切除。宫颈癌还可以选择腔内和腔外的放射治疗。对病变范围小，希望保留生育功能的妇女，可以进行根治性的宫颈和宫旁切除以及盆腔淋巴结清扫术。I_{B2}期中心型和桶状宫颈型病变可单独用放射治疗，也可进行根治性子宫切除和盆腔淋巴结清扫术。这样的肿瘤大多数有明显的宫旁扩散，还可能包含对放疗反应不好的中心缺氧区。许多医院倾向于对其先进行放疗，再行一个简单的全子宫切除术。另外，由于淋巴结受侵率高，手术时可进行腹主动脉旁淋巴结切除和放疗。年轻妇女进行放疗时可行腹腔镜下卵巢移位。

3. II_{B}，Ⅲ和Ⅳ期　我们选用放疗的方法对其进行治疗，包括腔内和腔外联合放疗。IV_{A}期，特别是浸润至直肠粘膜的病变是不常见的。近期研究发现，对于大的局部进展型病变，用以顺铂为主的化疗与放疗相结合的方案比单用放疗好。在许多西方肿瘤中心这项方案已成为标准。

4. IV_{B}期　为控制症状，大多数的肿瘤中心对此期患者采用全盆腔照射和化疗相结合的方法。

（三）特殊情况

1. 术后辅助性放疗　我们对首先进行手术但病理显示有预后不良因素的患者实行术后辅助性放疗，如标本边缘有肿瘤或肿瘤距边缘很近，盆腔淋巴结两处以上阳性，或显微镜下有宫旁肿瘤浸润。

2. 意外确诊的浸润性宫颈癌　行子宫切除的患者，若病理报告为浸润性宫颈癌，也应行术后盆腔照射。仅有微小浸润癌的患者无需行辅助治疗。对于具有手术适应证，不会留有许多残存病变的患者，可采用双侧盆腔淋巴结清扫加根治性宫旁切除或阴道切除。这种方法适用于希望保留卵巢的年轻妇女。在放疗以前还可行腹腔镜下卵巢移位。对于病变范围广不适合手术的患者可用放射治疗。

3. 妊娠期妇女的浸润性宫颈癌　妊娠期妇女浸润性宫颈癌的诊断方法与非妊娠期酷似。妊娠期治疗方式的选择有赖于患者是否继续妊娠。如果胎儿不能存活，宫颈癌为Ⅰ期或II_{A}期，行根治性子宫切除及双侧盆腔淋巴结清扫，同时终止妊娠。如果确诊为早期宫颈癌，胎儿接近成熟，患者希望继续妊娠，可采用剖腹产以及根治性子宫切除和双侧盆腔淋巴结清扫。晚期患者采用放疗。

4．复发性宫颈癌 放疗后出现中心型复发又未发现转移病灶的患者可行药物治疗。如果中心型复发的病灶小，且局限于此区域，可行根治性子宫切除和部分阴道切除。放疗后又出现大块肿瘤中心复发的患者需用盆腔扩清术以缓解病情。

5．宫颈残端癌 如果为早期宫颈癌，应采用根治性手术和阴道上部切除以及双侧盆腔淋巴结清扫术。

对于进展型或晚期宫颈癌通常采用放疗。

八、筛查

宫颈癌的筛查至关重要。已证明细胞学筛查可降低宫颈癌的发病率和死亡率。宫颈癌筛查的益处早在70年前就有报道，但目前的资料还不能证明在世界范围内，特别是疾病高发区——发展中国家进行宫颈筛查的益处。总的来说，有组织的全体人口筛查比机会性筛查更加经济。到目前为止，使用细胞涂片对宫颈癌进行筛查是最高效最经济的方法。有很多方法得到宫颈标本，标本取得后通常置于玻片上，固定后送至细胞学实验室进行分析。近年来水基溶液和计算机辅助下筛查的出现使筛查的敏感性和特异性大大提高；但伴随而来的是费用的增加。由于HPV分型的运用可以提高宫颈涂片的敏感性，也不失为一种很有前途的筛查工具。所有的研究表明，未进行筛查的妇女和宫颈涂片间隔超过3年的妇女均是患宫颈癌的高危人群。

九、预后

宫颈癌的主要预后因素是分期，肿瘤体积，淋巴血管间隙，其次是组织学类型和病理分级。

（石 敏 沈 铿）

第五节 子宫肌瘤

子宫肌瘤是人体最常见的肿瘤，也是女性生殖器中最常见的肿瘤，由子宫平滑肌及结缔组织组成，多发于30~50岁的妇女。由于许多患肌瘤的妇女无症状而未就诊，因此，肌瘤的实际发病率远比报道的高。

一、病因及发病机制

尚不清楚，虽然无证据显示雌激素引发肌瘤，但雌激素与肌瘤肯定有关：如肌瘤多发生于生育年龄的妇女，绝经后逐渐萎缩；雌激素治疗时肌瘤体积增大；肌瘤常与子宫内膜增生合并存在，应用雄激素治疗可使子宫肌瘤萎缩；平滑肌瘤内雌激素受体含量较其周围子宫肌层高等。有研究表明子宫肌瘤的发生与孕激素的过渡刺激关系密切，如以孕激素为主的妊娠期肌瘤生长迅速；肌瘤细胞有丝分裂在黄体期明显增高；肌瘤患者服用孕激素后，其肌瘤的有丝分裂明显增高。子宫肌瘤的发生可能与雌孕激素均有关系。还有研究发现细胞色素P450 1B1可催化雌二醇羟化成4羟雌二醇，参与肌瘤的发病。亦有推测认为妊娠期肌瘤的生长与雌激素及人类胎盘生乳素的协同作用有关。

二、病理特点

肌瘤为实质性肿瘤，单个或多个，大小不一。肌瘤外表有一层有结缔组织及肌纤维组成的假包膜，其上有许多血管，提供肌瘤血供。肌瘤多为白色，质硬，切开包膜后肌瘤突出。切面呈漩涡状结构。镜下肌瘤由平滑肌纤维交叉组成，其间有纤维组织。肌瘤按生长部位分为宫颈及宫体肌瘤，以宫体肌瘤最为常见。肌瘤原发于子宫肌层，可向不同方向生长，而形成肌壁间，浆膜下及粘膜下肌瘤。肌瘤长大包膜受压可出现中央性血供不足，使肌瘤变性而失去原有的典型结构。肌瘤变性有玻璃样变性，囊性变性，红色变性及肉瘤样变等，以玻璃样变性最常见。红色变性主要发生在妊娠期。此外，子宫肌瘤还常合并其他病变如子宫内膜增生及息肉，子宫内膜异位症，子宫内膜癌及子宫颈癌及多囊卵巢。

三、临床表现

约35%～50%的肌瘤病人有症状。肌瘤的临床表现与生长部位关系最为密切。浆膜下肌瘤即使较大症状可不明显，粘膜下肌瘤即使较小，症状亦可较重。

1．症状

（1）异常子宫出血　异常子宫出血为肌瘤最常见的症状，表现为月经增多，频数及经期时间长，亦可表现不规则阴道出血。粘膜下肌瘤及肌层内肌瘤最易出现月经异常，而浆膜下肌瘤月经多正常。肌瘤引起月经异常的原因主要有：宫腔变性增大，内膜面积增加；肌瘤影响子宫收缩或血运，造成盆腔慢性充血；肌瘤合并内膜增生或息肉形成；肌瘤合并感染等。

（2）腹部肿块　亦为肌瘤的表现之一。浆膜下肌瘤通常无症状，但当肌瘤增大时，可在下腹部摸到肿块，当膀胱充盈时更为明显。此外，肌瘤还可引起疼痛，白带增多，不育及由出血过多引起的继发贫血。

（3）疼痛　肌瘤引起疼痛的原因可为：与血管相关的变性，带蒂肌瘤的扭转或肌瘤红色变性引起的梗死。大肌瘤可引起下坠感，嵌顿于骨盆的肌瘤可压迫神经，产生腰背部或下肢放射痛。

（4）压迫症状　不常见。大肌瘤可压迫邻近器官引起相应症状如尿频、间歇性溢出性尿失禁、肾盂积水、盆腔静脉淤血、下肢水肿或便秘。

（5）不育或自然流产　肌瘤引起的不育约占2%～10%。肌瘤引起的自然流产机会是正常妊娠的2倍。

2．体征　肌瘤的体征与肌瘤的大小，位置，数目以及有无变性有关。肌瘤增大超过妊娠12周时，下腹部可摸到包块，否则近于盆腔检查时发现。子宫增大质硬，表面不平。浆膜下肌瘤有时有蒂与子宫相连，而粘膜下肌瘤有时脱出阴道口，较大的肌瘤可有变性，检查时子宫变软。

3．辅助检查

（1）影像　超声检查在确诊肌瘤，确定盆腔其他包块以及是否妊娠等方面非常有帮助。对不孕者子宫输卵管碘油造影有助于诊断粘膜下肌瘤。

（2）内镜检查　宫腔镜可协助确诊并协助切除粘膜下肌瘤。腹腔镜可帮助鉴别子宫肌瘤及卵巢肿瘤，并可进行肌瘤剔除术。

四、肌瘤的诊断及鉴别诊断

肌瘤的诊断主要根据症状及盆腔检查，结合辅助检查如超声波等。应与妊娠子宫，卵巢肿瘤，子宫肌腺症，子宫畸形、子宫内膜癌等鉴别。对肌瘤引起的子宫不规则阴道出血，应与子宫内膜癌、子宫内膜增生、内膜息肉等鉴别，分段诊刮能帮助明确诊断；浆膜下肌瘤则应与卵巢肿瘤鉴别，腹腔镜是最好的鉴别手段。

五、并发症

1. 肌瘤与妊娠　肌瘤可引起不育。在排除其他原因的不孕后，肌瘤剔除术后妊娠率约为40%。妊娠对肌瘤亦有影响。妊娠期间肌瘤增长迅速，且可发生红色变性引起疼痛。肌瘤亦可引起早产及临产后宫缩乏力、胎先露异常或产道梗阻以及产后出血等。

2. 非孕患者的并发症　贫血是子宫肌瘤最常见的并发症。大肌瘤有时可引起尿路或肠道梗阻。子宫肌瘤手术尤其是宫颈肌瘤手术亦可引起输尿管的损伤。

六、治疗

子宫肌瘤的治疗选择根据病人的年龄，症状，肌瘤的大小以及是否有生育要求等来决定。

1. 急诊处理　大出血需急诊刮宫以及止血药物的处理；贫血较为严重时，需要输血纠正贫血。可采取少量多次输血法。病情稳定可采取手术治疗。肌瘤感染、扭转或引起肠梗阻亦是急诊手术的指征。

2. 妊娠合并肌瘤的处理

(1) 妊娠早期　小的肌瘤可不必处理。如果肌瘤较大，继续妊娠出现并发症的机会较多，应先中止妊娠，短期内行子宫肌瘤剔除术。

(2) 妊娠中晚期　可定期产前检查，多不主张妊娠期间行肌瘤剔除术。主要由于妊娠期间剔除肌瘤出血量多、可能引起流产或早产、子宫伤口破裂等。如肌瘤亦发生红色变性，亦首先考虑保守治疗如卧床休息、止痛剂等。

(3) 分娩方式的选择　较小的肌瘤又不阻塞产道者，可阴道分娩；如肌瘤较大可能影响子宫收缩，或肌瘤阻塞产道时，以选择剖宫产为宜。剖宫产同时可剔除肌瘤。产后应注意出血及感染的可能。

3. 手术治疗

(1) 刮宫术　对有月经紊乱的肌瘤病人，应进行分段诊刮以除外内膜病变。

(2) 肌瘤剔除术　对有症状或肌瘤大于4cm、又有生育要求的妇女，可进行肌瘤剔除术。目前越来越多的粘膜下肌瘤可通过宫腔镜切除，浆膜下肌瘤通过腹腔镜剔除。这些手术损伤小，扩大了肌瘤剔除的指征。肌瘤剔除术后有复发的可能，肌瘤复发的时间一般为手术3年后，复发率与肌瘤的数目成正相关，与病人的年龄成负相关。

(3) 子宫切除术　如果肌瘤不位于子宫下段、可活动，无严重的盆腔粘连，尤其是有附件切除指征的患者，可进行腹腔镜下子宫切除。与开腹手术比较，腹腔镜手术有损伤小，出血少，恢复快，住院时间短等优点；如合并阴道壁脱垂需行阴道修补者，可考虑进行阴式子宫切除术。如子宫较大，尤其是合并阔韧带内肌瘤，或盆腔粘连重则为经腹切除子宫的指征。是否同时切除根据卵巢是否有病变以及病人的年龄决定。年轻病人如果卵巢有病变，需切除卵巢；年龄超过45岁者，即使卵巢无病变，也应考虑切除。粘膜下肌瘤可考虑进行宫腔镜下肌瘤切除术。

4. 保守治疗　如肌瘤较小，无症状，且近绝经期的妇女，可暂时观察，每6~12月随诊一次。随诊期间如肌瘤增大或症状出现，再考虑手术。但目前围绝经期激素替代（HRT）疗法越来越普及且日趋显示其重要性。而子宫肌瘤为激素依赖性肿瘤，HRT可能引起肌瘤生长或出血，故对子宫肌瘤切除子宫的指征应有所放松。

促性腺激素释放素类似物（GnRH－a）是近年来治疗肌瘤的重要辅助药物。GnRH－a作用机制是通过下调垂体促性腺激素的分泌，使FSH、LH的分泌减少，造成体内低雌激素及孕激素状态，起到药物去势作用，对卵巢亦有直接抑制作用。

体内的低性激素水平使得子宫的血运减少及子宫平滑肌细胞凋亡，因而使得子宫的体积明显缩小。据报道术前应用GnRH－a 3～6个月，子宫肌瘤体积可缩小52%～77%。肌瘤体积的缩小及血运的减少，一方面降低了手术的难度，也减少了手术出血及输血的机会。可使术者选择新的手术途径或损伤小的术式如腹腔镜手术或阴式手术成为可能。对宫腔镜下经宫颈粘膜下肌瘤切除术，GnRH－a还可使子宫内膜变薄，使得手术难度减少，术中视野清晰，提高手术效果，减少并发症如出血，子宫穿孔等发生的可能，因此，在国外已成为粘膜下肌瘤合并不育或贫血患者的术前常规用药。由于GnRH－a诱发的闭经，使得肌瘤合并贫血的病人得以在贫血纠正及全身情况得以改善后在进行手术，从而减少与贫血有关的并发症发生。由于GnRH－a对肌瘤的抑制作用为可逆性，停药后对下丘脑－垂体卵巢轴的激素下调作用解除，肌瘤可迅速增大，约于停药后4个月恢复至用药前的水平，因此，GnRH－a仅仅作为术前的辅助用药，而不能取代手术。但对近更年期的病人，可加速绝经的到来而使得肌瘤萎缩。GnRH－a造成的体内低雌激素可引起的更年期症状如潮热、阴道干燥、烦躁、压抑以及骨质的丢失等，反向添加治疗可以对抗上述不良反应。但目前应用于反向添加的药物主要为雌激素，此外还有孕激素，而肌瘤为卵巢激素依赖性肿瘤，添加雌孕激素可以对抗GnRH－a对子宫肌瘤的抑制作用，因此反向添加治疗不适用子宫肌瘤病人。文献报道应用GnRH－a2～3次（每4周1次），副作用发生率很小。因此，GnRH－a作为肌瘤术前的辅助药物，以注射2～3次为宜。

孕激素拮抗剂米非司酮可使肌瘤的体积缩小。患者每日接受米非司酮50mg 3个月，可使肌瘤的体积减小49%，但与GnRH－a一样，其作用也是暂时性的，停药后肌瘤很快恢复用药前大小，因此仅可作为手术的辅助用药。手术仍为治疗肌瘤的主要手段。

（冷金花）

参 考 文 献

1. 杨幼林　郑淑蓉. 孕激素与子宫肌瘤发病的关系. 中华妇产科杂志，1996，31:184～185.
2. Potgieter HC，Magagane F，Bester MJ. Oestrogen and progesterone recepter status and PgR/ER ratios in normal and myomatous human myometrium. Est Afr Med J，1995，72:510～514.
3. Liehr JG，Ricci MJ，Jefcoate CR，et al. 4－Hydroxylation of estradiol by human uterine myometrium and myoma microsomes: implication for the mechanism of uterine tumorigenesis. Proc Natl Acad Sci USA，1995，26:93:9220～9224.
4. Mencaglia L，van Herendael BJ，Tantini C，et al. Evaluation of benefits for the patients of hysteroscopic myoma resection. Gynecol Endosc，1994，3:177～179.
5. 黄荣丽，冷金花，郎景和，等. 腹腔镜子宫切除术. 现代手术学杂志. 1997，2:167～169.
6. Vignali M. Molecular action of GnRH analogues on ectopic endometrial cells. Gynecol Obstet Invest，1998，45 (Suppl) :2～5.

7. Thomas Romer. Benefit of GnRH analogue pretreatment for hysteroscopic surgery in patients with bleeding disorders. Gynecol Obstet Invest, 1998, 45:12~21.
8. 谭先杰 郎景和. 戈舍瑞林在妇科疾病中应用的疗效. 中华妇产科杂志, 1998, 33:58~60.
9. Murphy AA, Morale AJ, Kettel LM, et al. Regression of uterine leiomyomata in response to the antiprogesterone RU486. J Clin Endocrinol Metab, 1993, 76:513.

第六节 子宫内膜增生

子宫内膜增生是指发生在子宫内膜的一组增生性病变，其组织学特征为：有腺上皮细胞和腺体结构的不同程度改变，但无间质的浸润。根据长期观察，绝大多数子宫内膜增生是一种可逆性病变，或保持一种持续性良性状态。仅有少数病例可以缓慢发展为癌。对于这一组病变的分类、名称及其形态学诊断，多年来一直有争议。近些年来，主要依据病变中有无腺上皮细胞的异型性将其分为：单纯增生（simple hyperplasia），复合增生（complex hyperplasia）和非典型增生（atypical hyperplasia）。

一、组织学分类

以往一般将子宫内膜增生分类为囊性增生、腺瘤样增生及非典型增生。1986 年 Norris 等结合组织学诊断标准的可重复性及其与临床预后的关系，提出了以增生性病变中有无腺上皮细胞异型性作为病变的分类基础，即具有细胞异型性的子宫内膜增生为非典型增生；单纯增生和复合增生则均无细胞异型性，但腺体结构的形态改变并不相同，前者还同时伴有间质成分的增生。这一分类已于 1987 年被国际妇科病理协会（International Society of Gynecological Pathology，ISGP/WHO）所采纳（Silverberg，1988）。

在名称用语上，传统的分类也不是十分确切。例如“囊性增生”，其组织学变化不仅限于内膜的腺体成分，而且病变的腺体也不一定总是表现为囊性扩张，因而这一术语的表达并不十分恰当。“腺瘤样增生”，不仅在概念上及词义上相互矛盾，而且其组织学诊断标准也一直不太明确，易于在病理诊断中造成肿瘤和增生二者之间的混淆。“非典型增生”的分类名称虽然与新的分类相同，但在组织学的诊断标准上仍有差异，新的分类是将其进一步明确为细胞核的异型性。

二、发病因素

雌激素对子宫内膜的长期持续性刺激。

1. 内源性雌激素

(1) 不排卵 在青春期女孩、围绝经妇女、多囊卵巢综合征等，都可有不排卵现象，使子宫内膜较长期的持续性受雌激素作用，无孕激素对抗，缺少周期性分泌期的转化，而长期处于增生的状态。北京协和医院 41 例 40 岁以下子宫内膜非典型增生患者中，其内膜除了有灶性非典型增生以外，其他内膜 80% 以上无分泌期；基础体温测定结果 70% 为单相型，故大多数患者无排卵。

(2) 不育 在妊娠期间可产生大量的雌激素和孕激素，使子宫内膜发生相应的妊娠期变化，分娩后，则由于哺乳对脑垂体和下丘脑的作用，卵巢功能暂时处于抑制状态。因此每有一次足月妊娠，子宫内膜可免受雌激素的刺激一年或数年之久。而不育妇女则无妊娠影响，其子宫内膜不间断的受到雌激素的刺激。北京协和医院41例患者中，90%有不育。

(3) 肥胖 肥胖妇女，肾上腺分泌的雄烯二酮，经脂肪组织内芳香化酶作用而转化为雌酮；脂肪组织越多，转化能力越强，血浆中雌酮水平越高。此外肥胖患者机体大量脂肪组织增加了雌激素的储存，并在相当长的时间内逐渐释放出来，因而造成持续性雌激素的影响。

(4) 内分泌功能性肿瘤 内分泌功能性肿瘤是罕见的肿瘤，但在北京协和医院41例40岁以下内膜非典型增生的患者中，有3例属这种肿瘤，占7.5%。其中两例为垂体瘤。1例为卵巢颗粒细胞瘤。垂体腺的促性腺功能不正常，卵巢颗粒细胞瘤也是持续性分泌雌激素的肿瘤。

2．外源性雌激素

(1) 长期雌激素的应用 围绝经期或绝经后，由于雌激素缺乏而有更年期综合征，同时尚可能有骨质疏松、血脂代谢异常、心血管变化、甚至脑细胞活动的改变等，因而用雌激素替代治疗（estrogen replecement therapy，ERT）逐渐被广泛应用，并已取得很好的效果。但是，ERT单有雌激素，可刺激子宫内膜增生。单用雌激素一年，即可有20%妇女子宫内膜增生（Woodruff，1994）。而ERT的应用，常常是经年不断，甚至直到终生，长期如此。另外因月经不调长期使用雌激素治疗，如若不同时联合应用孕激素，将有严重内膜增生，甚至发生子宫内膜癌。

(2) 三苯氧胺的治疗 三苯氧胺（tamoxifen，TAM）有抗雌激素的作用，故被用于绝经后晚期乳腺癌患者。在雌激素低的条件下，TAM又有微弱的类似雌激素的作用，故长期服用TAM，也可使子宫内膜增生。Cohen（1996）报道164例绝经后服用TAM者，有20.7%发生内膜病变，内膜病变发生率与服用TAM的期限有关。服用时间>48个月者，有30.8%有内膜病变。其中包括内膜单纯性增生及复合增生，并有个别内膜癌，因而，绝经后乳腺癌患者在服用TAM期间，应对此倍加注意。Cohen（1996）组12例乳腺癌在服用TAM期间，同时用孕激素，全部病例内膜间质有蜕膜变。因而孕激素有预防增生的作用。

三、病理

1．子宫内膜单纯增生 子宫内膜单纯增生，病变的子宫稍大，内膜明显增厚，有时呈弥漫息肉状。刮宫物量较大，可混有红色光滑的息肉状组织。镜下病变呈弥漫性，累及内膜的功能层与基底层。由于间质与腺体同时增生而不表现出腺体拥挤。腺体大小不一，轮廓较平滑。腺上皮细胞的形态与正常的晚增殖期相似，不具有异型性。

2．子宫内膜复合增生 病变的子宫内膜可以增厚或很薄，也可以呈息肉状。与单纯增生不同的是，病变为腺体成分的局灶性增生而不累及间质。刮宫物量可多可少，常混有正常、萎缩或其他类型增生的子宫内膜。病变区腺体拥挤，可以“背靠背”，间质明显减少。腺体的轮廓不规则，或弯曲呈锯齿状，或形成腺腔内乳头。但无腺上皮细胞的异型性，少数复合增生可发展为非典型增生。

3．子宫内膜非典型增生 非典型增生的发生与复合增生相似，但部分病例可以缓慢发展为癌。在重度非典型增生中，其癌变率可达30%~50%。

此型增生限于子宫内膜腺体，腺上皮细胞的异型性是诊断的关键。病变呈局灶性或多灶性分布，其间亦可见正常、萎缩或其他类型增生的腺体。病变区腺体增多，间质减少，增生的腺体不但轮廓不规则，同时具有腺上皮细胞的异型性，即细胞排列的极向紊乱或消失，细胞核增大变圆、不规则、核仁明显，胞浆丰富嗜酸性。按病变的程度，非典型增生可分为轻、中、重三度。

(1) 轻度增生　腺体轮廓稍不规则。腺上皮细胞较正常增殖期为大，假复层排列。细胞核卵圆或长形，核浆比例大致正常或略增大，核仁增大不明显。细胞核排列的极向变化不明显。腺上皮细胞异型性轻微。

(2) 中度增生　腺体轮廓较不规则，分支或乳头状，腺上皮细胞的异型性较明显。

(3) 重度增生　腺体轮廓明显不规则分支状，有腺腔内出芽和乳头，并可相互融合形成筛状结构，腺上皮细胞异型性明显。

四、临床表现

1．年龄　子宫内膜非典型增生发生于比较年轻的妇女。在北京协和医院的51例子宫内膜非典型增生的记录中，年龄最大为63岁，最年轻者24岁。小于40岁者占80.4%。平均年龄为34岁。与子宫内膜癌平均年龄55岁相比较，这些病人年龄较轻。

2．月经情况　月经异常是本病突出症状之一，常表现为阴道不规则出血、月经稀少或闭经一段后继有长期大量出血。在北京协和医院41例40岁以下子宫内膜非典型增生患者中，61%有不规则出血、32%有闭经，有的病例闭经时间3~5年，月经正常者很少，只占7%，与Gusberg报告的闭经率占30%相近。阴道不规则出血易引起人们重视而及时进行组织学诊断。对于闭经或月经稀发症状，则多数在排除子宫性闭经以后，较长期的应用激素进行调整，忽略了及时的组织学诊断，从而闭经时间较长或月经稀发的患者，其内膜增生或非典型增生的诊断，常常有所延误。有个别患者，症状已存在多年，待有不规则出血才进行组织学诊断而内膜已发展为癌。这一点是值得我们警惕的。

3．不孕　因下丘脑－垂体－卵巢轴任何环节的功能失调造成长期不排卵使此类患者生育力低。北京协和医院病例中，40岁以下患者不育占90%，比文献报告的22%~66%不育发生率高。

五、诊断与鉴别诊断

1．诊断　生育年龄妇女有不规则阴道出血或不育及长期闭经，应考虑子宫内膜增生，应采取子宫内膜，根据病理形态进行诊断，常用的方法有以下几种。

(1) 子宫内膜组织检查　常用的方法有子宫内膜组织刮取活检，扩宫刮宫术及负压吸宫术。由于子宫内膜非典型增生有时表现为散在及单个灶性病变，有时又与子宫内膜腺癌并存，据Hunter (1994) 报道，刮宫或取内膜诊断内膜非典型增生而行子宫切除者，发现35%患者 (19/54) 其子宫内尚有子宫内膜腺癌，所以必须取得整个宫腔表面的内膜组织进行诊断。刮宫术与内膜活检比较，所刮取的组织更为全面；但刮齿未到之处仍有可能遗漏某些部位，特别是宫角及宫底处。负压吸引可使内膜脱落较完全，诊断将更全面可靠，因此，三种诊断方法中以负压吸宫的准确率最高。也可以结合患者具体情况作具体选择。

(2) 宫腔镜检　利用宫腔镜不但可以从宫内膜的外观看到内膜情况，且可在直视下进行刮宫术或负压吸引，其检查诊断更为细致全面。但由于宫腔镜检查时要用膨宫液，可能导致内膜逆行进入腹腔，如果同时合并有子宫内膜癌有可能造成肿瘤细胞的扩散，故该项技术作为子宫内膜病变的诊断尚有争议。

(3) 基础体温 (BBT) 测定　BBT的测定可以了解有无排卵，即或体温为双相型也可以根据体温上升后维持时间的长短了解黄体功能是否健全。

(4) 影像学检查 B超了解子宫内膜的厚度，如果绝经后内膜≥0.9cm，生育期妇女经前内膜>2cm，月经后>1.5cm提示内膜病变可能性大，另外B超还可以了解卵巢是否增大有无多囊卵巢综合征。X线或CT，MRI检查垂体蝶鞍及视野检查，以便除外脑垂体瘤。

(5) 其他 血清激素的测定或腹腔镜检查，以了解有无多囊卵巢综合征以及卵巢功能性肿瘤等。

2．鉴别诊断 子宫内膜非典型增生与单纯性增生或复合性增生需予以鉴别。同时尚需注意与早期子宫内膜腺癌相鉴别。

(1) ISGP新的诊断组织学标准与过去传统诊断标准的区别 在于新标准强调非典型增生必须有细胞异型性改变，而传统标准只要腺体增生非常明显即或没有细胞异型性改变，也可以诊断为非典型增生，甚至诊断为癌。这种过分的诊断有时会造成过分的处理。

(2) 子宫内膜非典型增生与高分化腺癌的鉴别 子宫内膜重度非典型增生与高分化腺癌的鉴别主要是根据子宫内膜间质有无浸润，但有时很难明确间质有无浸润，Kurman（1982）曾提出4条判断间质是否有浸润的标准：①腺体旁间质内有结缔组织反应；②腺体融合或形成筛状；③有复合性乳头状生长；④间质被成堆鳞状上皮取代。这4条标准也经过King等人的临床资料所验证，认为这4条标准有参考价值。

(3) 年龄 年龄有重要的鉴别意义。北京协和医院41例子宫内膜非典型增生患者平均年龄为34岁而同时收治的子宫内膜腺癌患者共108例，平均年龄53.5岁，相差20岁之多。内膜腺癌患者中年龄小于40岁者非常少见。挪威癌瘤登记中心收集的1566例子宫内膜样癌中，平均年龄62岁（36~91岁），其中0.6%<40岁，8.4%<50岁（Aveler，1991），所以，对于年轻的妇女，特别是切盼生育的妇女，如果刮宫材料不能肯定见到间质浸润的特点，虽有腺体明显增生及细胞异型性，仍应倾向于非典型增生的诊断。反之，对于老年患者则应考虑子宫内膜癌的可能。

(4) 对药物治疗的反应 对药物治疗的反应也有助于子宫内膜非典型增生和内膜腺癌的鉴别诊断。前者对药物治疗的反应较敏感，在用药后短时间内其内膜即有明显逆转。而且用药剂量也可偏小。北京协和医院的病例中，轻度非典型增生者，如果用小剂量孕激素周期性治疗（每个周期用药8~10天）一般在3个月内显出疗效。中度或重度非典型增生者，所用孕激素剂量需要增加并且须不间断的连续应用3~6个月。停药后，虽然可能复发，但多数经过相当一段时间缓解后才会复发。而内膜腺癌患者一般对药物治疗反应慢，并需要更大剂量才能使内膜有转化反应。一旦停药亦有很快复发的特点，所以药物治疗的反应可作鉴别诊断的参考。

六、治疗

子宫内膜非典型增生的治疗，首先要明确诊断，查清非典型增生的原因，是否有多囊卵巢、卵巢功能性肿瘤、垂体瘤或其他内分泌功能紊乱等。有上述任何情况者应作针对性的治疗，同时对子宫内膜非典型增生即可开始对症治疗，采用药物治疗或手术治疗。这两种治疗方案的选择应根据患者年龄、对生育的要求，以及身体健康状况等而确定。年龄小于40岁者，其癌变倾向低，可首先考虑药物治疗。年轻而切盼生育者，更应先试用药物治疗，因为治疗后患者仍有可能受孕并足月分娩。对于绝经前后的妇女，癌变潜在趋势高于年轻者

（Wentz，1985），故多直接采用子宫切除。

1．药物治疗

（1）药物的种类与用法

1）促排卵药物 促排卵药物有舒经酚及绒毛膜促性腺激素（HCG）。一般多用于子宫内膜单纯增生和复合增生以及轻度非典型增生患者。舒经酚用量多为50～100mg，月经周期第5天开始服用，连续5天；当卵泡发育近成熟时可用HCG100IU～500IU，肌肉注射，连续7～8天。

2）孕激素类药物 孕激素类药物可以抑制雌激素引起的子宫内膜增生。其作用机制：①减少子宫内膜的雌素核受体水平；②抑制子宫内膜DNA合成；③增加雌二醇脱氢酶及异柠檬酸脱氢酶活性，从而增加雌二醇向雌酮转化。常用的孕激素有黄体酮、己酸孕酮、安宫黄体酮和18－甲基炔诺酮等。用药方法及用药剂量根据内膜非典型增生程度不同而有区别，单纯增生和复合增生以及轻度非典型增生一般为周期性用药，而中度或重度非典型增生者则持续性用药见表7－7。持续用药均以3个月为一疗程。每完成一个疗程即刮宫或取子宫内膜作组织学检查，根据对药物的反应，或停止治疗，或对药物的剂量酌量增减。

表7－7 孕激素治疗的剂量及用法

药物	剂量	用法	期限
周期用药			
黄体酮（progesterone）	10～30mg/d	肌肉注射	每月7天
氯地孕酮（chloromadinone）	2～4mg/d	口服	每月22天
安宫黄体酮（Medroxy－progesterone）	8mg/d	口服	每月22天
持续用药			
甲地孕酮（Megestrol）	160mg～320mg/d	口服	3个月
己酸孕酮（17－OH－progesterone caproate）	250mg～500mg/d	肌肉注射	3个月
18－甲基炔诺酮（Norgestrol）	3～4mg/d	口服	3个月
安宫黄体酮	100～300mg/d	口服	3个月

3）棉酚 是我国来治疗子宫内膜增生性功能性子宫出血及子宫内膜异位症的有效药物。其作用机制是直接抑制卵巢，并不作用于垂体，而且对子宫内膜也有特异的抑制作用。治疗后，内膜病理形态呈高度萎缩，超微结构有明显退性变。

4）达那唑 达那唑是一种乙炔基睾丸酮（ethinyltestosterone）的衍生物，是治疗内膜异位症的常用药物。对子宫内膜有较强的抗增殖作用。以每天200mg的剂量治疗3个月，对子宫内膜增生有明显效果（Bulletti，1987）。

5）促性腺激素释放激素激动剂（GnRH－a） 大剂量长期持续性输入时，垂体GnRH受体功能减退而造成垂体脱敏，引起垂体和卵巢功能抑制的降调作用，使E_2降至绝经后水平，故使内膜腺体萎缩。

子宫内膜增生的药物治疗一般用药3个月为一疗程，每完成一个疗程即刮宫或取子宫内膜作组织学检查，以监测药物反应，作为用药的根据。如果用药效果好，内膜腺体将表现分泌期或萎缩性改变，间质细胞蜕膜样变以及鳞状上皮化生。内膜既已转化正常，即可停用药物。对于不育患者，立刻换用促排卵药物增加受孕机会。如果内膜对药物反应不好，须加大药物剂量，继续治疗，忽略了对药物反应的监测，有可能治疗过分或治疗不足。

(2) 疗效

1) 子宫内膜反应 已有大量研究证明口服避孕药及ERT中，如果服单一雌激素，20%~30%可发生子宫内膜增生，而加用孕激素联合应用，则大大减低或完全防止内膜增生的发生率（Session，1993）。如内源性雌激素过多，如长期不排卵等情况而造成的内膜增生，所需用的孕激素剂量要增加，才可以达到治疗内膜增生的效果。Lindahl（1990）报道89例子宫内膜增生，经大剂量孕激素治疗后，96.7%内膜恢复正常，其中非典型增生需用药物剂量较单纯增生及复合增生所用量要大。

2) 妊娠情况 年轻患者经过促排卵药物或孕激素治疗后，不但内膜增生好转，且一部分不育可获妊娠。Kurman组（1985）40岁以下患者经治疗后，25%有足月分娩。北京协和医院治疗后有8例妊娠，占保留子宫的30%。内膜增生的严重程度对受孕率有一定的影响。复合增生者受孕成功率高；轻度非典型增生次之，中度非典型增生及重度非典型增生受孕率较低（郭丽娜1993）。

2. 手术治疗 刮宫吸宫术不仅是重要的诊断方法，也是治疗手段之一。因为局部病灶通过刮宫亦有被清除的可能。卵巢楔形切除术是多囊卵巢综合征有效的治疗方法之一。Chamlian报告12例多囊卵巢楔形切除术后，6例受孕。其他作者亦报告楔形切除术后增生的内膜变为正常。年龄在40岁以上，无生育要求的子宫内膜非典型增生患者，一经诊断，即可行子宫切除。如年龄过大或有一些不利于手术条件，如过分肥胖、糖尿病及高血压等内科合并症，也可考虑暂不做手术切除子宫，先试用药物治疗。而年轻患者经药物治疗无效，内膜持续增生或加重或怀疑已发展为癌，或阴道出血不能为刮宫及药物治疗所控制及产后复发者，均可考虑手术切除子宫。

七、预后

子宫内膜非典型增生与子宫内膜样癌在组织发生上有密切关系。非典型增生可能是内膜癌的癌前病变。Kurman（1985）分析170例子宫内膜增生长期随诊的结果，其中48例非典型增生者中，有23%于1~11年（平均4.1年）后发展为癌。北京协和医院41例40岁以下的非典型增生者，癌变率为9.7%。

子宫内膜非典型增生如果发展为癌，常常是一个漫长的慢性过程。北京协和医院发展为癌的4例中，有3例超过了5年，最长两例为10年及15年，最短的1例为3年半。其他各作者所报道的时间，也都有长达8~15年者。

1. 癌变的高危因素 子宫内膜非典型增生的病例，经过较长时期的追随观察，仅有少数病例发展为内膜腺癌。但常常由于慎重安全起见而预防性地作子宫切除。为了避免这种过分治疗，寻找一些可以预测癌变的因素是值得大家研究的问题。近年来，已有不少作者进行了有关内膜非典型增生发展为癌的高危因素的探讨，认为以下因素是癌变高危因素。

(1) 年龄 绝经前或绝经后的内膜非典型增生患者的癌变率有较大的差别，前者3%，后者25%。所以年龄是一个癌变的重要高危因素。

（2）内膜非典型增生的病理分级　非典型增生发展为腺癌与增生的分级有关。轻、中、重度非典型增生的癌变率分别为15%、24%、45%。北京协和医院41例中，发展为腺癌的4例有3例为重度非典型增生。

（3）是否接受孕激素治疗及对孕激素治疗的反应　如果内膜对孕激素反应不良，应警惕发展为癌的可能。协和医院发展为癌的4例也有类似的对孕激素反应较差的情况。多未坚持长期治疗，也忽略了定期随诊，其中3例已停止治疗3~9年。

（4）组织内甾体激素受体及流式细胞计数仪所测得的DNA的含量　不少作者对于子宫内膜样腺癌的甾体激素受体和DNA含量进行了测定，其结果都认为它们的含量与预后之间存在着一定的相关关系。这两个指标是否对于预测内膜非典型增生的癌变方面有参考价值，Lindahl（1987，1990）进行了有关这方面的研究，其初步结果发现DNA的核型分析有一定的意义。核型为异倍体者其癌变率多于二倍体患者。

（5）组织细胞的细胞核形态计量学测定　Ausems（1985）对高度非典型增生的内膜组织进行细胞核形态计量学研究，认为其结果对于预测内膜非典型增生的最后结局有参考意义。

2．复发率　子宫内膜非典型增生患者经保守治疗内膜可以转化甚至妊娠，但仍有复发的可能。北京协和医院治疗后而妊娠的8例中6例分别在产后2~13年复发，占妊娠人数的75%。这种复发的倾向可能与机体内的一些使雌激素长期持续高水平的因素未能彻底纠正有关。

（黄惠芳　连利娟）

参考文献

1．Norris HJ，Commor MP，Kurman RJ．Preinvasive lesions of endometrium．Clinics in obstet Gynecol，1986，13：725．

2．Silverberg SG．Hyperplasia and carcinoma of the endometrium．Seminars in Diagnostic Pathology，1988，5：153．

3．盖铭英、唐敏一、孙爱达．子宫内膜不典型增生．林巧稚主编．妇科肿瘤．人民卫生出版社，1982．

4．Woodruff JD，Picker JH．Incidence of endometrial hyperplasia in postmenopausal women taking conjugated estrogens（premarin）with medroxyprogesterone acetate or conjugated estrogens alone．Am J Obestet Gynecol，1994，170：1213．

5．Cohen I，Altaras MM，shapira J，et al．Time dependent effect of tamoxifen therapy on endometrial pathology in asymptomatic postmenopausal breast cancer patients．Int J Gynecol Pathol，1996，15：152．

6．Cohen I，Figer A，Altaras MM，et al．Common endometrial decidual reaction in postmenopausal breast cancer patients treated with tamoxifen and progestogens．Int J Gynecol Pathol，1996，15：17．

7．Gusberg SB，Mileno C．Detection of endometrial cancer and its precursos．Cancer，1981，47：1173．

8．Hunter JE，Tritz DE，Howell MG，et al．The prognostic and therapeutic implications of cytologic atypia in patients with endometrial hypeplesia．Gynecol Oncol，1994，55：66．

9．Kurman RJ，Norris HJ．Evaluation of criteria for distinguishing atypical endometrial hyperplasia from well differentiated carcinoma．Cancer，1982，49：2547．

10．Wentz WB．Progestin therapy in lesions of the endometrium．Seminar Oncol，1985，12：23．

11．Session DR，Kelly AC，Jewelewicz R．Current concepts in estrogen repeacement therapy in the menopause．Fertil Steril，1993，59：277．

12．Lindahl B．Endometrial hyperplasia：A prospective randomized study of histopathology，tissue steroid recepters and plasma steroids after curettage，with or without high dose gestogen treatment．Anticancer Res，1990，10:725．

13．Kurman RJ．The behavior of endometrial hyperplasia．A long term study of untreated hyperplasia in 170 patients．Cancer，1985，56:403．

14．郭丽娜、连彩娟、刘彤华．生育年龄妇女子宫内膜不典型增生与复合增生的诊断及预后．中华妇产科杂志，1993，28:725．

15．Chamlian D，Taylor HB．Endometrial hyperplasia in young women．Obstet Gynecol，1970，36:659．

16．Ausems EW．Nuclear morphometry in the determination of the prognosis of marked atypical endometrial hyperplasia．Int J Gynecol Pathol，1985，4:180．

第七节 子宫内膜癌

子宫内膜癌是最常见的妇科恶性之一，占女性生殖道恶性肿瘤的20%～30%。在美国及许多发达国家为最常见的妇科恶性肿瘤，其发病率在乳癌、肺癌和大肠癌之后，位居第四。大多数患者在早期因为有症状而就诊，所以多数患者能够在早期得到医治，因此预后较好。近年来在我国其发病率有逐年上升的趋势，因此越来越得到同道们的重视。

一、病因学

子宫内膜癌的病因到目前为止不清楚，但就目前的研究结果而言，可能和雌激素有关。许多研究表明长期暴露于雌激素的妇女子宫内膜癌的发生明显增高，与之相对应的是对于长期暴露于雌激素的妇女加用孕激素，其发生子宫内膜癌的机会明显减少。近些年来患乳腺癌的患者术后长期服用三苯氧胺可使患者子宫内膜癌的发生率明显升高，这也许和其雌素作用有关，正是因为这个原因，对于长期服用三苯氧胺的乳腺癌患者，如果出现不规则阴道出血，应该予以相应的措施。

流行病学的研究发现有以下几个危险因素：这些因素主要包括身体过重、未孕、晚绝经、糖尿病、高血压、多囊卵巢综合征、卵巢肿瘤、外源性雌激素等。

二、组织学分类（cellular classification）

子宫内膜癌最常见的组织学类型是子宫内膜样腺癌，它主要是由恶性的腺上皮组成的，可以伴有不同的鳞状上皮成分，腺鳞癌主要包括腺上皮和鳞状上皮两种恶性成分，透明细胞癌及子宫内膜乳头状浆液性癌在组织学形态方面与来自卵巢和输卵管的相似。在子宫内膜癌的组织学分类中，粘液性、鳞状上皮和未分化癌属于罕见之列。

1．子宫内膜样腺癌（endometrioid）（75%～80%）

（1）纤毛型腺癌（ciliated adenocarcinoma）

（2）分泌型腺癌（secretory adenocarcinoma）

（3）乳头状或绒毛腺样（papillary or villoglandular）

（4）伴有鳞状上皮分化的腺癌（adenocarcinoma with squamous differentiation）

1）腺棘癌（adenoacanthoma）

2）腺鳞癌（adenosquamous）

2．子宫乳头状浆液性癌（uterine papillary serous）（<10%）

3．粘液性癌（mucinous）（1%）

4．透明细胞癌（clear cell）（4%）

5．鳞状细胞癌（squamous cell）（<1%）

6．混合型癌（mixed）（10%）

7．未分化型癌（undifferentiated）

三、预后的影响因素

在判断子宫内膜癌的预后时，我们不得不考虑其影响预后的高危因素，大量的研究表明，以下几个因素和肿瘤的转移、预后有关。

1．分化　子宫内膜癌的转移和肿瘤组织的分化有关，分化好的肿瘤倾向于生长在子宫内膜的表面，很少发生肌层内的浸润；而在分化差的肿瘤，发生肌层浸润十分常见的。

2．肌层浸润　肌层浸润通常是预测远处转移和淋巴结受累的重要因素，它是独立于肿瘤细胞分化的预后因素。

3．淋巴血管间隙受累　淋巴血管间隙受累也是一个较重要的预后因素，它主要与宫外转和淋巴结转移有关。

4．非整倍体和高比例S-期　这种现象常预示患者有较恶劣的预后。

5．孕激素受体　是重要的预后因素之一，受体的滴度越高，无病生存率就越高。

6．癌基因　癌基因的表达和子宫内膜癌的预后有关，HER-2/neu的过渡表达常伴有较差的预后。

7．肿瘤细胞的核分裂象　8个核分裂象/10HPFs以上的常伴有不良的预后。

对于子宫内膜癌预后的估价多需要综合考虑，如果患者为G_1，仅累及子宫内膜且没有腹腔内转移（如附件转移或腹腔细胞学阳性），淋巴结受累机会少于5%；如果患者为G_2或G_3，并仅有浅肌层的浸润，且没有腹腔内转移，其盆腔淋巴结转移率为5%~9%，腹主动脉旁淋巴结转移率为4%，如果肿瘤浸润深肌层，分级为G_3，伴有或不伴有腹腔内病变，20%~60%的患者合并有盆腔淋巴结受累，10%~30%合并有腹主动脉旁淋巴结受累。

总之，如果出现以下情况预示着患者的预后恶劣，这些因素包括肌层浸润、淋巴血管间隙受累、8个核分裂象/10HPFs及孕激素受体阴性。

四、临床表现

1．发病年龄　内膜癌虽可发生于任何年龄，但基本上是一种老年妇女的肿瘤，一般认为，内膜癌之好发年龄约比子宫颈癌推迟10年。平均年龄在55岁上下。

2．子宫出血　各种类型的子宫出血是本病最突出的症状，由于50%~70%患者发病于绝经之后，故绝经后出血就成为患者最重要的主诉之一。

3．异常分泌　阴道异常分泌常为瘤体渗出或继发感染之结果，可表现为血性液体或浆液性分泌物，有时可有恶臭，但远不如宫颈癌之显著，占25%。

4．疼痛　疼痛在内膜癌病人并不多见。

5．盆腔检查　内膜癌阳性体征不多，约半数以上有子宫轻度增大，宫体一般稍软而均匀，如检查发现子宫特殊增大或表面有异常突起，则往往是并发肌瘤或肌腺瘤的表现，但必须考虑到癌组织穿出浆膜，在子宫表面形成肿瘤的可能。

五、诊断

近10年来许多同道对于子宫内膜癌的诊断问题进行了大量的研究，应该说这些研究对于判断和评价子宫内膜癌有许多的帮助，但是它们不能最后得到确诊，归根结底对于子宫内膜癌的诊断仍然依靠直接采取子宫内膜标本进行诊断的方法，并进行病理诊断。

1．子宫内膜活检　本方法是确诊子宫内膜癌最直接、最有效、最准确的方法，即通过对于子宫内膜进行病理诊断，最后明确肿瘤的性质和类型，同时对于肿瘤的分级以及雌、孕激素受体进行检查，对于判断预后有帮助。但是它是有创性检查，会给患者带来一定的痛苦。

2．超声波检查　B超在子宫内膜癌术前的评价方面十分有意义，因为它既可以明确宫腔内占位的同时，又可以对其与子宫肌层的关系进行评价，对于患者的分期、预后的估价有所帮助，但是B超仍然存在着一定的误差，而彩超对于子宫内膜癌的检查应该是更进了一步，它将超声的影响学检查与彩超等血流信号相结合，大大地提高了诊断的符合率，有可能取代MRI在此方面的地位。

3．磁共振（MRI）　磁共振在判断子宫内膜癌与子宫肌层的关系方面是非常权威的，它可以对于肿瘤的情况进行全面的评价，对于肌层浸润的深度、宫颈受累、宫外转移的判断方面都具有其他方法无法比拟的优点。

4．CT　CT在子宫内膜癌的诊断中有一定的意义，可以对于肿瘤的情况进行较全面的评价，尤其是在了解病变的范围和程度有一定的价值。

5．宫腔镜检　在过去的20余年里，宫腔镜检及操作得到了广泛的应用，对于宫腔内膜病变的诊断尤有帮助。关于宫腔镜检有可能引起内膜癌的扩散，也应值得注意。目前的材料不能保证这种癌细胞没有从输卵管扩散的危险性，故应进一步积累资料。

除以上的检查以外，还有许多其他的检查，但是无论是哪种检查，除子宫内膜活检以外，均不能得到最终的诊断，即病理诊断。但是，目前的趋势似乎对于这种内膜活检的价值有所怀疑，因为它是有创检查，给患者带来一定的痛苦和手术带来的相应的危险。

为了能够更早地明确诊断，遇到下述情况即应考虑做内膜检查，以明确诊断。

（1）绝经后出血或出现血性白带，在排除宫颈癌和阴道炎后，应高度怀疑内膜癌而立即刮宫。尤其年老患者子宫阴道均无明显之萎缩现象，细胞学检查显示有一定雌激素水平者，更应特别警惕。

（2）年过40岁有不规则阴道出血，虽经激素治疗仍不能止血，或一度止血又复发者。

（3）年龄较轻，但有长期子宫出血及不育史者，应警惕内膜增生已有癌变倾向。

（4）子宫内膜不典型增生的患者，一度好转或治愈，以后又出血者。

（5）阴道持续性排液者。

六、子宫内膜癌的鉴别诊断

1．子宫内膜不典型增生　子宫内膜不典型增生多见于生育年龄的妇女，为最重要的鉴别诊断，两者的主要区别在于病理学方面的区别。

2．子宫内膜增生和息肉　子宫一般不大或稍大，不规则出血的症状和内膜癌相似，但血性分泌物或排液现象少见，最后鉴别需靠子宫内膜病理检查。

3．子宫肌瘤　子宫肌瘤一般有子宫增大、出血等症状。肌层内或浆膜下肌瘤的子宫大而硬，且常不对称，多发肌瘤可能摸到多个突起，均有别于内膜癌。但因两者之合并率很高，应避免片面地把一切用肌瘤解释而丧失对癌的警惕性。单纯粘膜下肌瘤，子宫可正常大小或稍大而不硬，出血同时可伴有阴道排液或血性分泌，临床表现和内膜癌十分相似，但可通过探宫腔、内膜检查以及子宫碘油造影做出鉴别诊断。

4．子宫颈癌 一般鉴别没有困难，但如内膜癌已累及宫颈，和原发颈管癌极难区别，活检组织检查亦仅具参考价值。一般说来如病检为鳞癌则原发于宫颈可能性大；如为腺癌则有时难以鉴定其来源，但如能找到粘液腺体，则原发于颈管的可能性较大。

5．原发性输卵管癌 阴道排液以及阴道涂片可能找到恶性细胞和内膜癌相似。但卵管癌内膜检查多为阴性，有时可查到宫旁包块，均有别于内膜癌。如为小型包块，可能盆腔检查不易触及，可通过腹腔镜明确诊断。

七、分期

目前广泛采用的子宫内膜癌的分期是手术分期，即为了判断子宫肌层的浸润深度需要首先行子宫切除。此分期体系已经被 FIGO（International Federation of Gynecology and Obstetrics）（表 7－8）和 AJCC（American Joint Committee on Cancer）采纳为通用的分期标准。

表 7－8 子宫内膜癌 FIGO 分期体系

－Ⅰ期－
Ⅰ期子宫内膜癌是指癌局限于子宫
ⅠA：肿瘤局限于内膜
ⅠB：肿瘤浸润肌层＜1/2 肌层
ⅠC：肿瘤浸润肌层＞1/2 肌层
－Ⅱ期－
Ⅱ期子宫内膜癌是指癌累及宫体和宫颈，但是没有子宫外转移
ⅡA：仅宫颈管腺体受累
ⅡB：宫颈间质受累
－Ⅲ期－
Ⅲ期子宫内膜癌是指癌扩散到宫外，但是仍局限于真骨盆
ⅢA：肿瘤侵犯浆膜面和/或附件和/或腹腔细胞学阳性
ⅢB：阴道转移
ⅢC：转移至盆腔和/或腹主动脉旁淋巴结
－Ⅳ期－
Ⅳ子宫内膜癌是指癌侵犯膀胱或肠粘膜或远处转移
ⅣA：肿瘤侵犯膀胱和/或肠粘膜
ⅣB：肿瘤已有远处转移，包括腹腔内和/或腹股沟淋巴结转移

八、治疗

1．治疗概述 对于早期且局限的子宫内膜癌病例仅仅通过全子宫双附件切除大多数患者是可以获得治愈，目前对于子宫内膜癌的治疗效果最好的是子宫切除或子宫切除并用放疗，后者常用于有≥1/2 的肌层浸润，或者组织学分级为 G_3 并伴有肌层浸润的病例。过去对于复发的病例，传统采用孕激素治疗，虽然多数患者对于激素治疗有效，但是却很难见到治愈的病例，因此，对于这类病例仅仅激素治疗是不够的。有关孕激素对于Ⅰ期子宫内膜癌辅助治疗的前瞻性研究已经证实对于预后没有任何益处。

2．Ⅰ期

(1) 手术治疗　如果肿瘤分化好（G_1 或 G_2）、仅累及子宫体的上 2/3、腹腔细胞学阴性、没有淋巴血管间隙受累、肌层浸润深度 < 1/2 肌层，可行全子宫切除双附件切除术，术中应行选择性盆腔淋巴结切除，若阴性则无需任何辅助治疗。

(2) 手术合并放射治疗　如果超过以上的因素，应该行全子宫双附件切除，同时应该行腹主动脉旁及盆腔淋巴结切除，如果淋巴结为阴性，应该加用盆腔淋巴结区域照射。就目前的研究结果来讲，术后放疗的价值仍然有许多争论，放射治疗可以减少局部的复发，但却不能改善患者的生存率。如果淋巴结阳性，应该行全盆腔照射。

3．Ⅱ期　对于Ⅱ期子宫内膜癌的治疗来讲可以有许多个组合，主要的治疗手段是术前给予腔内照射和外照射，随后再行全子宫双附件切除，术中仔细探查腹主动脉旁淋巴结。

ⅡA：治疗方法与Ⅰ期相同。

ⅡB：对于此期的患者有许多治疗的方案。

(1) 手术合并放射治疗　全子宫双附件切除、淋巴结活检，术后加用放射治疗。

(2) 术前放疗合并手术治疗　术前腔内、腔外照射，随后全子宫双附件切除，手术时应该探查腹主动脉旁淋巴结切除。

(3) 手术治疗　对于某些病例来讲也可以行广泛式子宫切除、盆腔淋巴结切除。

4．Ⅲ期　一般来讲，本期的患者应该是采用手术和放射治疗结合的方法来治疗，但是，当肿瘤侵犯到盆壁时，手术时机将失去，这些患者此时仅能行放射治疗。放射治疗通常采用腔内、腔外结合的方法。而对于那些既不能接受手术，也不能行放射治疗的患者，可以考虑给予孕激素治疗。对于术前判断为早期的病例，术中发现有淋巴结转移或附件受累的病例，应该给予术后放疗。如果患者出现远处转移（如上腹腔、腹腔以外），则标志着本期的治疗失败。对于本期的治疗问题目前正在进行大规模的临床试验。

5．Ⅳ期　对于Ⅳ期的子宫内膜癌来讲目前缺乏比较一致的治疗手段，治疗方法的选择通常取决于肿瘤转移的部位，以及引起的相应症状。

(1) 放射治疗　对于盆腔内大块的转移灶来讲，放射治疗应为首选，且应将腔内和腔外照射相结合。

(2) 激素治疗　对于远处转移尤其是肺转移，目前主张给予激素治疗。大量的研究证明孕激素治疗可以获得 15% ~ 30% 的有效率，并且可以明显地改善患者的生存率。对于激素治疗效果取决于内膜癌组织中的雌激素、孕激素受体的水平和肿瘤组织的分化。

(3) 化疗　化疗对于子宫内膜癌有一定的效果，但是目前尚缺乏统一的方案，但是，通过大量的临床试验发现含有阿霉素类药物的化疗方案效果较好，近来发现紫杉醇对于子宫内膜癌有一定的效果。

6．复发

(1) 放射治疗　对于局部复发（如盆腔和腹主动脉旁淋巴结）或某些部位的远处转移，仍然可以应用放射治疗，它是非常有效的姑息治疗，对于个别的病例（如阴道的复发），完全可以通过放射治疗而治愈。

(2) 激素治疗 对于雌、孕激素受体阳性的病例，激素治疗仍然不失为一种十分有效的好方法。

(3) 化疗 在常用的化疗药物中，最有效的是阿霉素类药物，另外，紫杉醇也有相当好的效果。

(吴 鸣)

参 考 文 献

1. Aalders J, Abeler V, Kolstad P, et al. Postoperative external irradiation and prognostic parameters in stage I endometrial carcinoma. Clinical and histopathologic study of 540 patients. Obstetrics and Gynecology, 1980, 56 (4):419~427.
2. Ambros RA, Kurman RJ. Combined assessment of vascular and myometrial invasion as a model to predict prognosis in stage I endometrioid adenocarcinoma of the uterine corpus. Cancer, 1992, 69 (6):1424~1431.
3. Ball HG, Blessing JA, Lentz SS, et al. A phase Ⅱ trial of paclitaxel in patients with advanced or recurrent adenocarcinoma of the endometrium: a Gynecologic Oncology Group study. Gynecologic Oncology, 1996, 62 (2):278~281.
4. Carcangiu ML, Chambers JT, Voynick IM, et al. Immunohistochemical evaluation of estrogen and progesterone receptor content in 183 patients with endometrial carcinoma. Part I: clinical and histologic correlations. American Journal of Clinical Pathology, 1990, 94 (3):247~254.
5. Cornelison TL, Baker TR, Piver MS, et al. Cisplatin, adriamycin, etoposide, megestrol acetate versus melphalan, 5-fluorouracil, medroxyprogesterone acetate in the treatment of endometrial carcinoma. Gynecologic Oncology, 1995, 59 (2):243~248.
6. Corpus uteri. In: American Joint Committee on Cancer: AJCC Cancer Staging Manual. 5th ed Philadelphia: Lippincott-Raven Publishers, 1997. 195~200.
7. DuBeshter B, Warshal DP, Angel C, et al. Endometrial carcinoma: the relevance of cervical cytology. Obstetrics and Gynecology, 1991, 77 (3):458~462.
8. Erratum: FIGO staging for corpus cancer. British Journal of Obstetrics and Gynaecology, 1992, 99 (5):440.
9. Fisher B, Costantino JP, Redmond CK, et al. Endometrial cancer in tamoxifen-treated breast cancer patients: findings from the National Surgical Adjuvant Breast and Bowel Project (NSABP) B-14. Journal of the National Cancer Institute, 1994, 86 (7):527~537.
10. Friberg LG, Noren H, Delle U. Prognostic value of DNA ploidy and S-phase fraction in endometrial cancer stage Ⅰ and Ⅱ: a prospective 5-year survival study. Gynecologic Oncology, 1994, 53 (1):64~69.
11. Gusberg SB. Virulence factors in endometrial cancer. Cancer, 1993, 71 (4, Suppl):1464~1466.
12. Hanson MB, Van Nagell JR, Powell DE, et al. The prognostic significance of lymph-vascular space invasion in stage I endometrial cancer. Cancer, 1985, 55 (8):1753~1757.
13. Hendrickson M, Ross J, Eifel P, et al. Adenocarcinoma of the endometrium: analysis of 256 cases with carcinoma limited to the uterine corpus. Gynecologic Oncology, 1982, 13 (3):373~392.
14. Homesley HD, Kadar N, Barrett RJ, et al. Selective pelvic and periaortic lymphadenectomy does not increase morbidity in surgical staging of endometrial carcinoma. American Journal of Obstetrics and Gynecology, 1992, 167 (5):1225~1230.
15. Kadar N, Homesley HD, Malfetano JH. Positive peritoneal cytology is an adverse factor in endometrial carcinoma

only if there is other evidence of extrauterine disease. Gynecologic Oncology, 1992, 46 (2):145~149.

16. Lanciano RM, Corn BW, Schultz DJ, et al. The justification for a surgical staging system in endometrial carcinoma. Radiotherapy and Oncology, 1993, 28 (3):189~196.

17. Larson DM, Johnson KK, Reyes CN, et al. Prognostic significance of malignant cervical cytology in patients with endometrial cancer. Obstetrics and Gynecology, 1994, 84 (3):399~403.

18. Lentz SS. Advanced and recurrent endometrial carcinoma: hormonal therapy. Seminars in Oncology, 1994, 21 (1):100~106.

19. Lurain JR, Rice BL, Rademaker AW, et al. Prognostic factors associated with recurrence in clinical stage I adenocarcinoma of the endometrium. Obstetrics and Gynecology, 1991, 78 (1):63~69.

20. Marchetti DL, Caglar H, Driscoll DL, et al. Pelvic radiation in stage I endometrial adenocarcinoma with high-risk attributes. Gynecologic Oncology, 1990, 37 (1):51~54.

21. Morrow CP, Bundy BN, Kurman RJ, et al. Relationship between surgicalpathological risk factors and outcome in clinical stage Ⅰ and Ⅱ carcinoma of the endometrium: a Gynecologic Oncology Group study. Gynecologic Oncology, 1991, 40 (1):55~65.

22. Piver MS, Recio FO, Baker TR, et al. A prospective trial of progesterone therapy for malignant peritoneal cytology in patients with endometrial carcinoma. Gynecologic Oncology, 1992, 47 (3):373~376.

23. Roberts JA. Gynecologic Oncology Group: Phase Ⅲ Randomized Evaluation of Adjuvant Postoperative Pelvic Radiotherapy vs No Adjuvant Therapy for Surgical Stage Ⅰ and Occult Stage Ⅱ Intermediate-Risk EndometrialCarcinoma (Summary Last Modified 08/95), GOG-99, clinical trial, closed, 07/03/1995.

24. Shepherd JH. Revised FIGO staging for gynaecological cancer. British Journal of Obstetrics and Gynaecology, 1989, 6 (8):889~892.

25. Takeshima N, Hirai Y, Tanaka N, et al. Pelvic lymph node metastasis in endometrial cancer with no myometrial invasion. Obstetrics and Gynecology, 1996, 88 (2):280~282.

26. Tornos C, Silva EG, El-Naggar A, et al. Aggressive stage Ⅰ grade 1 endometrial carcinoma. Cancer, 1992, 70 (4):790~798.

27. van Leeuwen FE, Benraadt J, Coebergh JW, et al. Risk of endometrial cancer after tamoxifen treatment of breast cancer. Lancet, 1994, 343 (8895):448~452.

28. Zaino RJ, Kurman R, Herbold D, et al. The significance of squamous differentiation in endometrial carcinoma. Cancer, 1991, 68 (10):2293~2302.

第八节　子宫肉瘤

子宫肉瘤（uterine sarcoma）是一组来源于子宫间质、结缔组织或平滑肌的恶性肿瘤，具有多种不同的组织学形态和生物学活性。临床少见，国外文献报告子宫肉瘤的人群发病率为17.1/100万，约占妇科恶性肿瘤的1%~3%，占宫体恶性肿瘤的3%~7%。

子宫肉瘤可原发于宫体或宫颈，主要的病理组织学类型包括子宫平滑肌肉瘤、子宫内膜间质肉瘤和子宫恶性中胚叶混合瘤。

一、发病因素

子宫肉瘤的病因迄今不明。文献报告的发病的危险因素有盆腔放疗史、种族和生育史。Lurain综合文献报告，子宫肉瘤有盆腔放疗史者为5%~37%，平均8.3%，其中多数为子宫恶性中胚叶混合瘤，故认为盆腔放疗与子宫肉瘤发病有关。Arrastia等报告黑种人中子宫肉瘤的发病率是白种人的两倍，其中子宫恶性中胚叶混合瘤和子宫平滑肌肉瘤增加更为明显。生育史对发病的影响目前尚有争论。挪威的一项研究认为多产、早育可能增加发病的危险性。另有研究则表明多产可以降低发病的危险性。

二、病理

常见的子宫肉瘤可被分为纯性的来源于子宫肌层的子宫平滑肌肉瘤、来源于子宫内膜间质的子宫内膜间质肉瘤，以及含有上皮性成分的子宫恶性中胚叶混合瘤。综合1992～1997年的国外文献，11位作者报告了2239例子宫肉瘤，其中子宫平滑肌肉瘤806例，占36.0%。子宫内膜间质肉瘤241例，占10.8%。子宫恶性中胚叶混合瘤1024例，占45.7%。其他肉瘤168例，占7.5%。

北京协和医院收治的67例子宫肉瘤，计有子宫平滑肌肉瘤29例（43.3%），子宫内膜间质肉瘤27例（40.3%），子宫恶性中胚叶混合瘤8例（11.9%），其他肉瘤3例（4.5%）。可以看出，病理组织学类型分布与西方国家有所不同。三种子宫肉瘤的病理特点如下。

1．子宫平滑肌肉瘤（leiomyosarmas） 从理论上说子宫平滑肌肉瘤可分为原发于子宫平滑肌组织，及由子宫平滑肌瘤恶变而来的继发性两种。但临床上往往不易鉴别。一般可参照病程的长短，临床表现及大体标本中有无良性肌瘤并存，显微镜检查肉瘤中有无肌瘤的痕迹来鉴别。子宫平滑肌肉瘤可位于子宫粘膜下，肌壁间，浆膜下或阔韧带内，比肌瘤质地软脆。继发性平滑肌肉瘤多为结节状。以往曾将核分裂数作为鉴别平滑肌肉瘤和平滑肌瘤最重要的标准。北京协和医院提出核分裂≥5/10HPFs诊断为子宫平滑肌肉瘤，核分裂在5个以下者诊断为生长活跃的平滑肌瘤；同时还应结合恶性细胞的形态，有无肌层及血管浸润等因素确定诊断。目前认为诊断子宫平滑肌肉瘤最重要的组织学指标包括细胞的异形性、核分裂指数及肿瘤细胞的凝固性坏死。三项中具备两项即可子宫平滑肌肉瘤。

2．子宫内膜间质肉瘤（endometrial stromal sarcomas） 子宫内膜间质来源的肿瘤可分为子宫内膜间质结节和子宫内膜间质肉瘤。前者属良性，后者则根据核分裂及核异形性分为①低度恶性子宫内膜间质肉瘤（low grade endometrial stromal sarcoma）；②高度恶性子宫内膜间质肉瘤（hihg grade endometrial stromal sarcoma）。低度恶性子宫内膜间质肉瘤与高度恶性子宫内膜间质肉瘤大体形态相似，两者均可在宫旁或盆腔血管内见到蚯蚓状瘤栓。但后者体积较大，出血坏死明显。镜下检查，低度恶性子宫内膜间质肉瘤细胞大小一致，像增殖期子宫内膜间质细胞，有肌层浸润，核分裂≤3/10HPFs，染色体均为二倍体。高度恶性子宫内膜间质肉瘤的细胞形态不像子宫内膜间质细胞。瘤细胞排列成上皮样的细胞巢、索和片块，大小不等，异型性明显，有肌层浸润和破坏性生长的表现，核分裂一般均>10/10HPFs，染色体大多为非整倍体。

3．子宫恶性中胚叶混合瘤（malignant mesodermal mixed tumor） 又称恶性苗勒管混合瘤（malignant mullerian mixed tumor）或癌肉瘤（carcinosarcorma），是一种含有恶性的上皮成分和恶性的间质成分，即同时含有癌和肉瘤成分的肿瘤。如上皮成分为良性或有不典型增生，但间质成分为恶性，称为腺肉瘤。大体检查，肿瘤由内膜长出，常形成广基的息肉状肿物并充满宫腔，可伸至宫颈口外。肿瘤表面光滑或有糜烂，质软，切面呈鱼肉状。镜下检查，90%的癌是腺癌，主要为内膜腺癌，少部分为透明细胞癌、浆液或粘液腺癌。肉瘤的成分形形色色，可以是同源性或异源性。同源性肉瘤的形态可像子宫内膜间质肉瘤、平滑肌肉瘤、或纤维肉瘤。异源性肉瘤可含横纹肌肉瘤、骨肉瘤、软骨肉瘤、脂肪肉瘤等成分。上述肉瘤可混合存在。

4．转移　子宫肉瘤的转移途径主要为血行播散，腹腔内的直接蔓延、种植和淋巴管转移等途径也占较大的比例。双侧宫旁及附件、肺、腹腔是子宫肉瘤主要的转移部位。

三、临床表现

1．年龄　子宫肉瘤发病的年龄范围为21～95岁，平均60岁。约90%发生在40岁以后，绝经期妇女占70%。Arrastia统计864例子宫肉瘤患者报告发病的平均年龄，子宫平滑肌肉瘤为48.2岁；子宫内膜间质肉瘤为41.6岁；子宫恶性中胚叶混合瘤为65.7岁。北京协和医院子宫平滑肌肉瘤平均发病年龄为48.6岁；子宫内膜间质肉瘤为45.8岁；子宫恶性中胚叶混合瘤为59.4岁。

2．症状　子宫肉瘤最常见的症状是不正常阴道出血。文献报告约有60%以上的患者就诊时主诉月经过多、不规则出血或绝经期阴道出血。北京协和医院67例患者中29例有阴道不规则出血，22例表现绝经期阴道出血。其他的症状还有腹痛、阴道排液、腹胀、腹部包块等。

3．体征　子宫肉瘤最常见的体征是子宫增大。Major统计453例不同组织类型的子宫肉瘤，肿瘤大小在6～10cm者占48.8%～50.9%；大于10cm者占10.5%～19.3%。北京协和医院67例患者中有54例盆检子宫明显增大，占80.6%。此外，还可发现宫颈口或阴道内的赘生物、腹水、贫血以及恶液质等体征。

四、诊断

子宫肉瘤的临床表现与一般女性生殖器官肿瘤相比并无明显的特殊性，因此术前能够作出诊断的病例不足50%。一般认为子宫肿物迅速增大，尤其是绝经后不断长大，伴有阴道出血、腹痛等症状，应考虑子宫肉瘤的可能。此外，通过子宫内膜及宫颈口组织物活检可能提高术前诊断的正确性。

由于不正常阴道出血是子宫肉瘤常见的症状，诊断性刮宫对诊断肉瘤的意义受到重视。诊断的阳性率主要与肉瘤的组织学类型有关，其中对子宫恶性中胚叶混合瘤诊断的阳性率可达90%以上。子宫内膜间质肉瘤诊刮的阳性率在60%～75%，北京协和医院的阳性率则为90%。子宫平滑肌肉瘤诊刮的阳性率最低，不足20%，这可能与其病变的部位主要在子宫肌层有关。

此外，阴道细胞学涂片和血清CA125的测定对诊断子宫肉瘤的意义也有一些研究，但敏感性和特异性均较差。因子宫肉瘤肺转移较为常见，应常规作胸部X线检查，如有阳性发现，将有助于肉瘤的诊断和治疗。

鉴别诊断包括：子宫肌瘤、子宫肌腺症和子宫内膜癌等，主要依靠临床表现和病理组织学加以鉴别。

五、临床分期

子宫肉瘤无专用的临床或手术分期方法。目前使用国际妇产科联盟（FIGO）1988年修改的子宫内膜癌手术及病理学分期的方法进行分期。这一分期标准为，Ⅰ期：肿瘤局限于宫体；Ⅱ期：肿瘤侵犯宫颈；Ⅲ期：肿瘤在盆腔内蔓延；Ⅳ期：肿瘤转移至盆腔以外的部位。根据这一分期标准统计Major等9位作者报告的1233例不同组织类型的子宫肉瘤，Ⅰ期

711例，占57.7%；Ⅱ期140例，占11.4%；Ⅲ期200例，占16.2%；Ⅳ期182例，占14.7%。北京协和医院67例子宫肉瘤，Ⅰ期28例，占41.8%；Ⅱ期7例，占10.4%；Ⅲ期15例，占22.4%；Ⅳ期15例，占22.4%；2例（3.0%）因描述不清无法分期。可见子宫肉瘤初诊时一半以上的病例为临床Ⅰ、Ⅱ期。

六、治疗

1. 手术治疗 手术治疗是子宫肉瘤最主要的治疗方法。手术的范围为全子宫及双附件切除术。为了便于临床分期及估测预后，术中还应留取腹腔冲洗液，探查盆腔及腹主动脉旁淋巴结及活检。即使对于盆腹腔转移的病人，切除子宫仍能有效的缓解临床症状。对于因子宫肌瘤而行部分子宫切除或肌瘤剔除术的手术标本应立即切开，仔细辨认有无肉瘤的可能，必要时作冷冻病理检查。

有关年轻希望保留生育功能的妇女能否保留子宫的问题，目前尚无临床研究报告。Levenback认为，如肉瘤较小，低度恶性，并来源于肌瘤恶变，可以考虑保留子宫。

年轻的子宫肉瘤患者能否保留卵巢的问题一直受到关注。Major等报告59例临床Ⅰ、Ⅱ期的子宫平滑肌肉瘤，2例（3.4%）有镜下的附件转移。目前认为，保留卵巢应仅限于临床期别早的平滑肌肉瘤，特别是来源于肌瘤恶变的年轻患者。子宫内膜间质肉瘤因其表达雌激素受体，卵巢甾体类激素可以刺激肿瘤的生长，应常规切除卵巢。子宫恶性中胚叶混合瘤恶性程度高，即使临床早期，也有约12%的病例有附件的镜下转移，40%左右的病例宫旁血管受累，应常规切除卵巢。

子宫肉瘤的手术治疗是否应包括常规的盆腔及腹主动脉旁淋巴结切除术和大网膜切除术，目前较为一致的看法是，对于子宫恶性中胚叶混合瘤应常规的淋巴结切除；对于其他组织学类型的子宫肉瘤则应根据临床期别行淋巴结的探查活检或切除术。鉴于子宫恶性中胚叶混合瘤有很高的大网膜转移率，有些作者建议应常规行大网膜切除或活检术。

2. 放射治疗 盆腔复发是子宫肉瘤重要的临床生物学行为之一，也是影响该病预后的主要因素之一。据文献报告，即使是临床Ⅰ、Ⅱ期的子宫肉瘤，仍有超过60%的病例复发，其中70%以上发生在初次手术后两年内，约一半病例复发的初始部位为盆腔。放疗的方法可根据病人情况选择腔内放疗或以加速器或^{60}Co治疗机行体外盆腔照射，文献推荐的照射剂量为50~60Gy。然而到目前为止，放疗在子宫肉瘤治疗中的作用仍很有争议。多数研究认为，放疗可以延缓子宫肉瘤在盆腔的复发，但不能改善5年生存率。

3. 化学治疗 子宫肉瘤具有早期血行转移的临床特点。据文献报告，临床Ⅰ、Ⅱ期的子宫肉瘤术后3年内也有较高的肺转移率，其中子宫平滑肌肉瘤可达40.7%。因此，术后辅助化疗为主的全身治疗，以延缓复发日益受到重视。目前疗效比较肯定的是子宫恶性中胚叶混合瘤（MMT）。美国GOG的2项前瞻性、随机研究表明，单药治疗MMT 29例，异环磷酰胺用量每日1.5mg/m^2，静脉输入5天，总有效率为32.2%；其中CR 17.9%，PR 14.3%。单药顺铂治疗MMT 63例，用量50mg/m^2，每3周1次，总有效率为19%；其中CR 8%，PR 11%，因此美国妇科肿瘤学家协会建议使用异环磷酰胺单药或异环磷酰胺和顺铂联合化疗方案治疗子宫恶性中胚叶混合瘤。此外，阿霉素也是子宫肉瘤化疗中较公认的活性药物。

联合化疗方案治疗子宫肉瘤的结果，以CYVADIC方案报告较多，即环磷酰胺、长春新碱、阿霉素及氮烯咪胺方案的有效率可达15%~55%。其用药剂量及方法见表7-9，化疗间隔为每4周1次。

表7-9 CYVADIC方案治疗子宫肉瘤的剂量及方法

药物	剂量	D1	D2	D3	D4	D5
阿霉素	40mg/m^2	-	+	-	-	-
长春新碱	1mg/m^2	+	-	-	-	+
环磷酰胺	400mg/m^2	-	+	-	-	-
氮烯咪胺	200mg/m^2	+	+	+	+	+

北京协和医院以往使用卵巢生殖细胞肿瘤化疗方案，即VAC或PVB方案治疗子宫肉瘤，取得一定疗效。近年来参考Jelic等治疗106例软组织肉瘤的经验，采用顺铂、表阿霉素，即PE方案治疗子宫肉瘤。阿霉素的用量为60mg/（m^2·d），第1~3天；顺铂30mg/（m^2·d）第2~5天。疗效目前还无法评价。但已有一例临床Ⅲ期的子宫内膜间质肉瘤经过5疗程的PE化疗后，剖腹探查证明肿瘤完全缓解。

4．孕激素治疗　Wade等检测60例不同组织学类型的子宫肉瘤表达雌孕激素受体的情况，发现该组病例中雌激素受体的阳性率为48%；孕激素受体的阳性率为30%。因此辅助孕激素治疗应对子宫肉瘤有一定疗效。目前研究认为孕激素对子宫内膜间质肉瘤和子宫恶性中胚叶混合瘤有一定疗效，其中子宫内膜间质肉瘤的反应率高达50%。Piver（1984）报告孕激素治疗13例低度恶性子宫内膜间质肉瘤，CR 3例，PR 3例，病情稳定6例，无效1例，总有效率46%；而同期对12例同样患者辅助化疗者，有效率仅17%。因此一些作者建议对于子宫内膜间质肉瘤，孕激素不仅要用于复发或转移的治疗，还应作为术后基本的辅助治疗之一，用于子宫内膜间质肉瘤的治疗。

七、预后

虽然初治的子宫肉瘤中临床Ⅰ期的病例超过50%，复发率仍然极高。据文献报告，子宫肉瘤平均的复发时间为8个月；80%以上的病例在术后2年内复发；5年生存率约30%左右。北京协和医院子宫肉瘤的5年生存率为32%。综合国外文献对生存因素的分析，影响预后的因素包括，肿瘤的分化程度、临床分期、组织学类型以及患者的年龄等。

（潘凌亚）

参考文献

1．孙爱达，连利娟．低度恶性子宫内膜间质肉瘤11例临床分析．中华妇产科杂志，1996，31:630~631．

2．孙爱达，唐敏一．子宫肉瘤．见：林巧稚主编．妇科肿瘤．北京：人民卫生出版社，1982．105~116．

3．郭丽娜，刘彤华，黄惠芳，等．子宫平滑肌肉瘤的病理诊断标准再探讨．中华病理学杂志，1996，25:266~269．

4．Ali Ayhan，Tuncer ZS，Tanir M，et al．Uterine sarcoma：the Hacettepe hospital experienceof 88 consecutive patients．Eur J Gynaec Oncol，1997，18:146~148．

5．Arrastia CD，Fruchter RG，Clark M．Uterine carcinosarcomas：Incidence and trends in management and survival．

Gynecol Oncol，1997，65:158～163.

6. Bell SW，Kempson RL，Hendrickson MR. Problematic uterine smooth muscle neoplasms. A clinicopatholgic study of 213 cases. Am J Surg Pathol，1994，18:535.

7. Berchuck A，Rubin SC，Hoskins WJ，et al. Treatment of endometrial stromal tumors. Gynecol Oncol，1990，36:60～65.

8. Gershenson DM，Kavanagh JJ，Copeland LJ，et al. Cisplatin therapy for disseminated mixed mesodermal sarcoma of the uterus. J Clin Oncol，1987，5:618～621.

9. Goff BA，Rice LW，Fleischhacker D，et al. Uterine leiomysarcoma and endometrial stromal sarcoma：Lymph node metastases and sites of recurrence. Gynecol Oncol，1993，50:105～109.

10. Gonzalez－Bosquet E，Martinez－Palones JM，Gonzalez－Bosquet J，et al. Uterine sarcoma：a clinicopathological study of 93 cases. Eru J Gynaec Oncol，1997，18:192～195.

11. Hacker NF. Uterine cancer. In：Berek JS，Hacker NF eds. Practical Gynecolgic Oncology. Second Edition. Williams & Wilkins，1994. 285～326.

12. Hoffmann W，Schmandt S，Kortmann RD，et al. Radiotherapy in the treatment of uterine sarcoma. Gynecol Obstet Invest，1996，42:49～57.

13. Jelic S，Kovcin V，Milanovic N，et al. Randomised study of high－dose epirubicin versus high－dose epirubicin－cisplatin chemotherapy for advanced soft tissue sarcoma. Eur J Cancer，1997，33:220～225.

14. Jereczek B，Jassem J，Kobierska A. Sarcoma of the uterus. A clinical study of 42 patients. Arch Gynecol Obstet，1996，258:171～180.

15. Kahpanpaa K，Wahlstrom T，Grohn P，et al. Sarcomas of the Uterus：a clinicopathologic study of 119 patients. Obstet Gynecol，1986，67:417～424.

16. Levenback CF，Tortolero－Luna G，Pandey DK，et al. Uterine sarcoma. Obstet Gynecol Clin North Am，1996，23:457～473.

17. Levenback CF，Rubin S，McCormack PM，et al. Resection of pulmonary metastases from uterine sarcomas. Gynecol Oncol，1992，45:202～205.

18. Lurain FR，Piver MS. Uterine sarcomas：clinical features and management In：Coppleson M，et al（eds）. Gymecologic Oncology. Vol. 2. Second edition. Edinburgh，Chruchill Livingstone，1992. 827～840.

19. Major FJ，Blessing JA，Silverberg SG，et al. Prognostic factors in early－stage uterine sarcoma. A Gynecologic Oncology Group study. Cancer，1993，71（Suppl）:1702～1709.

20. Moskovic E，Macsweeney E，Law M，et al. Survival，Patterns of spread and prognostic in uterine sarcoma：a study of 76 patients. Bri J Radiol，1993，66:1009～1015.

21. Olah KS，Dunn JA，Gee H. Leiomyosarcomas have a poorer prognosis than mixed mesodermal tumours when adjusting for known prognostic factors：the result of a retrospective study of 423 cases of uterine sarcoma. Br J Obstet Gynecol，1992，99:590～594.

22. Piver MS，Lele SB，Marchetti DL，et al. Effect of adjuvant chemotherapy on time to recurrence and survival of stage I uterine sarcomas. J Sur Oncol，1988，38:233～239.

23. Psikakos G，Papaniclaou A，Boutis L，et al. The use of combinde chemotherapy for the treatment of advanced sarcoma of the uterus. Eru J Gynaec Oncol，1996，289～291.

24. Rose PG，Piver MS，Tsukada Y，et al. Patterns of metastasis in uterine sarcoma. An autops study. Cancer，1989，63:935～938.

25. Rubin SC. Society of Gynecological Oncologists Handbook. Chemtherapy of Gynecologic Cancer. Lippincott－Raven，1996.

26．Sutton GP，Blessing JA，Rosenshein N，et al．Phase Ⅱ trial of ifosfamide and mesna in mixed mesodermal tumor of the uterus（a Gynecologic Oncology Group study）．Am J Obstet Gynecol，1989，161:309～312．

27．Thigpen JT，Blessing JA，Beecham J，et al．Phase Ⅱ Trial of cisplatin as first－line chemotherapy in patients with advanced or recurrent uterinesarcomas：A Gynecologic Oncology Group study．J Clin Oncol，1991，9:1962～1966．

28．Wade K，Quinn MA，Hammond I，et al．Uterine sarcoma：Steroid receptors and response to hormal therapy．Gynecol Oncol，1990，39:364．

29．Wolfson AH，Wolfson DJ，Sittler SY，et al．A multivariate analysis of clinicopathologic factors for predicting outcome in uterine sarcomas．Gynecol Oncol，1994，52:56～62．

第九节　卵巢肿瘤

卵巢上皮性癌

上皮性卵巢癌是最常见的卵巢癌，占卵巢恶性肿瘤的80%～90%。卵巢上皮癌多见于中老年妇女，在50岁以上妇女的卵巢恶性肿瘤中，卵巢上皮癌约占90%。由于卵巢位于盆腔深部，这给卵巢癌的早期诊断造成很多困难，在临床诊断时，70%的卵巢癌已是晚期。卵巢上皮癌也是死亡率最高的妇科恶性肿瘤，死亡率高达70%。因此，卵巢上皮癌的诊断和治疗是妇科肿瘤学家面临的最严峻挑战。

一、流行病学

（一）发病率　就世界范围而言，卵巢癌在最为常见的恶性肿瘤中位于第七位。在美国，卵巢癌是妇女中第四个最为常见的恶性肿瘤，也是死于妇科恶性肿瘤的首要原因。在妇女的一生中发生卵巢癌的危险几率约为1/70，或为1.4%。卵巢上皮癌在年轻的妇女中较为少见，但在40岁以后发病率开始上升，60～65岁是发病的高峰，此后发病率又开始下降。卵巢上皮癌的发病也有地域性的特点，斯堪的纳维亚半岛，以色列和北美是卵巢癌的高发区，而日本和一些发展中国家卵巢癌的发病率则较低。

（二）危险因素　卵巢癌的发病原因目前仍不清楚，但下列一些因素可以增加或减少卵巢癌发病的危险。例如，年龄大于40岁，白种人，不育，有子宫内膜癌或乳腺癌的历史，或有卵巢癌的家族史，这些因素已被证明可增加卵巢癌发病的危险。而分娩，口服避孕药，哺乳，输卵管结扎和子宫切除则被证明可降低卵巢癌的发病危险。

（三）家族史　卵巢癌家族史以及其他恶性肿瘤，例如乳腺癌，内膜癌和结肠癌的家族史与卵巢癌发病的关系近来有很多研究报告，并发现卵巢癌家族史，尤其是遗传性卵巢癌综合征（HOCS）与卵巢癌的发病有密切的关系。众所周知，在妇女的一生中发生卵巢癌的危险几率约为1/70，或为1.4%，但是如果有一个一级亲属患有卵巢癌，则发生卵巢癌的危险几率将增加至5%，如果有二个一级亲属患有卵巢癌，发生卵巢癌的危险几率将增加至7%。如果是，遗传性卵巢癌综合征（HOCS）家族中的成员，则发生卵巢癌的危险几率将增加至20%～59%。最近的研究还发现，BRCA1基因表达与遗传性卵巢癌综合征（HOCS）有密切的相关性。而且BRCA1基因已用于卵巢癌高危人群的筛查。

二、组织病理学

上皮性卵巢癌来自卵巢表面的生发上皮，该上皮与腹腔间皮连续，代表一种变异的间皮。卵巢生发上皮具有多极化分化的特点，因此卵巢上皮癌的组织病理学也较为复杂。卵巢上皮癌的组织病理学分类如下：①浆液性卵巢癌；②粘液性卵巢癌；③子宫内膜样癌；④透明细胞癌；⑤移行细胞癌；⑥未分化癌；⑦混合性上皮癌。根据肿瘤细胞的分化程度还应将上皮性卵巢癌进行组织学分级，G_1 为高分化，G_2 为中分化，G_3 为低分化或未分化。

三、临床表现

（一）腹胀和盆腹部包块　这是最为常见的症状。当早期盆腹腔包块不大时，患者不易察觉。包块较大或有腹水时，可有腹胀感，有时也会有腹痛。当大网膜转移严重而成饼块状时，可在上腹腔触及浮球感或大包块。当盆腔或腹腔有种植转移，或体位使包块牵引周围器官或肿瘤扭转时，就会有腹痛。

（二）腹水　这是卵巢癌较为常见的体征，不少患者是因为腹水产生的一系列症状才来就诊。晚期患者，尤其是有大网膜饼的患者，腹水量很大，可导致严重的腹胀。有时还伴有胸腔积液，发生率约为10%，有一部分胸腔积液可能为梅格斯综合征所致。

（三）晚期卵巢癌　可有低热，食欲不正，恶心，呕吐，便秘和腹泻等胃肠道症状，有时还伴有气短和尿频等压迫症状。一部分患者还可出现消瘦，体重减轻甚至恶病质。

（四）阴道不规则出血或月经不调　这是偶见的症状，出血的原因有以下可能：①肿瘤间质组织产生雌激素使子宫内膜增生；②同时合并子宫原发癌；③卵巢癌转移至子宫，宫颈或阴道。

四、诊断

（一）诊断的依据

1．年龄　50～60岁的围绝经期妇女，不育史及子宫内膜癌或乳腺癌的历史，或有卵巢癌的家族史等，这些对诊断均是重要的线索。

2．腹胀，腹痛及胃肠不适　虽不特异，但它是卵巢癌最为常见的症状。早期卵巢癌患者也可无任何症状。

3．盆腹腔包块，尤其是囊实性或实性，不规则，固定的肿块，体积大于6cm，这是卵巢癌最重要的体征。在体检时应格外注意。

4．子宫直肠窝结节　卵巢癌的转移多发生在卵巢肿瘤附近的腹膜上，最为常见的部位是子宫直肠窝，形成子宫直肠窝结节或包块。这种结节或包块，一般较硬，而且固定，边界不规则。子宫内膜异位症和盆腔结核有时也会有子宫直肠窝结节，临床需要鉴别。

5．腹水　腹水是诊断卵巢癌重要的线索之一。有些卵巢癌病例原发瘤不大时，即可产生大量腹水，腹水可为淡黄色，也可为血性。因腹水过多，不能一次放尽，使盆腹腔包块不易摸清。由于腹水增长较快，加之肿瘤不大，盆腔检查有可能漏诊。结核性腹膜炎和子宫内膜异位症有时也可伴有腹水，这种情况临床上很难鉴别。

（二）辅助诊断方法

1．肿瘤标记　CA125是目前被认为对卵巢上皮癌较为敏感的肿瘤标志，阳性率可达80%～90%，但其特异性不够强，某些良性妇科疾病或其他类型的腹腔内恶性肿瘤也可使血清CA125水平升高。例如，盆腔结核，子宫内膜异位症，盆腔炎，卵巢生殖细胞肿瘤或卵巢转移癌有时也可伴有血清CA125升高，但是上述这些情况中，CA125的值升高幅度较小，因此，血清CA125用于卵巢碍的诊断，必须结合临床表现，进行综合分析。CA125对卵巢浆液性癌较为敏感，对卵巢粘液性癌敏感性较差，阳性率仅为50%~60%。这时需结合其他的肿瘤标记，如CA199，CEA等，进行多种肿瘤标记联合检测，这对卵巢癌的诊断很有意义。

2．影像学检查 超声检查在卵巢癌的诊断上具有重要的意义。超声检查对测定卵巢的外形，大小，轮廓及性质均比较准确，加上它使用方便，价格低廉，又可反复操作，不受射线的威胁等优点，格外倍受青睐。近年来，随着超声技术和仪器设备不断发展，阴道超声和Doppler超声逐步应用于临床，这样便大大提高了超声检查在卵巢癌的诊断上的准确性。CT和MRI检查在卵巢癌的诊断上也很有价值，它们不但能提供清晰的图像，而且还能显示肿瘤与周围器官的解剖关系，对指导手术很有帮助。

3．腹水细胞学检查 腹水或腹腔冲洗液细胞学检查对判断肿瘤的良恶性和进行分期均有重要的意义。卵巢癌的转移途径主要是腹腔内播散，即使是早期卵巢癌，也可在腹水细胞学检查中发现癌细胞，卵巢癌细胞学阳性率可达60%。但是，腹水细胞学检查阴性，不能除外卵巢癌。

4．腹腔镜检查 对可疑的病例，腹腔镜检查在直视下可以立即明确诊断，同时还可进行活检。明确组织学诊断对鉴别原发癌和转移癌很有帮助。腹腔镜检查还可确定卵巢癌的转移范围，特别是横膈部位的转移，腹腔镜检查视诊比开腹检查更为清楚，着对卵巢癌的正确分期很有帮助。

五、卵巢癌的手术治疗

手术是卵巢恶性肿瘤最主要的治疗手段之一。卵巢恶性肿瘤的手术目的有三大类：①诊断性手术：术中取活检获得病理诊断，明确肿瘤分期，评价治疗的效果；②治疗性手术：首次肿瘤细胞减灭术和再次肿瘤细胞减灭术，尽量彻底切除肿瘤；③姑息性手术：解除患者症状，改善生活质量。卵巢恶性肿瘤的手术目的、范围和操作应根据肿瘤的组织学类型、临床分期以及病人之具体情况而有所不同。近年来，有关卵巢恶性肿瘤的手术治疗研究主要集中在早期卵巢癌的手术，肿瘤细胞减灭术的意义，间隙性肿瘤细胞减灭术，腹腔镜手术，保留生育功能手术和二次探查术等方面。出现了一些新观点，新概念，使卵巢恶性肿瘤的手术更加具体，更加明确。

（一）全面确定分期探查手术（comprehensive staging laparotomy） 这个手术是早期卵巢癌的基本术式，包括：①腹部纵切口（从耻骨联合至脐上4横指），应保证腹腔内有足够显露和视野，上腹部器官和腹膜后淋巴结能仔细探查；②全面盆腹腔探查；③腹腔细胞学（腹水，或盆腔、结肠侧沟、上腹部之冲洗液）；④大网膜切除；⑤全子宫和双附件切除（卵巢动静脉高位结扎）；⑥仔细探查及活检（粘连、结扎及可疑部位，特别是结肠侧沟、膈肌和肠系膜等）；⑦盆腔及腹主动脉旁淋巴结清除（肠系膜下动脉水平）。

“全面分期探查术”是近年来提出的新的手术名称，适合于早期（临床Ⅰ期，Ⅱ期）卵巢癌，主要的目的是准确分期。众所周知，卵巢癌的FIGO分期是建立在手术探查和病理诊断基础上的手术分期，是全世界统一的判断病期早晚和估价预后的指标。分期不同，治疗效果和预后有极大的差别。FIGOⅠ期卵巢癌患者5年存活率为60%~90%，而Ⅲ，Ⅳ期患者5年存活率为2.4%~23%。另外，在寻找有效治疗方法和方案时，其治疗对象必须是同一FIGO期别治疗效果才有可比性。否则，将严重影响对卵巢癌有效治疗方案的探索。由此可见，获得准确的FIGO分期是治疗卵巢癌最关键的一环。然而，卵巢癌准确分期的重要意义，并未得到普遍的重视，往往只是根据开腹后粗略的探查结果进行分期，这样就可能会遗留一些亚临床的转移。近20年来的大量临床资料表明，一些术中大体检查肿瘤局限在卵巢的卵巢恶性肿瘤，已有卵巢外的隐性转移。McGowan等分析了291卵巢原发癌，发现46%的分期是不准确的，常偏低。美国妇科肿瘤协作组（GOG）曾对100例第一次手术诊断为Ⅰ期和Ⅱ期早期卵巢癌的患者再行第二次分期探查术，发现需要期别提高者竟达31%，在这些患者中，约75%实际上是Ⅲ期卵巢癌。北京协和医院沈铿等人的研究也表明，对术中大体检查肿瘤局限在卵巢的卵巢上皮癌患者施行全面分期探查术，腹膜后淋巴结转移为13.5%，这些患者也属FIGOⅢ期。由此可见，对早期卵巢癌患者，应按照FIGO的分期标准，进行手术及病理的全面细致检查，才能得到准确的分期结果。全面分期探查术的另一个重要意义是指导术后的治疗。这不仅对需要化疗的患者有利，而且对不需要化疗的患者更是重要。美国GOG对称81例FIGOⅠA或ⅠB高/中分化的卵巢癌进行前瞻性随机对照研究，结果表明：化疗组5年生存率为94%，观察组5年生存率为98%，两组间无统计学意义（$P>0.05$）。结论为：对于预后好的早期卵巢癌患者，全面分期的手术已是较为充分的治疗，术后不必再用化疗。早期卵巢癌的术后化疗仅用于具有高危因素，预后不良的患者。

全面分期探查术应注意的问题：

1．腹膜后淋巴结的探查和切除　腹膜后淋巴结是卵巢癌的主要转移途径，即使探查时发现肿瘤局限在卵巢，也可有10.7%～18%的腹膜后淋巴结转移，其中盆腔淋巴结转移率为9%，腹主动脉旁淋巴结转移率为9.8%。此外，仅靠徒手触诊或选择性的淋巴结活检都可能会有遗漏，系统的淋巴结切除术更为准确，可靠。所以，包括腹主动脉旁淋巴结在内的腹膜后淋巴结的探查和切除应作为全面分期探查术的重要内容。

2．横膈部位的探查　横膈也是卵巢癌常见的转移部位，临床Ⅰ期的卵巢癌也可有11%的横膈转移。由于早期卵巢癌横膈转移灶较小，大多为亚临床状态，加上横膈位于腹腔的较深部位，探查很困难，只能靠徒手触诊，常不够完全，准确。如能补充细胞学刮片检查，或术中使用腹腔镜放大检查，可能会提高横膈探查的准确性。

3．腹腔液细胞学检查　术中留取腹水或腹腔冲洗液进行细胞学检查是进行全面分期探查术的重要内容之一。Ⅰ期卵巢癌可有20%～30%的腹腔冲洗液细胞学检查阳性。但是，也有一些研究的阳性率较低。充分冲洗腹腔后，尽量收集较多的标本，先加抗凝剂，再用固定液固定，离心后收集沉渣进行检查，有可能会提高阳性率。

4．卵巢上皮癌保留生育功能　对于上皮性卵巢癌施行保留生育功能（保留子宫和对侧附件）的手术仍有一些争论，但是，对未生育的年轻妇女发生卵巢癌后，尤其是早期卵巢癌，确实应该考虑保留生育功能。一般认为，对于上皮性卵巢癌施行保留生育功能（保留子宫和对侧附件）的手术应是谨慎和严格选择的，必须具备以下条件方可施行：①患者年轻，渴望生育；②Ⅰa期；③细胞分化好（G_1）或交界性瘤；④对侧卵巢外观正常、活检阴性；⑤腹腔细胞学阴性；⑥“高危区域”（子宫直肠陷凹、结肠侧沟、肠系膜、大网膜和腹膜后淋巴结探查及活检均阴性）；⑦有随诊条件；⑧完成生育后视情况再行手术切除子宫及对侧附件。

但对卵巢生殖细胞肿瘤，不论期别早期，均应施行保留生育功能的手术，对低度恶性肿瘤和交界性肿瘤，可根据情况施行保留生育功能的手术。

（二）再分期手术（restaging laparotomy）　这是在充分理解全面分期探查术的意义后提出的一个新的手术名称，是指首次手术未进行确定分期，未做肿瘤细胞减灭术，亦未用药，而施行的全面探查和完成准确分期的手术。通常是在急诊手术（如卵巢肿瘤扭转）或由于认识和技术原因，只做了肿瘤切除或附件切除之后，再次进行的手术。手术的内容和步骤与全面分期探查术完全一样。如已经给予了化疗，则不能称为再分期，而属于第二次剖腹手术。

（三）肿瘤细胞减灭术（cytoreductive surgery，debulking）　尽管几十年来，妇科肿瘤学家坚持不懈的努力寻找早期诊断卵巢癌的方法，但是大部分患者在诊断时已是FIGOⅢ期或Ⅳ期卵巢癌。这些患者常伴有大量腹水和盆腹腔包块。在剖腹探查时，要想完全切除肉眼所见的肿瘤常常相当困难。对于这样的患者，分期是显而易见的，已不再是重要的问题，外科医师面临的问题是我能将肿瘤切除多少，手术的彻底性会怎样。肿瘤细胞减灭术是指尽最大努力切除原发灶及一切转移瘤，使残余癌灶<2cm，主要适合于晚期卵巢上皮性癌，晚期性索间质肿瘤等。其手术方法和（或）范围是：①足够大的直切口；②腹水或腹腔冲洗液细胞学检查；③全子宫双附件或盆腔肿物切除，卵巢动静脉高位结扎；④从横结肠下缘切除大网膜，注意肝、脾区转移并切除；⑤膈肌、结肠侧沟、盆壁腹膜、肠系膜及子宫直肠陷凹转移灶切除及多点活检；⑥肝、脾转移处理；⑦腹主动脉旁及盆腔淋巴结切除；⑧阑尾切除及肠道转移处理。

对于绝大多数人类实体瘤来说，只有将所有的肿瘤彻底切尽，手术才有意义。但是对卵巢癌来说，即使肿瘤不能被彻底切除，只要将肿瘤体积尽可能缩减，手术就有意义。这点已被理论和实践充分证明。肿瘤细胞减灭术在理论上的意义Griffiths等人已做了很好的解释，主要是对细胞生长动力学和细胞毒性化疗药物对肿瘤细胞杀伤的影响。目前认为，人类实体性肿瘤的生长和退化是遵循冈伯兹（Gompertzian）模型进行的，也就是说，肿瘤细胞的生长速率随着肿瘤本身体积的增大而下降，这主要是血供和营养的相对缺乏所导致。此外，大块状的肿瘤中含有较多的静止期或非增殖期的细胞，这对化疗很不利。肿瘤细胞减灭术在理论上最重要的意义直接反映在残余肿瘤结节对化疗的敏感性上。大块的肿瘤切除去除了血供差的肿瘤，这些肿瘤对化疗是不敏感的。另外，根据冈伯兹的模型，肿瘤细胞减灭术可导致大量的静止期细胞转向活跃的分裂期，以此来增加化疗的敏感性。Griffiths等人的研究还表明，体积在0.1mg～5mg之间的小的肿瘤种植结节中100%的肿瘤细胞处在活跃的分裂期。近期的研究发现，化疗耐受的产生是肿瘤细胞自发突变转向药物耐受型细胞所导致。随着肿瘤体积和细胞数量的增加，突变和药物耐受细胞集落形成的几率也随之增加。因此，肿瘤细胞减灭术在理论上的另一个重要意义是它可去除已经形成的耐药细胞集落，同时还可以减少新的耐药细胞产生。一些研究还揭示，肿瘤细胞减灭术主要的意义在于手术切除了大块肿瘤，剩下较小的肿瘤依靠术后化疗来消灭。如果手术能将1kg的肿瘤缩减为1g，这就代表着将肿瘤细胞数从10^9减至10^6。当然，这样彻底的肿瘤细胞减灭术常常很难达到，即使能做到，肿瘤细胞在化疗期间也还会再次生长。从这一点来看，肿瘤细胞减灭术仅对手术将肉眼所见的肿瘤全部切尽，残余瘤小丁1g的患者才有意义。

在临床上，卵巢癌肿瘤细胞减灭术的意义是不言而喻的。但是，迄今为止还未见与此相关的前瞻性临床随机化研究报告。美国的GOG曾经想做这项工作，但后来因为对照组的病例较少未能实现。这从另一方面也反映了肿瘤细胞减灭术对于卵巢癌来说是多么重要。卵巢癌肿瘤细胞减灭术的临床意义主要表现在以下几个方面：

1. 解除患者的症状，改善生活质量 对于晚期卵巢癌患者，肿瘤细胞减灭术切除了大块肿瘤，解除了大量腹水产生的来源，不仅改善了患者的症状，而且还去处了肠梗阻的潜在危险，同时也减少了因肿瘤生长对代谢造成的影响，有助于患者维持较好的营养状态。

2. 增强术后化疗的效果 在理论上，肿瘤细胞减灭术对术后化疗的影响已得到很好的阐述。临床上 Matthew 等人的研究也对此进行了很好的论证，他们分析了近 10 年来的有关文章 12 篇，发现满意的肿瘤细胞减灭术后患者对化疗的完全缓解率达 43%，而不满意的肿瘤细胞减灭术后患者对化疗的完全缓解率仅为 24%。肿瘤细胞减灭术的彻底性直接影响术后化疗的效果。

3. 改善患者的预后 这是卵巢癌肿瘤细胞减灭术最重要的临床意义。有关这方面的研究很多，Matthew 等人分析了近 10 年来的有关文章，得出的结论是，经过满意的肿瘤细胞减灭术后，患者的疾病缓解期（progression-free interval）平均可达 31 个月，生存期可达 36 个月；而不满意的肿瘤细胞减灭术后，患者的疾病缓解期仅平均为 13 个月，生存期也仅为 16 个月。最有说服力的研究是最近 Hoskins 等人报告的 GOG 二项研究，结果显示，对于 FIGO Ⅲ期卵巢癌，在肿瘤细胞减灭术后，无肉眼可见残余瘤者，4 年生存率为 60%；残余瘤 < 2cm 者，4 年生存率为 35%；残余瘤 > 2cm 者，4 年生存率小于 20%。结论是：满意的肿瘤细胞减灭术（残余瘤 < 2cm）可明显改善患者的预后，然而，一旦残余瘤 > 2cm，无论手术多大，均不能改善患者的预后。在这个研究的基础上，美国国立卫生研究院（NIH）发表了有关卵巢癌合理治疗的声明，文中指出最大限度的肿瘤细胞减灭是非常重要的，因为微小的残余瘤与改善患者的预后密切相关。

（四）“中间性”（或间隔性）肿瘤细胞减灭术（interval cytoredution） 对于绝大部分卵巢癌患者，要想进行满意的肿瘤细胞减灭术，将残余瘤缩减为 < 2cm 是相当困难的，根据文献报告仅 35% 的患者能够达到满意的肿瘤细胞减灭术（残余瘤缩减为 < 2cm）。由于残余瘤 > 2cm 的患者预后差，怎样对他们进行合理的治疗是妇科肿瘤医师面临的又一个严峻挑战。为了解决这一问题，对于某些估计难以切净或基本切净的晚期卵巢癌病例，先用 3～5 个疗程化疗，然后再行肿瘤细胞减灭术，这就是所谓的“中间性”（或间隔性）肿瘤细胞减灭术。这种手术能否促使减灭术之成功？能否对治疗有利？能否改善患者的预后？这些都是近年来大家比较关心，而且引起很多争议的问题。欧洲癌症治疗研究协作组（EORTC）最近对中间性（或间隔性）肿瘤细胞减灭术在晚期卵巢癌中的治疗价值进行了大规模的前瞻性临床随机化对照研究。他们对晚期卵巢癌先用 3 个疗程的顺铂 + 环磷酰胺联合化疗，然后一组病人进行中间性（或间隔性）肿瘤细胞减灭术，另一组病人不做手术，然后再继续完成另外 3 个疗程的顺铂 + 环磷酰胺联合化疗。结果显示，与对照组相比，做过中间性（或间隔性）肿瘤细胞减灭术的患者预后较好，疾病缓解期为 18 个月（对照组为 13 个月），总生存期为 26 个月（对照组为 20 个月）。北京协和医院也对中间性（或间隔性）肿瘤细胞减灭术进行了初步研究，结果提示这种手术可促使减灭术之成功，提高肿瘤细胞减灭术的质量，但并不改善患者的预后。也有一些研究显示中间性（或间隔性）肿瘤细胞减灭术对日后化疗不利，患者容易产生耐药，仍应力争尽早完成肿瘤细胞减灭术。总之，中间性（或间隔性）肿瘤细胞减灭术对卵巢癌的治疗价值目前还不十分清楚，还需要进行更深入的研究。

（五）二次探查手术（second-look Laparotomy） 是指经过满意的、成功的肿瘤细胞减灭术一年内，又施行了至少6个疗程的化疗，通过临床物理学检查及辅助或实验室检测（包括CA125等肿瘤标志物检测）均无肿瘤复发迹象而施行的再次剖腹探查术。其目的在于了解盆腹腔有无复发癌灶，作为进一步监测和治疗之依据：①切除所见癌灶；②阴性发现，巩固化疗或停止化疗；③阳性发现，改变化疗或治疗方案。“二探”的内容包括全面细致的探查与活检；腹腔冲洗液细胞学；多点活检。这适于原来晚期的卵巢上皮癌病例，对于交界性瘤、Ⅰ期上皮性癌、恶性生殖细胞肿瘤、性索间质肿瘤等可不作“二探”，这些肿瘤如在监测下有复发可再行手术切除。

对“二探”的临床价值，近年来也有较多的争论。尽管普遍认为，对晚期卵巢癌，“二探”的结果可用来指导今后的治疗，但是，至今还没有有关“二探”手术本身是否具有治疗价值的前瞻性研究。回顾性研究结果支持二探和再次肿瘤细胞减灭术可改善卵巢癌患者总的生存率。虽然早先的资料提示二探并不提高卵巢癌患者的生存率，但是这些研究并没有使用新的二线化疗药物，例如Topotecan，Liposomal doxorubicin，Taxotere等。最近美国GOG的研究表明，对二探发现微小残余瘤的患者给予腹腔泰素化疗，可获得65%的手术完全缓解。尽管缓解期还没有最后确定，但这些研究提示对于某些患者，二探可能会有治疗作用，尤其对于二探阴性随后巩固治疗和二探发现微小残余瘤随后腹腔化疗的患者，二探术的意义可能会更大些。另外，毫无疑问二探是评价化疗效果最精确，最有效的方法。二探的结果可有助于研究者在较短时间内制定出新的有效化疗方案，不需要等待到研究后的5~7年才能做出决策。

获得二探阴性的几率与首次肿瘤细胞减灭术的彻底性有关。不满意的细胞减灭术后，二探阴性率为23%，而满意的细胞减灭术后，二探阴性率可达50%。Ⅲ期卵巢癌患者首次肿瘤细胞减灭术如能切除所有肉眼可见的肿瘤，二探阴性率可达70%以上。然而，二探阴性并不意味着治愈了卵巢癌，因为即使再仔细的二探也会遗漏隐蔽的微小病变，有时卵巢癌也会转移到腹腔以外的部位，这些部位二探手术是无法发现的。大量的研究已证实，二探阴性的卵巢癌还会有50%的复发。与复发有关的因素是分期，组织学分级，首次肿瘤细胞减灭术后残余瘤的大小等。一旦肿瘤复发，预后都很差，很少病人能够治愈。在二探术中发现较大的残余瘤，约80%的患者在术后36个月内死亡；而二探为镜下阳性者，预后都很好，5年生存可达70%。对于这一组病人，应该格外重视，应给予积极的治疗。

1．各种类型和期别卵巢恶性肿瘤的手术选择

（1）交界性瘤 手术范围视病人年龄（包括生育状况）及临床分期而定。

Ⅰa期，年轻有生育要求者行患侧附件切除，对侧卵巢剖探，腹腔冲洗液细胞学检查及多点活检。

Ⅰa期，年龄大，或无生育要求或Ⅰa、Ⅰc期者、行全子宫双附件切除，大网膜、阑尾切除。Ⅱ、Ⅲ，Ⅳ期者，施行肿瘤细胞减灭术。

（2）早期卵巢上皮性癌 全面确定分期的剖腹手术，高度选择的保留子宫及对侧附件，如前述。

（3）晚期卵巢上皮癌 肿瘤细胞减灭术。

(4) 恶性生殖细胞肿瘤 这类肿瘤多发于年轻女性，主要有未成熟畸胎瘤、内胚窦瘤和无性细胞瘤等，虽为恶性，但对化疗敏感，且未成熟畸胎瘤可向良性逆转，故治疗结果有明显改善。此外，这类肿瘤除无性细胞瘤（恶性程度较低），其他多呈单侧性。而复发多不在盆腔。鉴于上述特点，切除单侧附件几乎成为幼年、青年及有生育愿望患者的常规术式。

保留生育功能的手术适应证可不受期别的限制，对Ⅰ期患者只切除患者附件、大网膜及腹膜后淋巴结。Ⅱ、Ⅲ，Ⅳ期患者，如子宫和对侧附件正常，可行患侧附件切除、转移灶切除、大网膜及腹膜后淋巴结切除，保留子宫及对侧卵巢。

(5) 性索间质肿瘤 Ⅰa期、年轻患者可行单侧附件切除或确定分期手术。Ⅰa、Ⅰb及已完成生育计划者行确定分期手术。Ⅰc、Ⅱ、Ⅲ，Ⅳ期者行肿瘤细胞减灭术。

(6) 复发瘤 再次手术或再次肿瘤细胞减灭术只对复发较轻的病例有效，多数只能缓解症状（如解除肠梗阻），不提高生存率。对于交界性瘤、恶性生殖细胞肿瘤和性索间质肿瘤之复发，应积极再次手术切除，常可获得良好结果。

2. 手术的具体问题

(1) 术前准备 术者应明确切除肿瘤或细胞减灭是卵巢恶性肿瘤治疗首选的基本治疗，树立信心，不要轻易放弃手术机会。术者应有熟练的妇科手术基础，并应掌握腹部外科和泌尿外科的处理原则和技术，或应有有关科室协助。患者除全面身体检查和化验外，特别注意胃肠道、泌尿系统检查，以了解转移情况。肠转移颇为常见，要有肠道准备，向家属及本人交待病情和计划，对肠切除或可能施行之造瘘术有足够的理解和同意。卵巢癌手术大、情况复杂，应配备2000～3000ml或更多的血液。

(2) 麻醉 可用硬膜外麻醉，为了满足上腹和盆腔平面的手术，以上、下两点穿刺及置管为宜。也可用全麻。术中最好进行中心静脉压及心、肺功能监护。

(3) 手术顺序 卵巢恶性肿瘤由于广泛的盆腹腔转移、种植和粘连，很难像子宫颈癌手术那样经典有序，有时只能由简至繁、从易至难。但大致的顺序是：切开、探查→腹水、腹腔冲洗液细胞学检查→上腹部处理、大网膜切除→盆腔肿物切除→腹膜后淋巴结清除→阑尾切除、肠道转移处理→清理、清洗、放置引流、关腹。

(4) 盆腔肿块切除 这是手术的主要部分，也是难度大、出血多、费时长的一部分。若肿物与盆壁有空隙，可如通常的腹膜内进行解剖手术：若肿物粘连固定与盆壁无空隙，则从骨盆漏斗韧带或圆韧带处打开腹膜，从腹膜外进入，形如“卷地毯”样游离肿物。两侧注意输尿管和子宫血管；前面小心剥离膀胱浆膜；后面注意直肠。要非常熟悉盆腔解剖，掌握手术步骤和操作技巧，避免副损伤。

(5) 大网膜切除 网膜是卵巢癌扩散的最常见部位，有时肉眼看似正常，病检时仍能发现镜下病灶，故应切除以减少肿瘤负荷，防止腹水发生。切除时应从横结肠下缘离断，注意肝曲和脾曲，此处易于受累，手术困难，应尽力切除。小网膜如无转移，可不予处理。

(6) 肝、脾及脯肌转移 肝、脾表面之细小种植结节，一般不需切除，待术后化疗消灭之。靠近表面的实质转移，如有可能可酌情手术，或待日后动脉插管化疗。膈肌上的细小结节也有赖于以后化疗，切除大的转移瘤要注意膈肌损伤，预防气胸。

(7) 肠转移及阑尾处理 晚期病例阑尾应常规切除。肠转移颇为常见，转移灶一应切除、二应注意肠损伤。但切除肠转移是首要的，否则日后肠梗阻更为棘手。小的损伤可行修补，大的损伤或大块肠转移则只能行部分肠段切除吻合术，必要时作肠造瘘。

(8) 腹膜后淋巴结清除 卵巢癌有高达50%以上的淋巴结转移率，淋巴结转移又是Ⅲ期的重要指标，无论是分期手术抑或肿瘤细胞减灭术，都强调腹膜后淋巴结清除。它包括盆腔淋巴结及腹主动脉旁淋巴结清除，后者要达到腹主动脉分叉处上3~4cm，即肠系膜下动脉分支水平。

(9) 引流 关腹前从阴道残端放置引流很重要，一则可以于术后观察出血情况，二则可以减少液体潴留，减少感染、预防淋巴囊肿之发生。术后3天左右，引流量很少时即可拔出。先前常于术中放置腹腔导管，以备术后化疗用，现多主张单针穿刺而不留置导管。

(10) 术后处理 原则上与一般盆腔大手术相同，卵巢癌手术创伤大、出血多，术后应严密观察，注意生命体征。引流是重要的指标，要保持其通畅。如行肠道手术，术后应予禁食及胃肠减压。结肠造瘘者应减压至瘘口开放，肠吻合者亦应持续至肠蠕动恢复和排气正常，一般需5~7天。有膀胱修补者，膀胱引流要到2周以后方可撤除。抗生素可酌情给予。减压管和引流管全部取走后，即应鼓励患者离床活动，促进身体恢复。

六、卵巢癌的化疗

近年来，卵巢恶性肿瘤的化疗发展很快，有很多新药问世，不少治疗方案也在改进，一些观点也逐渐更新，但是，足量、及时、正规仍是最基本的原则。

(一) 一线化疗 上皮性卵巢癌，目前国内还是以顺铂为主的联合化疗，如PAC［顺铂(P)、阿霉素（A）和环磷酰胺（C)］、PC作为一线化疗方案。近20年来，由于铂类制剂的发现，卵巢癌的化疗疗效也有明显提高，顺铂联合化疗有效率可达70%~80%，完全缓解率可达10%~30%，疗效与顺铂的剂量呈正相关。最近，紫杉醇的出现，又为卵巢癌的化疗提供了另一个十分有效的药物。在美国及一些西方国家，紫杉醇已作为卵巢癌化疗的一线药物，用于临床，最常用的方案是紫杉醇与顺铂联合。有研究表明，紫杉醇与顺铂联合化疗，与传统的PC方案相比，可明显延长患者的疾病缓解期和生存时间，但其价格较为昂贵，目前在国内尚难以开展。卵巢恶性生殖细胞肿瘤和性索间质肿瘤可用PEB［顺铂，鬼臼素（E）和博来霉素（B)］、PVB［顺铂，长春新碱（V）和博来霉素］和VAC方案作为一线化疗。PEB和PVB化疗使卵巢恶性生殖细胞肿瘤的治疗效果大为改观，90%以上基本达到治愈。化疗应坚持个体化原则，根据肿瘤的组织学类型，分期和组织学分化选择化疗方案。化疗的疗程间隔也应正规，生殖细胞肿瘤，使用PEB或PVB化疗，间隔2周，21天为一疗程。卵巢上皮性肿瘤，使用PAC或PC方案化疗，间隔3周，30天为一疗程。若使用紫杉醇化疗，应21天为一疗程。化疗的疗程数主要根据患者的高危因素来决定，一般为6~9个疗程。卵巢生殖细胞肿瘤则主要根据肿瘤标志物下降情况来决定，一般认为在肿瘤标志物下降正常后，再巩固化疗2个疗程。无肿瘤标志物者，则根据高危因素，可使用3~6个疗程。

(二) 二线化疗 二线化疗对复发卵巢癌的处理也是临床上颇为棘手的问题。由于一部分肿瘤细胞已产生耐药，卵巢癌的二线化疗效果均不甚理想。可选用的药物有紫杉醇、异环磷酰胺、六甲蜜胺、多西紫杉醇和羟基喜树碱。这些药物对复发性卵巢癌均有一定疗效，但目前还没有较为理想的化疗方案。目前国内使用较多的卵巢癌二线化疗药物是紫杉醇、异环磷酰胺和六甲蜜胺。有研究表明作为卵巢癌二线化疗药物，紫杉醇的有效率达20%~37%。与粒细胞刺激因子（GSF）合用，可加大紫杉醇的剂量，有效率达50%。这些研究对象都是一些难治疗的卵巢癌，其中18%为进展型卵巢癌，24%为治疗无效的卵巢癌，39%为复发性卵巢癌。紫杉醇对这些难治的卵巢癌取得如此好的疗效，是很令人鼓舞的。紫杉醇主要副作用是骨髓抑制，周围神经和心脏毒性以及偶见的过敏反应。单用异环磷酰胺治疗晚期卵巢癌，有效率为14%～20%。对烷化剂耐药的卵巢癌，异环磷酰胺与顺铂联合应用，可获得45%的临床缓解率。大剂量异环磷酰胺（$3g/m^2$）与小剂量顺铂联合治疗晚期卵巢癌，可获得71.5%的临床缓解。以上结果均表明，作为卵巢癌的二线化疗，异环磷酰胺还是十分有效的。异环磷酰胺最严重的副作用是出血性膀胱炎和骨髓抑制。因此，在使用异环磷酰胺时，要同时应用美司钠以防止出血性膀胱炎的发生。另外，与顺铂或卡铂联合应用时，异环磷酰胺的毒性作用会增加，应引起临床医师格外注意。六甲蜜胺是个老药，但近年来倍受临床重视，主要原因是它与常用的一线化疗药物如顺铂、烷化剂等无交叉耐药，对骨髓的抑制也较轻，口服给药，使用方便。临床试验证明，有效率可达15%～25%。使用中主要问题是病人的顺应性较差，由于胃肠不适，很多病人不能坚持服药。近来，很多临床研究结果表明，卵巢癌的二线化疗结果与一线化疗后的停药时间有密切关系。停药时间越长，患者对二线化疗的反应会越好，预后也较好。

（三）腹腔化疗　理论上说，腹腔化疗是卵巢癌最为理想的化疗途径。

1．主要优点　①肿瘤局部的药物浓度明显增高；②增加了药物与肿瘤的广泛接触和药物对肿瘤的渗透；③血循环中浓度较低，减少了化疗的毒副作用；④可经门静脉吸收，治疗肝转移。因此，腹腔化疗引起了临床医师们的很大兴趣和广泛研究，已有很多方案问世，大多数方案都是以顺铂、阿霉素、阿糖胞苷和FU为基础的联合用药，有效率为40%～70%。

2．治疗价值　目前，腹腔化疗对卵巢癌的治疗价值，原则上局限于：①种植在腹腔脏器表面或腹膜表面的微小病灶；②全身化疗失败，耐药或复发的病人；③控制恶性腹水生长；④第二次探查阳性者。

3．主要禁忌证　①腹腔严重粘连；②全腹放疗史；③病变已超过腹腔范围。

4．主要并发症　感染、化学性腹膜炎、肠穿孔、脏器损伤及腹痛。腹腔化疗的给药方式也有很大的改进。

5．常用投药方式　①单次细针穿刺：此法较简便、安全，可反复进行，在临床上也使用最多。单次穿刺的并发症显著少于长期导管法；②导管给药：以往是在手术完成后即放置两根塑料导管，一根置于膈肌下，另一根放入盆腔。但是，塑料导管常会遇到固定困难，密封性差，腹水及化疗药物外渗，较易感染和堵塞等问题。以后又改用腹膜透析管，但仍然存在着感染和堵塞问题。近年来又多主张使用Port-A导管植入，既可使药物容易弥散，又降低了感染率。随着导管材料的不断改进和多种化疗药物相互作用研究的不断深入，卵巢癌的腹腔化疗将会显示出它特有的临床价值。

（四）先期化疗　这是指在明确卵巢癌的诊断后，选择相应而有效的化疗方案，给予患者有限疗程的化疗，然后再行手术治疗，期望通过有限的疗程的化疗，有效地减少肿瘤负荷量，提高手术彻底性，改善患者的生存率。这种化疗最早应用于宫颈癌和子宫内膜癌，又称为降分期化疗。通过这种化疗，原本没有手术机会的病人获得了手术机会和更好的治疗。近年来，先期化疗也开始应用于卵巢癌的治疗中。先期化疗通常每4周进行1次，一般1～2个疗程。更多疗程的先期化疗可能会诱导肿瘤耐药性产生，不利于肿瘤细胞减灭术后常规化疗的进行。就目前的资料来看，先期化疗的价值主要是在于它可大大地改善卵巢癌肿瘤细胞减灭术的手术质量，但没有证据表明它可延长患者的生存时间。

（五）超大剂量化疗和外周血干细胞移植　为了克服卵巢癌癌细胞耐药，提高卵巢癌的化疗效果，近年来，人们开始研究超大剂量化疗（HDC）加上外周血干细胞移植（PBSCT）治疗卵巢癌。初步的研究结果表明，这种化疗对卵巢癌还是十分有效的，可将5年生存率提高至60%，无瘤生存率达24%～51%。选择病人十分重要，对化疗敏感，手术基本切净肿瘤，初治患者，是较好的适应证。对“二探”，阳性者，也可以试用本方法进一步治疗。由于HDC＋PBSTC技术先进，设备要求很高，费用也很昂贵，目前尚不能取代常规化疗，但对提高卵巢癌的疗效仍是一项重要的治疗方法，值得进一步研究。

（六）化疗毒副反应的防治　在给卵巢癌患者化疗时，不但要观察疗效，而且还要注意到化疗的毒副反应。只有高效低毒的化疗才是理想的化疗方案。胃肠道反应和骨髓抑制是化疗药物最常见的毒副反应，应引起重视，给予及时的对症处理。一些化疗药物特有的毒副作用，如顺铂的肾、耳、神经毒性，博来霉素或平阳霉素的肺纤维化，阿霉素和表阿霉素的心脏毒性，应格外重视，定期进行必要的监测和预防。为了达到高效低毒的化疗效果，最近临床上在卵巢癌化疗时，同时使用正常细胞保护剂氨磷汀。这种药物可选择性地保护正常组织细胞免受化疗药物的作用，减少和避免化疗药物的毒副作用。临床试验已经证实，氨磷汀可降低多种化疗药物的毒副作用，从而提高化疗药物的使用剂量，以达到更好的疗效。

（沈　铿）

卵巢生殖细胞肿瘤

Ⅰ．卵巢成熟畸胎瘤

卵巢成熟畸胎瘤（mature teratoma of the ovary）约占所有卵巢肿瘤的11%，又称卵巢良性畸胎瘤（benign ovarian teratoma）。该类肿瘤起源于具有全能分化的生殖细胞，其成分包含有外胚层、中胚层及内胚层结构、卵巢成熟畸胎瘤可分为实性成熟畸胎瘤（mature solid teratoma）及囊性成熟畸胎瘤（mature cystic teratoma），前者十分罕见，瘤体表面光滑，切面呈实性，可有蜂窝状小囊存在，瘤内三胚层衍化组织均分化成熟。后者为卵巢最常见的良性肿瘤，故又称良性囊性畸胎瘤或皮样囊肿（dermoid cyst）。

一、遗传学及发生机制

细胞遗传学研究发现，绝大部分良性畸胎瘤表现为正常46,XX核型。极少数病例畸胎瘤核型可为三体型或三倍体。细胞及分子遗传学的研究表明，虽然畸胎瘤组织的核型为46,XX，但其与宿主的核型却存在遗传学差异。染色体着丝粒核异质性研究发现，女性宿主多表现为杂合子核型，而畸胎瘤组织则多为纯合子核型。有作者对染色体末端同工酶位点进行研究却发现，虽然畸胎瘤组织核型着丝粒异质性表现为纯合子，而其染色体末端同工酶位点却与宿主一样表现为杂合子，从而认为良性畸胎瘤起源于第二次减数分裂失败或第二极体与卵细胞融合的单一生殖细胞。随后有作者发现，某些良性畸胎瘤其染色体着丝粒异质性标志与宿主细胞核型完全一致，因而提出第一次减数分裂失败也是畸胎瘤的发生机制之一。1984年Parrington等对21例良性畸胎瘤核型分析发现，13例为纯合子着丝粒异质性标志，8例表现为杂合子标志，而宿主核型均表现为杂合子，同时在13例染色体标志为纯合子畸胎瘤中，所有酶多态性分析亦表现为纯合子，从而提出畸胎瘤另一可能的发生机制，即成熟卵细胞的核内自行复制而成。1987年Ohama等对128例卵巢畸胎瘤进行了染色体异质性及HLA多态性的研究，进一步提出了畸胎瘤形成的多起源机制。

归纳起来，关于卵巢良性畸胎瘤的发生机制有以下五种：

1．卵细胞第一次减数分裂失败或第一极体与卵子的融合（Ⅰ型） 表现为肿瘤组织与宿主细胞染色体着丝粒标志均为杂合性；而染色体末端同工酶位点表现为杂合性或纯合性则取决于染色体着丝粒与末端标志在减数分裂时是否发生互换及互换的频率。如不发生互换则表现为末端标记杂合性，一次互换的发生则50%表现为杂合性，两次互换的发生则75%表现为杂合性。

2．第二次减数分裂失败或第二极体与卵子的融合（Ⅱ型） 表现为畸胎瘤染色体着丝粒标记均为纯合性，而染色体末端标志依减数分裂时互换与否可表现为纯合性或杂合性。

3．成熟卵细胞基因核内复制（Ⅲ型） 该类型畸胎瘤其着丝粒标记及染色体末端标志均表现为纯合性。

4．原始生殖细胞第一次及第二次减数分裂均失败（Ⅳ型） 该类型不发生减数分裂，经有丝分裂之后形成的畸胎瘤其染色体着丝粒及末端标志均与宿主一致，表现为杂合性。

5．两个卵子融合所致（Ⅴ型） 该类型畸胎瘤染色体着丝粒及末端标志既可为杂合性，也可为纯合性。

成熟畸胎瘤核型分析90%以上均为46XX，少部分可出现数目或结构的异常，其中以三体型最为常见，染色体异常在良性畸胎瘤中的发生率约为7%左右。而在未成熟畸胎瘤中，染色体异常的发生率则高达60%以上，其中最多见的也是三体型，染色体结构异常也常可遇到，常发生结构异常的染色体有3、5、7、8及9号染色体。研究表明，未成熟畸胎瘤具有向成熟畸胎瘤转化的生物学特性，但未成熟畸胎瘤逆转为成熟畸胎瘤后，其异常的染色体核型是否也同时转变为正常二倍体核型？Gibas（1993）等的研究表明，未成熟畸胎瘤经化疗诱导其转为成熟之后，其异常的染色体核型并不发生逆转。

二、临床特点

成熟畸胎瘤可发生于任何年龄，最小的可见于新生儿，也可发生于80～90岁的老人，但绝大部分均发生于30岁左右的育龄期妇女。北京协和医院曾报道647例成熟畸胎瘤，最小7岁，最大77岁，平均34岁。由于肿瘤为良性，如无扭转或感染等并发症发生，常无特殊症状。如肿瘤体积较大，可有腹胀感、轻度腹痛及压迫症状如尿频等。虽然少数患者有月经失调等内分泌症状，但多与肿瘤无关。

三、病理特点

1．大体所见 肿瘤多数为中等大小，直径约10cm左右，最大可达30cm或充满腹腔，最小的仅1cm。多数为单侧性，左右侧发生几率相近，双侧性约占8%～24%。肿瘤外观多呈圆形或椭圆形，包膜完整光滑，切面多为一个大囊，亦可为多房性。囊内含毛发和皮脂样物，后者在人体体温下为流质，在室温为半固体，是由脂肪、皮肤脱屑、胆醇等合成。囊壁由皮肤、柱状上皮或纤维组织构成。囊壁内常有一个或数个突起称为乳头或头结节。头结节表面有毛发和牙齿长出，头结节切面可见骨、软骨或脂肪组织。头结节相当于发育不好的胚胎头部。

2．镜下所见　瘤内以鳞状上皮最常见，其衬覆囊壁似正常皮肤，常伴有皮肤附属器（毛囊、汗腺、皮脂腺及毛根）及皮下脂肪组织。头结节处可见多胚层组织，除皮肤及其附件外尚可有骨、软骨、周围神经、脑组织、呼吸道上皮、胃肠道上皮、牙齿、甲状腺、神经节、平滑肌、淋巴组织等。构成畸胎瘤的各胚层组织中以外胚层最多，其次为中胚层和内胚层。

四、辅助诊断措施

1．X线检查　Josephsen于1915年首先经放射线检查确诊该肿瘤后，目前已将该方法作为常规术前检查。成熟畸胎瘤内，因常有油脂样物、牙及骨片等，故在腹部或盆腔X线摄片时可显示一些特点，如骨片及牙阴影、囊内容物钙化影等，如囊内容物仅为皮脂物质及毛发，则表现为透光度减弱或呈现轮廓清晰的圆形或卵圆形阴影。研究表明，成熟畸胎瘤X线检查时，约41%～62%可显示出以上协助诊断的特点，为避免与肠袢内气体混淆，在摄片前应进行通便或洗肠。另外，还应与盆腔内X线密度增加的病变进行鉴别，如子宫肌瘤、卵巢纤维瘤、输尿管结石及钙化淋巴结等。

2．超声波检查　良性囊性畸胎瘤的超声所见常可分为以下几种类型：①类囊型：多为圆形或椭圆形，囊壁较厚，多为单房，内为密集而反光强的光点，有时在内壁处可见一薄层液性区；②囊内面团征：囊内出现一个或数个反光强的光团，多为圆形，也有不规则光块，可粘贴于内壁，光团后方无回声；③囊内发团征：囊内可见一圆形光团，其上方呈月芽形反光强的回声，其后方衰减并伴明显声影（为脂类物团块包裹一团毛发构成）；④囊内脂液分层征：上层为反光强，密集光点回声，此为一层脂类物，下层常为清亮液，有时亦可见液内漂浮少量光点，两层之间为脂液分层平面，较大的囊肿其液平面可随体位变动而变化；⑤复杂型：囊内结构复杂，可有光点，脂液分层，强光块，发团征，面团征等。

五、成熟畸胎瘤常见并发症

1．扭转　由于肿瘤常有蒂，且密度大，有一定重量，故易发生扭转。其诱因常有妊娠、肠蠕动、膀胱充盈或排空、咳嗽、呕吐或意外暴力等引起腹压骤变的因素。扭转发生率约为9%～17%，扭转发生后，常有急腹痛、恶心及呕吐等典型症状。扭转早期，肿瘤蒂部有压痛，稍晚期则整个肿瘤均有压痛。如有这些典型的症状及体征，诊断并不困难。若扭转180°时，即可压迫肿瘤的动、静脉，严重者可扭转360°或720°以上，致使动脉供血中断，静脉回流受阻，导致囊内出血，囊壁卒中坏疽，如延误过久，手术时亦无法保留患侧卵巢。

2．破裂　畸胎瘤破裂较少见。破裂的发生多因肿瘤创伤、扭转、感染或坏疽所致。囊内溢出皮质物质（含中性脂肪、脂肪酸等成分）、鳞状细胞碎屑等，均可刺激腹膜增厚形成慢性肉芽肿或伴发散在钙盐沉着。另外亦有肿瘤破入空腔脏器如膀胱、肠道等个案报道，而发生尿频、尿痛、尿血，甚至尿内排出皮脂物质、毛发、骨片等，或肛门排出上述物质，因此而可获得确诊。

3．感染　多经血源或淋巴源引起。可由盆腔炎、肠粘连、产后及阑尾脓肿等引起，或由于肿瘤穿刺、扭转、破裂等诱发。感染的致病菌多为链球菌、葡萄球菌、大肠杆菌、结核杆菌或产气杆菌。

4．溶血性贫血　成熟畸胎瘤可合并溶血性贫血的发生，但十分罕见。其中多数病人脾大，Comb's试验阳性，此类病人服用肾上腺皮质激素或作脾切除均无效，或仅有短暂效果，但切除卵巢肿瘤后即可痊愈。有关这种自家溶血性贫血发生的原因，有如下假说：①因肿瘤抗原的刺激而产生的抗体与红细胞作用而溶血；②肿瘤产生抗体与红细胞作用；③由于肿瘤产生的一种物质包被在红细胞上，使其抗原性或对溶血的抗力被改变。

六、治疗方案

成熟畸胎瘤虽为良性肿瘤，但可发生扭转及感染等并发症，且极少数病例有恶变可能，故在治疗方面应采取手术切除，手术方式宜采取肿瘤挖除术，以保留患侧卵巢的正常卵巢组织。挖除肿瘤时，应注意勿将肿瘤弄破而使肿瘤内容物污染腹腔。手术时可选择卵巢包膜最薄处作一浅切口，因在薄层包膜下即为肿瘤，在该处比较容易找到肿瘤与卵巢包膜的分界层次。如进入包膜下的层次正确，再继续剥离肿瘤时，一般都比较容易，可顺利剥下。肿瘤剥除后，常常可剩不少正常卵巢组织，将其重叠缝合后，外表很像一个正常卵巢。采用这种方法剥除畸胎瘤，术后很少复发。因此对年轻患者，为保留卵巢生理功能，应首选肿瘤剥除术，而不作卵巢切除术。由于成熟畸胎瘤双侧发生的可能性为8%～24%，且小的肿瘤仅数毫米直径，故手术时必须仔细检查对侧卵巢。有时卵巢外观正常，经剖开探查却可发现小的成熟畸胎瘤，故对单侧成熟畸胎瘤患者，手术时均应常规作对侧卵巢剖开探查，剖探时应注意在卵巢门部位勿切太深，以免因该处出血多而结扎过多、影响卵巢血运。

七、成熟畸胎瘤合并妊娠

因成熟畸胎瘤大多发生于育龄妇女，且不影响卵巢功能，故合并妊娠率较高。文献报道合并妊娠者占10%～22%。该肿瘤亦是妊娠合并卵巢肿瘤中最为多见的一种。向阳等(1988)对39例妊娠合并卵巢肿瘤的分析表明，成熟畸胎瘤占46.2%，其次为子宫内膜异位囊肿（12.8%）及浆液性囊腺瘤（10.3%）等。

在妊娠早期发现卵巢囊肿时，因不能完全排除妊娠期黄体囊肿，且早期妊娠进行手术易诱发流产，故可等待至妊娠4个月左右进行手术。如在妊娠晚期发现肿瘤，且肿瘤已被推至盆腔外，无阻塞产道之可能，则可在产后行肿瘤手术切除。如肿瘤阻塞产道，可在足月妊娠期或临产后行剖宫产术并同时切除肿瘤。

八、卵巢成熟畸胎瘤恶变

成熟畸胎瘤恶变发生率约为1%～3%。且最常发生于仅占患者10%的绝经后妇女。因肿瘤内有各种不同的组织成分，故可发生各种不同的恶变，如鳞癌、腺癌、癌样瘤、黑色素瘤及肉瘤等。其中以鳞癌变最常见（约占75%）。恶变早期，多无特殊临床症状，如恶变已扩散浸润周围脏器，或有淋巴结转移，则临床症状加重，如腹痛、腿痛、下肢及外阴浮肿，偶有腹水。

肿瘤发生恶变后，若恶性成分未侵蚀穿透卵巢包膜，标本外观与成熟畸胎瘤相似。瘤体切开后，除油脂毛发等常见内容以外，还有实质性部分，肿瘤组织多呈灰白或浅黄色，质脆，常伴出血及坏死。恶变常发生在囊壁内“乳头”或“头节”附近。包含鳞状细胞癌的肿瘤可见菜花状肿物。

发生恶变的患者预后多不佳，5年存活率仅为30%左右。肿瘤细胞减灭术仍是其首选的治疗方法。

（向　阳）

参　考　文　献

1．刘彤华．卵巢畸胎瘤的病理与分类．连利娟主编．林巧稚妇科肿瘤学．北京：人民卫生出版社，1994，571～575．

2．向阳，孙爱达，吴葆桢，等．妊娠合并卵巢肿瘤39例临床分析．北京医学，1988，10:321．

3．范娜娣．卵巢畸胎瘤．范娜娣主编．卵巢临床与病理．天津科技出版社，1993，272～284．

4．李新．卵巢囊性畸胎瘤超声图像与病理探讨．中国超声医学杂志，1993，9:57．

5．Surti U，Hoffner L，Chakravarti A，et al．Genetic and biology of human ovarian teratomas．Cytogenetic analysis and mechanism of origin．Am J Hum Genet，1990，47:635．

6．Gibas Z，Talerman A，Faruq i S，et al．Cytogenetic analysis of an immature teratoma of the ovary and its metastasis after chemotherapy－induced maturation．Int J Gynecol Pathol，1993，12:276．

7．Chadha S，Schaberg A．Malignant transformation in benign cystic teratomas：Dermoid of the ovary．Eur J Obstet Gynecol，1988，29:329．

Ⅱ．卵巢恶性生殖细胞肿瘤

一、发生率

卵巢生殖细胞肿瘤（ovarian germ cell tumors，OGCT）占所有卵巢肿瘤的20%～25%，其中约85～95%为良肿瘤，恶性者不足5%～15%。

由于OGCT来源于胚胎期性腺的原始生殖细胞，故常发生于儿童及青年妇女。据文献统计，卵巢肿瘤发生年龄<20岁者，约60%为GCT；发生在青春期前则90%为GCT；发生年龄<15岁者，25%GCT为恶性；<10岁者，则84%GCT为恶性；而在成年妇女中，95%的GCT为成熟畸胎瘤。因此，凡是幼女或年轻妇女出现盆腔包块，应首先考虑卵巢恶性GCT。

二、组织来源及分类

1．组织来源　GCT是一组特殊类型的肿瘤。它具有共同的组织发生；同一肿瘤内存在不同的组织学成分；在原始生殖细胞移行的性腺外部位可发生组织学形态相似的肿瘤；在不同性别中的特殊肿瘤类型为同源性。

在正常胚胎发育过程中，胚胎第4周时，即在胚胎卵裂期，在卵黄囊，生殖细胞自干细胞分离，随后生殖细胞自其发源地卵黄囊，沿肠系膜至生殖脊，最后永久定位于此。因此可解释GCT可发生在性腺以外的部位。到达生殖脊后，生殖细胞开始第一次成熟分裂前期。初级卵母细胞经、减数分裂，产生第一极体和次级卵母细胞，其染色体为单倍体，次级卵母细胞未经减数分裂形成配子和第二极体。此点和男性进入青春期才开始成熟分裂不同，女性早在胚胎期已发生了第一次成熟分裂阶级，但次级卵母细胞直到排卵前，始终停留在第一次成熟分裂阶段，排卵时进行第二次成熟分裂，并于中期停滞，除非发生受精，精子进入卵细胞后，第二次成熟分裂才能完成。原始的生殖细胞在胚胎发育中，具有全能的分化能力，受精后通过向胚内或胚外结构发展而形成机体各组织器官。

从初级卵母细胞减数分裂为次级卵母细胞时，偶尔在同源性染色单体之间发生染色体物质的交换。此种交换在某种异常情况下可使生殖细胞转化为GCT，由于其向胚外结构及胚内结构发展的不同，所形成的肿瘤性质及病理形态也各不相同，从表7－10及表7－11可以看出，这一组肿瘤互相之间的关系及来源与从生殖细胞发育为胚胎的过程酷似。

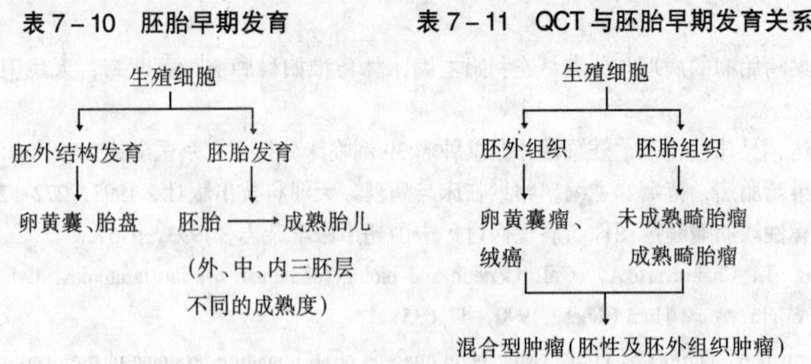

2．组织学分类 恶性 GCT 的分类是卵巢肿瘤中最复杂的。基于近年来对卵巢肿瘤的进一步认识，1994 年世界卫生组织对恶性 GCT 组织学类型的命名有所变更，并增加了一些新的亚型，见表 7－12。

表 7－12 OGCT 的分类（1994，WHO）

无性细胞瘤	囊性
卵黄囊瘤（内胚窦瘤）	恶性变
胚胎瘤	单胚层高度特异性
多胚瘤	卵巢甲状腺肿
绒癌	类癌
畸胎瘤	神经外胚层肿瘤
未成熟型	皮脂腺肿瘤
成熟型	其他
实性	混合型

三、常见几种 OGCT 的特点病理及临床情况

1．卵巢卵黄囊瘤 卵黄囊瘤（yolk sac tumor）是恶性程度很高的 GCT。过去由于对其组织发生及特征认识不足，曾一度命名混乱，如卵巢中肾瘤（mesonephroma），胚外畸胎瘤（extraembryonic teratoma）、胚体中胚叶瘤（exteaembryonic mesoblastoma）内胚囊瘤（endodermal sinuse tumor）以及胚胎癌（embryonal carcinoma）等。最近世界卫生组织（WHO）对卵巢肿瘤分类中将原通用名称内胚窦瘤改为卵黄囊瘤。因为后者可将几种不同病理形态的亚型包括在内，而内胚窦瘤的病理形态比较局限，但仍保留内胚窦名称为卵黄囊瘤的同义词。

（1）发病率 在卵巢恶性 GCT 中，卵黄囊瘤是最为常见的一种，北京协和医院 166 例恶性 GCT 中，卵黄囊瘤 70 例，混合型卵黄囊瘤 30 例，共合 100 例。中国医学科学院肿瘤医院 238 例中纯性卵黄囊瘤占 31.9%。而国外的报道，在卵巢恶性 GCT 中，以无性细胞瘤最为多见，其次为卵黄囊瘤。

(2) 病理

1) 巨检　肿瘤几乎均为单侧性。瘤体大多数直径超过 10cm，大者直径可达 40cm 或充满整个盆腹腔，肿瘤表面光滑卵圆形或分叶状，有包膜。切面以实性为主，粉白或灰白色，湿润质软；常伴有含胶冻样物质的囊性筛状区，呈蜂窝状；出血坏死常见。

2) 镜检　①微囊性结构：又称网状结构，最多见。由扁平或星芒状瘤细胞形成疏松的网状和小囊或微囊结构，低倍镜下似蜂窝状，但高倍镜下瘤细胞异型性明显，核分裂多见；②内胚窦样结构：又称 Schiller-Duval 小体。由立方或柱状的瘤细胞成单层排列，包绕毛细血管、薄壁血窦或小静脉样血管，形成血管套样结构，横切面很像肾小球。③实性结构：由小的多角形上皮样细胞聚集而成。瘤细胞胞浆空，核大，核仁突出；核分裂活路，类似胚胎癌。④腺泡状结构：又称迷路样结构。扁平、立方或星芒状的瘤细胞构成弯曲多变的管道状或囊状结构。⑤多泡性卵黄囊结构：扁平、立方或低柱状的瘤细胞形成大小不等的囊，其间隔以致密的梭形细胞质或疏松的粘液样间质。这种结构与胚胎发育过程中初级卵黄囊变成次级卵黄囊结构相似。

上述各种结构常互相混杂并移行，以 1～2 种为主。最常见的是微囊结构，其中夹杂实性团块或腺泡样结构；多囊性卵黄囊，肝样和腺样或原始内胚层样结构很少见，但多以单一成分形成肿瘤。

(3) 转移及临床分期　卵黄囊瘤的转移发生率高。其转移特点主要是盆腹腔腹膜及脏器表面的种植。腹膜后淋巴结转移的发生率为 20%～21.9%。肝实质及肺转移较为少见。

由于肿瘤转移发生率高，患者就医时，肿瘤局限在卵巢者仅 50%。1983 年 Gershenson 报道的 41 例卵黄囊瘤中，临床Ⅰ期、Ⅱ期及Ⅲ期者，分别占 51%、12%及 37%。北京协和医院收治的病例中，38.6%是外院手术后肿瘤复发才来就医，故大多数为晚期病例。在该院初次手术的 41 例中，也仅仅只有 39%是临床Ⅰ期。而临床Ⅱ期、Ⅲ期及Ⅳ期者各占 7.3%、48%及 4.9%。

临床表现：卵巢卵黄囊瘤多发于年轻妇女。据国外文献报道平均发病年龄为 18～19 岁，年龄范围 6 个月～43 岁。由于肿瘤生长快，又易有包膜破裂及腹腔内种植，故常见症状有腹部包块、腹胀腹痛及腹水。肿瘤的坏死出血可使患者发生贫血体温升高。少数患者因有胸腔积液而憋气。一般无月经异常症状。由于肿瘤恶性程度高，病情发展快，故从开始有症状至就诊时间 45%不超过 3 个月，64%不超过半年。

诊断：卵巢卵黄囊瘤在临床表现方面具有一些特点，如发病年龄轻，肿瘤较大，很易产生腹水，病程发展快，故若警惕到这种肿瘤的可能性，并不难诊断。特别是血清胎甲球蛋白（AFP）的检测可以起到明确诊断的作用。卵黄囊瘤可以合成 AFP，是一个特异的肿瘤标志物，放射免疫检测方法对测定血清内 AFP 的敏感度极高，血清内 AFP 都有升高现象。有时在混合型 GCT 内的卵黄囊瘤成分非常少，必须作连续切片或反复细作切片才能发现的极小块肿瘤。北京协和医院纯型及混合型卵黄囊瘤 100 例中，手术前血清内 AFP 都有升高，没有 1 例假阴性。因此血清 AFP 的检测对卵巢卵黄囊瘤有明确诊断的意义。

2. 卵巢未成熟畸胎瘤　过去对于卵巢未成熟畸胎瘤（ovarian immature teratoma）的命名曾比较混乱，有称之为实性畸胎瘤，也有称之为恶性畸胎瘤或畸胎癌。直到 1973 年世界卫生组织制定的卵巢肿瘤分类将某称之为未成熟畸胎瘤，才统一的沿用此国际命名。

(1) 发病率 卵巢未成熟畸胎瘤较少见，仅占卵巢畸胎瘤的1%～3%，在恶性GCT中的发生率占第三位。即其发生率比无性细胞瘤及卵黄囊瘤少见。而石一复1992年所总结的国内6省15个单位的资料，卵巢未成熟畸胎瘤与无性细胞瘤及卵黄囊瘤的发生率近似。在总数14006例卵巢肿瘤中，有未成熟畸胎瘤133例，无性细胞瘤138例及卵黄囊瘤148例。北京协和医院收治的166例恶性GCT中，未成熟畸胎瘤43例、无性细胞瘤18例、卵黄囊瘤70例及混合性GCT 31例。所以，未成熟畸胎瘤远比无性细胞瘤多见，其发生率仅次于卵黄囊瘤。北京妇产医院所收治的恶性GCT组织类型也有类似统计结果。国外及国内各家的报道不一致，其原因可能是病理诊断标准上的差别，但也可能尚有其他原因有待探索。

(2) 病理

1) 巨检 肿瘤多为单侧性。瘤体一般都比较大，75%的肿瘤直径＞20cm。包膜光滑，但常与周围组织有粘连或在手术中撕裂。切面多以实性为主，伴有囊性区，偶见以囊性为主，囊壁有实性区域。实性区质软、细腻，有出血坏死呈杂色多彩状，有时见骨、软骨、毛发或脑组织；囊性区通常充以浆液、粘液或胶冻样物。

2) 镜检 肿瘤由来自三胚层的成熟和未成熟组织构成；外胚层主要是神经组织和皮肤，中胚层以纤维结缔组织、软骨、骨、肌肉和未分化的间叶组织为多见，内胚层主要为腺管样结构，有时可见气管或胃肠上皮。根据肿瘤中神经上皮的含量，Norris等提出未成熟畸胎瘤的分级方法。这种分级给治疗和预后判断均有重要的意义。

0级：全部为成熟组织。

Ⅰ级：有少量不成熟组织（主要是胶质和原始间充质）可见核分裂。神经上皮少，每一切片中仅限于1个每40倍视野。

Ⅱ级：有较多未成熟组织，但神经上皮在每一切片中不超过3个每40倍视野。

Ⅲ级：有多量不成熟组织，每一切片中神经上皮的量占4个或更多每40倍视野，并常与肉瘤样的间质融合。

这一病理分级方法已被广泛应用。也有学者提出按每张切片中神经上皮量占10%者为Ⅰ级，占10%～33%为Ⅱ级，超过33%为Ⅲ级。

(3) 转移 卵巢未成熟畸胎瘤初次手时32%～58%已有卵巢以外的转移。转移方式多沿腹膜扩散。因此最常见的转移部位是盆腔及腹腔腹膜、大网膜、肝表面、横膈、肠浆膜及肠系膜等。转移灶大多数为表面种植。腹膜后淋巴结转移也不少见。北京协和医院淋巴结转移率为29.4%。

(4) 临床表现 卵巢未成熟畸胎瘤多发生于年轻患者，平均年龄为17～20岁，年龄范围14个月～41岁。常见症状为腹部包块、腹痛等。因腹腔种植发生率高，60%有腹水。且因腹水而使体质消耗、体重减轻。大多数患者月经及生育功能正常。有一部分病例在妊娠或产后短期内发生肿瘤，故有可能妊娠可使肿瘤明显增长。

(5) 血清肿瘤标志物测定

1) 血清AFP 卵巢未成熟畸瘤患者血清AFP升高的约占43.5%，但其升高水平远比卵巢卵黄囊瘤低。北京协和医院曾检测23例患者其中10例AFP升高。这10例中，有7例＜1500ng/ml。其他3例为3200ng/ml、4000ng/ml及8000ng/ml。这3例肿瘤组织成熟度差，未分化的神经上皮较多，为病理2级及3级，因而推测未成熟畸胎瘤患者血清少量的AFP可能是因为未成熟畸胎瘤的内胚层组织也可分泌少量 AFP。另一个可能是因为恶性生殖细胞肿瘤有不少是混合类型。未成熟畸胎瘤中可能混有少量卵黄囊瘤成分，可合成微量 AFP，因病理取材不全，此少量卵黄囊瘤成分未被发现。

2）血清绒毛膜促性腺激素（HCG）　北京协和医院有 16 例卵巢未成熟畸胎瘤曾检测血清 HCG。仅有 1 例血清 HCG 值稍高于正常而其他 15 例血清 HCG 值均无升高现象。

3）神经细胞特异性烯醇化酶（neuron specific enolase，NSE）　卵巢未成熟畸胎瘤常含有成熟或未成熟的神经细胞，故有时血清内可测出 NSE，对诊断本病有参考意义。

（6）复发及恶性程度的逆转

1）复发率　卵巢未成熟畸胎瘤的复发率高。肿瘤的复发率与手术切除后的辅助化疗有密切关系。手术后 1 周以内及早应用足量的 PEBCP 顺铂．E 鬼臼乙叉甙．B 博莱霉素或 PVB（P 顺铂，V 长春新碱，B 博莱霉素）联合化疗者极少出现复发，而未用化疗或采用化疗的药物及方法不恰当，则复发率很高，可达 66.7%～93.8%。肿瘤还有反复复发的倾向，北京协和医院 25 例复发瘤手术后又有复发者 10 例，占 40%，故行第 3 次手术，其中有 1 例又因再复发而接受第 4 次及第 5 次手术。复发部位大多数都在盆腔及腹腔内。同时伴有肝部位复发者 14 例，占有复发病例的 56%。另有一例肺部复发。复发时间多在 5～12 个月之间，也有手术后 3 个月即很快出现复发。有 1 例初治与复发时间相距 7 年。1992 年 Caldas 还报道 1 例复发时间在原发瘤切除及化疗后 11 年。

2）复发瘤恶性程度逆转　卵巢复发性未成熟畸胎瘤尚具有自未成熟向成熟转化的特点。北京协和医院 25 例复发肿瘤共 62 次的反复手术的结果提示了这种良性转化的生物学行为，在这 62 次手术切除的肿瘤中，其原发瘤大多数病理分化为 2 级；少数 3 级或 1 级。而复发瘤中，除两例复发时间间隔短，肿瘤分级尚未转化。其他绝大多数均向良性转化为 0 级，个别为 1 级。国外也曾先后有过有关未成熟畸胎瘤恶性程度逆转的报道，但均为 1 例或 2 例的个案报道，尚未见较大样本成组的分析来加以证实。

3）促使肿瘤逆转的因素

时间：北京协和医院 25 例复发性未成熟畸胎瘤 62 次手术切除的结果，显示复发瘤的病理分级与距离第一次手术的时间间隔有密切的联系，时间在 1 年以内者大部分为未成熟型。故短期内复发者，瘤细胞仍分化较差。复发越晚，超过一定的时间间隔，即随着时间的推移，恶性程度逐渐减低，瘤组织向成熟分化。这种由未成熟向成熟转化的规律性倾向酷似一个正常胚胎的发育成长，有向成熟发展的自然倾向，而这种成熟发展又需要一定的时间过程。其他作者报道的复发性未成熟畸胎瘤病例虽不多，但也揭示了这种病理分级逆转的时间规律性。

化疗影响：Disaia 曾报道卵巢未成熟畸胎瘤恶性程度的逆转是由于化疗的影响。但是北京协和医院 4 例未接受化疗的复发瘤中，也有 3 例有病理分级的逆转现象。Benjamin 报道的 1 例逆转，也未曾进行化疗。当然，这些报道的病例数都较小，还不能完全否定化疗的作用。Gershenson 曾提出因为化疗抑制了肿瘤内未成熟的组织成分，故留下分化好的成熟组织，持续存在。但我们曾见到数例肝脾表面或肝膈间复发肿瘤，切除的肿瘤病检，或因手术技术上的困难未能切除而仅作活检者，均显示复发瘤全部为 2 级或 3 级未成熟畸胎瘤，并未见到成熟畸胎瘤的成分。手术后虽经不断化疗，未能切除的肿瘤仍继续增长，经过一定的时间间隔，再次行手术，手术所见仍为肝表面的巨型肿瘤，但病理检查全部为成熟成分，病理分化为0级组织，而初次手术活检并未见到0级组织。故很难令人信服其良性转化一定是化疗抑制的结果，而并非肿瘤的自然转化。

细胞遗传学的检查：1993年Gibas曾报道一例卵巢未成熟畸胎瘤病理3级，手术后虽经过化疗，但一年后仍在腹腔内及纵隔部位有肿瘤复发，其病理检查为成熟畸胎瘤。原发瘤及复发瘤在组织学上虽然不同，前者为未成熟畸胎瘤，后者为成熟畸胎瘤。但细胞遗传学分析结果，原发灶及复发灶的核型完全相同，都是4号染色体为单体型及1号染色体假双着丝粒，说明化疗后复发肿瘤虽有良性转化，但其核型并未改变，仍保持原发瘤的恶性核型。这一例细胞遗传学的研究，可以说明肿瘤良性转化，并非由于化疗选择性的抑制破坏了未分化的未成熟畸胎瘤，而留下成熟畸胎瘤继续生长，所以，有关未成熟畸胎瘤恶性程度的逆转机制仍有待继续探讨研究。

4）恶性程度逆转的临床意义　卵巢未成熟畸胎瘤的这种恶性程度逆转现象过去未被发现，是因为病理为2级和3级的肿瘤，恶性程度极高，生长很快，常常在手术后半年内即已复发，故多数作者所报道的复发瘤的病理分级仍与原发瘤相同，且肿瘤如再复发则放弃手术，病人在短期内死亡，因而没有机会观察到肿瘤分级的转化现象。所以只有对反复复发的肿瘤多次进行手术切除，使病情暂时缓解而使患者能存活1年或1年以上，肿瘤转化的生物特性才有可能显现出来。

认识未成熟畸胎瘤恶性程度逆转的生物学行为，有以下实用价值：①了解肿瘤良性转化规律，可以使我们对晚期或复发性肿瘤能充满信心和勇气，采取一切措施，积极进行治疗以延长患者的生命，使肿瘤有足够的时间演变成熟，向良性转化。②了解未成熟畸胎瘤良性转化所需的时间大约为1年，可根据这个时间规律，估计复发肿瘤的病理分级，作为治疗的参考，如估计已为成熟型畸胎瘤，不要再采用化疗，因成熟畸胎瘤对化疗不敏感，继续化疗只能增加患者的痛苦，对抑制肿瘤并无益。③完成化疗后，不必要进行二次剖腹探查手术，因为根据时间规律也可估计腹腔内的情况。时间超过1年，即或尚有残存瘤或复发瘤，也已是成熟型，所以认识未成熟畸胎瘤的良性转化规律，对于指导临床实践，是很有意义的。

3．卵巢无性细胞瘤　卵巢无性细胞瘤（dysgerminoma）来源于尚未分化的原始生殖细胞，故名无性细胞瘤，病理形态及组织来源与睾丸精原细胞瘤（seminoma）相似，故这两种肿瘤有同一名称，即生殖细胞瘤（germinoma）。二者被称为同系物（homologus）。无性细胞瘤与其他类型的恶性GCT相比较，其恶性程度较低，愈后好。

（1）发病率　卵巢无性细胞瘤是一种较为少见的肿瘤，约占卵巢恶性肿瘤的2%～4%。无性细胞瘤在卵巢恶性GCT中所占比例，国内与国外的一些报道有一些区别。国外一般认为无性细胞瘤是其中最常见的一种，而国内所统计的数字无性细胞瘤仅占20%。北京协和医院166例恶性GCT中，有无性细胞瘤18例，仅占11%。

（2）病理　卵巢无性细胞瘤多为单侧性，但双侧性较其他类型的恶性GCT多见，约占10%～20%。

1）巨检　肿瘤为表面光滑的实性圆形或卵圆形肿瘤。肿物直径一般在15cm左右，切面粉红色至棕褐色，有灶性出血坏死。1/5肿瘤含有其他恶性GCT成分。

2）镜检　瘤组织由成片、岛状或梁索状分布的圆形或多角形的大细胞构成；细胞直径约 15～25μm，细胞之间边界清楚；细胞核大而圆，核膜清楚，呈空泡状，核仁明显，嗜酸性；分化差的肿瘤细胞异型性明显，核分裂多。间质由不等量的纤维结缔组织和淋巴细胞构成，偶尔有具生发中心的淋巴滤泡形成；有时可见由组织细胞和多核巨细胞构成的肉芽肿样结节。

3）组织化学　与睾丸的精原细胞瘤和纵隔等其他部位的 GCT 相似，肿瘤细胞在组织化学和超微结构上均与原始的生殖细胞相同。肿瘤细胞的胞浆富含糖原，PAS 和碱性磷酸酶呈阳性反应。免疫组织化学染色细胞角蛋白（cytokeratin）阴性，可用于与胚胎性癌或卵黄囊瘤鉴别；胎盘碱性磷酸酶（placenta specific alkaline phosphatase，PLAP）阳性，可用于与其他非 GCT 鉴别。

4）内分泌　约 6%～8%的无性细胞瘤含有个别或小簇的合体滋养细胞而形成此瘤的亚型。这些合体滋养细胞 HCG 免疫反应阳性，甚至可使患者血 HCG 水平上升和残留的卵巢间质黄素化，但与绒癌不同的是此瘤无细胞滋养细胞成分。二者间的鉴别很重要，含合体滋养细胞的无性细胞瘤，其生物学行为与纯型无性细胞瘤相似，而绒癌的恶性程度则更高。

(3) 转移　卵巢无性细胞瘤的转移途径多通过淋巴管及直接种植，所以腹膜后淋巴结及局部盆腔脏器为常见转移部位，其次为纵隔淋巴结、锁骨上淋巴结及大网膜等。个别病例可转移至肺、肝和脑。Asadourian 报道 16 例转移中，淋巴结转移 10 例，盆腔转移 8 例，故 55.6%的转移是淋巴结。北京协和医院初诊的 16 例患者中有 8 例转移，其中 6 例为腹主动脉旁淋巴结转移，占所有转移病例的 75%。

(4) 临床表现　卵巢无性细胞瘤多发生在 10～30 岁的年轻患者，平均年龄 21 岁，范围 12～31 岁。在恶性 GCT 中，惟有无性细胞瘤有可能为双侧性。

盆腔包块是最常见症状，常伴有腹胀，肿瘤扭转破裂出血可有急腹痛，腹水较为少见，大多数病人的月经及生育功能正常，仅有少数两性畸形患者有原发闭经、第二性征发育差等临床表现。北京协和医院的 18 例患者中，3 例患者是 XY 核型的性腺发育不全的两性畸形。

在卵巢无性细胞瘤患者中，因为有少数表现有两性畸形，所以有些作者对无性细胞瘤与两性畸形的关系进行研究。Fathalla 收集文献报道的 36 例两性畸形并有无性细胞瘤或精原细胞瘤患者。根据发生肿瘤的性腺及对侧性腺的检查结果，以及性染色质及染色体的测定，均证明发生肿瘤的性腺绝大多数为发育不好的睾丸组织。由于睾丸精原细胞瘤与卵巢无性细胞瘤在病理形态上极为相似，而患者表现型为女性，即常被诊断为卵巢无性细胞瘤。实则应称之为性腺 GCT。Teter 分析了 55 例经剖腹探查证实性腺发育不良的患者，其中有 35 例核型为 XX 或 XO 者无 1 例发生性腺肿瘤。而 20 例核型为 XY 或 XO/XY 镶嵌型者，其中 10 例有性腺肿瘤，占 50%。因此，他认为性腺不发育患者其核型有 Y 染色体才有好发肿瘤的倾向，故卵巢无性细胞瘤患者中所见到的少数两性畸形患者，其核型及性腺多为男性型，是有 Y 染色体的两性畸形。

(5) 诊断　年轻患者有盆腔实性包块且在短期内发展较快，血清 AFP 和 HCG 均阴性，包块虽然增长快，无明显腹水，患者一般状况好，可考虑无性细胞瘤的诊断。如果 B 超声检查或 CT 扫描提示有腹膜后淋巴结的转移，更支持无性细胞瘤的诊断。

在诊断时应注意以下两种情况：①混合型无性细胞瘤：约有 50%的无性细胞瘤内常混合存在其他类型的恶性 GCT，如未成熟畸胎瘤，胚胎癌或绒癌等。北京协和医院 35 例无性细胞瘤中17例混合有其他成分；②两性畸形：如果患者有原发闭经，第二性征发育差，或甚至有男性化体征，应注意有XY核型的性腺发育不全的两性畸形的可能，而应进行口腔粘膜细胞性染色质检查或取血作性染色体培养。

4．原发性卵巢绒毛膜癌　卵巢绒毛膜癌主要分为妊娠性及非妊娠性绒毛膜癌（non-gestational ovarian choriocarcinoma）两大类。妊娠性绒毛膜癌来自卵巢妊娠。转移性绒毛膜癌来自宫内妊娠或输卵管妊娠。非妊娠性绒毛膜癌也称之为原发性卵巢绒毛膜癌（primary ovarian choniocarcinoma），起源于卵巢原始生殖细胞中的多能干细胞向胚外结构分化而来的。是一种恶性程度极高的卵巢肿瘤。它可表现为单纯型，但更多见的是混合型，常混合如未成熟畸胎瘤，卵黄囊瘤及胚胎癌等。

（1）发病率　原发性卵巢绒毛膜癌是一种非常罕见的恶性GCT，迄今文献报道大多仍为个案报道。北京协和医院自1958年1月~1996年12月共收治原发卵巢绒毛膜癌7例。自1982年1月~1996年12月共收治卵巢恶性肿瘤809例，其中恶性GCT 104例，而原发卵巢绒毛膜癌仅有2例（1.9%）。同济医院1972~1992年间收诊的409例卵巢恶性肿瘤中，也仅有2例是原发性卵巢绒毛膜癌。

（2）病理

1）巨检　肿瘤多为单侧性，协和医院的7例全部为单侧性，右侧较左侧多见。1985年Axe报道的6例中5例为右侧，协和医院的7例中5例为右侧，肿瘤直径8~30cm，有包膜、实性、质软而脆的出血性肿物。多为棕红色。如为混合型，可出现其他GCT的形态。协和医院7例中4例为纯型，3例为混合型。

2）镜检　肿瘤由细胞滋养细胞及合体滋养细胞构成，无绒毛结构，伴有广泛出血及坏死，淋巴管内或血管内常见瘤栓。在分化好的肿瘤中的细胞滋养细胞往往集中在中央，四周围绕着合体滋养细胞，有时互相交往。

（3）转移　原发性卵巢绒毛膜癌可侵犯邻近器官组织，广泛的腹腔扩散，但其最主要的转移途径是通过血行转移至全身。常见的转移部位是肺，其次是肝、脑、肾及胃肠道等。

（4）临床表现　原发性卵巢绒毛膜癌的发病年龄范围自7个月至37岁。一般认为纯性卵巢绒毛膜癌多发生在青春期前的儿童。由于肿瘤生长快容易出血坏死，故75%以上的患者表现腹痛，相当一部分患者还同时伴有发热，体温升高可达38℃~39℃。因肿瘤分泌HCG，故半数以上的患者可出现不规则阴道出血，青春期前的患者可表现为性早熟。由于该肿瘤是以血行转移为特点，故常常同时出现转移部位的临床症状，如肺转移，出现胸痛、咳嗽及咳血。肝转移则出现肝区痛，肝脏增大等临床表现。

（5）诊断　原发性卵巢绒毛膜癌在临床表现上有其特点，如发病年龄轻，除有盆腔包块、腹痛、发热等症状外，常伴有不规则阴道出血或性早熟等内分泌改变，故不难诊断。特别是血清HCG的测定可起到明确诊断的作用。

为区别纯型或混合型卵巢绒毛膜癌，可同时测定血清AFP，如AFP也有升高应考虑混合有卵黄囊瘤的成分，其他也可混合有未成熟畸胎瘤或无性细胞瘤。但如为生育年龄的妇女常常难以与妊娠性绒毛膜癌区别。

5．卵巢胚胎癌　卵巢胚胎癌（embryonal carcinoma）来源于原始生殖细胞的未分化癌，是一种高度恶性的肿瘤，其形态与睾丸的胚胎癌相同。过去将胚胎癌与卵黄囊瘤混同一类。

1976年Kurman和Norris回顾性分析了85例这类肿瘤，发现卵黄囊瘤仅有AFP阳性，而胚胎癌AFP和HCG均阳性，二者形态上亦有不同之处，由此才将胚胎癌从卵黄囊瘤中区分出来。

(1) 发病率　胚胎癌也是一种非常罕见的恶性GCT，据文献报道，纯性胚胎癌仅占卵巢恶性GCT的5%以下。北京协和医院从1949～1992年，43年间共收诊恶性GCT患者165例，其中纯性胚胎癌仅有2例（1.2%）。

(2) 病理

1) 巨检　肿瘤多为单侧性，体积极大，直径10～25cm不等，有包膜，表面结节状，质地软，常伴有出血、梗死和包膜破裂。切面灰白色，土黄或茶褐色，实质性，但可有囊性变。

2) 镜检　瘤组织由较原始的多角形细胞聚集形成的实性上皮样片块和细胞巢与原始幼稚的粘液样间质构成。瘤细胞胞浆含淡染的嗜酸性颗粒，细胞边界不清，常呈合体状；细胞核大，不规则空泡状，有一至多个核仁。核分裂活跃，不正常核分裂多见。肿瘤细胞和细胞核的异型性突出，可见多核巨细胞。在稍许分化的区域，瘤细胞有形成裂隙和乳头的倾向，细胞略呈立方或柱状上皮样，但不形成明确的腺管。瘤细胞内外有时可见PAS阳性的玻璃样点滴。

3) 转移　胚胎癌具有局部侵袭性强、播散广泛及早期转移的特点。转移途径早期局部蔓延和经淋巴管转移，晚期合并血行播散。

4) 临床表现　胚胎癌多发生在青春期前儿童，平均年龄14岁，年龄范围4岁～28岁。大多数患者表现为盆腔包块、腹痛，偶有急腹症。多数患者有内分泌紊乱的表现，青春期前儿童半数以上出现性早熟，初潮以后常有闭经或阴道不规则出血，部分患者可有多毛等男性化表现。由于胚胎癌具有向胚体方面分化的潜能，向胚外结构分化可形成卵黄囊结构或滋养细胞结构，故能产生AFP和HCG，患者血清或腹水中均可以检出。

5) 诊断　卵巢胚胎癌在临床表现方面具有一些特点，发病年龄较其他类型的恶性GCT还年轻，多发生在青春期前儿童，除盆腔包块、腹痛外，其内分泌紊乱：月经不规则、闭经、性早熟以及多毛等男性化表现更突出，再结合血清AFP和HCG检测，如两者同时阳性诊断就可确定，当然在诊断胚胎癌时还需注意与异性妊娠，卵黄囊瘤及卵巢绒毛膜癌相鉴别。

四、卵巢恶性GCT的治疗

卵巢恶性GCT是恶性程度很高的肿瘤（除无性细胞瘤外），如果处理不当，死亡率相当高，如果能正确掌握治疗原则，可使这组恶性程度很高的肿瘤完全治愈。其治疗原则：首先应该进行肿瘤细胞减灭术，尽可能使残存肿瘤≤2cm直径；此外术后必须及早采取最有效的联合化疗，能做到以上两点，可减少肿瘤复发，提高存活率。反之，则常常避免不了肿瘤复发。

1. 卵巢恶性GCT的手术治疗　卵巢恶性GCT的传统手术方式是包括全子宫双附件及大网膜等切除，手术后患者即使获得痊愈，却因此永远丧失了生育的可能。但是自从20世纪70年代有效的联合化疗方案问世以来，治愈率不断提高，死亡率稳步下降，因此，一些有关手术治疗的传统概念，就有重新考虑的必要，包括手术范围的广泛彻底性、生育功能的保留等。近年来已有多篇有关恶性GCT手术时保留生育功能的报道，也有提及有关肿瘤细胞减灭术时，其广泛彻底性是否应与卵巢上皮性癌有所区别等等，值得我们考虑。

(1) 手术时间的选择 如果患者一般情况好，可按常规择期进行手术；如果肿瘤属晚期，腹腔内有广泛种植转移，大量血性腹水，患者极度衰弱，发热贫血等，可先进行一个疗程的化疗，并同时给予全身支持疗法，不但可增加患者对手术的耐力，而且化疗后肿瘤的生长有暂时性抑制及坏死，肿瘤血管闭塞可减少手术时出血，有利于手术顺利完成；如果患者就医时肿瘤已破裂，内出血表现为急腹症，甚至休克，则不容等待，应急诊手术。根据患者的情况选择适当的手术范围。如手术很快切除原发肿瘤而内出血停止，休克迅速纠正，患者一般情况好，可按常规要求的手术范围进行手术；如果患者一般情况差，或休克状态未能很快纠正，则暂作主要肿瘤切除，以达止血目的，其他未能切除的大块肿瘤可待患者好转后再行手术，或进行一疗程化疗后再行手术。

(2) 术前准备 一般性术前准备同其他手术，另外术前应做上腹超声、CT、放射性核素扫描及X线胸片检查等，了解有无远处转移，特别是肝脏是否受累，以及受累程度、范围、在术前对患者有一个全面的估价，以做好充分的术前准备。由于恶性GCT肠道转移少见，故不需过分准备肠道；充分配血，为手术是否按计划进行之基本保证，一般配血800～1600ml，向家属详细介绍病情及手术计划。

(3) 手术步骤

1) 切口 绝大多数采取腹部正中旁切口，一般下起耻骨联合，上达脐上四横指纵切口，即可满足切除盆腔包块和大网膜之需要，如果要切除上腹部较大的肿块可延长切口至剑下或沿季肋向两侧延展。

2) 探查 进入腹腔后如有腹水应立即吸出保留，如果无腹水需行腹腔冲洗，收集冲洗液行瘤细胞检查。然后再自上而下地探查盆腹腔以了解肿瘤浸润范围和各器官组织受累程度。探查范围除子宫附件外还应包括横膈、肝、脾、胆、胰、胃肠道、大网膜、双肾、盆腹腔腹膜以及腹膜后淋巴结。如果有可疑处应取活检，为术后分期提供证据，探查结果应详细记录在手术记录中。

3) 原发肿瘤切除 恶性GCT 90%以上是单侧性，且患者多年轻，故手术应切除卵巢原发肿瘤。为保留患者的生育功能，对侧卵巢经剖开探查正常者，可保留对侧附件及子宫。如果探查时发现对侧卵巢也增大，且包膜光滑完整，应考虑对侧可能为良性肿瘤。北京协和医院46例保留生育功能存活的病人中有4例探查时发现对侧卵巢增大，剖开探查病理证实增大的肿物为成熟畸胎瘤，故在手术时不能见到两侧卵巢有肿物就将双侧附件切除，而应根据肉眼或病理证实为良性或恶性后再决定是否切除双侧附件。单侧附件切除是否会影响预后？北京协和医院1977年以后治疗的85例患者中，43例作了一侧附件切除，3例死亡（7%），42例切除子宫和双侧附件，11例死亡（26.3%），证明保留生育功能手术并未使预后受到不利影响。

4) 转移瘤的切除 应用于卵巢上皮性癌的肿瘤细胞减灭术，是否也适用于各种类型的恶性GCT？我们认为内胚窦瘤和无性细胞瘤对化疗极为敏感，手术切除大块的转移瘤仍是很必要的。但是如果手术将伤及脏器的完整性，则要慎重考虑。例如不要因为要将直肠表面的肿物切净而作直肠切除或做人工假肛，只要将大块肿瘤切除，残存的小型结节可依靠化疗予以消灭。

5）复发瘤的切除　恶性 GCT 的复发瘤仍以手术治疗为主，其手术原则同转移瘤，但必须强调术后必须有有效的化疗方案，否则手术将是徒劳的。未成熟畸胎瘤的复发率高，而且容易转移至肝表面或肝膈间，肿瘤通常较大。由于肿瘤压迫肝脏使其变薄，CT、肝 γ 照像甚至 MRI 常常诊断肝实质转移。由于肿瘤部位紧邻重要脏器或大血管，手术切除难度大，但不应轻易放弃手术，北京协和医院 14 例肝膈间大型复发瘤，5 例未行切除者均在术后 4～11 个月死亡，而切除的 9 例全部存活。如果肿瘤与横膈或肝脏粘连紧密可在瘤内将大块肿瘤剥下，残留的瘤皮待大块肿瘤切下后再清理。若无法切净，残留的少量肿瘤手术后化疗也可收到较好的疗效。若复发瘤已逆转为成熟型，留下的少量肿瘤一般不会再继续生长。但是值得注意的是残存在腹腔内病理 0 级的肿瘤，在一定的时间间隔以后，尚有恶变可能，故应尽早手术。协和医院曾有两例含有未成熟畸胎瘤的混合型 GCT 手术及化疗后情况好转，但以后又复发；手术探查这两例均为成熟畸胎瘤中分别有恶性类癌及腺癌，是成熟畸胎瘤继发恶变的结果，手术后短期内死亡。1992 年 Jumean 也报道 1 例未成熟畸胎瘤，临床Ⅰ期，病理 3 级。术后 1 年多肝表面复发，经化疗及先后多次手术，无法切除肿瘤，但肿瘤已逆转为成熟性畸胎癌。13 年后因残存在肝表面的肿瘤恶变成腺癌，并广泛转移至纵隔而死亡。虽然，成熟型畸胎瘤向腺癌或类癌等恶变的几率不大，但一旦恶变，其恶性程度高，预后差，所以，如果患者一般情况恢复良好，对残存的已转化为 0 级的成熟畸胎瘤，也争取切除为宜。

6）腹膜后淋巴结切除　恶性 GCT 腹膜后淋巴结的转移率为 20%～50%。淋巴结转移瘤绝大多数为小型，直径多数为 1～2cm，对化疗敏感。淋巴结是机体的免疫器官，是否手术范围一定要包括腹膜后淋巴结清扫手术，尚无统一意见。北京协和医院采用正规 PVB、VAC 化疗的 37 例内胚窦瘤患者，其中 28 例行淋巴切除，22 例（78.6%）获持续缓解。而 9 例未行淋巴切除者也有 8 例获持续缓解。有关卵巢恶性 GCT 是否需要常规进行腹膜后淋巴结清扫手术，尚有待积累更多病例，作对比观察，才能作出较为正确的结论。

7）大网膜和阑尾切除　大网膜是恶性 GCT 常见的转移部位，有时肉眼看完全正常，但病理检查阳性，故不论肿瘤早晚期均应切除。阑尾转移较为少见。近来的一些报道提出阑尾是免疫器官，如果术中探查阑尾无转移可不必切除。

（4）恶性 GCT 保留生育功能手术的选择　卵巢恶性 GCT 不同于卵巢上皮性癌，绝大多数仅侵犯一侧卵巢，而子宫和对侧附件的复发较为罕见，术后有敏感的化疗方案。这些特点为保留生育功能提供了有利的条件，但是，什么情况下适合于施行保留生育的手术？1984 年 Bakri 等曾强调这类手术只适合于Ⅰa 期病例，1988 年 Gershenson 报道了 40 例保留生育功能治疗成功的患者，其中 35% 为临床Ⅱ～Ⅳ期。北京协和医院治疗的临床Ⅰ期患者术后生存率为 88%，而临床Ⅱ～Ⅳ期术后生存率也达到了 73%，因此，临床期别并不能作为盆腔脏器去留的依据，期别较晚并不一定意味着盆腔器官受累较重。事实上，对已有腹膜转移的Ⅱ期病例甚至已有肝实质转移的Ⅳ期病例来说，切除未受肿瘤侵犯的子宫和对侧附件，显然不会对改善预后有帮助，因此对年轻需要生育的患者，除非对侧卵巢或子宫已经受累，均可作为保守手术对象。

北京协和医院接受保留生育功能手术后存活的 46 例，以及 Gershenson，1988 年报道的 40 例存活病例按 FIGO 分期标准，两组的临床Ⅰ期者各占 52.2% 和 65.0%。Ⅱ～Ⅳ期者各为

47.8%和35%（表7-13），故在保留生育功能成功的患者中并不都局限在临床Ⅰ期，已有相当一部分患者有卵巢外的转移，甚至远处转移的Ⅳ期患者。

表7-13 保留生育机能手术患者的临床期别

作者	（年代）	Ⅰ	Ⅱ	Ⅲ	Ⅳ	总计
Gershenson	（1988）	26	4	10	0	40
北京协和医院	（1993）	24	2	18	2	60

2．卵巢恶性GCT的化学治疗

（1）化学治疗推动了恶性GCT的治疗进展

1）化疗对改善恶性GCT的作用　对于恶性GCT手术后的治疗以往很多年曾采用各种辅助治疗，包括单一烷化剂，放射治疗以及放射性核素胶体腹腔内注射等，均未提高存活率。直到70年代中期开始有了烷化剂与抗代谢类药及抗生素类药物的各种配伍的联合化疗，但是这些化疗并未使预后改善，北京协和医院采用这些药物治疗的22例卵黄囊瘤全部死亡，其中19例在半年内死亡。1975年Smith提出，采用VAC（V长春新碱、A更生霉素、C环鳞酰胺）联合化疗方案，继之于1979年Jian、1981年Lokey以及Willims提出PVB方案，1984年Smith又提出BEP联合方案，使恶性GCT的预后明显改观。Gershenson（1994年）总结15位作者以PVB治疗恶性GCT共200余例的应用效果，其治愈率在Ⅰ期及Ⅱ期病例为95%，Ⅲ期80%，Ⅳ期60%，复发病例为40%。美国妇科癌瘤协作组（GOG）；用BEP治疗恶性GCT93例临床Ⅰ~Ⅲ期病例，用BEP3个疗程，其持续缓解率达96%。

2）联合化疗与手术方式的演变　卵巢恶性GCT传统的手术方式是包括全子宫、双附件及大网膜等切除。自从有效的联合化疗方案问世以来，人们开始探索为患者施行保守手术。北京协和医院1977年到1992年收治的85例卵巢恶性GCT患者，其中43例（50.6%）采用了保留生育功能的治疗。而近5年收治的23例中，19例（82.6%）施行了保留生育功能的手术治疗。这种手术治疗的变迁，除了表明近年来对这类肿瘤临床规律有了进一步认识外，更重要的是表明联合化疗效果的显著提高。

3）化疗取代放疗　DYS是一种对放疗高度敏感的肿瘤，然而因为放疗可造成卵巢早衰并使妇女丧失生育能力；另一方面，化疗对无性细胞瘤的疗效十分好，采用PVB或BEP方案治疗晚期病例，其持续缓解率可达100%，所以对需要保留卵巢功能及生育能力的年轻患者，化疗已逐渐取代了放疗。但是放疗的毒副反应相对比化疗轻，故对少数有盆腔以外的转移瘤也可考虑辅以放疗。

4）化疗取代手术治疗　含有顺铂的PVB，BEP联合方案，只要在用药过程中特别注意用药“及时”、“足量”，效果会很满意。有少数病例并未经过手术切除肿瘤，也获得长期的持续性缓解，因而使人想到对于卵巢恶性GCT的治疗是否完全可以依靠化疗的作用，不必行手术切除。我们认为卵巢恶性GCT的联合化疗虽然可取得很满意的效果，但大多数的报道都是在手术切除肿瘤以后辅以化疗，只是有个别病例单用化疗而获得持续缓解，目前尚无足够的资料支持以单纯化疗代替手术及化疗的综合治疗。而且卵巢恶性GCT的原发肿瘤一般体积很大，化疗后的坏死组织体积也不小，虽然可被机体逐渐吸收，但这种坏死组织的吸收对患者仍是一个负担，且有可能造成腹腔内粘连。而且对于恶性 GCT 的手术治疗并不强调彻底的肿瘤细胞减灭术。只要将主要的大块肿瘤切除，手术并不复杂，创伤性不大。对于健侧卵巢及子宫，注意保持其完整性，则手术治疗仍是一个不应省略的步骤。单纯依靠化疗势必使疗程数有所增加。而带有顺铂、博莱霉素的化疗，有一定的毒性。过多的化疗与一个不太复杂的手术比较，可能会给患者造成更大的负担。因此原则上还是应该考虑手术治疗与化疗的综合治疗。只是在个别复发的肿瘤如果体积不大，累及范围不广，可以试行单纯化疗，并同时以血清 AFP、HCG、LDH 作为定期监测指标。如果疗效不满意或疗效反应较慢，仍应考虑手术切除。

(2) 有效的化疗方案　目前常用的化疗方案有以下几种，适用于各种类型的恶性 GCT（表 7－14，7－15，7－16）。PVB 与 BEP 方案 5 天 1 疗程，3 周重复 1 次，在 BLM 达终生剂量后，停用 BLM，改为 PV 或 PE 方案，其他药物剂量不变。

表 7－14　PVB 方案

药物	剂量（mg/m^2）	途径	用药时间（天）				
			1	2	3	4	5
DDP	20	静脉滴注	+	+	+	+	+
VCR	1～1.5	静脉注射	+	+	－	－	－
BLM	18～20	深部肌肉注射	－	+	－	－	－

注：DDP：顺铂；VCR：长春新碱；BLM：博莱霉素。BLM 每周一次，至达终身剂量。

表 7－15　BEP 方案

药物	剂量（mg/m^2）	途径	用药时间（天）		
			1	2	3
DDP	30～35	静脉滴注	+	+	+
VP－16	100	静脉滴注	+	+	+
BLM	15～16	静脉滴注 24 小时	+	+	－

VP－16：鬼臼乙叉甙，口服也可 $110mg/m^2$，用 1 天。

表 7－16　VAC 方案

药物	剂量	途径	用药时间（天）					
			1	2	3	4	5	6
VCR	1～1.5mg/m^2	静脉注射	+	－	－	－	－	－
KSM	5～7μg/（kg·d）	静脉滴注	－	+	+	+	+	+
CTX	5～7mg（kg·d）	静脉滴注	－	+	+	+	+	+

PVB、BEP 方案中的 BLM 终生剂量为 250mg/m²，单次剂量不可超过 30mg，儿童剂量不减。BLM 因其每 21 天重复一次静脉注射半衰期仅 2 小时，故予以 24 小时静脉滴注。BLM 连续静脉滴注还可防止肺纤维化的发生。

VAC 方案，6 天为 1 疗程，4 周重复 1 次。由于此方案对晚期病例的治疗生存率仅为 32%～45%，故目前一般用在经 PVB、BEP 治疗后 BLM 达终生剂量后的巩固治疗。

(3) 化疗方案的评价和选择　化学治疗对卵巢恶性 GCT 的作用和对上皮性癌的作用有根本的区别。前者对化疗极为敏感，经有效的联合方案治疗后，肿瘤可以完全消失，最终达到根治的目的。

1）化疗方案的比较　资料证明，70 年代的 VAC 方案对早期卵巢恶性 GCT 有较好的疗效，但不十分理想，与 80 年代的 PVB、BEP 相比明显逊色。PVB 和 BEP 方案，哪种疗效更好？williams 总结了美国 Anderson 癌瘤中心和印第安纳州医学院两家医院各自采用 BEP、PVB 治疗晚期恶性 GCT 患者，发现 BEP 方案优于 PVB 方案。

2）化疗方案的选择　卵巢恶性 GCT 化疗方案的选择，目前国内外一致认为 PVB、BEP 疗效好。尤其是 BEP 方案，已被誉为金标准方案，不论临床期别、组织类型如何，应作为临床一线化疗方案。无性细胞瘤虽然恶性程度不高，但对 PVB、BEP 方案极为敏感，也应作为首选方案，PV 方案和 VAC 方案可作为 PVB 或 BEP 治疗后达完全缓解或 BLM 达终生剂量患者的巩固治疗。

(4) 卵巢恶性 GCT 的化疗期限及疗程数　恶性 GCT 的化疗究竟需要持续多久？什么时候停止用药？尚无前瞻性的对比研究的报道。过去有把化疗期限定为 5 年、2 年，以后改为 1 年。不仅浪费药物，而且给患者身体带来了不必要的损害，但是化疗疗程数太少又影响治疗效果。Gershenson 认为对于临床Ⅰ期或有转移但病灶可全部切除的病例，以 3～4 个疗程为宜。如手术残存癌灶较大，可能需要 5～6 个疗程。北京协和医院 1995 年总结分析的采用 PVB 或 VAC 治疗卵黄囊瘤患者，其中化疗足量的 37 例（用 PVB 至少 4 疗程、VAC 至少 6 疗程）和不足量的 17 例患者（用 PVB 少于 4 疗程、VAC 少于 6 疗程），持续缓解率分别为 81.8%和 23.5%。根据我们的经验，化疗疗程数取决于肿瘤的临床分期、残留肿瘤的大小以及病理组织类型和肿瘤的分化程度。因此，一般认为临床Ⅰ期的未成熟畸胎瘤、无性细胞瘤可选择 BEP 或 PVB 方案 4 个疗程；晚期病例则需要 6 个疗程。卵黄囊瘤、混合性 CGT、胚胎癌和绒癌等，不管临床期别如何，均应选择 BEP 或 PVB 方案 6 个疗程。对曾经治疗过肿瘤复发的病人，化疗疗程数应增至 8 个疗程。值得提出的是，一般手术后化疗 2 个疗程肿瘤标志物应转为阴性，如果肿瘤标志物下降不满意，除应寻找病灶外，还应考虑适当增加化疗疗程数。

五、卵巢恶性 GCT 的预后

卵巢恶性 GCT 恶性程度极高，在 VAC、PVB 及 BEP 方案应用以前，患者存活率很低，VAC 特别是 BEP 和 PVB 联合化疗的应用，使恶性 GCT 的预后有了极为显著的改变。

1．卵巢卵黄囊瘤　1976 年 Kurman 报道 65 例随诊较好的卵巢卵黄囊瘤患者中，仅有 9 例存活超过 2.2 年。北京协和医院收治的病例中，在采用 VAC 联合化疗以前的 22 例全部死亡，其中 19 例在半年内死亡。自从 VAC 和 PVB 联合化疗问世以后，存活率明显改进。美国 Anderson 癌瘤研究中心与北京协和医院两个单位对卵黄囊瘤治疗后的持续缓解率，在未采用

VAC及PVB联合化疗以前，分别为17.6%及7.1%。而采用VAC及PVB联合化疗以后，存活率显著上升，达75%及78.6%。协和医院收治的70例卵巢卵黄囊瘤，以Berkson Gage生命表计算法，统计不同方法的治疗，其治疗后的存活率截然不同，采用VAC及PVB联合化疗后初治病例的存活率为85.2%，复发病例存活率为45.7%。如果对初治病例特别强调手术后立刻开始用带有顺铂的PVB、BEP方案，防止其复发，争取100%的存活率是很有希望的。

2．卵巢无性细胞瘤　卵巢无性细胞瘤恶性程度较低，而且对化疗和放疗都敏感，故其预后很好。过去各作者报道的采用联合化疗的病例，存活率为72%～100%。治疗效果差者主要是未重视手术后的放疗和化疗。北京协和医院1956年后收治卵巢无性细胞瘤18例，绝大多数手术后都辅以放疗或（及）化疗，除1例失随，1例21年后死于胃癌，其他16例存活均已超过5年，最长24年，平均13年。最近几年各作者报道的采用联合化疗的病例，存活率为92%～100%。而且，由于多数作单侧附件切除，治疗后大多数月经情况好，希望要小孩者也多数能受孕生育。

3．卵巢未成熟畸胎瘤　卵巢未成熟畸胎瘤恶性程度很高。60年代的文献报道存活率仅有20%～30%。北京协和医院在1967年以前的病例，大多数未进行化疗。所治疗的11例，存活率为27%。自1968年以后，由于对复发性肿瘤采取了积极的手术治疗，手术时尽可能将肿瘤切净，甚至肝脏部位的大型肿瘤亦予以手术切除。肿瘤反复复发就反复手术治疗，使存活率提高到97%。1984年以后，由于采用了有效的联合化疗，肿瘤很少复发，存活率也维持在97%。1986年Gershenson报道的未成熟畸胎瘤，手术后未采用有效联合化疗者与采用联合化疗者比较，其4年存活率有显著差异，前者仅10%，而后者为80%以上。因此近年来有效联合化疗的应用使未成熟畸胎瘤的预后有了很大的改变，并有可望达到100%的存活率。

4．卵巢原发绒毛膜癌和胚胎癌　卵巢原发绒毛膜癌和胚胎癌十分罕见，北京协和医院收治的近200例卵巢恶性GCT中，单纯性绒毛膜癌和胚胎癌各2例，采用正规PVB治疗的2例绒癌和一例胚胎癌患者中，有2例缓解，无瘤生存5年以上，一例绒癌患者在治疗过程中疾病恶化，术后1年死亡。而另一例采用单一烷化剂治疗的胚胎癌患者，在术后半年内死亡。

（黄惠芳　连利娟）

参 考 文 献

1．Coppleson M．Gynecologic Oncolgy：fundamental principles and clinical practice，Edinburgh：Churchill living stone，1992．917～945．

2．Jones HW，Wentz AC，Burnelt LS，et al．Novak's textbook of gynecology．11th ed．Baltimore：Williams，1988．831～848．

3．Taleman A．Germ cell tumors of the ovary．In：Kurman RJ ed．Blaustein's pathology of the female genital tract．4th ed．New York：Springer－Vertage，1994．849～914．

4．黄惠芳，连利娟，黄荣丽，等．卵巢内胚窦瘤的联合化疗．中华妇产科杂志，1995，30∶265．

5．张蓉，洪婉君，张询，等．卵巢内胚窦瘤76例临床分析．中华妇产科杂志，1995，30∶494．

6. Gershenson DM. Management of early ovarian cancer: Germ cell and sex cord - stromal trmors. Gynecol Oncol, 1994, 55:62.

7. Gershenson DM, Junco GD, Herson J, et al. Endodermal sinus tumor of the ovary; the MD Anderson experience. Obestt Gynecol, 1983, 61:194.

8. 卵巢内胚窦瘤病及混合型生殖细胞肿瘤的临床表现及治疗. 见: 连利娟主编. 林巧稚妇科肿瘤学. 北京: 人民卫生出版社, 1994. 560～569.

9. Gershenson DM, et al. Chemotherapeutic completa remission in patients with metastatic ovarian dysgerminome. Cancer, 1986, 58:2594.

10. 石一复, 等. 14006例卵巢肿瘤组织学类型分布. 中华妇产科杂志, 1992, 27:335.

11. 陈其芬. 1726例卵巢肿瘤的病理分析. 中华妇产科杂志, 1985, 20:76.

12. Norris HJ. Immature malignant teratoma of the ovary. A clinical and pathologic study of 58 cases. Cancer, 1976, 37:2359.

13. Caldas C, Sitzman J, Trimble CL, et al. Synchronous mature teratomas of the ovary and liver. A case presenting 11 years following chemotherapy for immature teratoma. Gynecol Oncol, 1992, 47:385.

14. Jumean HG, Komorowski R, Mahvi D, et al. Case report, Immature teratoma of the ovary, An unusual case. Gynecol Oncol, 1992, 46, 111.

15. 连利娟, 吴葆桢, 唐敏一, 等. 肝和肺的卵巢复发性未成熟畸胎瘤. 中华医学杂志, 1984, 143:732.

16. Asadourian LA, Tayter HB. Dysgerminoma. An analysis of 105 cases. Obstet Gynecol, 1969, 33:370.

17. De Palo, et al. Natural history of dysgerminoma. Am J Obstet Gynecol, 1982, 143:799.

18. Axe SR, Klein VR, Woodruff JD. Choriocarcinoma of the Ovary. 1985, 66 (1):111～4.

19. Kurman RJ, Norris HJ. Embryonal carcinoma of the ovary, A clinicopathologic entity distinct from endodermal sinus tumor resembling embryonal carcinomor of the adult testis. Cancer, 1976, 38:2420.

20. Bakri YM, Given FT. Normal pregnacy and delivery following conservative surgery and chematherapy for ovarian endodermal sinus tumor. Gynecol Oncol, 1984, 19:222.

21. Gershenson DM. Menstrual and reproductive function after treatment with combination chemotherapy for malignant ovarian germ cell tumors. J Clin Oncol, 1988, 6:270.

22. 黄惠芳. 卵巢恶性生殖细胞肿瘤保留生育机能的治疗. 见: 连利娟主编. 林巧稚妇科肿瘤学. 北京: 人民卫生出版社, 1994. 597～602.

23. Smith JP. Advances in chemotherapy for gynecologic cancer. Cancer, 1975, 36:669.

24. Gershenson DM, Copeland LJ, Kavanagy JJ, et al. Treatement of malignant non - dysgerminomatous germ cell tumors of the ovary with vincristine, actinomycin D and cyclophosphamide. Cancer, 1985, 56:2576.

25. Slayton RE, Park RC, Silver SG, et al. Vincristine dactinomycin and cyclophosphamide in the treatment of malignant germ cell tumors of the ovary. A cynecologic Oncology Group study (a final report). Cancer, 1985, 56:243.

26. Schwartz PE. Combination chemotherapy in the management of ovarian germ cell malignancies. Obstet Gynecol, 1984, 64:564.

27. Williams SD, Blesing JA, Liao SY, et al. Adjuvant therapy of ovarian germ cell tumors with cisplatin, etoposide and bleomgcin, A trial the Gynecologic oncology Group. J Clinic Oncol, 1994, 12:701.

28. Germa JR. Malignant ovarian germ cell tumors: the experience at the hospital de la Santa Creai Pau. Gynocol Oncol, 1992, 45:153.

29. Palo MD. Nendysgerminomatous tumors of the ovary treated with cisplatin, vinblastin and bleomycin: Long - term results. Gynecol Oncol, 1992, 147:239.

30. Williams SD, Brich R, Einhorn Lu, et al. Treatment of disseminated germ cell tumors with cisplatin, bleomycin

and vinblastin or etoposide. N Engl Med, 1987, 316:1435.

卵巢性腺间质肿瘤

Ⅰ 卵巢颗粒细胞瘤

在卵巢性腺间质肿瘤（sex cord－stromal tumors of the ovary）中，颗粒细胞瘤、泡膜细胞瘤是相对多见的。颗粒细胞瘤和泡膜细胞瘤都有分泌雌激素的特点，所以先前统称功能性化瘤（functional tumors of the ovary or feminizing tumors of the ovary）。但该瘤亦有引起男性化者，而且卵巢上皮性肿瘤也可有雌激素的功能能，故上述称谓有失偏颇，乃以其组织来源表达更为确切。颗粒细胞瘤和泡膜细胞瘤上有不少雷同，但其病理形态、处理及预后迥然不一，故分做两节叙述。而两者混合存在的肿瘤却不乏遇到，此种情况则归入颗粒细胞瘤节。

一、发生率

一般地说，颗粒细胞瘤远不及上皮性肿瘤常见，只占卵巢肿瘤的0.8%～9%（Norris，1974；Norris，1968）。因为它具有低度恶性，故有报告，它占卵巢恶性肿瘤的5%～10%（Saul，1985）。颗粒细胞瘤和泡膜细胞瘤的发病率有明显差别，颗粒细胞瘤比泡膜细胞瘤多见。Diddle（1952）报告的1189例大组材料中，颗粒细胞瘤926例，泡膜细胞瘤263例，其比例为4∶1。石一复等（1992）综合报道了我国6省15个单位卵巢肿瘤14006例，性腺间质肿瘤236例，占1.7%。颗粒细胞瘤占全部卵巢肿瘤及卵巢恶性肿瘤分别为1.0%和4.3%，与文献报告相近。

二、临床表现

（一）发病年龄 颗粒细胞瘤的多发年龄为40～50岁，北京协和医院两次统计分析，平均年龄皆为49岁（郎景和等，1981）。颗粒细胞瘤有6%发生在儿童或更年幼者，报告最小年龄的是一个患颗粒细胞瘤的足月死产婴（Norris，1968），还有出生后仅4周、13个月的小儿；年龄最大的颗粒细胞瘤患者是88岁。

（二）症状 最普通的症状是与激素刺激有关，表现为不正常阴道出血、闭经等，其次是腹部包块、腹痛或腹胀。

1. 不正常阴道出血 在生育年龄，64%的患者有月经过多、经期延长等；在绝经年龄，71%的患者有绝经后出血（Cawmagh etd，1985）。其原因为肿瘤分泌雌激素，引起子宫内膜增生，雌激素水平的波动又造成不规则脱落，发生不正常出血。也有些病人并无月经障碍或绝经后出血，Sjostedt和Wanlen（1961）的解释是，有些肿瘤产生的雌激素少或不产生，并认为此种病人往往预后不佳，因为这一类型肿瘤细胞分化不良，恶性程度较高，故而缺乏内分泌功能，或者由于缺乏临床症状而延误诊治。北京协和医院经过临床病理分析，认为这种没有功能性症状、恶性程度高的病例，实际上往往并不是颗粒细胞瘤，而是其他类型的恶性肿瘤，如分化差的腺癌、肉瘤及转移癌等（郎景和，1980）。绝经后出血是应引起警惕的症状，在北京协和医院报告的病例中，绝经后颗粒细胞瘤患者无一例外的皆有绝经后出血症状。

2. 闭经 这是本病表现的另一个内分泌功能症状，文献报道占15%左右（Norris，1968），亦有高达37%者（郎景和，1982）。可呈持续性的闭经，或间有不正常阴道出血。北京协和医院有一例闭经4年后发现盆腔包块，突然阴道大出血，同时检查注意到肿物缩小。手术证实为肿瘤破裂。这一现象提示，闭经是卵巢瘤产生大量雌激素引起的，一旦肿瘤出血、坏死或破裂，致使雄激素波动，遂之可出现撤退性出血。

3．性征　在青春期前患者可发生性早熟，乃为雌激素刺激引起，为同性（女）性早熟（isosexual precocity），其实并非性早熟，故称假性性早熟。其表现为初潮提前，有时只有这种单一的阴道出血或白带增多，但通常还合并乳腺增大（偶有分泌）、外阴丰满、阴毛及腋毛生长，以及性情变化等。也可有生长过速、身长高于其年龄应有的发育，骨龄亦常超过其骨年龄表，但精神及思想之发展却很少超前。Norris（1969）报告在203例颗粒细胞瘤和泡膜细胞瘤中，有10例小于11岁者，其中有性早熟症状者4例，占患病女孩之36.4%。Fox（1975）报告的92例颗粒细胞瘤中，有5例少女，其中2例有性早熟。在成年颗粒细胞瘤患者则可出现与上述相反的性征改变，即男性化征。这也说明卵巢肿瘤组织学和功能表现的复杂性，而以往将本病称作为女性化瘤也显偏颇。颗粒细胞瘤始原于性腺间质，因此多表现为分泌雌激素的刺激征；另一方面，卵泡内膜也可有明显的黄素化，卵巢间质也有一些黄素化，以致发生男性化征象。患者可有面部痤疮，声音斯哑低沉，体重增加，多毛，阴蒂长大，以及月经稀发，闭经，乳房不发育等症状，男性化征多发生在较大的、囊性的颗粒细胞瘤。Norris（1969）报告150例含颗粒细胞的性腺间质瘤，其中囊性者9例，这9例有明显男性化2例，多毛，月经稀发1例，闭经1例，另4例无特殊。

4．腹胀和腹痛　一些作者报告此症状发生占29%～59.2%，主要是肿瘤和腹水引起。但急性剧烈的腹痛是肿瘤破裂或扭转所致。破裂的发生率约为10%，多为囊性。颗粒细胞瘤多为实性，肿瘤属中等大小（5～15cm），光滑活动，故容易扭转。

5．下腹包块　不少病人自己可摸到下腹包块，并以腹块为主诉就诊。就诊时还常伴有阴道不规则出血，腹痛和腹胀，若单独以腹块就诊者，腹块可达20cm，明显大于颗粒细胞瘤之平均大小（14.6cm）。应该指出，绝经后出血常为老年妇女惟一主诉，他们并未发觉腹块，因此，单纯以出血就诊者，其肿块的平均直径较小，为8.7cm。

6．其他　肿瘤巨大、病情重者可有消瘦，体重下降及衰竭表现；发热则见于肿瘤出血和坏死的病例；北京协和医院统计颗粒细胞瘤从症状出现到就诊的平均间隔为9个月，有的症状可持续长达43年。这和一份大组分析非常相似，他也报告50%的病人，其症状在半年内出现，也有少数的病例，可完全没有症状而于检查时偶然发现。

（三）体征

1．腹部或盆腔包块　腹部或盆腔检查时常可摸到包块。肿瘤大小差异甚殊。子宫也常显增大，或合并子宫肌瘤，绝经后的妇女子宫萎缩也不明显。

2．腹部增大及腹水腹部增大　皆因肿物或腹水所致。但颗粒细胞瘤合并腹水并不多见。Diddle（1952）报告的1189例中，有腹水者83例，只占6%。北京协和医院的25例中，计量200～2000ml腹水者8例，占32%，超过2000ml者仅2例。所谓梅格斯综合征（Meigs syndrome）在颗粒细胞瘤也不常见，Diddle 83例腹水者，仅8例合并胸腔积液。

三、诊断

颗粒细胞瘤在妇科肿瘤中是不十分多见、也不十分少见的肿瘤，而且有其明显的临床特征，即激素相关症状（tumorle－related symptoms），如又能查到盆腔肿块，其诊断当不困难。

根据本病的临床病理特点，诊断上应注意以下两方面：

（一）临床特征　颗粒细胞瘤多发生在40～50岁近绝经期之妇女。表现不正常阴道出血、月经多或闭经等内分泌紊乱。在幼女，可有“性早熟”。对绝经后出血尤应重视。腹胀、腹痛或急性腹痛也是本病的常见症状。

由于雌激素的影响，绝经后的老年妇女可表现外貌与年龄不相符，面皮光亮、细嫩，外阴亦无明显萎缩，所谓“返老还童”。少数患者则呈现男性化。盆腔检查多可发现单侧性附件包块，中等大小，实性，或有囊性区域，常是光滑、活动的。子宫可丰满或有肌瘤，老年妇女子宫不甚萎缩。

（二）实验室及辅助检查　主要是激素研究和影像检查，可包括：

1．阴道细胞涂片　观察雌激素影响，上皮细胞营养角化情况。北京协和医院报告中，12例绝经后患者，有9例术前做了阴道细胞学涂片，除2例雌激素低落外，均在轻度影响以上，甚至有高度影响和高涨者。该法简单易行，对诊断颇有帮助。

3．肿瘤标志物　一些研究发现，颗粒细胞瘤患者血清雌激素水平升高（Fox和Iangley，1976；Pankratz，1978），而且增高的血清雌激素水平可随着肿瘤的消长波动。但是，这样的病例并不太多，而且这种标志物本身也缺乏敏感性。尽管已经证实颗粒细胞可产生雌激素，但临床上常常可以看到很多颗粒细胞瘤患者，血清雌激素并不升高。因此，血清雌激素水平并不是理想的卵巢颗粒细胞瘤的标志物。对于有男性化，性征的患者，血清睾丸酮水平也会有升高。Norm等(1968)报告的2例囊性颗粒细胞瘤合并男性化材料中，有1例血清睾丸酮3.25g/L（325mg%），其正常值为0.03～1.5g/L（30～150mg%）。

4．卵泡调节蛋白（follicle regulatory protein，FRP）　FRP是另一个受到关注的蛋白，由颗粒细胞产生，在正常月经的妇女血清中可以检测到这种蛋白。颗粒细胞的分化可以影响FRP的分泌。无排卵的患者血清FRP可升高，而在绝经后或卵巢切除术后的患者中，FRP很低甚至无法测出。Rodgers等人(1990)报告在某些颗附粒细胞瘤的患者中，FRP水平明显升高。但FRP的临床意义目前还不十分清楚，能否作为颗粒细胞瘤的标志物，还有待进一步研究。

5．抑制素　近年来，抑制素（inhibirl）成为研究颗粒细胞瘤标志物的又一焦点。抑制素是种多肽类激素，在月经周期的卵泡期由受到FSH的刺激，在黄体期受到LH的刺激。一般认为，在绝经前妇女的血清中，可以测得这种激素，而在绝经后或卵巢切除后的妇女血清中，这种激素应该不存在了。现已证明抑制素是由颗粒细胞分泌的，而且一些研究（Uppohn，1989）也证明抑制素的波动与颗粒细胞瘤病情的消长同步。但是，抑制素对颗粒细胞瘤诊断的敏感性和特异性还不十分清楚。鉴于颗粒细胞瘤相对少见，上述的这些标志物用于筛查都有局限性，或许这些标记物对监测病情、预测复发会有所帮助。

（三）子宫内膜检查　分段诊断性刮宫应列入到本病的常规检查，主要是除外子宫内膜的病变，雌激素的影响、内膜增生、囊，性增生、不典型增生，甚至腺癌。这对临床期别估价及治疗选择甚为重要。

4．其他检查　B超扫描可发现卵巢肿物、实质均质或有囊性区，准确诊断颗粒细胞瘤则属不易；腹腔镜检对于术前明确诊断及初步分期颇有帮助；淋巴造影可判断是否有淋巴转移，不过，颗粒细胞瘤的淋巴转移率只有8%；卵巢肿瘤的染色体异常已被学者们所注意，

Wan Ying hung 等（1990）报告了 1 例颗粒细胞瘤有 12 三体、22 单体及 3，9，21 易位。

四、鉴别诊断

颗粒细胞瘤虽以其内分泌功能构成其临床特点，但这并非是其独有的，一些上皮性肿瘤也可以出现类似症状。颗粒细胞瘤形态多样，类型复杂，也常易与多种肿瘤相混淆，造成误诊。所以，以下两方面问题值得讨论。

（一）所谓“非功能”性上皮性肿瘤的雌激素分泌功能 Morris 等报告 335 例卵巢上皮性肿瘤患者绝经后出血可达 20%，尹忠佳(1993)亦报告为 24%，说明除颗粒细胞瘤，泡膜细胞瘤之外的卵巢肿瘤引起绝经后出血并不少见。对这些患者进行外周血或卵巢静脉血雌激素（E_2）浓度测定，均有不同程度的升高，表明上皮性肿瘤也有雌激素分泌功能，以粘液性肿瘤的分泌功能更为活跃。用免疫组织化学研究还显示，绝经后上皮性卵巢肿瘤分泌的雌激素，不仅来源于肿瘤的间质细胞，更主要来源于肿瘤的上皮细胞，尤以粘液瘤上皮细胞为显著，所以，在临床上应注意鉴别颗粒细胞瘤与上皮性肿瘤，不要以为有雌激素刺激症状的卵巢肿瘤一定是颗粒细胞瘤。

（二）颗粒细胞瘤的临床病理分析 先前认为颗粒细胞瘤就是卵巢恶性肿瘤，后又认为即使核分裂较多，是恶性者，预后也较好。认识颗粒细胞瘤的临床及病理特点，对处理至关重要。北京协和医院曾对原诊断为颗粒细胞瘤和泡膜细胞瘤 57 例，进行病理切片的重新核对，并与临床对照分析，发现其中的 30 例是其他的卵巢肿瘤而当时误诊为颗粒细胞瘤。Stenwing 等（1979）报告挪威镭锭医院 159 例颗粒细胞瘤中，亦有 41 例需要改正诊断。从误诊病例的病理诊断分析，明显地分为两类：一类是同源于性腺间质的肿瘤，如硬化性间质瘤、支持细胞瘤和泡膜纤维瘤等。由同原性，故形态上有类似之处，但仍有区别。这一类误诊病例中以硬化性间质瘤居多，是良性的，预后极佳，少部分是支持细胞瘤，属于中间型。因为它们来源于性腺间质，故可有一定程度的功能性症状。另一类是分化不好的腺癌、肉瘤、转移癌、输卵管癌等。此类肿瘤细胞分化差，核异型性和核分裂等均较多。这些肿瘤恶性程度高，预后差，临床表现和颗粒细胞瘤、硬化性间质瘤截然不同。从上述分析可以看出，只要从病理形态、临床表现及预后方面审慎考虑，应能将颗粒细胞瘤与其他肿瘤相区别。而长期以来，各家对颗粒细胞瘤的恶性程度及预后颇有争议，现今看来，组织病理学认识上的分歧，甚至错误，可能是主要原因。这一区别的正确认识，对采取不同的处理方案也很有意义。

（三）颗粒细胞瘤合并病变 颗粒细胞瘤产生雌激素刺激，因而可引起子宫内膜癌、乳癌及子宫肌瘤等雌激素依赖性疾病。子宫内膜增生性改变，可有增殖增生，囊性增生，不典型增生，甚至子宫内膜癌，但个别病人的内膜也可呈萎缩状。颗粒细胞瘤合并子宫内膜癌的发生率报告不一，从 2.5%～27%不等。Novak（1970）及其同事复习了卵巢肿瘤登记的标本，发现 23%的女性化瘤患者子宫内膜呈现腺癌，65%有内膜增生。但一般认为合并内膜增生者为 50%，合并内膜癌者占 10%，或许可认为颗粒细胞瘤病人，罹患子宫内膜癌的机会是正常人的 10 倍。

合并子宫内膜癌患者，多在 50 岁以上。在 DIddle（1952）报告的 73 例颗粒细胞病合并子宫内膜癌患者中，只有 10 例小于 40 岁，而这 10 例中又有 3 例是由于其他原因曾经接受过放射治疗者，亦是应予考虑的因素。MC Ebnald（1977）分析了 72 例合并卵巢女性化瘤和多囊卵巢的子宫内膜癌，并与523例无卵巢疾患的子宫内膜癌作对照。结果表明有卵巢疾患（女性化瘤44例，多囊卵巢28例）者，“三联征”（肥胖、高血压、糖尿病）明显增多，期别早，预后比对照组好，10年生存率为86%。而对照组为64%。其原因的解释：一是因为有明显的临床症状，容易早期发现和治疗；再者是有卵巢功能疾患者可引起子宫内膜功能性反应，有可能将不典型增生亦归入内膜癌，故预后较好。此外，颗粒细胞瘤也易于合并子宫肌瘤。合并乳癌的机会可达6%，应予以注意，但其发生可在卵巢癌治疗之后，亦可在卵巢癌发生之前。由于颗粒细胞瘤患者血中可有高水平的雌激素，抑制排卵，其合并妊娠的机会甚少，迄今只有个案报告。但在罹患肿瘤前可有正常之妊娠。如合并妊娠，则发生肿瘤扭转、破裂和出血等情况并不罕见。再者，颗粒细胞瘤切除后，卵巢功能可得恢复，月经规则，生育有望。在Sjostedt和Waden（1979）报告的157例中，小于40岁而保留子宫和一侧卵巢者24例，9例术后放疗，15例未放疗，已婚患者妊娠率达91%。

五、治疗

颗粒细胞瘤的治疗以手术为主，化疗和放疗为辅，并应长期随诊。

（一）手术治疗　手术方式分单侧附件切除、全子宫双附件切除及肿瘤细胞减灭术。具体选择可根据肿瘤期别、组织类型、细胞分化程度、患者年龄及生育情况酌定。在幼女、年轻或生育年龄并有生育要求者，如为单侧肿瘤，包膜完整，肿瘤活动，对侧卵巢正常（最好作冷冻切片病理证实），子宫内膜于术前诊刮亦除外恶性情况的，可行单侧附件切除术，以保留生育功能。术后亦需长期严密随诊。有人建议病人术后完成生育后，考虑再次手术，切除子宫及附件。绝经患者，应作全子宫双附件切除术。即使在考虑为Ⅰ期而施术，也要行纵切口，取腹腔冲洗液作细胞学检查，除对侧卵巢作楔形切除探查外，应作仔细探查或对可疑部位活检。如果细胞学及活检均为阴性，则可不必辅加其他治疗。如果包膜破裂，则术后应辅加其他治疗。Bjorkholm（1981）集50年之经验，认为包膜完整而切除者预后明显好于包膜破裂者。

对于Ⅱ期以上病例，即肿瘤侵及邻近器官或对侧卵巢，腹腔有转移，或子宫内膜不正常应按卵巢癌处理，施行肿瘤细胞减灭术，包括全子宫、双附件、大网膜以及肉眼所见的转移瘤，腹膜后淋巴结切除术。也要强调残余肿瘤应小于1～2cm。术后要加用化疗或放疗。复发病例也应争取再次手术，尽可能将复发病灶切除，并配合化疗或放疗。和复发性上皮癌不同，颗粒细胞瘤的再次手术可以提高生存率（孙爱达等，1987）。由于颗粒细胞瘤的自然病程较长，反复的肿瘤细胞减灭术可作为一种成功的方法来控制症状和延长患者的生存期。选择合适的手术时间非常重要，这主要根据患者的年龄，生活评分状态，肿瘤的部位及是否可切除等情况，综合考虑。对于复发的颗粒细胞瘤手术是否比化疗和放疗更为有效，目前还很难作出结论。

（二）化学治疗　颗粒细胞瘤对化疗比较敏感，对烷化剂（如噻替哌），甚至比上皮性肿瘤还要敏感，对于肿瘤大于10cm，包膜已破，高分裂象或分化差，以及Ⅱ、Ⅲ、Ⅳ期病人，均应在手术后给予足够的化学治疗。对于年龄大，一般情况差不能施行手术者，也可单纯进行化疗，待肿瘤有所缩小，一般情况有所改善后再进行手术治疗。

近年来使用联合方案治疗复发和转移性颗粒细胞瘤取得较好的疗效。其中以PVB方案效果最佳。1986年C首次应用PVB方案治疗复发和转移性颗粒细胞瘤，取得了74%的有效率，在11例患者中，6例完全缓解。对这6例患者进行长期随诊，在平均130个月的随诊期内，仅2例复发，其余4例均获持续完全缓解。P和Z也采用PVB方案治疗复发和转移性颗粒细胞瘤，分别取得93%和56%的总有效率。虽然PVB方案的疗效很好，但是毒副作用也相当严重，尤其是肺纤维化，这一点在使用PVB时应格外重视。PVB化疗一般为4~6个疗程。

（三）激素治疗　由于颗粒细胞瘤可分泌雌激素，而且不少学者发现颗粒细胞瘤组织中存在雌激素受体，这为孕激素治疗颗粒细胞瘤提供了依据。M等人采用大剂量孕激素，100~300mg每日3次治疗晚期的颗粒细胞瘤，均获得较好的效果。他们认为，对于一线化疗失败的颗粒细胞瘤，孕激素治疗可诱导肿瘤缓解，孕激素治疗与孕激素的用量有一定的关系。近年的研究发现，促性腺激素激动剂（GNRH-A）在治疗激素依赖性恶性肿瘤方面有一定的疗效，1989年M等人采用GNRH-A治疗1例颗粒细胞瘤肺转移取得一定的疗效。虽然疗效短暂，但他们认为GNRH-A可能成为卵巢性索间质细胞恶性肿瘤的一种新方法。

（四）放射治疗　颗粒细胞瘤对放射治疗也比较敏感，不少学者认为，对弥漫型，扩散及转移型者尤为必要，对这些病例在手术切除肿瘤后可加用放射治疗，剂量为45~50Gy（4500~5000rad），可提高生存率，减少复发率。如果肿瘤固定盆腔，未能切除子宫者亦可行宫腔内照射。对于复发病例，术前给予放疗，有利于再次手术切除复发灶。对于肿瘤包膜已破，或腹水（或腹腔冲洗液）瘤细胞阳性，或Ⅱ、Ⅲ期，特别是有散在1~2cm之残留病例，手术后给予腹腔放射性核素治疗值得提倡。也可以施行化疗、放疗联合治疗，在接受20Gy（2000rad）之照射后，才再用抗癌药可提高疗效（Kottmder. 1971）。至于早期肿瘤，年轻患者则不必施行放射治疗。

（五）随诊　因为颗粒细胞瘤有晚期复发的特点，所以坚持随诊，严密监测尤为重要。开始每3~4月复查1次，以后亦应每半年复查1次，要坚持5年，10年，甚至更长。检查包括全身体物理学检查、盆腔检查及阴道细胞学、激素水平、X线胸片、盆腹腔B超扫描和血雌激素测定等。

六、预后

（一）恶性程度及生存率　颗粒细胞瘤一般预后尚好，不若卵巢上皮癌。但也有少部分病例，其临床和病理均为恶性，故有称癌者。此外，一些病例又可晚期复发。颗粒细胞瘤5年治愈率为80%，有达97%者；10年治愈率为70%左右；而15~20年治愈率降至50%~60%，表明了该瘤晚期复发的特点。

（二）复发　一般认为颗粒细胞瘤有2%的复发机会，也有报告达53%者（Diddle. 1952）。其复发特征是晚期，所谓“5年生存不意味着它的治愈”（Cawamgh. 1985）。Diddle报告一复发之最长间隔是在一个8岁颗粒细胞瘤儿童，术后33年发现了同样病理的复发灶。有的在间隔期间内甚至有正常的妊娠分娩。北京协和医院病例中也有1例就诊时70岁患者，看上去不到60岁，颇具返老还童之貌，右侧卵巢有12cm实性包块，行全子宫双附件切除，为颗粒细胞瘤。术后情况一直良好，但于11年后腹部又有6cm包块，阴道涂片又重新呈现雌激素轻度影响，左胸腔积液。用化疗，又3年后（84岁时）死亡。颗粒细胞瘤之转移和复发，多在腹腔内，远处转移很少，Stenwing等（1979）报告，首次手术无肝及腹腔转移者，25例复发病例中，仅1例肝转移，腹腔外转移也仅于胸膜。多数复发灶可得切除，并有较好之结果。

（三）影响预后的因素

1．临床期别是重要的影响因素 Morris等（1985年）报告，Ⅰ期5年生存率为91.8%，Ⅱ期为75.9%，Ⅲ期为22.5%。Salll（1985）收集的材料是Ⅰ期和Ⅲ期的10年的生存率分别为86%~96%及26%~46%。

2．年龄 大于40岁者预后比年轻者为差。

3．症状与病程 以腹痛和腹块就诊者之预后比异常出血者差。病程短预后不佳的原因是其发现常与一些症状，诸如疼痛、破裂和肿瘤生长迅速有关。

4．肿瘤的大小 这也是值得重视的，大的实性的颗粒细胞瘤预后欠佳。Bjorkholm还报告在他们的病例中，肿瘤小于5cm者仅有4%死亡，而大于5cm者有20%死亡。

5．肿瘤包膜是否完整 有报告，包膜完整和包膜破裂的死亡率分别是8%和38%。

6．核分裂象 亦有意义，3个以上/HPF者，其生存率明显下降（76.5%），而0/HPF及1~2/HPF分别为95.5%和90.7%。

7．p53蛋白表达 有研究表明野生型p53蛋白阴性表达的颗粒细胞瘤患者的生存期要比p53阳性表达者延长10倍。p53阳性表达的颗粒细胞瘤预后差。关于组织学类型的影响尚难肯定，不少作者认为弥漫型或肉瘤型较其他类型预后差，但在同一肿瘤中，常有几种类型混杂，很难说明分类对预后的影响。

附：幼年型颗粒细胞瘤

幼年型颗粒细胞瘤是一种罕见的肿瘤，约占整个颗粒细胞瘤的5%，病理上具有特征性的组织病理学形态，绝大部分发生在少女和青年女性，仅3%发生在30岁以后的妇女。在青春发育前的患者中，80%伴有性早熟，临床表现为：阴道出血，阴蒂增大，出现阴毛和腋毛以及内生殖器官的发育，而在年龄较大的患者中仅有月经紊乱（Young，1984；Vassal，1988）。此外，所有年龄的患者都可出现一些非特异的症状，包括腹胀，腹痛，盆腔包块等。

很多临床研究均表明FIGO Ⅰ期的幼年型颗粒细胞瘤预后还是相当好的，约90%的患者可无瘤生存，单用手术切除便可治愈（Young，1984；Biscotti，1989；Young and Scully，1987）。但是，一旦肿瘤呈现不正常的组织学征象和（或）肿瘤已超出卵巢包膜以外，复发率相当高（Yong，1984；Schwat，1976）。在制定治疗方案时，主要依靠肿瘤细胞的异型性，核分裂和确切的FIGO分期来决定。对于FIGO Ⅰ期的幼年型颗粒细胞瘤，由于绝大多数幼年型颗粒细胞瘤是单侧，包膜内的Ⅰ期肿瘤，在行患侧附件切除和仔细的分期探查术后，可考虑保留对侧卵巢和子宫。对侧卵巢受累仅占2%，如果对侧卵巢大体正常，不主张对幼女进行卵巢楔形切除活检，但必要时，楔形活检还是很有意义的。对一般的Ⅰa期幼年型颗粒细胞瘤，术后可以不用化疗（Higgins，1997；Calaminus，1997）。但是，如果肿瘤呈现不正常的组织学行为，异型性明显，核分裂多，术后应考虑辅加化疗（Calaminus，1997）。

对于Ⅱ期以上的幼年型颗粒细胞瘤患者应施行肿瘤细胞减灭术，尽可能切除肿瘤和转移灶，术式与卵巢上皮癌相同。这些患者预后很差，肿瘤常在术后12个月内复发，应常规给予多种药物联合化疗。1993年Powell等人报告，采用甲氨蝶呤（MTX）、放线菌素D和苯丁酸氮芥（chlormbucil）联合方案治疗一例Ⅲ期幼年型颗粒细胞瘤，获得长达12年的临床缓解。

1995年Wessalowski等报告了采用卡铂，VP16和异环磷酰胺治疗一例幼年型颗粒细胞瘤合并弥漫肝转移，获一年临床完全缓解。Powell又报告了采用卡铂和VP16（卡铂400mg/m^{2}第一天，VP16 120mg/m^{2}第1～3天，每4周为1疗程）治疗2例晚期幼年型颗粒细胞瘤，分别获得了39月和12个月的临床完全缓解。尽管到目前为止，对幼年型颗粒细胞瘤还没有一个明确有效的化疗方案，但对晚期患者，以铂类药物为主的联合化疗方案可以明显提高幼年型颗粒细胞瘤的治疗效果。

Ⅱ 卵巢泡膜细胞瘤

卵巢泡膜细胞瘤（theca cell tumors of the ovary）因有明显的分泌雌激素的功能，又常和颗粒细胞瘤混合存在，过去被统称为女性化瘤。但是纯卵巢泡膜细胞瘤无论在临床和病理上同颗粒细胞瘤都有不同之处。

一、发病率

泡膜细胞瘤不如颗粒细胞瘤多见，一般认为它的发生仅为颗粒细胞瘤的1/5。Diddle（1952）的报告，颗粒细胞瘤和泡膜细胞瘤的发病比率为4:1。Fox and Langley（1976）也认为泡膜细胞瘤为颗粒细胞瘤的1/3，占所有卵巢肿瘤的0.5%～1%。在诊断上，有时泡膜细胞瘤和纤维瘤可相混淆，而且两者也可合并存在，即泡膜纤维瘤。北京协和医院30年总结，在102例卵巢肿瘤中，仅有纯泡膜细胞瘤2例（0.1%），泡膜纤维瘤6例。

二、临床表现

泡膜细胞瘤平均发病年龄为53岁，65%的病人为绝经后者。其发病年龄比颗粒细胞瘤为晚，年龄最大者92岁。几乎不发生在月经初潮之前，但亦有报告在出生14个月的幼儿发生者，青春期前患者也仅是个案报告（Fox和Iangley，1976；Fleming，1964；Pedowity，1955）。

临床症状与颗粒细胞瘤非常相似，雌激素增高引起的功能性表现尤为明显。主要是月经不正常，月经多或闭经以及绝经后出血。但假性性早熟者极罕见。肿瘤本身引起的症状并无特殊，腹胀、腹痛不像颗粒细胞瘤那样普遍及突出。泡膜细胞瘤多中等大且质实，故可并发扭转，但腹腔内破裂和出血者甚少，合并腹水者也不多，个别可有麦格综合征。在某些类型的泡膜细胞瘤可有男性化表现，泡膜细胞瘤合并男性化征象可能比颗粒细胞瘤还多，约有2%的病例发生男性化（Janovski，1973）。主要表现闭经、多毛、痤疮、声音低沉及阴蒂增大等，泡膜细胞瘤切除后，男性征可以消失。泡膜细胞瘤有黄素化或囊性变时，常表现男性化征。北京协和医院有一例泡膜细胞瘤，有大囊区，表现为闭经、不育、音沉、多毛、经常拔胡剃须、乳房萎缩、阴蒂大、雌激素水平高度低落。肿瘤切除后，月经正常，毛渐少，不再长胡须，恢复女性面容，雌激素水平自然上升到中等程度。泡膜细胞瘤在年轻妇女发病不多，因而合并妊娠也少见，闭经等功能障碍也是妊娠机会少的重要原因，迄今合并妊娠的病例仅有个案报告。

三、诊断和预后

泡膜细胞瘤多发生老年妇女，常有月经紊乱、闭经及绝经后出血。肿瘤为中等大小，光滑活动，质地为实性，可有囊性区。实验室检查显示雌激素水平升高。有囊性变性者，可有男性化，血中睾丸酮可升高。泡膜细胞瘤基本为良性肿瘤，仅有个别复发者。泡膜细胞瘤因有比颗粒细胞更多的雌激素分泌，所以并发子宫内膜癌的机会要比颗粒细胞瘤高4倍（Diddle，1952）。甚至颗粒细胞瘤和泡膜细胞瘤引起子宫内膜癌是同龄妇女的17倍。因此，诊断性刮宫除外内膜病变是必要的。绝大多数泡膜细胞瘤是良性的，恶性泡膜细胞瘤仅有个案报告，一般认为恶性者占3%。Rogers（1952）等复习105例泡膜细胞瘤有5例恶性；Berkneiser等（1957）总结300例中有8例恶性。恶性泡膜细胞瘤多发生50岁以上的患者，多数有腹腔内直接种植，尚无超出腹腔以外转移的报告。Fleming（1964）认为即使恶性泡膜细胞瘤，其细胞分化都较好，预后远比一般卵巢癌为佳。他报告的2例中，有1例开始仅行单侧附件切除，3年后腹腔复发，又行全子宫及另侧附件切除，并加用放疗，观察8年无复发。另1例术后无复发。对于恶性胞膜细胞瘤的诊断，Norris和Taylor（1969）认为，除非肿瘤有功能才能诊断，而Fox（1976）则认为若形态似泡膜细胞瘤，细胞有明显异型性和异常核分裂象，不管有无功能都可诊断为恶性泡膜细胞瘤，如不含脂质，则不宜诊断为恶性泡膜细胞瘤。我们认为结合肉眼所见及脂肪染色，如均不像泡膜细胞且又无功能改变，则不诊断恶性泡膜细胞瘤。

四、治疗

泡膜细胞瘤绝大多数是单侧的、良性的。发生在青春期以前也很少，不到1%（Flemirlg 1964），所以若在青春期，可做患侧附件切除或部分卵巢切除，小心判定恶性程度。在生育年龄并有生育要求者，要保存其生育功能，做附件切除。若在近绝经期或绝经期以后老年患者，不论其良恶，均做全子宫、双附件切除。如是恶性泡膜细胞瘤，应将所见种植转移址彻底切除。术后加用放疗或化疗，其疗效均较满意。

Ⅲ 卵巢纤维瘤

卵巢纤维瘤（fibroma of the ovary）是良性的卵巢实质性肿瘤，原将其列入非特异性结缔组织肿瘤中，现归属于卵巢性腺间质肿瘤。它在发生学、形态学上和泡膜细胞瘤的关系，以及合并胸腔积液及腹水的临床表现都为病理学家及临床医师所关注。

一、发病率

卵巢纤维瘤的发病率一般认为占所有卵巢肿瘤的2%～5%（Fox和Lanyley，1976；辛实，1958）。北京协和医院1948～1976年间，共有卵巢纤维瘤88例（包括5例泡膜纤维瘤），占所有卵巢肿瘤的4.8%，占卵巢性腺间质肿瘤的76.5%。可见，卵巢纤维瘤并不少见，居卵巢，性腺间质肿瘤的首位。

二、临床表现

卵巢纤维瘤多发于中老年妇女，北京协和医院病例平均年龄46岁，年龄范围18～75岁。仅有2例是20岁以下年轻未婚者，这与Fox(1976)、Hevia(1969)等报告相符。纤维瘤发生在初潮前女孩者甚为罕见，仅为个案报告。

主要的临床症状是腹痛、腹部增大以及由于肿瘤压迫引起的泌尿系症状等。北京协和医院有腹痛症状者占55.5%，特别是卵巢纤维瘤多为中等大小，光滑活动，质地沉重，很易扭转而发生急性腹痛。北京协和医院纤维瘤急性扭转者仅有25.5%，亦有报告25例中有11例（44%）发生了扭转者。卵巢纤维瘤囊性变者也偶有破裂，引起急腹症。一般认为纤维瘤无内分泌功能，无月经紊乱。在北京协和医院病例中，绝经者37例均无绝经后出血，未绝经有月经紊乱者占24.5%，说明功能性症状远较颗粒细胞瘤和泡膜细胞瘤为低，但尚有一定比例的月经障碍。北京协和医院病例中，有1例75岁患者子宫内膜轻度增生及腺体扩张；有1例52岁绝经后患者雌激素水平偏高。这说明大部分纤维瘤没有功能，少数可以有功能。其解释是卵巢纤维瘤来源于性腺间质，与颗粒细胞瘤或泡膜细胞瘤同源；此外则应注意有无混杂泡膜细胞瘤成分。

纤维瘤可合并腹水或胸腔积液及腹水（Meigs综合征），有时出现腹壁、下肢及阴唇水肿。有相当的病例（30%～54%）(Fox1976）没有临床症状。多因肿瘤小，无月经障碍而无自觉不适，常在体检及其他手术时发现，或因急性扭转始来就诊。加之卵巢纤维瘤发展缓慢，故纤维瘤病程较长，可达15年、30年，北京协和医院病例的病程平均39.6月。梅格斯综合征（Meigs Syndrome）经典的梅格斯征定义，系指卵巢纤维瘤合并胸腔积液及腹水，肿瘤切除后，胸腔积液及腹水消失。但卵巢纤维瘤合并胸腔积液及腹水者，并不多见，据Fox（1976）报道，其发生率仅1%～2%。北京协和医院病例，亦仅有5例（5.4%）合并胸腔积液及腹水。国内3000余例卵巢肿瘤的分析，有胸腔积液及腹水者13例，其中仅有3例为卵巢纤维瘤，其他为粘液，性囊腺瘤或颗粒细胞瘤等。张若鳞曾报道的9例梅格斯征者，亦大多数为粘液性囊腺瘤及其他肿瘤，没有1例卵巢纤维瘤。因此，胸腔积液及腹水亦并非卵巢纤维瘤特有的体征。以后，有关梅格斯征定义，乃推广至所有良性卵巢瘤而合并胸腔积液及腹水者。有关胸腔积液及腹水的发生机制，有以下解释：①肿瘤组织水肿，肿瘤包膜又很薄，因而细胞外液漏出，形成腹水。大量腹水经过横膈孔道，渗至胸腔，形成胸腔积液；②巨大肿瘤压迫，心脏代偿功能差或奇静脉、半奇静脉受阻，淋巴受压，引起渗出，也是形成胸腔积液的原因。

北京协和医院卵巢纤维瘤中，相当多的病例有腹水，占41%。卵巢纤维瘤为良性肿瘤，胸腔积液及腹水的发生如此高，确与肿瘤的大小及组织水肿有关。北京协和医院病例，31例镜下水肿明显者，80%合并有腹水。全组病例的肿瘤，平均体积为10.0cm直径，而有腹水者，肿瘤均较大，平均16.5m直径。同时有胸腔积液及腹水者，其肿瘤均在20cm直径以上。在70个病人76个肿瘤中，直径大于10cm直径者25例，间质粘液水肿者27例，两者兼有之15例，而在全组10例合并腹水者，即在这15例中。

腹水量常较多，有胸腔积液及腹水者，病人常感腹胸闷、气短、咳嗽、发热或下肢水肿；有的则因大量胸腔积液及腹水而致呼吸困难、极度消耗。北京医院有胸腔积液的5例，右侧胸腔积液2例，左侧1例，双侧2例。仅有少量胸腔积液者3例，其他两例各抽出4200及1870ml胸水。两例术后迅速消失，另2例术后7～10天消失，1例消失时间不详。因胸腔积液及腹水均继发于良性肿瘤，故肿瘤切除胸腔积液及腹水即消失，除非胸腔积液量大引起明显症一般不必作胸腔穿刺等其他治疗。

三、诊断

卵巢纤维瘤的术前诊断并不困难。在老年妇女，盆腔扪到实性、光滑活动尤其是质地坚硬包块时，应想到纤维瘤。临床功能性症状不明显，一般状况较好。可合并急性扭转而呈急腹症，或合并胸腔积液及腹水而产生压迫症状。有时因胸腔积液及腹水造成病人一般情况差，可误诊为晚期卵巢癌。应进行雌激素水平测定，以资鉴别诊断。主要应与泡膜细胞瘤、腺纤维瘤（fibro－adenoma）、囊腺纤维瘤（cystadenofiboma）以及纤维上皮瘤（Brenner tumors）

相区别，这有时是困难的，需看上皮和间质孰占优势。

四、预后和处理

卵巢纤维瘤是良性的，预后极佳。北京协和医院病例无死亡者。有胸腔积液及腹水者肿瘤切除术后迅速消失。有个别报告腹膜种植者，但预后也佳。Fox(1976)认为，这种情况若组织学表现是良性的，则并不是恶性的征兆。手术切除附件可得满意结果，对侧应探查。40岁以上妇女可行全子宫、双附件切除。年轻妇女应保留生育功能。卵巢纤维瘤极少多发，亦可行剔除术。术后无需化疗。

（沈　铿　郎景和）

第十节　输卵管癌

输卵管癌（primary carcinoma of the fallopian tube）指原发于输卵管的恶性上皮性肿瘤，临床十分少见。国外报告的发病率，约占妇科恶性肿瘤的0.24%～0.5%。国内报告，约占妇科恶性肿瘤的0.98%～1.8%。其发生率排列于宫颈癌、子宫内膜癌、卵巢癌、外阴癌和阴道癌之后，而居妇科恶性肿瘤的末位。

一、病因

目前对输卵管癌的发病因素尚不了解。有作者报告，输卵管癌常与输卵管炎症和盆腔粘连并存，从而认为慢性输卵管炎与该病的发生有关。但对于二者的因果关系仍有很大的争论。

二、病理

输卵管癌好发于壶腹部。病变多为单侧，双侧者约占1/3。大体所见，输卵管肿大类似卵管积水，积脓或卵管卵巢囊肿。多数直径在5～10cm。早期卵管伞端闭锁，浆膜光滑。晚期肿瘤可穿破浆膜或伞端突出。切面管壁增厚，腔内充满乳头状或颗粒状癌组织。

镜下所见，输卵管癌的组织学形态与卵巢癌很相似，主要为乳头状腺癌，多数为中分化或低分化癌。形态像卵巢浆液性癌者可找到砂粒体。部分组织学形态可呈子宫内膜样癌，透明细胞癌，移行细胞癌，粘液性癌或鳞癌。

输卵管癌的转移方式为局部扩散和经淋巴转移。局部扩散的途径可能有3种。一为经过开放的伞端种植到盆腔或腹腔。第二种是通过峡部播散到宫体，以至到宫颈及阴道。第三种是肿瘤直接穿破浆膜扩散到盆腔的临近器官。输卵管的淋巴引流丰富，Taimimi曾报告15例原发性输卵管癌的患者，淋巴结的转移率为53%，其中腹主动脉旁淋巴结的转移率高达33%。

三、临床表现

输卵管癌的好发年龄为50～60岁，多数55～60岁。患者中有不孕史的约占30%～40%。经典的输卵管癌症状和体征三联征：阴道排液，腹痛和腹部包块。然而，临床上同时具备该三联征的患者仅15%左右。文献报告，输卵管癌最常见的临床表现为阴道排液和阴道出血，具有该症状的患者超过50%。腹痛的患者约占40%左右。约有60%的患者盆腔检查时可以发现盆腔包块。临床晚期的患者可以出现腹水。

四、诊断

由于输卵管癌临床十分少见，又无特异性的诊断方法，因此术前的诊断率极低，有时甚至在剖腹探查时仍不能明确病变的性质。诊断的要点在于对本病的认识，提高警惕。对于绝经前和绝经后的妇女凡出现不明原因、不能解释或持续存在的阴道排液，应想到本病的可能。对有阴道排液者行内诊时，应特别注意有无盆腔包块。

实验室检查，可行B超或CT帮助确定盆腔包块的部位、大小及性质。由于输卵管和宫腔相通，从卵管脱落的癌细胞有可能经阴道排出，因而对于阴道排液的患者行阴道或宫颈细胞学涂片时，如出现子宫外的非特异性腺癌细胞，应想到输卵管癌的可能。但多数作者报告输卵管癌患者阴道学涂片的阳性率较低。对于临床可疑的病例还可行腹腔镜检查以明确诊断。此外，血清的CA125的测定对于诊断也有一定的帮助。

鉴别诊断包括附件的炎性包块、卵巢肿瘤和子宫内膜癌。主要通过症状、体征、病理组织学及其他辅助检查。对于晚期病例则无法和卵巢肿瘤鉴别。

五、临床分期

国际妇产科联盟(FIGO)于1991年9月在新加坡国际妇科肿瘤会议上制定了输卵管癌的手术及病理学分期方法，并于1992年推荐使用（表7－17)。这一分期方法在很大程度上与卵巢癌的手术及病理学分期方法相似。

表7－17 FIGO卵管癌分期方法（1992年）

Stage 0	原位癌（病变局限于卵管粘膜）
Stage Ⅰ	病变局限于卵管
ⅠA	病变局限于一侧卵管，浸及粘膜下和（或）肌层，但未穿至浆膜表面；无腹水
ⅠB	病变局限于双侧卵管，浸及粘膜下和（或）肌层，但未穿至浆膜表面；无腹水
ⅠC	ⅠA或ⅠB病变，浸及浆膜表面；或腹水中找到瘤胞或腹腔冲洗液阳性
Stage Ⅱ	病变累及一侧或双侧卵管，伴有盆腔内扩散
ⅡA	扩散和（或）转移至子宫和（或）卵巢
ⅡB	扩散至其他盆腔组织
ⅡC	ⅡA或ⅡB病变，腹水中找到瘤胞或腹腔冲洗液阳性
Stage Ⅲ	病变累及一侧或双侧卵管，伴有盆腔外的腹腔内种植和（或）腹膜后或腹股沟淋巴结阳性。肝表面转移属于Ⅲ期
ⅢA	病变大体所见局限于盆腔，淋巴结阴性，但腹腔腹膜面有镜下种植
ⅢB	腹膜种植瘤直径＜2cm，淋巴结阴性
ⅢC	腹膜种植瘤直径＞2cm和（或）腹膜后或腹股沟淋巴结阳性
Stage Ⅳ	病变累及一侧或双侧卵管伴有远处转移，有胸水是需找到瘤细胞，肝实质转移

根据这一分期方法，Markman综合8篇文献的558例输卵管癌表明，Ⅰ期和Ⅱ期各占33%，Ⅲ期或Ⅳ期占34%。北京协和医院37例卵管癌的患者，临床Ⅰ期11例（29.7%)，Ⅱ期14例（37.8%)，Ⅲ期12例（32.4%)，Ⅳ期无。可以看出，与卵巢癌相比，卵管癌的患者初诊时临床Ⅰ、Ⅱ期的病例超过60%。

六、治疗

输卵管癌与卵巢癌具有十分相似的病理组织学表现和生物学行为，因此卵巢癌的治疗原则适用于输卵管癌，即在手术的基础上辅助化疗和放疗。

1．手术治疗　输卵管癌最基本的治疗方法是手术治疗。手术的原则肿瘤细胞减灭术，尽可能切除盆腹腔一切原发瘤和转移瘤，使残存瘤病灶小于1cm，包括全子宫、双侧附件、大网膜和阑尾切除术。如前所述，输卵管癌具有较高的淋巴结转移率，在有淋巴结转移的病例中，腹主动脉旁淋巴结的转移率占55%。因此手术范围还应包括盆腔和腹主动脉旁淋巴结清扫术。此外，与卵巢癌不同，二探术在输卵管癌治疗中的作用也得到肯定。

2．化学治疗　化疗是输卵管癌术后主要的辅助治疗。化疗的方案与卵巢癌基本相同，即顺铂为主的联合化疗。据文献报道，化疗方案以PAC较为有效，临床的完全缓解+部分缓解率可达50%～80%。其中顺铂的用量为50mg/m^2，阿霉素的用量为50mg/m^2，环磷酰胺的用量为500mg/m^2。根据卵巢癌化疗的经验，泰素化疗也应适用于输卵管癌。

3．放射治疗　可用于术后辅助治疗，一般多采用体外照射。放射野的范围可选择盆腔、腹主动脉旁区域或全腹腔照射。照射的剂量一般为45Gy～50Gy。目前多数文献认为，术后放疗适用于临床Ⅰ、Ⅱ期的输卵管癌病例。对于临床Ⅲ、Ⅳ期的病例，由于病变广泛，如残存瘤病灶>2cm，术后放疗完全无效；如残存瘤病灶<2cm，放疗效果也十分有限，且并发症高，因此不适宜术后辅助放疗。

七、预后

文献报道，输卵管癌的总的5年生存率约40%，其中Ⅰ期约为65%，Ⅱ期约50%～60%，Ⅲ、Ⅳ期仅10%～20%。影响预后的因素包括，肿瘤的临床分期，病理分级，手术后残存瘤的大小、双侧卵管病变等。

（潘凌亚）

参　考　文　献

1．黄荣丽、吴葆桢．输卵管癌的临床表现、诊断及治疗．见：连丽娟主编．林巧稚妇科肿瘤学．第二版．北京：人民卫生出版社，1994．667～677．

2．刘彤华．输卵管癌病理．见：连丽娟主编．林巧稚妇科肿瘤学．第二版．北京：人民卫生出版社，1994．664～666．

3．Berek JS，Hacker NF．Nonepithelial ovarian and fallopian tube cancer．In：Berek JS，Hacker NF eds．Practical gynecologic oncology．Second Edition．Maryland：Williams & Wilkins，1994．377～402．

4．Cormio G，Maneo A，Gabriele A，et al．Treatment of fallopian tube carcinoma with cycolphosphamide，adriamycin，and cisplatin．Am J Clin Oncol，1997，20:143～145．

5．Kojs Z，Urbanski K，Reinfuss M，et al．Whole abdominal external beam radiation in the treatment of primary carcinoma if the fallopian tube．Gynecol Oncol，1997，56:473～477．

6．Markman M，Zaino R，Fleming P，et al．Carcinoma of the fallopian tube．In：Hoskins WJ，Perez CA and Young RC eds．Principles and practice of gynecologic oncology．Second edition．Philadelphia：Lippincott－Raven Publishers，1997．1025～1039．

7．Nordin AJ．Primary carcinoma of the fallopian tube：a 20－year literature review．Obstet Gynecol Surv，1994，49:

349～361.

8. Pettersson F. Staging rules for gestational trophoblastic tumors and fallopian tube cancer. Acta Obstet Gynecol Scand, 1992, 71:224～225.

9. Tamimi HK, Figge D. Adenocarcinoma of the uterine tube: potential for lymph node metastases. Am J Obstet Gynecol, 1981, 141:132.

第十一节 滋养细胞肿瘤

葡萄胎

葡萄胎是一种良性滋养细胞肿瘤，故又称良性葡萄胎（hydatidiform mole），是绒毛滋养细胞不规则增生所致。葡萄胎的特点是病变局限于子宫腔内，不侵入肌层，也不发生远处转移。葡萄胎妊娠的发生率不同的国家与地区差异较大，葡萄胎在欧美各国均较少见，而在亚洲，尤其是东南亚国家则较多见。我国流行病学调查表明，葡萄胎妊娠发生率以千次妊娠计算为0.81‰，如以多次妊娠中一次葡萄胎计算为1:1238。根据肉眼标本及显微镜下特点、染色体核型分析及临床表现，可将葡萄胎妊娠分为完全性葡萄胎及部分性葡萄胎两种类型。

一、病因学说

1．种族因素　由于葡萄胎多见于亚洲各国，有人认为可能与种族有关。McCorristor曾对住在同一地区不同种族妇女中滋养细胞疾病进行了调查，发现滋养细胞患者中，东方人占72%，白种人仅占14%，因而认为滋养细胞疾病的发生存在着种族倾向性。

2．营养因素　研究表明，叶酸及组胺酸的摄入不足以及饮食中胡罗卜素及动物脂肪的缺乏将导致葡萄胎的发生率增加，故对于葡萄胎高发地区的妇女可采用饮食补充胡罗卜素及维生素A等方法来预防葡萄胎发生。

3．感染因素　有作者认为葡萄胎与病毒感染有关，有研究报道从葡萄胎及绒癌组织中可分离出一种滤过性病毒，又称亲绒毛病毒。

4．内分泌失调　葡萄胎的发生可能与卵巢功能衰退有关。动物实验表明，怀孕早期切除卵巢，可使胎盘产生水泡样变，因而认为雌激素不足可能是引起葡萄胎的原因之一。

5．遗传因素

(1) 完全性葡萄胎　细胞遗传学研究表明，在完全性和部分性葡萄胎的发生中，染色体异常起着主要作用。绝大多数完全性葡萄胎为46，XX父源性染色体的互补体，是由一个精子（23X）与一个空卵受精后核内DNA自身复制而成。然而，依靠聚合酶链反应的基因扩增却显示完全性葡萄胎的线粒体DNA与母源线粒体DNA一致，这提示完全性葡萄胎的线粒体DNA是从卵子遗传而来。大约有10%的完全性葡萄胎染色体核型为46，XY，通过研究Q和R带的异型性，HLA多态性染色体标志物如酯酶D和磷酸葡萄糖变位酶以及父母外周血淋巴细胞，已确认46，XY葡萄胎是由一个空卵与两个精子同时受精而成。另外，少数三倍体和四倍体完全性葡萄胎也有报道，其发生机制可能是正常单倍体卵子通过三个精子或两个精子（其中之一是二倍体）而受精。

（2）部分性葡萄胎　部分性葡萄胎通常是三倍体，有 69 条染色体，额外的单倍体是父系来源。这可能产生于双精入卵（两个独立的精子使一个正常卵受精）或第一次减数分裂失败的精子使正常卵受精。在后一种情况，父源染色体没有经过配子形成过程中的减数分裂，形成了 46，XY 精子。而正常精子与 46，XX 卵子受精不会产生葡萄胎。

二、病理特点

1．大体所见　完全性葡萄胎宫腔内全部为大小不等之水泡所填充，水泡小的如米粒大小，大的可达 1～2cm，水泡间有细蒂相连，形如葡萄样外观。充满液体的囊泡代表水肿的胎盘绒毛。而部分性葡萄胎除不等量的水泡之外，尚可见正常绒毛，此外尚可见胚胎组织，如脐带、羊膜囊等。

2．镜下所见　完全性葡萄胎有以下特征：①绒毛不同程度的水肿扩张；②间质血管稀少或消失；③滋养细胞增生。液体在由成熟间质包绕的绒毛中心快速积聚形成一个空间，称为池。滋养细胞不同程度增殖，可以是局灶的、微小的，也可以很明显。典型病例中，滋养细胞增殖呈圆周状，细胞滋养细胞、合体滋养细胞和中间滋养细胞混合在一起从绒毛表面突出。

部分性葡萄胎一般与胎儿存在有关。当胎儿死亡并发生退化时，胎儿结构的确认是困难的，在这种情况下，含有有核红细胞的绒毛毛细血管的存在是胎儿发育的象征。部分性葡萄胎以多种绒毛形态为特征。一些绒毛与完全性葡萄胎中所见的水肿性绒毛相同。但这些变化不如完全性葡萄胎中所见的变化那样显著。中心池不太明显，滋养细胞增生呈局灶性表现。

三、临床表现

阴道流血是葡萄胎患者最常见的症状，常发生于闭经 1～2 个月，迟至 2～3 个月反复阴道流血。妊娠剧吐和妊娠高血压综合征也是较常见的表现（约占 30% 的病例）。虽然典型情况下妊娠导致的高血压可发生于正常妊娠的最后 3 个月，但在葡萄胎妊娠时，它可以发生在妊娠前 3 个月的晚期或妊娠中 3 个月的早期。极少数病例可出现甲亢症状，可能与葡萄胎组织产生游离促甲状腺激素有关，也有人认为是极高水平的 HCG 的结果。

由于葡萄胎的迅速增长及宫腔内出血，几乎半数的完全性葡萄胎患者的子宫大于相应的孕龄。然而在 1/4 病例中，子宫小于相应月份，而在其余的患者中子宫大小与月份一致。

葡萄胎患者由于大量 HCG 刺激，可发生一侧或双侧卵巢黄素化囊肿，发生率约为 30%～40%。黄素化囊肿往往在葡萄胎排出后更易检查到，葡萄胎排出后，黄素化囊肿常随之逐渐缩小，一般经 1～3 个月，迟至 6 个月囊肿自然消失，对以后的卵巢功能无影响。

部分性葡萄胎较为少见。大多数部分性葡萄胎患者亦表现出阴道流血。在清宫之前，很少能作出部分性葡萄胎的诊断。大多数病例清宫前的临床诊断为不完全性或过期流产。其主要特点及与完全性葡萄胎的区别见表 7－18。

四、辅助检查诊断及临床意义

1．HCG 测定　血或尿内 HCG 的含量和体内滋养细胞活动情况有关。正常妊娠血清 HCG 测定呈双峰曲线，至妊娠 70～80 天达到高峰，中位数多在 10 万 mIU/ml 以下，最高值可达 20 万 mIU/ml。达高峰后迅速下降，34 周时又略上升呈小高峰，至分娩后 3 周转为正常。葡萄胎患者血清 HCG 测定值常远高于正常妊娠，且持续不降，临床可疑葡萄胎时，应连续测定血清 HCG，结合临床表现及其他诊断方法，才能及时诊断。近年来应用与 LH 无交叉的

HCG-β亚单位作为指标，更为敏感与专一。

2．超声波检查 B型超声是诊断葡萄胎的重要手段之一。B超下可见子宫内充满无数小的低回声及无回声区，形如雪花纷飞，又称之为“雪花征”。无胎体和胎盘反射。自采用灰阶超声后，可以看到有细小水泡结构，使葡萄胎的诊断提早到孕11~13周，近年来阴道探头的应用，可使葡萄胎的诊断提早到妊娠8周左右。

表7-18 完全性葡萄胎和部分性葡萄胎的主要特点

	完全性葡萄胎	部分性葡萄胎
阴道流血	++++	++++
妊娠毒血症	++	++
甲状腺功能亢进	+	少见
β-HCG>100 000 mIU/ml	+++	+
子宫增大	++	+
黄素囊肿	++	-
囊泡	普遍	局限
胎儿或胎膜	无	有
显微镜见	绒毛普遍水肿肿胀，滋养细胞增生、间变，无胎儿血管	绒毛局限性水肿肿胀，局灶性滋养细胞增生，存在胎儿血管、绒毛扇状皱褶及滋养层包涵体
核型	46，XX/46，XY	69，XXY/69，XXX/69，XYY
潜在恶性	有	有

五、鉴别诊断

完全性和部分性葡萄胎一定要与流产胎儿的水肿样变性相区别。自然流产，尤其是那些与卵子萎缩相关者，存在着无血管的水肿绒毛，并有滋养细胞的增生。不是葡萄胎流产的绒毛水肿不明显，无液池，肉眼不能看到。滋养细胞增生通常是轻度的，没有细胞异型。葡萄胎的滋养细胞增生也一定要与怀孕很早期的滋养细胞相区别。在后一种情况，滋养细胞增生呈极性形式，即按照植入方向生长，相反，葡萄胎中则见到杂乱的周边增生。

当完全性和部分性葡萄胎的区分困难时，细胞遗传学研究、流式细胞检查及免疫细胞化学技术是有帮助的。在完全性葡萄胎中，HCG染色均匀一致，呈强阳性，而胎盘碱性磷酸酶仅为局灶阳性。部分性葡萄胎则显示出相反的染色特征。

六、临床处理

随着葡萄胎的诊断，应进一步进行血清HCG定量测定和胸片检查。后者是为了排除转移和为将来随访建立一个基础。如在X线胸片上已发现转移，则应按后面章节所述的转移性妊娠滋养细胞肿瘤进行处理。葡萄胎一经诊断，应尽快予以清除，清除葡萄胎时应注意预防出血过多，穿孔及感染的发生，并应尽可能减少以后恶变的机会。

1．葡萄胎妊娠的清除

（1）术前准备

1）详细了解患者一般情况及生命体征　合并重度妊高征或心力衰竭者，应先积极对症治疗，待病情平稳后予以清宫。

2）配血及保证静脉通路开放。

3）阴试子培养　以便一旦发生感染可选择有效抗生素。

（2）术中注意

1）充分扩张宫颈管　从小号依次扩至8号以上，以免宫颈管过紧操作，并可减少创伤。

2）尽量选用大号吸管　以免葡萄胎组织堵塞吸管而影响操作，如遇葡萄胎组织堵塞吸头，可迅速用卵圆钳钳夹，等基本吸净后再用刮匙沿宫壁轻刮2～3周。

3）出血多时可予催产素静脉点滴（10U，加至5%葡萄糖液500ml中），但应在宫口已扩大，开始吸宫后使用，以免宫口未开，子宫收缩，将葡萄胎组织挤入血管。

4）由于葡萄胎子宫极软，易发生穿孔，故第一次吸宫时，如果子宫较大，并不要求一次彻底吸净，常在第一次清宫后1周左右行第二次刮宫术。一般不主张进行第三次刮宫，除非高度疑有残存葡萄胎必须再次刮宫。目前主张对子宫大小小于妊娠12周者，应争取一次清宫干净。

（3）术后处理

1）仔细检查清出物的数量、出血量、葡萄粒的大小，观察术后阴道出血情况。

2）将宫腔内吸出物与宫壁刮出物分别送病理检查，以了解滋养细胞增生程度。

2．黄素化囊肿的处理　葡萄胎清除后，大多数黄素化囊肿均能自然消退，无需处理。但如发生卵巢黄素化囊肿扭转，则需及时手术探查。如术中见卵巢外观无明显变化，血运尚未发生障碍，可将各房囊内液穿刺吸出，使囊肿缩小自然复位，不需手术切除。如血运已发生障碍，卵巢已有变色坏死，则应切除病侧卵巢而保留健侧卵巢。

3．子宫穿孔的处理　如吸宫开始不久即发现穿孔，应立即停止阴道操作，剖腹探查，并根据患者的年龄及对生育的要求，决定剖宫取胎子宫修补或切除子宫。如在葡萄胎块已基本吸净后发现穿孔，则应停止操作，严密观察。如无活动性子宫出血，也无腹腔内出血征象，可等待1～2周后再决定是否再次刮宫，如疑有内出血则应进行超选择性子宫动脉栓塞术或及早开腹探查。

4．预防性化疗　大多数葡萄胎可经清宫治愈，但仍有部分病例可发展为侵蚀性葡萄胎。完全性葡萄胎恶变率约20%，然而当存在某些高危因素时，恶变率将明显增加。如当血HCG＞10^6mIU/ml、子宫体积明显大于停经月份或并发黄素化囊肿（直径＞6cm）时，恶变率可高达40%～50%，随着年龄的增加，恶变率也将增加。研究表明，当患者年龄大于40岁时，恶变率可达37%，而大于50岁时，56%的患者将发展为侵蚀性葡萄胎。重复性葡萄胎患者，其恶变机会也将增加3～4倍。文献报道，部分性葡萄胎的恶变率为1%～10%不等。

对葡萄胎患者是否进行预防性化疗仍有不同的观点。Kim等进行的前瞻性随机研究认为，对有恶变高危因素的葡萄胎患者行预防性化疗，侵蚀性葡萄胎的发生率可从47%降至14%。Berkowitz等亦认为，对有高危因素的患者进行预防性化疗，恶变率可从39.8%降至11%。因此，我们认为对有恶变高危因素的葡萄胎患者进行预防性化疗是很必要的。预防性化疗以单药方案为宜，可选用5－氟尿嘧啶、更生霉素或甲氨蝶呤，用药剂量和方法与正规化疗相同。化疗尽可能在清宫前2～3天开始。如一疗程后hCG尚未恢复正常，应重复至完全正常为止。

七、葡萄胎恶变的早期诊断

葡萄胎妊娠属于良性滋养细胞疾病，但部分病例可以发生恶性变。而恶变的早期诊断与及时化疗是治疗成功的关键。

1．血HCG监测　葡萄胎清除后，血HCG滴度呈对数下降，正常情况下在清宫后12周左右恢复正常。如葡萄胎完全清除后12周血HCG仍未达正常值，或血HCG滴度呈现一平台状或升高，均应考虑到恶变的可能，而予及时治疗。

2．影像学监测　自20世纪50年代开始即有学者应用盆腔动脉造影术对滋养细胞肿瘤盆腔病灶进行评估，该技术可清楚地了解病灶部位及侵蚀程度，有利于侵蚀性葡萄胎的早期诊断，但因其具有一定的创伤性及技术难度，其临床应用受到一定限制。80年代开始超声显像开始用于滋养细胞肿瘤子宫病灶的诊断，特别是近些年来阴道超声的介入及彩色多普勒血流显像(CDFI)与脉冲多普勒(PD)的应用与发展，对早期确定滋养细胞疾病的性质、判断化疗效果及预测疾病转归均有十分重要价值。滋养细胞肿瘤具有亲血管性特点，一旦病灶侵蚀子宫肌层，超声检查常可发现广泛的肌层内肿瘤血管浸润及低阻性血流频谱，故虽然葡萄胎清宫术后未到12周，而超声检查已出现特征性子宫肌层病变时，即可早期作出恶变的诊断以便及时治疗。

3．分子生物学监测

（1）端粒酶活性测定　端粒是位于染色体末端的一段富含G的重复DNA序列，它在维持染色体的稳定、调节细胞衰老和死亡中起重要作用。正常情况下人类体细胞中测不到端粒酶活性。研究表明，侵蚀性葡萄胎及绒癌组织的端粒酶RNA基因表达及端粒酶活性显著高于正常妊娠绒毛及葡萄胎组织。从而被认为是葡萄胎恶变早期诊断的重要生物参数。

（2）金属蛋白酶测定　金属蛋白酶（matrix metalloproteinase，MMP）及其抑制物（tissue inhibitor of metalloproteinase，TIMP）对肿瘤的发生与转移起重要作用。滋养细胞肿瘤有很强的亲血管性，葡萄胎转变为侵蚀性葡萄胎，进而转变为绒癌的过程中，必须多次溶解血管内皮基底膜，MMP能降解基底膜的Ⅳ型胶原，促进恶变及转移的发生。正常情况下MMP以酶原的形式与TIMP结合，MMP活性受到抑制，故MMP的过度表达可作为预测葡萄胎恶变及早期诊断的重要指标之一。

八、随诊

葡萄胎清除后，血清β－HCG滴度呈对数下降，正常情况下8～12周恢复正常。患者应每周进行定量血清β－HCG监测，直至获得3～4次正常滴度。在大多数临床实验室正常血清β－HCG滴度报告为＜3～5mIU/ml。然而，体外实验显示100000个滋养细胞才能产生1mIU/ml β－HCG。因而，当得到第一次正常血清β－HCG时，还可能有许多残留的滋养细胞存在。在得到至少三次正常值以后，应每月监测一次血β－HCG至少6个月。此后一段时间内，患者应采取可靠的避孕措施。如果在β－HCG持续正常后，又发现β－HCG滴度上升，应作盆腔超声检查以除外再次妊娠。据报道，反复葡萄胎的发生占2%左右，而有2次葡萄胎妊娠的患者发生第三次葡萄胎妊娠的机会则可达28%。

侵蚀性葡萄胎

侵蚀性葡萄胎（invasive mole），又称恶性葡萄胎（malignant mole）。它和良性葡萄胎不同之处是：良性葡萄胎的病变局限于子宫腔内，而恶性葡萄胎的病变则已侵入肌层或转移至近处或远处器官。肌层内的葡萄组织继续发展，可以穿破子宫壁，引起腹腔内大出血，也可侵入阔韧带内形成宫旁肿物。经血运可转移至阴道、肺、甚至脑部而造成不良预后。

一、病因学说

侵蚀性葡萄胎理论上讲均应继发于良性葡萄胎，但临床上亦可因病史不详，或流产标本未作详细检查，而未发现葡萄胎。侵蚀性葡萄胎多发生于良性葡萄胎排出后一年以内，故其发病年龄与良性葡萄胎相似。葡萄胎转变为侵蚀性葡萄胎可能与以下两方面的因素有关。

1. 母体免疫力降低　免疫力低下的患者排斥异体细胞的能力减弱。患者年龄较大易出现免疫力的下降。

2. 葡萄胎滋养细胞的侵蚀能力增强　如子宫明显大于停经月份，血β-HCG滴度过高以及病理以小葡萄为主者等均提示葡萄胎滋养细胞侵蚀力的增强。

二、病理特点

侵蚀性葡萄胎的病理特点为葡萄胎组织侵蚀子宫肌层或其他部位。葡萄胎组织的肌层侵蚀可以是浅表的，也可以蔓延到子宫壁，导致穿孔并累及韧带和附件。由于这种病变的破坏性较强且绒毛较小，肉眼观并不总能看到葡萄状囊泡。

当绒毛和滋养细胞造成子宫肌层和子宫外组织器官的破坏性侵犯时，侵蚀性葡萄胎的组织病理学诊断即可成立。侵蚀性葡萄胎的水肿性绒毛比非侵蚀性葡萄胎小，其直径为2～4mm。侵蚀性葡萄胎可累及子宫外器官，以阴道、外阴和肺最为常见。如果在任何被检查的部位（子宫或子宫外）不能确切辨认绒毛，则诊断绒毛膜癌才是恰当的，但是为了避免病变错误归类，应用连续切片方法采取标本以尽可能确认绒毛。

三、临床表现

1. 阴道流血　为侵蚀性葡萄胎最常见的症状。葡萄胎清宫后持续不规则流血时应高度警惕侵蚀性葡萄胎的可能。

2. 腹痛及腹部包块　子宫病灶增大明显时，可出现下腹疼痛及腹部包块。若病灶穿出子宫浆膜层时可引起腹痛加重，甚至穿孔后内出血休克。

3. 其他症状　血HCG过高者，可伴有妊娠高血压综合征；若出现痰中带血或咯血，应警惕肺转移的发生；脑转移患者可有剧烈头痛，恶心呕吐，甚至偏瘫等神经系统症状；膀胱转移者可出现血尿。

四、诊断措施及临床意义

典型的侵蚀性葡萄胎，诊断一般不太困难。如葡萄胎排出后，阴道不规则出血持续不断，血HCG持续8～12周仍不能恢复至正常值，或一度正常后又转阳性，在除外残余葡萄胎后，即可诊为侵蚀性葡萄胎。如X线胸片已出现肺内转移结节影或阴道出现转移结节，则诊断更加明确。侵蚀性葡萄胎的病理诊断标准为肉眼或镜下可见到葡萄胎组织侵入子宫肌层或血管，或转移灶中见到葡萄胎组织。

1. 血HCG测定　葡萄胎完全清除后，血HCG水平将逐渐下降。正常情况下，血HCG

水平一般在葡萄胎清除术后8～12周降至正常范围，如超过8～12周血HCG未降至正常，或下降后又上升，此时在除外残余葡萄胎的情况下，即应考虑到发生恶变的可能。研究还表明，不同成分HCG的含量高低亦可作为预后判断的指标。葡萄胎患者中，如果血清游离β-hCG/HCG比值较高，恶变的可能性明显增加。

2．超声波检查 80年代起超声显像开始用于滋养细胞肿瘤子宫病灶的诊断。特别是阴道超声的介入及彩色多普勒血流显像（CDFI）与脉冲多普勒（PD）的应用与发展，对早期确定滋养细胞疾病的性质、判断化疗效果及预测病变转归均有十分重要的价值，侵蚀性葡萄胎具有亲血管性特点，一旦病灶侵蚀子宫肌层，超声检查常可发现广泛的肌层内肿瘤血管浸润及低阻性血流频谱，故虽然葡萄胎清宫术后未到2个月，而超声检查已出现特征性子宫肌层病变时，即可早期作出恶变的诊断以便及时治疗。

3．盆腔动脉造影 侵蚀性葡萄胎的病理特征多表现为葡萄胎组织侵入子宫肌层，破坏血管，并在肌壁间形成较大的血窦，故盆腔动脉造影时常可表现为其特殊的征象，该技术可清楚地了解病灶部位及侵蚀程度，不仅有利于疾病的早期诊断，而且对判断化疗效果及预测病变转归均有十分重要的价值。

五、鉴别诊断

侵蚀性葡萄胎应与胎盘植入异常如植入胎盘、超常胎盘部位反应，残余葡萄胎以及绒毛膜癌相区别。胎盘植入的主要特征是缺乏底蜕膜，绒毛直接粘附于子宫肌层，且绒毛没有侵蚀性葡萄胎特有的水肿性变化特征；超常胎盘部位反应与侵蚀性葡萄胎有时难以区别，尤其是当侵蚀性葡萄胎绒毛很少时不易识别，超常胎盘部位反应的特征为由中间型滋养细胞和合体滋养细胞对子宫内膜和子宫肌层形成的广泛的滋养层侵蚀。葡萄胎清宫不全可导致子宫复旧不好及持续不规则阴道出血，超声检查及再次刮宫有助于鉴别早期侵蚀性葡萄胎及残余葡萄胎。

六、治疗　见绒毛膜癌章。

七、预后

在发现有效化疗药物之前，侵蚀性葡萄胎的死亡率可达25%，自50年代后期证实大剂量甲氨蝶呤能有效治疗该肿瘤以及随后发现了一系列有效化疗药物之后，侵蚀性葡萄胎已基本无死亡。研究表明，患者年龄、发病潜伏期、血HCG滴度以及临床期别均是影响其预后的重要因素。

绒毛膜癌

绒毛膜癌（choriocarcinoma），简称绒癌，是一种高度恶性的滋养细胞肿瘤。其特点是滋养细胞失去了原来绒毛或葡萄胎的结构，散在地侵入子宫肌层，不仅造成局部严重破坏，并可转移至身体其他部位。绝大多数绒癌继发于正常或不正常的妊娠之后，称为“妊娠性绒癌”，主要发生于育龄妇女，是由妊娠滋养细胞恶变所致。少数绒癌发生于未婚或绝经后妇女，甚至男性，此类常和卵巢或睾丸恶性肿瘤（如内胚窦瘤、未成熟畸胎瘤等）同时存在，称为“非妊娠性绒癌”或“原发绒癌”。从组织来源角度来看，妊娠性绒癌来自下一代的滋养细胞，含有男方成分在内的异体肿瘤具有更多的抗原性，故对化疗敏感。而原发绒癌系来自自身一代的滋养细胞，和其他肿瘤一样是自体肿瘤，具有较低的抗原性。临床常见的为妊娠性绒癌，原发绒癌极为少见。本章主要叙述妊娠性绒癌。

一、流行病学及发病机制

绒癌在欧美发病率极为罕见，一般认为每15万次分娩中有一次发病。而在我国及东南亚国家发病率较高，大多数妊娠性绒癌继发于葡萄胎妊娠之后，研究报道，其先行妊娠为葡萄胎者占57%，继发于流产者占17%，发生于正常妊娠之后者占26%，亦有极个别绒癌与异位妊娠有关。

绒癌的发病机制尚不十分清楚。因为恶性细胞常有染色体变异的存在，所以绒癌的核型分析也多有变异。这些异常包括染色体数目变化、染色体结构部分缺失、插入或重排等。应用限制性片段长度多态性（RFLP）DNA分析有助于阐明绒癌的发病机制，同时也能区别妊娠性与非妊娠性绒癌。应用RFLP技术，来源于葡萄胎的绒癌仅含有父源性DNA，而来源于正常妊娠的绒癌则含有父源和母源两者的DNA，当只含有母源性DNA时，则可认为是非妊娠性绒癌或原发绒癌。

二、病理特点

绒癌为滋养细胞高度增生并大片侵犯子宫肌层和血管，伴有明显和广泛的出血坏死，常伴有远处转移。

子宫病灶多呈现为出血坏死的不规则表面粗糙的肿块，伴明显的子宫肌层浸润破坏。子宫外转移一般有较明显的边界并有出血。绒癌中滋养细胞的生长方式重现了植入囊胚的原始滋养细胞的各个阶段。典型的组织学形式为伴有岛状和片状的细胞滋养细胞，其间散在合体滋养细胞和分散的中间滋养细胞。绒癌通常没有固有的血管间质，肿瘤生长迅速，侵犯周围组织，并由此获得宿主的血液供应。在绒癌中所见的三种滋养细胞类型可以表现出不同程度的细胞异型。核的多形性和着色过深从轻度到重度变化不一。核仁也从不明显到显著变化不一。滋养细胞的典型表现也可由于细胞毒药物的治疗而有所改变，合体滋养细胞常变小及核固缩，而经过化疗的细胞滋养细胞多界限不清，并有不规则核仁。

免疫细胞化学检测HCG和HPL（胎盘催乳素）有助于识别细胞成分的组成。合体滋养细胞多表现为HCG强阳性，HPL弱阳性；而中间型滋养细胞HCG和HPL均表现出不同程度阳性；细胞滋养细胞则多无HCG或HPL染色。由于该肿瘤多有广泛出血和坏死的倾向，故只有在肿瘤周边容易找到肿瘤细胞，所以如果寻找具有诊断性的滋养细胞，则需要多次切片。

三、临床表现

1．前次妊娠史　绒癌可继发于正常或不正常妊娠之后，故前次妊娠史可为葡萄胎，也可为流产、足月产或异位妊娠。前次妊娠后至发病，其间隔时间不定，有的妊娠开始即可发生绒癌，中间无间隔期，也有报道间隔可长达18年者。

2．临床症状和体征　常见症状为葡萄胎、流产或足月产后出现阴道持续不规则出血、有时也可出现一段时间正常月经之后再闭经，然后发生阴道出血。绒癌出现远处转移后，则因转移部位不同而发生不同的症状，如阴道转移瘤破裂可发生阴道大出血；发生肺转移者，可出现咯血、胸痛及憋气等症状；发生脑转移后可表现出头痛、呕吐、抽搐、偏瘫甚至昏迷等。长期阴道出血者可发生严重贫血，肿瘤在体内破坏及大量消耗，也可使患者极度衰弱，出现恶病质。

妇科检查时可发现阴道有暗红色分泌物，子宫增大，柔软，形状不规则，有时可发现宫旁两侧子宫动脉有明显搏动，并可触到像猫喘样的血流漩涡感觉，这一征象是因为宫旁组织内有转移瘤或动静脉瘘的形成。

四、诊断要点

1．凡是产后、流产后，尤其是葡萄胎后阴道出现持续性不规则出血，子宫复旧不好，且血 HCG 持续异常，就应想到绒癌的可能。

2．血 HCG 测定　一般足月产或流产后血 HCG 在 1 个月内转为阴性，葡萄胎完全排出后 2 个月 HCG 亦应转阴。如超过上述时间，血 HCG 仍未正常，或一度正常后又转为阳性，在除外胎盘残留、不全流产或残余葡萄胎的情况下，应考虑是否有绒癌的可能。

3．上述临床病史的情况下，胸部 X 线检查发现肺部转移阴影或出现其他脏器转移者。

4．盆腔动脉造影有异常表现者　绒癌患者盆腔动脉造影常见的表现有：①子宫动脉扩张、扭曲，子宫肌壁血管丰富，病灶部位出现多血管区；②子宫肌层动静脉瘘出现；③造影剂大量溢出血管外，形成边缘整齐均匀的“肿瘤湖”征象；④造影剂滞留，呈头发团样充盈，又称肿瘤着色。

5．彩色多普勒超声显像　由于滋养细胞肿瘤具有极强的亲血管性特点，一旦病灶侵蚀子宫肌层，彩超检查常可发现广泛的肌层内肿瘤血管浸润及低阻性血流频谱。该技术不仅对早期确定滋养细胞疾病的性质，而且对判断化疗效果及预测病变转归均有十分重要的意义。

6．绒癌的病理诊断标准　在子宫肌层或其他切除的器官可见有大片坏死和出血，在其周围可见大片生长活跃的滋养细胞，并且肉眼及镜下均找不到绒毛结构，并以此作为鉴别绒癌与侵蚀性葡萄胎的标准。

7．在得不到子宫或其他转移器官的标本供病理检查时，临床上可根据以下两点初步鉴别绒癌和侵蚀性葡萄胎：

1）根据末次妊娠性质　凡是继发于流产或足月产后发生恶变的，临床诊断为绒癌。

2）根据葡萄胎排出的时间　凡葡萄胎排出后在 1 年之内者诊断为侵蚀性葡萄胎，超过 1 年者，均诊断为绒癌。

五、临床分期及预后评分标准

我国宋鸿钊教授根据该肿瘤的发展过程，于 1962 年即提出了解剖临床分期法（表 7－19），并于 1982 年由 WHO 推荐给国际妇产科联盟（FIGO），经进一步完善后于 1985 年正式采用为国际统一临床分期标准（表 7－20）。目前国内大多采用宋鸿钊教授提出的临床分期标准，该标准基本能反映疾病的发展规律和预后。1976 年 Bagshawe 首先提出了主要与肿瘤负荷有关的预后评价指标，随后 WHO 对 Bagshawe 的评分标准进行修改后，提出了一个改良预后评分系统（表 7－21）。并根据累加总分将患者归为低、中或高危 3 组，依此指导化疗方案的选择及进行预后判断。

六、治疗方案及原理

在发现有效化疗药物之前，一旦诊断为绒癌均采用子宫切除的方法治疗，但疗效极差，除少数病变局限于子宫的患者能存活外，凡有转移者几乎全部难以治愈。自 50 年代首先证实大剂量甲氨蝶呤能有效治疗恶性滋养细胞肿瘤以及随后发现了一系列有效化疗药物后，其治愈率得到明显提高。并开创了以化疗为主，手术及放疗为辅治疗绒癌的新纪元。

表 7-19　宋鸿钊教授提出的 GTT 临床解剖分期

期别	定义
Ⅰ	病变局限于子宫
Ⅱ	病变超出子宫但局限与生殖器官
	Ⅱa 转移至宫旁组织或附件
	Ⅱb 转移至阴道
Ⅲ	病变转移至肺伴或不伴生殖道转移
	Ⅲa 转移瘤直径小于 3cm 或片状阴影不超过一侧肺之半
	Ⅲb 转移灶超过上述范围
Ⅳ	病变转移至脑肝肠肾等其他器官

表 7-20　妊娠滋养细胞肿瘤 FIGO 临床分期

期别	定义
Ⅰ	病灶局限与子宫
	Ⅰa　无高危因素
	Ⅰb　一个高危因素
	Ⅰc　两个高危因素
Ⅱ	病变超出子宫但局限于生殖器官（宫旁、阴道）
	Ⅱa　无高危因素
	Ⅱb　一个高危因素
	Ⅱc　两个高危因素
Ⅲ	病变转移至肺伴或不伴生殖道转移
	Ⅲa　无高危因素
	Ⅲb　一个高危因素
	Ⅲc　两个高危因素
Ⅳ	病变转移至脑肝肠肾等其他器官
	Ⅳa　无高危因素
	Ⅳb　一个高危因素
	Ⅳc　两个高危因素
* 高危因素：	1　HCG > 100,000 mIU/ml
	2　妊娠中止至化疗开始间隔大于 6 月

1. 化学药物治疗　绒癌曾被认为是人类恶性程度最高的实体瘤之一，在应用有效化疗药物之前，死亡率高达 90% 以上。直到 50 年代后期，世界上有 3 个医疗中心分别不约而同地对恶性滋养细胞肿瘤开展大剂量的药物化疗，并先后获得突破性成果，使得绒癌成为人类第一个通过化疗获得根治的肿瘤。我国的北京协和医院就是这 3 个医疗中心之一，该院宋鸿钊教授等经过大量的科学研究和艰苦探索，终于找到了有效的化疗药物和科学的给药方法，这就是目前所广泛应用的大剂量化疗方案。

表 7-21 滋养细胞肿瘤预后评分标准（WHO）

预后因素	计分			
	0	1	2	4
年龄（岁）	<39	>39		
末次妊娠	葡萄胎	流产	足月产	
妊娠中止至化疗开始的间隔（月）	<4	4~6	7~12	>12
HCG（IU/L）	$<10^3$	$<10^4$	$<10^5$	$>10^5$
ABO 血型		O 或 A	B 或 AB	
肿瘤最大直径（cm）	<3	3~5	>5	
转移部位		脾、肾	胃肠道、肝	脑
转移瘤数目		1~3	4~8	>8
曾否化疗			单药化疗	多药化疗

* 总计分：0~4 低危；　5~7 中危；　>=8 高危

（1）常用化疗药物　自 50 年代后期，找到几种有效的化疗药物后，绒癌的治疗效果才有了明显的提高。国外最早试用成功的是甲氨蝶呤（methotrexate，MTX），我国最早试用成功的是 6-巯基嘌呤（6-mercaptopurine，6-MP）。为解决药物过量的毒副反应及耐药问题，又随后找到了 5-氟尿嘧啶（5-fluorouracil，5-FU）、更生霉素（kengshengmycin，KSM）、消瘤芥（nitrocaphane，AT-1258）等一系列化疗药物。单药或联合应用均可取得明显疗效。用于治疗恶性滋养细胞肿瘤常用化疗药物的作用机制及主要毒副反应见表 7-22。

表 7-22 常用化疗药物及主要毒副反应

类型	药名	作用机制	主要毒副反应
烷化剂	环磷酰胺（CTX） 消瘤芥（AT-1258） 异环磷酰胺（IFO）	通过与细胞内生物大分子呈共价结合而发挥作用，属于细胞周期非特异性药物（CCNSA）	骨髓抑制，出血性膀胱炎 骨髓抑制 出血性膀胱炎
抗代谢药物	6-巯基嘌呤（6-MP） 5-氟尿嘧啶（5-FU） 甲氨蝶呤（MTX）	为生理代谢物（嘌呤、嘧啶、叶酸等）的结构类似物，其作用是通过干扰正常代谢物的功能，影响核酸合成，作用机制是抑制与正常代谢物合成有关的酶类，属于细胞周期特异性药物（CCSA）	骨髓抑制 骨髓抑制及胃肠道反应 骨髓抑制及肝肾毒性
抗癌抗生素	更生霉素（KSM） 博莱霉素（BLM）	作用于 DNA-RNA-蛋白质合成过程的不同环节而起作用，为 CCNSA	骨髓抑制尤以血小板明显 肺纤维化
植物碱类	长春新碱（VCR） 鬼臼乙叉苷（VP-16）	作用于微管蛋白，破坏纺锤体的形成，干扰核分裂，为 CCSA	神经毒性 骨髓抑制
铂类化合物	顺铂（DDP）	与 DNA 产生链间交联与链内交联，破坏 DNA 的模板信息复制，抑制 DNA 合成，大剂量时也可抑制 RNA 及蛋白质的合成，为 CCNSA	肾及神经系统毒性及骨髓抑制

（2）单药化疗　主要用于病灶局限于子宫及低危转移性滋养细胞肿瘤患者。常用的方案如下：①5－氟尿嘧啶：按每天每公斤体重28～30mg，溶于5%葡萄糖500ml，均速静脉点滴8小时，8～10天为1疗程，疗程间隔为2周；②更生霉素：按每天每公斤体重10～13μg，溶于5%葡萄糖500ml，静脉滴注，5天为1疗程，疗程间隔为12～14天；③甲氨蝶呤－四氢叶酸方案：按每天每公斤体重1.0～2.0mg，深部肌肉注射，第1、3、5、7天隔日用药1次。在MTX给药后24小时，第2、4、6、8天按每天每公斤体重0.1～0.2mg肌肉注射四氢叶酸，8天为1个疗程，疗程间隔为12～14天。

（3）联合化疗　对肿瘤出现多处转移或WHO预后评分为中高危患者，应采用两种或两种以上的药物联合化疗。以5－氟尿嘧啶为主的联合化疗方案可作为首选联合方案。研究表明，5－氟尿嘧啶联合更生霉素或消瘤芥治疗中、高危患者，完全缓解率可达80%。1984年Bagshawe首先提出了EMA/CO方案（鬼臼乙叉甙、甲氨蝶呤、放线菌素D、环磷酰胺及长春新碱）用于治疗高危及耐药的滋养细胞肿瘤患者，对于高危及耐药患者，采用EMA/CO治疗的完全缓解率可达60%～80%。如果患者对以5－FU为主的联合化疗或EMA/CO发生耐药，亦可采用以顺铂等联合化疗方案治疗，以提高缓解率。

1）5－FU＋KSM方案　5－FU按每天每公斤体重26mg，KSM按每天每公斤体重6μg，分别溶于两瓶5%葡萄胎500ml中，KSM点滴2个小时，5－FU点滴8小时，8天为1个疗程，疗程间隔为3周。

2）5－FU＋AT－1258方案　5－FU用量仍为每天每公斤体重26mg。AT－1258按每天每公斤体重0.6mg，溶于30ml生理盐水中静脉缓慢推注，8天为1个疗程，疗程间隔为3周。

3）KSM＋AT－1258方案　KSM及AT－1258的用量及用法均同上。8天为1个疗程，疗程间隔为3周。

4）5－FU＋KSM＋AT－1258＋VCR方案　5－FU、KSM及AT－1258用量及用法均同上。VCR 2.0mg，稀释于30ml生理盐水，在用上述化疗药物前3小时静脉推注，且仅在化疗第1天用该药，5天为1个疗程，疗程间隔为3周。

5）EMA/CO方案　这一方案由两部分组成，其用法和剂量见表7－23。应用该方案时应注意以下几点：①由于MTX全部由肾排泄，本方案所用MTX量较大，故用药前必须明确肾脏功能良好；②化疗期间应保证每天尿量大于2500ml。同时应保持尿液碱性，可口服小苏打每日4次，每次1g；③如用EMA部分后，副反应太重，则可省去CO部分。间隔10天后可进行下一疗程。

6）PVB方案　主要用于绒癌耐药患者及原发绒癌合并卵巢生殖细胞肿瘤者。具体用法见表7－24。用平阳霉素时，病人常有发热，一般在38～39℃，也有超过40℃者，可予消炎痛对症处理。另外，因顺铂易造成肾功能损害，故在给顺铂前要观察尿量，每小时尿量大于100ml方可给药，在顺铂化疗期间还需给病人大量输液水化，以防止肾功能损害。

7）EP方案　常用于对以5－FU为主的联合化疗方案或EMA/CO方案耐药患者。5天为1个疗程，疗程间隔21天。EP方案见表7－25。

8）PEA方案　对5－FU或MTX为主联合化疗耐药患者，亦可考虑选用此方案。有研究表明，尤其对于肝转移患者可获得满意的疗效。该方案5天为1个疗程，疗程间隔21天。PEA方案见表7－26。

表 7－23 EMA/CO 方案及用药方法

用药时间	药物名称	药物剂量	用药方法
第 1 天	VP－16	100mg/m^2	溶于 300ml 生理盐水，静脉点滴 1 小时
	KSM	500μg/d	溶于 200ml 5%葡萄糖液，静脉点滴 1 小时
	MTX	100mg/m^2	溶于 20ml 生理盐水，静脉推注或动脉灌注
		200mg/m^2	溶于 1000ml 生理盐水，静脉持续点滴 12 小时或动脉持续点滴
第 2 天	VP－16	100mg/m^2	溶于 300ml 生理盐水，静脉点滴 1 小时
	KSM	500μg/d	溶于 200ml 5%葡萄糖液，静脉点滴 1 小时
	CF	15mg	MTX 给药后 24 小时开始肌内注射，每 12 小时 1 次，共 4 次
第 8 天	VCR	2mg	溶于 30ml 生理盐水，静脉推注
	CTX	600mg/m^2	溶于 500ml 生理盐水，静脉点滴 1 小时
第 15 天			重复下一疗程

注：CF 为四氢叶酸

表 7－24 PVB 方案

药物	计量	途径	用药时间（天）				
			1	2	3	4	5
DDP	20mg/m^2	静脉滴注	+	+	+	+	+
VCR	2mg	静脉滴注	+	+	—	—	—
BLM*	30mg	肌肉注射	+	—	—	—	—

*每周一次，终身剂量为 360mg。

表 7－25 EP 方案

药物	计量	途径	用药时间（天）				
			1	2	3	4	5
VP－16	100mg/m^2	静脉滴注	+	+	+	+	+
DDP	20mg/m^2	静脉滴注	+	+	+	+	+

表 7－26 PEA 方案

药物	计量	途径	用药时间（天）				
			1	2	3	4	5
DDP	100mg/m^2	静脉滴注	+	—	—	—	—
VP－16	100mg/m^2	静脉滴注	+	—	+	—	+
Act－D（KSM）	500μg/d	静脉滴注	+	+	+	—	—

2．手术治疗　在进行有效化疗之前，恶性滋养细胞肿瘤的治疗主要为手术切除子宫，但效果极差。自证明大剂量化疗能有效的治疗该肿瘤后，手术就逐步居于治疗的次要地位。然而，在某些情况下，手术治疗仍有十分重要的价值。

（1）手术适应证

1）当原发病灶或转移瘤大出血（如子宫穿孔、肝脾转移瘤破裂出血等），如其他措施无效，常需立即手术切除出血器官，以挽救患者生命。

2）对年龄较大且无生育要求的患者，为缩短治疗时间，经几个疗程化疗，病情稳定后，可考虑进行子宫切除术。

3）对于子宫或肺部病灶较大，经多疗程化疗后，血 HCG 已正常，而病变消退不满意者，亦可考虑手术切除。

4）对于一些耐药病灶，如果病灶局限（如局限于子宫或局限于一叶肺内），亦可考虑在化疗的同时辅以手术切除。

（2）手术和化疗的配合　为防止手术操作导致肿瘤细胞扩散，手术应与化疗联合进行。对具有手术指征的患者，在手术前 2～3 天即应开始化疗，然后手术，手术后再继续用药至完成一疗程。其缺点是由于化疗药物阻碍了纤维细胞的生长，因而延迟伤口的愈合，拆线过早可发生伤口裂开。在这种情况下，拆线时间需延迟至术后第 11 天，必要时，腹壁缝合可用张力线加固。

3．放射治疗　在应用有效化疗药物之前，放射治疗也常用来治疗绒癌的肺或阴道转移。然而随着化学药物治疗的长足进展，放射治疗对该肿瘤的应用价值已日渐局限。但在某些情况下，放射治疗仍有一定的作用，特别是对顽固性耐药病灶的治疗、预防转移灶出血及减轻疼痛等方面效果尚可。有文献报道，对脑转移及肝转移患者，采用全脑或全肝照射，约有 50%的患者可获痊愈。

4．选择性动脉插管介入治疗　随着介入性放射技术的不断发展，选择性动脉插管灌注化疗或动脉栓塞治疗已开始应用于滋养细胞肿瘤的治疗。

由动脉内注入化疗药物，药物直接进入肿瘤供血动脉，肿瘤内药物浓度比一般周围静脉给药高得多，从而可明显提高疗效，尤其是对于肿瘤细胞增殖周期较快的滋养细胞肿瘤，采用保留动脉插管持续灌注的方法，能有效提高时间依从性抗代谢药物的疗效。特别是对于需要保留生育功能的患者疗效显著。

选择性动脉栓塞术可用于治疗滋养细胞肿瘤导致的腹腔内出血或子宫出血。动脉造影能很快明确出血部位，选择性动脉栓塞术可准确地阻断出血部位血供达到止血目的。该手术操作时间短，创伤小，对绒癌子宫出血患者在保守疗法无效时，可考虑进行子宫动脉栓塞术而达到保留生育功能的目的。对肝脾转移瘤破裂大出血患者也是一种有效的应急措施，使某些无法承受手术的患者可能获得治疗机会。

5．转移瘤的特殊治疗

（1）外阴阴道转移瘤　多为子宫原发灶瘤细胞沿宫旁静脉逆行至阴道静脉丛，并经生长和繁殖即可在阴道内形成转移瘤，其中 90%位于阴道下段，约 10%发生于阴道穹隆部，大多数为单发，少数为多发，多位于阴道粘膜下。一旦发生破溃，常发生大出血。一般均采用静脉点滴 5－FU，1～2 个疗程后均可完全消失。如转移瘤破溃出血，可采用阴道纱布填塞止血，并且同时予以静脉 5 - FU 化疗。在某些情况下，对位于阴道下段的转移瘤，如化疗效果不好且转移瘤较小（<2cm）时，亦可考虑手术切除及缝合。

（2）宫旁转移瘤 宫旁转移瘤的发生率约为 5%～10%，多数是因为子宫内病灶的瘤细胞经宫壁肌层的血窦向外扩散而成。用 5 - FU 静脉化疗 1～3 个疗程后常可使多数转移瘤消失，少数疗效不佳者可采用盆腔内局部注射 5 - FU 或选择性子宫动脉插管局部灌注化疗以提高治疗效果，对有动静脉瘘形成的患者亦可采用放射介入法行动静脉瘘栓塞术。对个别无生育要求的患者，也可考虑化疗的同时进行手术切除。但手术时机必须选择在化疗已基本将病情控制的情况下进行，否则手术将十分困难，输尿管下段常包裹于转移瘤中，在游离输尿管时常易使周围瘤体破裂，出血很多，易发生输尿管损伤。

（3）肺转移瘤 肺转移最为常见，发生率为 60% 以上。绝大多数经正规化疗后，转移瘤可完全消失。对少数经治疗后消失不满意或发生耐药的患者，亦可进行支气管肺动脉插管局部灌注化疗，而对于病灶已局限于一叶肺的患者，化疗的同时进行肺叶切除是最佳治疗方法。如转移瘤侵及胸膜破溃形成血胸，则需在全身化疗的同时，行胸腔穿刺抽液并胸腔内灌注 5 - FU。如邻近支气管的转移瘤破裂出血，则可发生大咯血，首先应清理呼吸道，保持气道通畅，并采用静脉点滴垂体后叶素来止血，一般每 500ml 液体中加入垂体后叶素 20IU，速度逐渐加大，至病人出现轻度腹痛为止（肠道平滑肌收缩所致），并维持缓慢点滴。如能确定出血部位，在病情稳定的情况下，亦可考虑手术切除出血肺叶。

（4）脑转移瘤 绒癌患者脑转移发生率约为 20%，而侵蚀性葡萄胎仅 2% 可出现脑转移。一般来讲，凡有脑转移的基本上均有肺转移，且脑转移发生时约有 2/3 的患者合并有肝脾肾等其他器官的转移。

根据临床和病理分析，脑转移的发展过程可分为瘤栓期、脑瘤期和终末期三个阶段。脑转移的预后自证明以 5 - FU 为主的联合化疗有效之后，已得到明显改善，根据脑转移发生与发展的特点，对脑转移患者应进行综合治疗。

1）全身化疗 脑转移患者均同时合并其他脏器的转移，因此全身多药联合化疗十分重要。

2）局部用药 鞘内给药可直接将药物注入脑脊液中而直接作用于脑转移瘤。常用的药物为甲氨蝶呤，4 次为一疗程，总量为 50mg，每次腰穿间隔 1～3 天。鞘内给药常与全身化疗联合应用。

3）应急治疗 脑转移瘤并发脑水肿及脑出血，可导致颅压急剧升高，为降颅压及防止发生脑疝，应予积极降颅压处理。常用的脱水剂有甘露醇、山梨醇及地塞米松等。而在颅压急速高涨的情况下，积极脱水也难以达到降颅压的效果时，为防止发生脑疝，则可考虑急诊进行开颅去骨瓣减压术，使患者不致于死于脑疝而得以接受化疗的机会，以获得较好的治疗效果。

（5）肝脾及胃肠道转移瘤 肝脾及胃肠道转移瘤均发生于绒癌患者，发生率为 2%～20% 不等。一旦出现肝转移，预后较差，文献报道合并肝转移患者的治愈率只有 30%～60%。北京协和医院近 10 余年来对绒癌肝转移患者除采用了以 5 - FU 为主的化疗方案外，一些难治的患者还接受了 EMA/CO 化疗或选择性肝动脉插管化疗及栓塞止血治疗，治愈率达 37.5%。国外近年多中心研究的结果认为，EMA/CO 或 PEA 方案对绒癌肝转移的治疗是安全有效的化疗方案。

脾转移极少有临床症状，但由于肝脾转移常同时存在，故凡出现肝转移，即应想到脾转移的可能，脾转移的治疗仍以化疗为主，但如发生脾转移破裂出血，则宜手术切除脾脏，且术后及时辅以化疗。胃肠道转移在早期很少有症状，多数至晚期出现呕血或便血时才予以诊断，处理原则也以化疗为主，但如发生转移瘤破裂出血，应进行手术治疗。

6．肾和膀胱转移瘤 既往肾转移一经明确诊断，均采取手术切除患肾，自证明5－FU对泌尿系统转移有较好疗效后，对出血不严重者均采用单纯化学药物治疗，多数均能治愈且肾功能不受影响。膀胱转移的治疗首选静脉点滴5－FU和更生霉素，为加强疗效，也可在膀胱内灌注5－FU。对膀胱转移瘤大出血的患者，在积极化疗的同时，可进行超选择性子宫动脉和膀胱上动脉栓塞止血，以获得最佳治疗效果。

七、预后

自有效化学药物治疗开始后，绒癌的预后发生了根本性改变，其死亡率由过去的90%以上逐步下降到10%左右，从而使其最早成为可治愈的癌瘤之一。虽然绒癌的治疗效果得到了极大的改善，但以下因素仍对其预后起到十分重要的影响：

1．患者年龄 年龄对预后有一定的影响，年龄大于40岁者，其预后比小于40岁的患者差。

2．末次妊娠性质 来自于葡萄胎者，其预后好于来自于流产及足月产的患者。

3．发病至诊断明确的间隔时间 诊断越早，治疗开始越及时，其预后越好。反之则预后较差。

4．血绒毛膜促性腺激素水平 该激素水平越高，说明肿瘤细胞增殖分裂越活跃，侵蚀能力越强，恶性程度越高。

5．肿瘤病灶大小 无论原发灶还是转移灶，直径越大，预后越差。

6．转移瘤部位及数目 发生脑肝转移者预后最差，其次是胃肠道及脾、肾的转移者，预后也较差。转移瘤数目越多，治疗效果越不令人满意。

7．是否曾经进行过化疗 接受过化疗者，发生耐药的可能性较大，对病人的预后也将产生不良影响。

总之，为进一步提高恶性滋养细胞肿瘤的治疗效果，改善患者预后，就应做到对该疾病的早期诊断与及时正规的化疗。

胎盘部位滋养细胞肿瘤

胎盘部位滋养细胞肿瘤（placental site trophoblastic tumor，PSTT）又称胎盘原位绒癌，是一种罕见的滋养细胞肿瘤。1981年Scully等首先对这一肿瘤进行了报道并予以命名。

一、病因学说

这种罕见的滋养细胞肿瘤发病机制不是很清楚。它是主要由中间型滋养细胞构成的肿瘤，通常跟随着一个良性过程，但有成为高度恶性的潜在可能。

在胚胎早期，随着绒毛形成，原先均匀分布的绒毛前滋养层分化成覆盖于绒毛表面的绒毛滋养层和位于绒毛以外的绒毛外滋养层两部分。在绒毛外滋养层中，细胞滋养细胞先经中间型滋养细胞再分化为合体滋养细胞，但大多数中间型滋养细胞常中止于此阶段而不再继续分化。在正常妊娠时，这类中间型滋养细胞可侵入底蜕膜或浅肌层。但发生恶性转化时，则向深肌层侵犯，甚至子宫外转移，形成 PSTT。

二、病理特点

1．大体标本 PSTT 的大体表现多种多样，一般可分为息肉型和包块型两类。前者多突向子宫内膜腔，呈黄褐色、质软的息肉样团块。在这种情况下，子宫内膜诊刮术可获得有诊断价值的组织。后者主要局限于子宫肌层，诊刮多无诊断意义，肿瘤可以有边界或分界不清，通常有区域性出血和坏死，有的可穿透子宫肌层达浆膜层。当肿瘤造成深肌层浸润时，刮宫易导致穿孔发生。肿瘤很少侵及附件结构。

2．镜下检查 肿瘤多融合成索状或片状，且有单个单核细胞浸润子宫肌层或血管。PSTT 中的主要细胞是中间型滋养细胞。这些细胞通常为单核，形态上从多面体到纺锤形。有位于中心的、中等大小的圆形或卵圆形核，有不规则的核膜。胞浆呈嗜酸性或异染性，有细小颗粒。细胞滋养细胞和合体滋养细胞组成肿瘤的少数成分。肿瘤细胞弥散于子宫平滑肌细胞之间，虽可发生血管侵蚀，但程度远小于典型绒癌的血管侵蚀，且血管壁结构大多完整。在 PSTT 中不存在绒毛结构。

许多组织学特征与侵蚀性的临床行为有关，如大片细胞弥漫性地侵蚀子宫肌层常提示恶性程度较高。在良性 PSTT 中平均有丝分裂指数仅每 10 个高倍视野中有 2 个，如 PSTT 的有丝分裂数每 10 个高倍视野中多于 5 个，则提示预后不佳。

3．免疫组化 免疫细胞化学检测时，PSTT 的中间滋养细胞 HPL 呈强阳性，有时细胞显示 HCG 弱阳性到中等阳性。说明 HPL 是 PSTT 更为敏感的肿瘤标志。

三、临床特点

1．发病年龄及孕产次 一般均发生于生育年龄，但有报道最小年龄为 18 岁，最大年龄为 56 岁。多数为经产妇。

2．前次妊娠性质 PSTT 可继发于流产、足月产或葡萄胎之后，文献报道，60%继发于足月产，25%继发于流产，约 13.6%继发于葡萄胎妊娠。

3．症状和体征 主要表现为闭经和不规则阴道出血，多数发生于前次妊娠终止月经恢复正常之后，闭经时间从 1 个月至 1 年不等。阴道出血多为少量连续出血，少数出血较多。盆腔检查一些患者可有子宫增大，如发生血行远处转移，则可出现转移灶相应的症状与体征。该类肿瘤血 β-HCG 测定可为阳性，但大多滴度不高，少数患者甚至为阴性。

四、诊断与鉴别诊断

由于 PSTT 起源于中间型滋养细胞，大多数病例血 HCG 水平不高或表现出轻度升高，故依赖于 HCG 诊断 PSTT 常易导致误诊。如果临床上继发于流产、足月产或葡萄胎之后出现不规则阴道出血，而 HCG 水平不高，如 B 超声提示子宫有局灶性病变，应考虑到 PSTT 的可能。

PSTT 的确诊常需依据病理诊断，其病理特征如下：①无绒毛结构，主要为中间型滋养细胞组成；②常见不到典型的细胞滋养细胞和合体细胞；③病理切片免疫组化染色大多数瘤细胞 HPL 呈阳性，仅少数细胞 HCG 阳性。某些情况下，PSTT 可通过刮宫标本作出诊断，但要全面、准确判断 PSTT 侵蚀子宫肌层的深度和范围则需依靠子宫切除标本。

PSTT 通常容易与绒毛膜癌相区别。前者主要由中间型滋养细胞组成，只有极少散在的合体滋养细胞。后者病理特点有典型的细胞滋养细胞和合体滋养细胞及大量的出血坏死，血HCG水平较高，且极易经血运发生远处转移。在一些较为困难的病例，采用免疫细胞生化技术分析HPL和HCG分布可以有助于鉴别。

PSTT还需与合体细胞子宫内膜炎相区别。后者可发生于足月产、流产及葡萄胎妊娠之后，亦可表现为产后阴道淋漓出血。病理特征为胎盘部位浅肌层有合体滋养细胞浸润，并混有不等量的炎性细胞，过去曾被认为是绒癌的一种早期表现，实际上仅是一种局部组织反应，不属于滋养细胞肿瘤的范畴。

少数情况下，PSTT在组织学检查时可以类似于上皮样的平滑肌肉瘤或宫颈或子宫内膜的透明细胞癌。在这些情况下，运用免疫细胞化学技术可以作出正确诊断。

五、辅助检查及其临床意义

PSTT肿瘤细胞虽不分泌或仅分泌少量HCG但其胎盘催乳素（HPL）的分泌量常明显增加，而且部分病例可出现泌乳素（PRL）的升高，从而认为后两种激素水平的测定也有助于PSTT的诊断。

超声显像、彩色多普勒及磁共振是诊断PSTT很有价值的影像学辅助诊断措施。超声检查应用较为普及，常表现为子宫肌层内多个囊性结构或类似子宫肌瘤回声。彩超显示子宫和病灶血流丰富，多普勒检查表现为低阻性血流图像。磁共振多显示病灶部位呈匐行的血管扩张和血流增加。

六、治疗

1．手术治疗　子宫切除是PSTT首选的治疗方法。对于年龄较轻的妇女，如术中未见卵巢转移，手术范围选择全子宫及双卵管切除即可。亦有作者建议术中获取腹膜冲洗液和盆腔及主动脉旁淋巴结标本以尽量更好地了解这种病变的行为。曾经有观点认为，刮宫可作为治疗PSTT的方法，但目前认为这一方法并不可取。即使病灶呈息肉状突向宫腔者，虽可通过刮宫去除部分病灶组织，但大多数PSTT均有中间型细胞在肌纤维索间侵蚀生长，甚至达子宫浆膜层，而这些均非通过刮宫而可治愈的。

2．化疗　PSTT对化疗远不如绒癌和侵葡敏感，但仍应作为手术治疗后的辅助治疗，特别是对于已发生远处转移的患者，化疗仍起着十分重要的作用。化疗方案目前多主张采用EMA/CO或EMA/EP方案。

七、预后

PSTT通常呈良性临床经过，绝大多数预后良好，仅少数死于子宫外转移。与其他类型滋养细胞肿瘤一样，治疗前后应密切监测病情，定期随访。曾有作者报道，转移可以迟至原始诊断后10年再发生，由于肿瘤分泌少量HCG，因而当发现血清β－HCG首次升高时，就可能已存在一个大的肿瘤负荷。而转移病灶多对化疗耐药，放疗也只能用于局部控制和缓解症状。在积极化疗后手术切除局部转移病灶也许可以带来一些希望。

（向　阳）

参考文献

1. 宋鸿钊．良性葡萄胎．连利娟主编．林巧稚妇科肿瘤学．北京：人民卫生出版社，1994．680～692．

2. 杨秀玉，宋鸿钊．滋养细胞肿瘤诊断中的问题和对策．中华妇产科杂志，1996，31:195
3. Dodson MG. New concepts and questions in gestational trophoblastic disease. J Reprod Med，1983，28:741.
4. Kajii T，Ohama K. Androgenetic origin of hydatidiform mole. Nature，1977，268:633.
5. Genest DR，Laborde O，Berkowitez RS，et al. A clinicopathologic study of 153 cases of complete hydatidiform mole (1980~1990)：Histologic grade lacks prognostic significance. Obstet Gynecol，1991，78:402.
6. Lage JM，Driscoll SG，Yaven DL，et al. Hydatidiform moles. Am J Clin Pathol，1988，89:596.
7. Rotmensch J，Ronsenshein NB，Block BS. Comparison of human chorionic gonadotropin regression in molar pregnancies and postmolar nonmetastatic gestational trophablastic neoplasia. Gynecol Oncol，1988，29:82.
8. Berkowitz RS. Gestational trophoblastic disease：Recent advances in the understanding of cytogenrtics，histopathology，and mature history. Curr Opin Obstet Gynecol，1992，4:616.
9. Goto S，Yamada A，Ishizuka T，et al. Development of postmolar trophoblastic disease after partial molar pregnancy. Gynecol Oncol，1993，48:165.
10. Wolf NG，Lage JM. Genetic analysis of gestational trophoblastic disease：A review. Seminars in Oncol，1995，22:113.
11. Rose PG. Hydatidiform mole：diagnosis and management. Seminars in Oncol，1995，22:149.
12. Goldstein DP，Berkowitz RS. Prophylactic chemotherapy of complete molar pregnancy. Seminars in Oncol，1995，22:157.
13. Felemban AA，Younes NB，Alkharif HA，et al. Complete molar pregnancy. J Repord Med，1998，43:11.
14. Mosher R，Goldstein DP，Berkowitze R，et al. Complete hydatidiform mole：comparison of clinicopathologic features，current and past. J Repord Med，1998，43:21.
15. Fisher RA，Newlands ES. Gestational trophoblastic disease：molecular and genetic studies. J Reprod Med，1998，43:87.
16. 宋鸿钊．恶性葡萄胎．连利娟主编．林巧稚妇科肿瘤学．北京：人民卫生出版社，1994．693~698.
17. 向阳，杨秀玉．妊娠滋养细胞疾病诊治进展．中华妇产科杂志，1997，33:441.
18. McDonald TW，Ruffolo EH. Modern mangement of gestational trophoblastic disease. Obstet Gynecol Surv，1983，38:67.
19. Tyrey L. Human chorionic Gonadotropin：Properties and assay methods. Seminars in Oncol，1995，22:121.
20. Greenfield AW. Gestational trophoblastic disease：Prognostic variables and staging. Seminars in Oncol，1995，22:142.
21. 宋鸿钊．绒毛膜上皮癌．连利娟主编．林巧稚妇科肿瘤学．北京：人民卫生出版社，1994．699~719.
22. 杨秀玉，宋鸿钊，杨宁，等．超选择性动脉插管持续灌注化疗绒癌耐药患者的分析．中华妇产科杂志，1996，31:199.
23. 向阳，杨秀玉，宋鸿钊．恶性滋养细胞肿瘤急诊手术的评价．中国医学科学院学报，1997，19:169.
24. 向阳，杨秀玉，杨宁，等．阴道超声与盆腔动脉造影诊断滋养细胞肿瘤的对比观察．中华医学杂志，1997，77:396.
25. 向阳，杨秀玉，韩世愈，等．甲氨蝶呤等药物及手术治疗耐药性滋养细胞肿瘤疗效分析．中华妇产科杂志，1999，34:97.
26. 向阳，杨秀玉，杜景云，等．子宫切除对治疗滋养细胞肿瘤价值的探讨．中华肿瘤杂志，1999，21:139.
27. Grimes DA. Epidemiology of gestational trophoblastic disease. Am J Obstet Gynecol，1984，150:309.
28. Buckley JD. The epidemiology of molar pregnancy and choriocarcinoma. Clin Obstet Gynecol，1984，27:153.
29. Fisher RA，Newlands ES，Jeffreys AJ，et al. Gestational and nongestational trophoblastic tumors distinguishedby

DNA analysis. Cancer, 1992, 69:839.

30. Chaganti RSK, Koduru PPK, Jones WB. Genetic origin of a trophoblastic choriocarcinoma. Cancer Res, 1990, 50:6330.
31. Brkrj YN, Siashi J, Amer M, et al. Liver metastasis of gestational trophoblastic tumor. Gynecol Oncol, 1993, 48:110.
32. Jones WB, Cardinale C, Lewis JH, et al. Management of high - risk gestational trophoblastic disease: the memorial hospital experience. Int J Gynecol Cancer, 1997, 7:27.
33. Newlands ES, Bower M, Holden L, et al. Mangement of resistant gestational trophoblastic tumors. J Reprod Med, 1998, 43:111.
34. Goldstein DP, Zanten - Przyybysz Ⅳ, Bernstein MR, et al. Revised FIGO staging system for gestational trophoblastic tumors. J Reprod Med, 1998, 43:37.
35. Kohorn EI. Staging and assessing trophoblastic tumore. J Reprod Med, 1998, 43:33.
36. Homesley HD. Single - agent therapy for nonmetestatic and low - risk gestational trophoblastic disease. J Reprod Med, 1998, 43:69.
37. Lurain JR. Management of high - risk gestational trophoblastic disease. J Reprod Med, 1998, 43:44.
38. 刘桂磬，等．子宫胎盘部位滋养细胞肿瘤 3 例报告．中华妇产科杂志，1987，22:185.
39. 石一复，谢幸，石一复，赵承洛，等．胎盘部位滋养细胞肿瘤细胞增殖力的研究．中华妇产科杂志，1996，31:206.
40. Frinkler NJ. Placental site trophoblastic tumour: diagnosis, clinical behavior and treatment. J Reprod Med, 1991, 36:27.
41. Hoffman JS, Silverman AD, Gelber J, et al. Placental site trophoblastic tumour: A report of radiologic, surgical, and pathologic methods of evaluating the extent of disease. Gynecol Oncol, 1993, 50:110.
42. How J, Scurry J, Grant P, et al. Placental site trophoblastic tumour: Report of three cases and review of the literature. Int J Gynecol Cancer. 1995, 5:241.
43. Newlands ES, Bower M, Fisher RA, et al. Management of placental site trophoblastic tumours. J Repord Med, 1998, 43:53.

第八章 女性生殖器官畸形创伤及其他

第一节 子宫内膜异位症

子宫内膜异位症是生育年龄妇女的常见病，其确切的流行率不清楚，但近年来发病率升高。子宫内膜异位症表现多样性，病灶一般位于盆腔生殖器官及其邻近器官的腹膜表面，但也可以出现在身体任何其他部位。主要症状是疼痛及不育，严重影响患者的生活质量。其诊断及治疗存在一定的困难，业已成为世界关注的健康问题。

一、定义

传统的观点认为子宫内膜异位症即为子宫内膜超过子宫腔范围的外在性生长。近年来有学者提出，卵巢激素依赖的内膜异位现象为一种生理情况，或称之为月经副现象。只有当异位的内膜反复周期性出血，引起疾病进展，并出现症状时，方能认为是疾病。

二、流行病学

近年来子宫内膜异位症发病率升高，但确切的发病率不十分清楚。疾病的自然进程亦不十分明了。尽管回顾性研究表明病变100%进展，但前瞻性研究发现内膜异位的病情变化有它自己的生物学周期，几乎所有的女性一生中都会出现轻度及表浅的内膜异位症，但由于妊娠或服用避孕药引起的激素变化而自然萎缩。最近的研究表明，以疼痛及不育作为主要表现的两组病人流行病学表现有所不同。疼痛组病人通常较为年轻、文化程度较低、常有家族史，盆腔症状出现的频率高、强度大。首次出现症状及确诊的年龄较轻，但期别较晚。疼痛组平均“诊断延误时间”较不育组长（分别为6.35及3.13年）。以医院资料为背景的病例对照研究发现内膜异位症与身高呈正相关，身高每增加10cm，相对危险性升为2.8；与体重呈负相关，体重每增加10kg，相对危险性降至0.7。此外，内膜异位症与运动成负相关，但与吸烟及饮酒无关。

三、发病机制

子宫内膜异位症的发生，被大多数妇科工作者所接受的是Sampson 1921年提出的经血倒流种植学说，认为子宫内膜异位症的发生是行经时可成活的子宫内膜脱落，经输卵管到达盆腔所致。进入盆腔的子宫内膜种植于腹膜表面，形成子宫内膜异位症。以后的观察亦证实，在一定程度上经血倒流发生在卵管功能正常者；经血排出受阻如阴道横隔或闭锁使内膜异位症的发生率增加；行经延长和月经周期缩短者发生本病的危险性较高。经血倒流理论容易解释子宫内膜异位症最常见于卵巢、子宫直肠窝和膀胱表面腹膜。但经血倒流为常见的现象，围月经期诊断性腹腔镜检查表明卵管通畅的妇女90%均有血性腹水，为什么并非所有的女性都出现本症？而且少数情况下肺或其他软组织出现的子宫内膜异位症亦不能用此理论解释。因此有人提出体腔上皮化生学说或淋巴、血运转移学说等。

许多研究表明，内膜异位的发生是异位的内膜细胞与机体免疫反应互相作用的结果，局部调控因素包括免疫、内分泌、细胞因子及生长因子的改变与内膜异位的发生发展有关。免疫内分泌因素的改变导致盆腹腔内环境的改变，如腹水中免疫球蛋白，补体，白细胞总数及亚型的改变；巨噬细胞及自然杀伤（NK)细胞活性的降低对异位的内膜吞噬作用减低以及细胞因子、生长因子的改变，可刺激异位的内膜生长，从而引起疾病的发生。内膜异位的发生亦与遗传因素有关，有报道子宫内膜异位症患者的直系亲属患病的危险性为7%。

四、病理生理

子宫内膜异位症引起盆腔疼痛及不育的机制不完全清楚。引起疼痛可能是由于月经周期中雌激素及孕激素的刺激，种植灶增大及出血，引起病灶内和病灶周围的炎症压迫、对病灶的粘连部位的牵拉、种植灶数量多且接近神经和其他敏感结构所致。但子宫内膜异位症所致的疼痛与病变的严重程度不成正比，这种假说不能很好解释这一现象。

病理表现及疾病进展：子宫内膜异位症病理特点是多形性及不一致性。不同的病变其功能状态各异。早期病变多由内膜细胞及腺体组成，血管网丰富，故又称为红色病变；随着病情的进展，病灶反复周期出血，并有色素沉着，外观为棕色，称为棕色病变；以后出血逐渐吸收，瘢痕形成，血管网减少，称为白色病变。通常红色病变为病变的开始阶段，血管丰富，有丝分裂活跃，病变较为活跃，而白色病变血管少，有丝分裂缺乏，病变不活跃。子宫内膜异位症的进展可假设为分多步进行，异位内膜种植或化生→不典型的非色素病灶→典型的色素病变→卵巢巧囊、粘连或深部浸润。根据病变的部位，子宫内膜异位症可分为：腹膜型，包括腹膜的红色、紫色及白色病变；卵巢型，如卵巢的表浅病灶及内膜异位囊肿；深部结节，包括阴道直肠隔、宫骶韧带以及肠道、膀胱及输尿管病变。内膜异位不同的病理表现形态是预测疾病的进展，选择合理治疗方法的重要指标。在治疗上，对不同阶段的病变应有所区别。

五、子宫内膜异位症分期

美国生育协会1985年修订的分期标准（rAFS）是根据卵巢、腹膜病变的大小，卵巢及卵管粘连的情况以及子宫直肠窝的封闭程度进行评分，共分为Ⅰ～Ⅳ期。这种分期法有一定的缺陷，应当进行修改。增加的内容应包括对疼痛的描述、病变累及的范围、子宫内膜囊肿评分、子宫内膜异位症颜色、腹腔内积液、经前出血以及生化指标、内分泌指标、血标记物及遗传因素等。

六、诊断方法

传统的子宫内膜异位症的诊断方法根据症状及体征如痛经，宫骶韧带增厚及痛性结节等。腹腔镜检查及术中活检被认为是诊断子宫内膜异位症的金标准。腹腔镜可以发现疾病并且估计病变的范围。内膜异位灶最常见的部位依次是：卵巢，子宫直肠窝，阔韧带，宫骶韧带，直肠，乙状结肠，膀胱及输尿管。内膜异位种植病灶表现多样，对微小病变，非典型病变，腹膜外病变及盆腔有严重粘连时，腹腔镜均易漏诊，而造成假阴性结果，因此有一定的局限性，此外，医师认识本病的经验亦十分重要，经验丰富者可提高肉眼诊断的准确性。

影像学诊断以超声波对盆腔包块的扫描最为常用。内膜异位囊肿超声波检查可表现为附件囊性或混合性包块。但超声波对盆腔局灶性病灶无价值，亦不能鉴别包块的性质。磁共振（MRI）对内膜异位囊肿的诊断准确性较高，尤其对腹膜外病变，粘连下方的病变以及脏器（如膀胱，肠道等）的病变，有一定的意义，因此与腹腔镜结合应用，可有互补作用。但MRI对盆腔广泛性病变的诊断敏感性不高。

到目前为止，子宫内膜异位症还没有一个对诊断及监测病情进展十分有用的生化指标。CA125是卵巢上皮性癌诊断和治疗后监测病情进展的十分重要的指标，但在许多良性疾病如炎症，子宫肌瘤，子宫内膜异位症及子宫肌腺症病人均有升高。研究发现早期（Ⅰ～Ⅱ）内膜异位症病人血CA125不升高，而晚期（Ⅲ～Ⅳ）病人CA125升高较为明显。CA125升高还与月经周期有关，月经周期1～3天血CA125升高最为明显。此外，晚期子宫内膜异位症病人血C反应蛋白（CRP），血清淀粉样物A（SAA）均增高。任何期别的子宫内膜异位症病人抗心磷脂抗体（acL）均有增高。但同CA125一样，这些指标其特异性均不高，故对诊断及疾病的监测意义不大。

七、治疗

子宫内膜异位症治疗的目的主要是缓解疼痛、去除内膜异位病灶、恢复正常解剖以及恢复生育功能。选择治疗方法应根据病人情况如年龄、生育要求、症状的严重性以及病情考虑。对有生育要求的年轻患者，应进行保守手术；对年龄较大、无生育要求或经保守治疗无效者，应进行全子宫及一侧或双侧附件切除。

治疗的方法包括手术治疗（保守及根治）以及药物治疗。

1．手术治疗　保守手术的目的是保留及改善生育功能。腹腔镜具有痛苦少、损伤小，术后恢复快的优点，特别是近年来腹腔镜手术技术的提高、器械的改进，腹腔镜手术已经成为治疗子宫内膜异位症首选的手术方式。腹腔镜下可进行内膜异位囊肿的剥除、内膜异位灶切除、烧灼或汽化、盆腔粘连分离术，如遇痛经严重的患者，可同时进行骶前神经切断。腹腔镜手术术后累积妊娠率可达52%，疼痛缓解率达61%～100%。但术后疼痛的复发率高，对暂时无生育要求的患者，术后应辅以药物治疗，有助于抑制并治疗残存病灶。减少复发机会，延长复发时间。手术分离粘连虽然可以恢复正常的盆腔解剖结构，但由于术后炎症及手术粗糙面，术后再粘连发生率高。手术3月后的粘连再形成可达50%。腹腔内留置右旋糖酐或生理盐水对粘连形成有一定的预防作用。

根治手术适用于症状严重、药物及保守手术无效，且无生育要求的病人。全子宫双附件切除手术对疼痛的缓解率可达90%以上。对年龄较轻且卵巢无明显病变的病人，亦可采取保守的方法，但切除子宫保留卵巢仍有复发及再次手术可能。再次手术比较困难且手术并发症高，有报道并发症的发生可高达30%，包括手术损伤、术后肠梗阻、肠麻痹以及伤口感染等。鉴于目前有激素替代疗法作为基础，对子宫内膜异位症有切除子宫指征的病人，保留卵巢应慎重。

2. 药物治疗　包括假孕疗法及假绝经疗法。由于子宫内膜异位症为性激素依赖性疾病，内膜异位组织存在雌激素、孕激素受体。假绝经疗法造成体内低雌激素状态，使在位内膜及异位内膜萎缩达到治疗目的；假孕疗法应用高效孕激素及少量雌激素模拟孕期激素变化，使异位内膜出现蜕膜样变、局限性坏死及腺体萎缩消退。但药物治疗只是暂时抑制病情，而不能治愈疾病。停药后复发率高。因此，单纯用药物治疗效果不理想，多作为术后的辅助用药。传统的假孕疗法及假绝经疗法副作用较多，包括突破出血、体重改变、男性化表现以及肝功能的改变，使得长期应用有一定的困难。促性腺激素释放素类似物（GnRH－a）是近年来应用于治疗子宫内膜异位症的新药。GnRH－a作用机制是通过下调垂体促性腺激素的分泌，使FSH、LH的分泌减少，造成体内低雌激素状态，起到药物暂时去势作用而达到治疗目的。此外，GnRH－a对卵巢亦有直接抑制作用。研究证明GnRH－a治疗子宫内膜异位症有效安全。目前国内外多采用GnRH－a每4周注射一针，连续6次的方案治疗严重的内膜异位症，亦有个别病例治疗需要延长至一年者。GnRH－a造成的体内低雌激素引起的更年期症状如潮热、阴道干燥、烦躁、压抑以及骨质的丢失等，使得病人不能够坚持较长期用药。应用GnRH－a的同时加用性激素。即所谓的反向添加治疗。目的是在不降低GnRH－a治疗效果的同时，减少其副作用，从而可以维持治疗或延长治疗时间。目前的研究已经说明反向添加治疗组与单用GnRH－a组效果与相当，但潮热、骨质丢失等副作用明显减少。应用于反向添加的药物主要为雌激素。雌激素的剂量存在个体差异，且血管运动症状及骨质的丢失对雌激素的敏感程度不一样，最为理想的添加剂量应是不降低GnRH－a治疗效果又能消除其副作用的最小雌激素剂量。对何时开始加用雌激素以及联合应用孕激素是否有必要亦有不同的看法。但多数用法是应用GnRH－a 2～3月后开始雌孕激素联合的添加治疗。如结合雌激素（CE）0.3mg，qd＋安宫黄体酮（MPA）5mg，qd。

内膜异位症与不育的关系仍不十分清楚。内膜异位症单纯的药物及保守手术效果均不理想。可同时考虑助孕技术。应用克罗米酚（CC）或人绝经后促性腺激素（HMG）/人绒毛膜促性腺激素（HCG）超促排卵，以提高妊娠率。周期妊娠率约为10%，而未进行超促排卵者，周期妊娠率仅为1%左右。如果同时辅以宫腔内精子注射（IUI），则妊娠率会进一步提高，周期妊娠率可达17%。如果超促排卵3～6个周期失败，则可考虑体外受精（IVF）或输卵管内配子移植（GIFT）技术。周期妊娠率可分别达33%左右。研究发现内膜异位症并不影响助孕技术的结果，合并内膜异位症的病人IVF的妊娠率与无内膜异位症的病人相同。IVF前如应用GnRH－a治疗6月，妊娠率可达56%，而短期应用GnRH－a诱发排卵者，IVF妊娠率为33%，与hMG/hCG诱发排卵者妊娠率（32%）相似。

3．子宫内膜异位症复发的治疗　目前子宫内膜异位症的治疗为非病因性，疾病的复发取决于首次治疗方式及随诊时间。复发的治疗原则与首次治疗相同。一般术后3～5年内疾病复发需要再次手术者约为15%。子宫内膜异位症合并不育的病人，术后复发与首次保守手术后妊娠与否有关。如果首次手术后已妊娠，则再次手术机会为约4%；如果首次手术后未妊娠，则再次手术的机会高10倍。第二次手术后再次妊娠率约为12%。首次术后未妊娠者，第二次手术方式通常选择IVF/GIFT。子宫内膜异位症的临床分期并非疾病复发的危险因素，而疾病的活动性与复发有关。活动性子宫内膜异位症激光治疗后数月就可能复发。卵巢子宫内膜异位症特别是卵巢表面满布种植灶时，保守手术后复发机会多，而切除卵巢效果较好。卵巢子宫内膜异位症如果复发，手术治疗为首选。药物治疗后疼痛的复发率比保守手术后高，术前或术后后辅以药物治疗并不能减少疼痛的复发率。假孕疗法后疼痛复发率为17%～29%，丹那唑治疗后复发率为39%，保守手术后复发率为2%～47%。假孕疗法－手术联合治疗后复发率为36%。手术后症状复发的病人应首先选择药物治疗如GnRH－a辅以反向添加方案，可有效缓解疼痛，必要时可间断反复使用多个疗程。如果需要手术，术前用药可缩小病灶体积以及减少炎性粘连，有利于手术操作。

（冷金花）

第二节　异位妊娠

异位妊娠是指孕卵在子宫强腔以外着床发育，包括输卵管妊娠、腹腔妊娠、卵巢妊娠、宫颈妊娠以及残角子宫妊娠。其中以输卵管妊娠最多见，占95%～98%。

一、发生率

近年来异位妊娠的发生率逐年升高。近20年来异位妊娠在美国占所有妊娠总数的2%，增加了6倍。在英国增加了4倍。异位妊娠是早孕期间孕妇死亡的首要原因。

二、病因

1．慢性输卵管炎　为输卵管妊娠最常见的病因。输卵管内膜炎可引起管腔阻塞或狭窄，有时卵管粘膜受到破坏使纤毛缺损，阻碍孕卵在卵管内的正常输送而导致宫外孕。近年来性传播疾病（STD）的增加、多性伴、性生活年龄提前等原因引起盆腔炎症的发生增加是异位妊娠发病率提高的一个重要因素。

2．输卵管手术史　如既往宫外孕保守手术史或卵管整形手术史，可引起卵管管腔狭窄，通畅不良而发病。

3．宫内避孕器（IUD）　评价非孕激素IUD与异位妊娠的关系时应注意所选择的对照组。IUD主要预防宫内孕，而对宫外孕并无预防作用，因此，使用IUD的患者妊娠时多为异位妊娠。若选择妊娠妇女作为对照，IUD患者异位妊娠的危险性增高，若选择非妊娠妇女作为对照，则IUD患者异位妊娠的危险性不增高。但既往使用过IUD的妇女，异位妊娠的发生有所升高，且危险性随着使用时间的延长而增加。使用含孕激素的IUD的妇女异位妊娠的危险性增加，这与孕激素能减弱卵管平滑肌活动，减少卵管蠕动有关。

4．其他　盆腔子宫内膜异位症、孕卵的游走与异位妊娠有关。超促排卵技术的应用亦增加了异位妊娠的机会。

三、输卵管妊娠的结局

输卵管肌层及粘膜薄弱，孕卵种植于输卵管时，粘膜不能形成完整的蜕膜，绒毛直接侵蚀输卵管肌层微血管，引起出血，输卵管管壁薄不能适应胚胎的生长发育，但输卵管膨大到一定程度时，可能会引起输卵管破裂，引起腹腔内大出血，需急诊手术；如妊娠囊与卵管内壁分离，胚囊剥离，引起输卵管妊娠流产，如剥离完全，即为完全性流产，腹腔内出血一般不多；如部分剥离，即为不完全性流产，可形成输卵管血肿或腹腔内出血，开放的血管多半不能自行止血。壶腹部妊娠以流产型为多，峡部妊娠则以破裂型为多。有时输卵管妊娠流产或破裂后，胚胎在腹腔内继续生长，可发展为继发妊娠。输卵管妊娠时，子宫亦可增大，子宫内膜亦有蜕膜样变化。但由于输卵管妊娠胚胎发育多数不良，故可引起子宫内膜剥脱，引起阴道出血。

四、异位妊娠的早期诊断

输卵管流产或破裂引起腹腔内出血，症状典型，诊断并不困难。典型的异位妊娠症状包括停经、阴道出血、腹痛，严重时出现休克。检查腹部有压痛、反跳痛，有时出现移动性浊音。妇科检查可有宫颈举痛、子宫漂浮感以及附件边界不清的压痛包块等。卵管妊娠流产或破裂前其症状体征无明显特异性，故早期诊断有一定的困难性。重视异位妊娠，有助于该病的早期诊断。育龄妇女如果出现异常阴道出血或下腹痛，不论是否有停经史，均应考虑异位妊娠的可能。早期诊断异位妊娠的方法有：

1．阴道超声波检查　异位妊娠B超检查特点为：宫腔内无胎囊或有假囊，附件区包块，可为低回声、无回声或混合回声，有时包块内可见胎囊、胎芽甚至胎心波动。彩色多普勒超声波检查，附件包块内可有丰富血流。妊娠囊一般位于宫腔一侧，并有两圈光环（double sac），而假囊是位于宫腔中央的无回声区，是由于蜕膜化的子宫内膜出血积聚的液体。

2．血β-HCG测定　早期宫内妊娠血β-HCG增长迅速，每48小时增长一倍，如果血β-HCG增长缓慢或下降，应考虑流产或异位妊娠。结合超声波检查有利于诊断。当血β-HCG达6500IU/ml，经腹部超声波检查可见宫腔内胎囊。如应用高分辨率的阴道超声检查，血β-HCG达1500～1800IU/ml时，即可辨别宫腔胎囊。如血β-HCG已经上升至上述数值，而宫腔内仍无胎囊，应警惕异位妊娠的可能。

3．血孕酮测定　血孕酮水平在妊娠期间相对稳定，与妊娠时间关系不大，但与妊娠的性质有一定的关系。如孕酮水平 $<10ng/ml$，异常妊娠的可能性较大；如孕酮水平 $>20ng/ml$，多为正常妊娠。如果妊娠后血孕酮水平较低，应考虑异位妊娠的可能性。

4．诊断性刮宫　异位妊娠有时不易与宫内妊娠发育不良区别，如二者均可有停经、阴道流血、血β-HCG的升高及血孕酮水平的异常、B超检查宫腔内无妊娠胎囊、可有或无附件包块。诊断性刮宫如肉眼发现绒毛或显微镜下检查发现绒毛即可诊断为宫内妊娠。如未发现绒毛，则应考虑异位妊娠或宫内妊娠完全流产。刮宫后观察血β-HCG的变化有利于诊断。如果β-HCG持续升高或不变，异位妊娠可以诊断，应进行治疗。如果血β-HCG滴度逐渐下降，可以继续观察直到血β-HCG恢复至正常。

五、治疗

异位妊娠一旦因流产或破裂出现内出血，应立即进行手术治疗。早期诊断异位妊娠，可使处理有选择的可能性，即能减少并发症的发生，有利于保留生育功能。

1．期待疗法　有些异位妊娠有时可以自行吸收。期待疗法的成功与否与滋养细胞的活跃程度有关。文献报道成功率47%～100%不等。如果病人无症状、附件包块小于4cm，血HCG低于1000mIU/ml，且下降速度每天大于5%，可选择期待疗法。密切观察血HCG下降直到正常。

2．药物治疗　常用的药物治疗方法为氨甲蝶呤（MTX）。

MTX为一种抗代谢药物，在细胞周期中抑制二氢叶酸还原酶，干扰嘌呤核苷酸的合成，从而抑制DNA的合成及细胞复制。MTX对增殖快速的细胞组织如骨髓、颊粘膜及消化道粘膜、恶性肿瘤以及滋养细胞有抑制作用。MTX治疗异位妊娠多采取单剂量肌肉注射，剂量为50mg/m^2体表面积。MTX治疗的成功率自71.4%～94.1%不等。治疗失败的原因主要是HCG水平过高、附件包块太大或异位妊娠包块中已有胎心搏动。选择MTX治疗的指征：有生育要求、病人无症状、附件包块＜3.5cm以及血HCG水平＜5000mIU/ml。MTX单次治疗的毒性作用较少，但对有肝肾功能异常、白细胞及血小板减少以及活动性胃肠疾病的病人不宜选用。应用MTX治疗后每周随诊血HCG变化，如7天后血HCG下降＜15%，可给予第二次注射。

近年来有文献报道孕激素拮抗剂米非司酮治疗异位妊娠，成功率可高达90%，剂量参照引产剂量。但最近WHO排卵后避孕专题组讨论认为，常规药物流产剂量治疗异位妊娠是不够的。因此，应进行设计严密的多中心临床试验。

3．手术治疗　对有内出血的异位妊娠或其他不适宜非手术治疗的患者，应选择手术治疗。手术治疗的术式可根据病人的生育情况以及病变卵管的情况选择卵管切除或卵管开窗术。手术方式有腹腔镜以及开腹手术。目前认为腹腔镜是异位妊娠最好的手术方式。腹腔镜手术手术效果与开腹手术相当，但手术创伤小、病人痛苦少，术后恢复快。特别是对术前可疑异位妊娠的病人，腹腔镜还有诊断的价值。

六、异位妊娠对远期生育的影响

对有生育要求的病人，一般认为应尽量保留受累的卵管，以更好地保留生育功能。理由如下：对侧卵管50%已经有病变、再次异位妊娠50%可发生在对侧卵管、再次妊娠80%为宫内妊娠，因此认为保留受累的卵管并不增加再次异位妊娠的机会，且对以后的生育有利。但目前的资料还无法证明保留卵管可以改善远期生育。卵管切除术后再次异位妊娠的机会为7%～27%，宫内妊娠的机会为25%～70%；卵管开窗术后再次异位妊娠的机会为7%～28%，宫内妊娠的机会为50%～70%。异位妊娠术后仅1/3的妇女可以再次分娩活婴。远期生育能力几乎依赖对侧输卵管情况。腹腔镜手术时，如果发现卵管妊娠包块太大，无法将滋养层组织完全取出或反复止血烧灼卵管破坏较为严重，此时保留的卵管并不能保留生育功能，除非病人仅有惟一一条卵管。

七、持续性异位妊娠

异位妊娠非手术治疗或保留卵管的手术滋养细胞未完全去除而继续生长甚至卵管破裂，导致持续性异位妊娠。MTX治疗后、经腹卵管开窗术及腹腔镜下卵管开窗术持续性异位妊娠的发生率分别为5%～29%、11%～22%以及5%～20%。保守治疗术后12天血HCG与术前相比<10%或保守性手术后血HCG升高或相隔3天两次HCG连续测定下降小于20%，即可诊断。保守手术后密切监测HCG的下降速度以确保滋养细胞活性的消失。HCG的活性有2个半衰期，术后0～48小时为早期半衰期，主要依赖术前血HCG的水平，术后2～7天为晚期半衰期，不依赖术前血HCG水平。如果晚期HCG半衰期显著延长，持续性异位妊娠的可能性大。发生持续性异位妊娠的高危因素包括：停经时间短（小于42天）、包块小于2cm，早期异位妊娠滋养细胞层与卵管种植部位缺少一个明确的界面，手术剥离不易；术前血HCG>3000mIU/ml或每天增加100mIU/ml，或孕酮>11ng/ml；既往异位妊娠史以及合并盆腔粘连的病人。为预防持续性异位妊娠术前应权衡卵管切除及卵管开窗术的利弊，手术应避免将胚囊自卵管伞端挤出而应行卵管切开及胚囊剥除术，必要时可预防性应用MTX治疗。

（冷金花）

第三节　习惯性流产

妊娠于20周以前、胎儿重量不超过500g时自行终止，称为自然流产。流产发生于妊娠12周以前者，称为早期流产；发生于12～20周者，称为晚期流产。在临床上常遇到因多次自然流产而就医的病人，约占妊娠总数的10%～15%。既往将自然流产连续发生3次或以上者称为习惯性流产，而目前常认为连续发生2次或以上者即可诊断。

一、病因学说

1．子宫因素

(1) 苗勒管发育异常　胚胎时期苗勒管的不正常发育即可导致子宫畸形，以致发生妊娠合并症的机会增加。马鞍形子宫、子宫不全纵隔、子宫完全纵隔、双子宫等均可能导致流产、胎位不正及复发性流产的发生。

(2) 子宫血液供应障碍　正常子宫动脉进入宫颈分为上下两支，上支沿子宫侧缘上行直至宫角处分为宫底支、卵巢支及输卵管支。文献报道，若子宫动脉的上支在分出后又分为两支上行，则怀孕后发生流产的几率将明显增加。异常的子宫动脉分支直接影响胎盘的血流及发育。有研究认为，如果单侧子宫动脉有异常分支，自然流产率可达45%；若双侧均有异常分支，自然流产率可超过60%。

(3) 宫腔粘连及粘膜下子宫肌瘤　多次手术人工流产、过期流产刮宫术后可并发宫颈或宫腔粘连，宫腔粘连使宫腔体积减少，子宫内膜血运不足，影响受精卵的着床与发育。粘膜下子宫肌瘤可影响胎盘的附着，作为异物亦可导致流产。

(4) 宫颈功能不全　宫颈功能不全是指在妊娠中期发生无痛性迅速流产或早产，患者多有前次难产、刮宫或宫颈手术等病史，造成子宫颈内口处撕裂或宫颈严重裂伤。但亦有原发性病例，故有作者认为宫颈内口先天性发育缺陷也是其发病原因之一，并常伴有家族遗传性。

2．遗传因素　胚胎的染色体异常（主要是数目异常，也有一部分为结构异常）是自然流产的重要原因。研究表明，习惯性流产夫妇中染色体异常的发生率平均为6.2%，而自然流产胎儿异常染色体发生率却为50%左右，显著高于双亲异常染色体的频率。这主要是由于胎儿异常染色体不一定全来自双亲遗传，常由于受精卵在发育过程中受到某些因素影响所致；或由于在形成配子的减数分裂过程中，某一相同的染色体分裂不能正常进行，则形成的配子一种可能染色体有一条过剩，而另一种就有一条缺如，这样形成的配子一旦和正常的配子结合，形成三体性个体或单体性个体，致胚胎发育异常而流产。影响染色体不分离的因素，常与母亲的年龄有关，年龄愈大，愈易发生染色体不分离现象。

夫妇之一为平衡易位携带者也常可导致习惯性流产。一般来讲平衡易位携带者无遗传物质的丢失，表型多正常。平衡易位染色体在生殖细胞的减数分裂过程中将产生不同程度的染色体重复和缺失的异常配子，其中仅有部分正常配子。理论上讲，平衡易位的染色体在形成配子过程中，有1/2为不平衡易位配子，1/4为平衡易位，1/4为正常配子。如与正常配子组合，则很大一部分将在妊娠早期流产。

3．免疫因素

（1）组织相容性白细胞抗原（HLA） 妇女妊娠后，胚胎具有与母体不同的抗原，但却能在母体内生存。认为与母亲血浆中存在一种封锁因子有关，它的封锁活性局限于滋养细胞膜中，能防止母亲白细胞对胚胎细胞的攻击，所以不发生流产。有研究报道，习惯性流产妇女与正常经产妇比较，前者血浆中缺乏IgG封锁因子，这种因子的缺乏与夫妇间组织相容性有关。不明原因自然流产者，HLA纯合性与妊娠流产有关，习惯性流产夫妇有共同HLA的百分率明显高于正常妊娠夫妇，其中共有抗原的最高频率发生在A位点，可达52%，而对照组为28%；共有B位点抗原的百分率则分别为30%和15%。这些妇女对丈夫的白细胞不产生抗体应答，怀孕后就易于排斥胎儿引起流产。

（2）抗磷脂抗体 是一组自身免疫抗体，包括狼疮抗凝物（LAC）及抗心磷脂抗体（ACL）。研究表明，这些抗体的出现与习惯性流产、不明原因胎死宫内及胎儿宫内生长迟缓有关。抗磷脂抗体的存在可导致胎盘血栓形成及梗死，为此类患者妊娠结局不良的主要原因。

4．内分泌因素 正常妊娠的维持，一方面需要产生足量的绒毛膜促性腺激素，使月经黄体继续发育成妊娠黄体，分泌维持妊娠所必需的激素——雌二醇及孕酮。另一方面需要发育良好的蜕膜组织，为受精卵着床及生长发育提供优良的营养环境。由妊娠引起的激素变化对妊娠的维持起着重要作用，如果内分泌功能失调常可导致流产。根据激素水平测定结果，常可分为：

（1）原发性孕激素分泌不足 常见为黄体功能不全，孕酮分泌不足，蜕膜发育不良，影响受精卵种植及胎盘形成。连续测定体内激素水平可发现血HCG含量正常，孕酮水平低下，这类病人常在孕3个月内流产。故对这种病人使用孕酮补充治疗有效。如妊娠超过3个月，孕激素的分泌被胎盘绒毛所取代而不致流产。

（2）原发性HCG分泌不足 多见于胎盘绒毛病变、绒毛功能不全，HCG分泌不足，妊娠黄体得不到足够的HCG营养而提早萎缩，引起继发性孕酮分泌不足，蜕膜发育不良，胚胎得不到丰富的营养而死亡。其他内分泌器官如甲状腺、肾上腺皮质、胰腺等功能障碍皆可能影响卵巢及黄体形成而影响正常妊娠的维持，导致流产。

5．感染性疾病 研究表明，妊娠期某些病原体的感染亦可导致妊娠不良结局，其与习惯性流产的关系已引起人们的高度重视。

(1) 巨细胞病毒感染　巨细胞病毒在人群中的感染很普遍，在 20～50 岁人群调查中发现，80%均表现为 CMV－IgG 阳性。CMV 也可通过性交传播，病毒如存在于精液中，不仅能使宫颈受感染，且妊娠期可通过胎盘感染胚胎或胎儿，导致流产的发生。

(2) 弓形虫感染　弓形虫是原虫类寄生虫，它在特殊宿主的肠道绒毛中形成卵包囊，但只有猫能排出卵包囊而传染给人，另外，食不熟肉类或接触养花的土壤亦可被传染。女性被感染后往往无症状，妊娠后亦导致流产。

(3) 沙眼衣原体感染　沙眼衣原体是一种类病毒体。本病以性传播为主，易发生衣原体宫颈炎及下生殖道感染。研究发现沙眼衣原体的感染也是导致习惯性流产的原因之一。

二、诊断及治疗方法

对习惯性流产的患者，应详细了解病史，每次流产经过，夫妇双方的家族史、婚配关系及职业等，并仔细进行体格检查，同时测定甲状腺功能、肾功能及作葡萄糖耐量试验。另外可选择性进行以下特殊检查与治疗。

1．对原因不明的习惯性流产患者，夫妇均应进行染色体检查。平衡易位携带者常是不明原因流产的原因之一。凡有下列情况，均提示可能为平衡易位携带者：①原因不明的习惯性流产，②曾发生过一胎平衡易位染色体的多发性畸形儿的亲代；③家族中曾出现过智力低下或多发性先天异常患儿。

2．对疑有子宫病变患者，可行 B 型超声、子宫碘油造影、宫腔镜或腹腔镜等检查，以明确病因。对双角子宫或纵隔子宫等进行子宫成形术后，可使再次妊娠流产率明显下降。对明确有宫腔粘连病变的习惯性流产患者，可行宫腔镜下粘连松解术及刮宫术，术后宫内放置避孕器 2 个月或 Foley 导尿管 7 天，并辅以抗生素及雌、孕激素治疗。

对宫颈功能不全患者，符合下述条件即可明确诊断：①流产必须发生在妊娠 3 个月以后；②无原因的胎膜早破或宫口扩大伴羊膜凸出，患者有阴道内异物感；③流产过程没有或很少阴道出血；④破水后胎儿迅速娩出；⑤娩出的胎儿发育正常，多为活胎。在非妊娠期行子宫碘油造影，可显示宫颈内口过大和峡部缺陷。用海格扩张器 8 号可无阻力或阻力很小地探入宫腔。治疗方法以手术为主，手术时机不应早于妊娠 14 周，因早期不能排除胚胎发育异常的流产，而且胎盘功能尚不健全，易因手术引起流产；但也不主张迟于 24 孕周，因流产多发生在 16～24 周之间，太晚手术可能失去机会。手术方式采用宫颈内口环扎术、褥式缝合及荷包缝合，均可取得满意效果。

3．对因免疫因素所致习惯性流产患者，可采用相应的免疫疗法。HLA 纯合性很高的夫妇，由于女方对丈夫的白细胞不产生抗体应答，怀孕后就易于排斥胎儿引起流产。临床上对这些夫妇间 HLA 抗原频率高度共有的习惯性流产病人，整个孕期可反复输入红细胞抗原相容而 HLA 不相容的、来自许多不同供体的富含白细胞的血浆，可望得到活婴。

关于抗磷脂抗体阳性习惯性流产患者的治疗，应用泼尼松及小剂量阿司匹林首先获得成功。以后，各种应用皮质醇、阿司匹林及肝素等治疗方案也获得满意的治疗效果。

4．对疑有黄体功能不全患者，应监测基础体温，同时可测定血孕酮及 HCG 水平。一般认为，维持正常妊娠所需孕酮水平在孕 6 周前不应低于 10ng/ml，妊娠 10 周血浆孕酮水平低于 15ng/ml，应为黄体功能不全。研究还表明，先兆流产孕妇血 HCG 水平 90%以上明显低于正常妊娠水平（＞2SE）。故可通过早孕阶段监测血孕酮及 HCG 水平来估计本次妊娠的预后。

对确定为黄体功能不全者，早孕期可予黄体酮保胎治疗。

5．对疑感染因素所致习惯性流产患者，首先应了解孕妇的病史，患者可有关节痛、皮疹、发热或淋巴结肿大史；接触血和体液的医务人员及保育员等感染巨细胞病毒的可能性大；有进食生肉习惯或饲养猫、狗等宠物者易患弓形虫感染；而性生活紊乱则是衣原体感染的高危因素。临床诊断上可取血、分泌物、体液等进行病原体分离鉴定，但该方法较为复杂，目前多采用母血特异性抗体的检测来进行诊断。提示近期活动性感染的血清免疫学证据包括：①出现病原体特异性 IgM 抗体；②间隔 3 周两次特异性 IgG 抗体滴度上升超过 4 倍以上。

对于巨细胞病毒感染临床尚缺乏有效治疗方法，故对早期及中期妊娠胎儿一再死亡者应警惕巨细胞病毒感染的可能性。非妊娠期弓形虫感染可用乙胺嘧啶治疗，口服 25～50mg/d，一周为一疗程，第一疗程结束后 10 天开始第二疗程；也可采用螺旋霉素治疗，每次 0.5～1g，每日 4 次，持续 2～3 周，停药 2 周后开始第二疗程。对衣原体感染者，可给予红霉素治疗。

6．B 超声对习惯性流产患者再次妊娠的预后评估　B 超声可迅速显示子宫内结构，对保胎的预后有一定的判断价值。若妊娠 9 周仍不显示胎儿心搏，100％的病例将发生流产。一般认为，当胚囊容量大于 2ml 时即可见胎心，而且胚囊容量应每周增加 1 倍，如胚囊容量大于 2.5ml 时仍未见胎心，或 1 周内胚囊容量的增长小于 75％，也预示绝大部分将发生流产。另外妊娠过程中，B 超声监测发现胎囊变形、位置下移、囊内无胚胎及有子宫颈扩张等征象者，均失去保胎意义。

（向　阳）

参考文献

1．Sant－Cassia LJ．Recurrent abortion．In：John S．Progress in obstetrics and gynecology．Vol．5．Edinburgh London Melbourne and New York：Churchill Livingston，1985，248～257．

2．Hatasaka HH．Recurrent miscarriage：epidemiologic factors，definitions，and incidence．Clin Obstet Gynecol，1994，37:625．

3．Byrne JL，Kenneth W．Genetic factors in recurrent abortion．Clin Obstet Gynecol，1994，37:693．

4．Scott JR．Recurrent miscarriage：overview and recommendations．Clin Obstet Gynecol，1994，37:768．

第四节　生殖道畸形

女性生殖道在胚胎期发育过程中，其各部位均可受到某些来自外源性或内源性因素的干扰，导致畸形；由于发生原因和部位等多因素的关系，目前有多种分类方式，但以发育过程中的部位发育异常分类为主，其特点是常合并泌尿系统畸形。

一、无孔处女膜

又称处女膜闭锁，为临床上最为常见的外生殖器畸形。病因为发育过程中泌尿生殖窦上皮未能向前庭部分穿透。由于青春期后经血无法排出，可由阴道积血，逐渐发展成为宫腔积血，输卵管积血等。

临床特点：绝大多数患者以青春期无月经来潮，伴有周期性下腹痛而就诊。多次反复发作后，可形成下腹部包块，继续发展时可伴有肛门坠胀、便秘、尿潴留等。检查时外观可见处女膜膨隆，呈紫蓝色，肛查时，可扪及积血的阴道向直肠压迫，挤压时见处女膜更鼓涨，偶见胀大的子宫。

治疗：以手术切开处女膜为最佳，时机选择在青春期，宜早不宜晚，以避免并发症的发生。麻醉方式以静脉复合麻醉，从处女膜正中斜行“X”形切开，应足够充分，并切除多余的处女膜瓣，周边予以可吸收线缝合，保持引流通畅。排除积血后，探查宫颈有否异常，术后给予抗生素及每日2次外阴冲洗。

二、阴道发育异常

阴道上2/3起源于苗勒管、苗勒结节，下1/3起源于尿生殖窦，在发育融合的管腔化过程中，可形成不同形式的异常。

1．先天性无阴道　临床特点为青春期后无月经来潮，或无法进行性生活，检查一般外阴及第二性征发育正常，但无阴道开口，或仅有浅的凹陷，多合并无子宫或仅有痕迹子宫，如子宫发育正常可有原发性闭经、周期性下腹痛、宫腔积血等，临床妇科检查即可确诊。

处理：以人工阴道成型术为主要方法，其时机选择在婚前6个月为宜，有子宫腔积血者，应尽早作阴道成型术。具体术式各有利弊，但以下几种方式可供选择：①顶压法阴道成型术；②皮瓣法阴道成型术；③羊膜法阴道成型术；④腹膜法阴道成型术；⑤乙状结肠代法阴道成型术；⑥外阴伸延法阴道成型术等。

2．阴道横隔　为两侧副中肾管会合后的尾端与泌尿生殖窦相连接处部分贯通或完全未贯通，可发生于阴道的任何部位，但约80%在中上段，约厚1～1.5cm。

临床表现：可为2种，完全横隔表现为原发闭经，周期性下腹痛，逐渐加重，伴有阴道及宫腔积血；不完全横隔表现为无症状或经血淋漓不净，且不影响妊娠，但临产后影响胎头先露下降。

处理：完全横隔者宜尽早发现，尽早手术切开，注意术中切除多余之隔膜，必要时放置阴道模具；不完全性横隔，可在胎儿娩出时切除残余隔膜，若隔膜过厚或位置过高，可采用剖腹产术式。

3．阴道纵隔　为两侧副中肾管会合后尾端中隔未消失或部分消失。

临床表现：可分为完全纵隔与不完全纵隔，前者无症状，后者可有性交困难；由于可伴有子宫的双角畸形，子宫纵隔或双子宫畸形，有时会造成不孕、流产、早产等。常常需要与阴道斜隔相鉴别。应警惕泌尿系统的发育异常（如肾缺如等）。

处理：以在非孕期手术切除纵隔为宜；若孕早期发现不作处理，在分娩时切除纵隔解除梗阻。若合并双子宫应予保留。

4．阴道斜隔　发生原因不清，为一组合并有泌尿系统发育异常的综合征，一定具有如下异常：双子宫双宫颈，隔膜源于两宫颈之间，斜行附于一侧阴道壁，患侧肾缺如或肾畸形。具有隔后腔。

临床分类：可分为三种类型，Ⅰ型无孔斜隔为隔后子宫与对侧子宫阴道完全隔开，经血积于宫腔和隔后腔；Ⅱ型有孔斜隔为隔上有小孔与阴道相通，与对侧子宫不通，可引流但不通畅；Ⅲ型无孔斜隔合并宫颈瘘管，两个宫颈间或隔后腔与对侧宫颈间有小瘘管相通，引流不通畅。

以上三种类型均可有痛经，经血不净，隔后腔积脓等症状，处理上采取经阴道穿刺指引下，斜隔切开术，尽量切除多余斜隔组织，充分暴露隔后宫颈，使引流充分。

三、子宫发育异常

较少见。病因是由于胚胎发育过程中，第 10～11 周之间，双侧副中肾管的中段和尾端会合，其融合过程受内外因素的影响，发育停止或融合不全而造成。其分类多种多样，目前以 1979 年 Buttram 氏的分类较为经典、全面。介绍如下：

Ⅰ类 生殖器官发育不全。因发育不全的部位分为：

ⅠA 阴道发育不全；

ⅠB 宫颈发育不全；

ⅠC 仅有部分宫底，无宫体；

ⅠD 双侧输卵管未发育；

ⅠE 复合式发育不全。

Ⅱ类 单角子宫。按未发育侧子宫发育情况与发育侧的关系分为四种类型：

ⅡA 单角子宫，一侧为残角。

ⅡA－1a 残角子宫发育不全，有宫腔无宫颈，与发育侧单角子宫腔相通。

ⅡA－1b 残角子宫发育不全，有宫腔无宫颈，与发育侧单角子宫腔不通。

ⅡA－1c 残角子宫为始基子宫，发育不全的实体子宫无宫腔、无宫颈，以纤维束与发育侧子宫相连。

ⅡB 发育侧的单角子宫仅有一侧输卵管、卵巢与韧带，一侧子宫完全未发育。

Ⅲ类 双子宫完全分离的两个子宫与宫颈。

Ⅳ类 双角子宫。

ⅣA 完全双角子宫，双侧宫角分离在宫颈内口处。

ⅣB 不全双角子宫，双侧宫角分离在宫颈内口之上的任何部位。

ⅣC 弓型子宫，宫底中央凹陷，宫壁向宫腔突出如马鞍状。

Ⅴ类 纵隔子宫

ⅤA 完全纵隔子宫，子宫纵隔达宫颈内口或外口。

ⅤB 不全纵隔子宫，子宫纵隔为部分纵隔，达宫颈内口之上。

Ⅵ类 己烯雌酚有关的子宫发育异常。胎儿在宫内受己烯雌酚暴露引起宫腔的改变，如 T 型子宫，宫腔有收缩条索，X 线影像宫腔有充盈缺损，宫腔的下 2/3 增宽。

1．子宫未发育或发育不全

（1）先天性无子宫 常合并无阴道，但卵巢卵管发育正常，第二性征正常。

（2）始基子宫 常合并无阴道，多为无宫腔或无子宫内膜，偶有极少内膜者，青春期后可形成宫腔积血。

（3）子宫发育不良 子宫体较小，宫颈相对较长，其比例为 1∶1 或 2∶3，常有月经量少或不育。

2．子宫发育畸形

（1）残角子宫　为发育侧子宫旁有一小子宫及其附件，多数残角子宫与发育侧子宫不相通，仅有纤维带相连，偶有两者间有狭窄管道相通；残角子宫的妊娠率约为0.001%，绝大多数在妊娠中期自然破裂，造成内出血，以致于死亡。处理上应尽早发现，尽早切除。

（2）单角子宫　仅一侧副中肾管发育，形成不对称的子宫，另一侧输卵管、卵巢、肾脏往往缺如。往往造成流产、早产。

（3）纵隔子宫　纵隔由宫底到宫颈内口或外口者为完全纵隔子宫，纵隔未达宫颈内口者为不完全纵隔子宫。纵隔子宫容易发生不孕、流产、早产、产后出血等，目前宫腔镜不仅能诊断，亦是治疗纵隔子宫的主要手段。

（4）双角子宫　是两侧副中肾管融合不全所致，重者称双角子宫，轻者仅子宫底部稍下陷称弓形子宫，可造成流产及胎位不正，反复流产者应作子宫整形手术。

（5）双子宫　两侧副中肾管完全未融合所造成的两个子宫及两个宫颈，各自有圆韧带、输卵管、卵巢。临床多无典型症状，可有月经过多及痛经，妊娠期胎位异常和妊高征发生率高等症状；是否作矫形手术，目前争议较大，应具体情况具体分析。

四、输卵管发育异常

极少见。

1．单侧输卵管缺失。

2．输卵管发育不全。

3．副输卵管形成。

五、卵巢发育异常

1．卵巢缺失　极少见。

2．卵巢发育不全　为索条状，无功能，可造成第二性征不发育，身材矮小，见于46，XO特纳综合征。

3．卵巢异位　发育中未达盆腔内。

4．副卵巢　腹膜后可见正常卵巢外的卵巢。

（孙大为）

第五节　生殖道损伤

外阴阴道的外伤性损伤、生殖器官瘘、阴道脱垂、子宫脱垂在广义上均为生殖道损伤，本节主述前两种疾患。

一、外阴阴道创伤

造成原因以车祸、产伤、骑跨伤及粗暴性交为主。诊断以直接妇科检查为主，注意详细了解受伤经过及时间，作必要的全身体检，以了解是否有多脏器损伤。治疗方面，应根据损伤部位、严重程度、发生时间综合考虑，确定正确的处理方案，如：多脏器损伤，应优先处理可危及生命的重要脏器；外阴血肿较小或时间短者，应压迫或冷敷处理；较大或形成时间较长，应考虑作血肿清除术；阴道形成贯通伤时，应注意内出血情况及抗破伤风治疗，后穹隆及阴道侧壁撕裂严重者，应尽早作清创缝合。

二、生殖器官瘘

生殖器官瘘是生殖道与邻近器官之间形成的异常通道，在此主要讨论尿瘘和粪瘘。

1．尿瘘 按解剖部位可分为尿道阴道瘘、尿道膀胱瘘、膀胱宫颈阴道瘘、输尿管阴道瘘。

病因：在我国难产损伤仍占第一位，其次为手术损伤，且在近年有上升趋势，应引起重视，其余为子宫托损伤、先天畸形等。

临床表现：以漏尿为主要表现，由于瘘道位置不同，可有各种各样表现，如尿道阴道瘘，只在排尿或膀胱充盈时有尿液漏出；膀胱阴道瘘则完全为失控状漏尿，膀胱宫颈阴道瘘若损伤双侧输尿管，无自主排尿，损伤单侧时在漏尿的同时，可有自主排尿。其他症状有易合并泌尿系感染，长期尿液浸泡形成外阴及臀部皮炎等。

诊断：首先详细询问漏尿发生的时间、严重程度，难产或手术的详细情况非常重要，其次作详尽的妇科检查，但应慎用探针检查，以下辅助方法对明确尿漏部位及制定治疗方案极有帮助：①美蓝试验：将稀释美蓝液200ml经导尿管注入膀胱，并将二个棉球分别置于阴道顶端两侧，如棉球蓝染，则为膀胱阴道瘘，无蓝染则为输尿管阴道瘘，直观美蓝液自宫颈口流出，则为膀胱宫颈瘘；②靛胭脂试验：静脉注射靛胭脂，5分钟后应有输尿管口排出，若有输尿管阴道瘘时在此时间段应有阴道漏出；③膀胱镜检查：可了解膀胱情况，一部分患者可发现膀胱瘘管的开口；④肾盂输尿管造影：静脉肾盂输尿管造影对检查膀胱情况，瘘管膀胱开口，输尿管向膀胱排尿情况均有帮助。

治疗：以手术治疗为主，当新鲜清洁瘘道形成时，应立即进行修补手术，如诊断明确，瘘孔较小，可作膀胱的长期留置导尿管或作患侧输尿管的“双J”管支撑，期待自愈。如不能马上修补或第一次修补失败，应3~6个月后炎症水肿充分消退后再手术。手术术式以经阴道修补为主，瘘道较高时，可经腹与经阴道联合手术。术前以消炎、清洁手术部位为主，术中注意以充分解剖层次，逐层修补为重点，使修补坚固，又有充分的血供为目的。术后护理是保证手术成功的关键步骤，包括抗生素抗感染，导尿管留置，输尿管“双J”管留置，局部冲洗等。

2．粪瘘 指肠道与其他系统之间有异常通道。在妇产科主要是直肠阴道瘘。病因主要是难产时胎头压迫阴道后壁和直肠过久，造成缺血坏死而形成。其次有肿瘤、局部放疗、手术、先天畸形等原因。诊断以直接阴道检查为主要手段，大的瘘孔可在阴道直接看到，小的瘘孔可予探针插入，从直肠内可触及探针。

治疗：明确诊断后，应手术修补。术前肠道准备非常重要，应作到尽量清洁，必要时先作结肠造瘘，使直肠旷置一段时间后，再行修补。手术中应注意解剖，尽量三层缝合。术后保持外阴清洁，进少渣饮食。

（孙大为）

第六节 子宫脱垂

子宫脱垂的发病率在20世纪80年代以来有明显的下降趋势，但在临床并不罕见，仍是困扰老年妇女的主要妇科疾患之一。其定义为子宫沿阴道下降，宫颈外口达坐骨棘水平以下，常并发阴道前后壁膨出。

一、发病原因

1. 分娩损伤 是子宫脱垂的主要病因，在足月分娩过程中，盆底组织（包括阴道宫颈、宫旁软组织）被极度扩大，使其纤维组织及肌肉组织，伸展和部分断裂，若产后恢复正常张力不完全，则形成本病。

2. 盆底支持组织薄弱 可为于营养不良造成，亦可为妇女年龄的增长而激素水平低落，使支持组织张力减弱，偶可见于先天性子宫支持组织发育不良者。

3. 腹压增加 在盆底支持组织薄弱的基础上，若有慢性咳嗽、长期站立工作、长期重负荷体力劳动，这些增加腹腔内压力的情况，会促使子宫脱垂。

二、分度

Ⅰ度 宫颈外口位于坐骨棘以下，但未突出处女膜环以外。

Ⅱ度 宫颈及部分宫体下降至处女膜环以外。

Ⅲ度 子宫完全脱出于处女膜环以外。

三、临床表现

轻者往往无自觉症状。稍严重者可有下坠感及腰骶部疼痛，长期站立和行走后加重。严重者直立时外阴有物脱出，多数平卧可还纳，伴有小便困难或增加腹压时有尿溢出，大便困难，常需指压阴道后壁助排泄。长期宫颈及阴道前后壁膨出者，可由于水肿及摩擦等原因，形成溃疡。

四、诊断

根据患者病史、临床症状及妇科检查，诊断并不困难，但应注意：①妇科检查时应观察患者自然状态和增加腹压状态两种情况下子宫脱垂情况；②合并有排尿症状者，应作指压试验，必要时作排尿动力学测定，以明确有否张力性尿失禁和膀胱功能情况；③合并有后壁膨出者，应作阴道直肠合诊检查，以明确有否小肠疝。

五、治疗

保守疗法以避免增加腹压，加强盆底支持组织锻炼，辅以补中益气的中药；放置子宫托对于不宜作手术的患者是一种有效便捷的方法，目前以环形和喇叭花型子宫托最为常用，应注意：①详细教习放置方法；②选择合适的型号；③保持子宫托及阴道的清洁。

六、手术治疗

根据患者年龄、病情轻重，可选择不同的手术方式。年轻有生育要求者，应选择曼彻斯特式手术，年龄较大身体健康者，可选择阴式全子宫切除，必要时作阴道前后壁修补术。

（孙大为）

第七节 张力性尿失禁

张力性尿失禁（urinary stress incontinence，USI）是较常见的妇科疾病，其实际发病率比临床统计者多，影响患者的生活质量。本病涉及妇科和泌尿科，不少妇科医师对此不够熟悉，有关研究报道较少。本文对 USI 的主要问题综述如下，以供参考。

一、定义

USI的定义为：各种原因引起盆底肌肉筋膜组织松弛，膀胱和尿道解剖位置改变及尿道阻力降低，致使排尿自禁功能障碍。其特点是在正常状态下无遗尿，而在腹压突然增高时则尿液自动流出。

二、USI的病因及分度

USI的病因可为多方面，一个或多个病因可同时存在。其病因可为：①分娩及分娩损伤，尤以难产、产钳操作为甚；②尿道及尿道周围组织改变，如绝经后性激素减退致盆底组织萎缩；③阴道及尿道曾施行手术；④会阴部及尿道损伤；⑤盆腔内肿物致腹压增高，膀胱颈位置降低。

USI的程度分为轻、中、重度。轻度为仅发生在咳嗽和打喷嚏时；中度为发生在日常活动（如走路、从椅子上站起来）时；重度为站立时即发生尿失禁。

三、USI的发生机制

多数学者接受Green提出的USI发生机制，即：①正常妇女腹内压突然增高时，压力可均匀传递至膀胱和尿道近端2/3处，膀胱和尿道近端2/3处承受的压力互相抵销。因USI患者的膀胱底部下降，近端尿道也下降至腹内压作用范围以外，当腹内压增加时，压力只能压向膀胱，不能传至尿道，使尿道阻力不足以对抗膀胱的压力而尿液外流；②正常尿道－膀胱后角为90～100度，USI患者的膀胱底部向下向后移位，使其尿道－膀胱后角消失，尿道缩短，这种改变似排尿动作的初期，一旦腹内压增加，即可诱发不自主排尿；③重度USI患者，除尿道－膀胱后角消失外，尿道轴也发生旋转，使其倾斜角从正常的10～30度增至≥90度。

近年来，对于USI的发病机制研究较少，仅有Petros等在1990年从正常尿道和膀胱颈关闭机制的假说进行探讨，认为尿道的关闭是通过前部分的耻尾肌收缩形成“吊床”来完成。耻骨尿道韧带后的部分阴道参与形成“吊床”。膀胱颈的关闭，称之为“扣结”，是以耻骨尿道后的部分阴道为媒介，由提举支托结构（指直肠的横向肌和肛门周围的纵向肌）的共同收缩完成。阴道后穹隆肌电图的测定证实了上述机制。在无尿失禁的妇女，提举支托结构收缩，耻尾肌收缩向前拉阴道形成“吊床”而关闭尿道腔隙。如出现阴道壁松弛，耻尾肌收缩超过固定的距离不能达到转换点，则尿道不能关闭而发生尿失禁。

四、USI的诊断标准及检查方法

USI的诊断以患者的症状为主要依据，需与逼尿肌性尿失禁及逼尿肌不协调性尿失禁等相鉴别。USI诊断除常规检查及妇科检查外，可进行如下试验和检查。

1．诱发试验 患者仰卧位，双腿屈曲外展，检查者用手按压腹壁使腹压增加，观察有无尿液溢出。如有尿液溢出，而患者无排尿感，腹压解除后溢尿即停止，则为诱发试验阳性。

2．膀胱颈抬高试验 对诱发试验阳性者，可做进一步检查。检查者用右手伸入阴道，中、示指置阴道壁尿道的两侧，指尖位于膀胱及尿道交接处，向前上将膀胱颈抬高，再行诱发试验，如无尿液溢出，即为膀胱颈抬高试验阳性。阳性者宜选用膀胱尿道悬吊固定术。

3．膀胱尿道造影 USI的膀胱尿道造影可有下列改变：①尿道角改变：可分为两型：Ⅰ型为尿道后角消失，尿道倾斜角正常；Ⅱ型为尿道后角消失伴尿道倾斜角>45度；②膀胱尿道位置改变：正常者在静止时膀胱颈位于耻骨联合中下 1/3 交接处，用力时，膀胱颈向下移动 0.5～1.5cm，同时膀胱颈不在膀胱最下缘。而 USI 者在用力时下移范围大于正常范围，且膀胱颈位置为膀胱的最下缘；③膀胱颈形态改变：USI 者用力时，膀胱颈开放如锥状。

4．棉棍倾斜试验 患者仰卧位，检查者把涂有利多卡因的棉棍伸入尿道至尿道膀胱连接处，测定排空及充盈时棉棍与水平线的角度差，如＞30 度，则为阳性。

5．尿道压力测定 是应用物理学的流体静压力学原理来进行尿道压力的检测方法。患者平卧位，测压导尿管与压力转换器连接。测定时用 37℃的生理盐水，以 30～75 滴/分的速度注入测压导尿管，同时开始记录压力曲线。将测压导尿管缓慢拉出，直至完全拉出尿道为止。把各部位的压力连接起来，绘成曲线进行诊断。正常人最大尿道压平均为 6.86kPa（1kPa＝0.098cmH_2O）。最大尿道关闭压（最大尿道压与膀胱内压差）一般在 4.90kPa 以上。而 USI 患者最大尿道压明显下降，因膀胱内压正常，故最大尿道关闭压低于 4.90kPa 及诱发试验尿道压不升高。Swift 等在测定最大尿道关闭压的基础上进行了张力漏泄点的压力测定，即测到最大尿道关闭压力时，嘱患者行增加腹压动作直致溢出尿液，记录此时的膀胱内压力。发现如以 4.41kPa 为标准，检测尿道低压力的敏感性为 80%，特异性为 90%。

6．超声波检查 经阴道或直肠进行超声波检查，是目前应用最广泛的方法。此方法不仅简易、方便、准确且无痛苦，患者易于接受。Mouristen 等提出阴道超声诊断 USI 的标准为：①休息状态的膀胱角≥95 度；②膀胱角至耻骨弓的距离≥2.3cm；③膀胱颈的活动度≥20 度。符合以上标准中的 2 项即可诊断 USI。其敏感性为 84%，特异性为 82%。超声波检查并可用于术后随访。

五、治疗

1．非手术治疗 目的在于加强盆底肌肉及尿道周围横纹肌的张力，使尿道伸长，尿道阻力增加，并使膀胱颈上升，增加控制尿液的张力。用于轻度 USI 或术前应用加强手术疗效。

（1）体育疗法 也称阿诺德·凯格尔的耻尾肌自然锻炼法，即指导患者做收紧肛门及阴道的动作，每次进行 3 秒钟后放松，连续 15～30 分钟，4～6 周 1 个疗程。

（2）雌激素治疗 绝经后出现症状者可使用，以阴道用药为主。

（3）子宫托或阴道塞 提高膀胱颈部，可暂时控制症状，尤其适合年老体衰不能耐受手术的患者。

（4）电刺激疗法 应用盆底刺激治疗已有 20 多年历史，有效率为 35%～70%，治愈率为 0%～50%。Peter 等采用双盲、随机对照的方法，对盆底组织行电刺激治疗，每日 2 次，共 12 周。发现电刺激组在肌肉张力、溢尿及诱发试验等方面均有明显改变。

（5）药物注射治疗 Murless 最早使用鱼肝油酸钠（硬化剂）行尿道周围注射治疗。常用的药物有四氟乙烯、石蜡等。Monga 等报道，治疗后 3、12、24 个月随访，患者自觉好转为 86%、77%及 68%，治愈率为 61%、54%及 48%。

2．手术治疗

（1）适应证 ①尿道括约肌障碍而引起的 USI，患者要求手术者；②非手术治疗无效者。以上均不伴有尿排空困难，不伴有逼尿肌的不稳定，心理健康，无较重的心、肝、肺、肾等疾患。

(2) 手术的种类 手术方法很多，曾有统计在1 000种以上。目前，临床上常用的手术可概括为3类：①阴道前壁修补术：目的是增加膀胱尿道后壁的作用，有的可能使膀胱颈位置提高，从而达到治疗目的；②筋膜悬吊术：目的是提高膀胱颈及尿道的位置，增强膀胱颈的阻力；③耻骨后膀胱尿道悬吊术：目的是提高膀胱颈及尿道的位置，增强膀胱尿道前壁的支持固定作用，增加膀胱颈阻力，使腹压增加时，尿道仍有足够的长度，膀胱颈部不能开放，从而提高控制尿液的作用。

(3) 手术方式及指征

1) 经阴道行尿道膀胱颈筋膜缝合术 由Kelly于1913年最早应用。正中切开尿道口下0.5cm至宫颈内口阴道前壁的粘膜，向两侧分离阴道壁达尿道两侧深部，自尿道内口开始平行褥垫式缝合尿道两侧耻骨膀胱颈筋膜。其治愈率为37%~60%。手术指征为：①并发阴道前壁膨出，需手术治疗者；②膀胱颈位置正常，尿道长度正常者；③尿道角Ⅰ型。

2) 筋膜悬吊术 手术方法很多，现已少用。较经典的为Albridge-Studdiford手术及Millin-Read手术。Albridge-Studdiford手术为取腹外斜肌腱膜，腹直肌前鞘左右各长6cm、宽1.5cm的腱膜，在膀胱颈下方将两腱膜缝合成袢。Millin-Read手术与上相似，只是手术途径不经阴道。手术指征为Kelly手术及耻骨后膀胱尿道悬吊术失败者。

3) 耻骨后膀胱尿道悬吊术 此手术包括膀胱尿道悬吊固定术，也称Marshall-Marchetti-Krantz（MMK）手术和Cooper韧带膀胱尿道悬吊术，或称Burch手术。现广为接受的是后者。术式为下腹耻骨上切口入耻骨膀胱间隙，于膀胱颈或尿道内口水平，左右对称，缝针穿过尿道旁阴道壁的肌层及筋膜，再穿过耻骨联合髂耻韧带（即Cooper韧带），一般为3~4针，使尿道悬吊固定于耻骨后，改变膀胱-尿道后角及加强膀胱、尿道和阴道周围筋膜的支持。耻骨后膀胱尿道悬吊术的治愈率为71%~95%。早期并发症有：耻骨炎，约1%~5%；逼尿肌不稳定，约5%；排空困难，占2%~27%。晚期并发症有阴道膨出。Wiskind等对131例Cooper韧带膀胱尿道悬吊术后随访发现，26.7%因阴道膨出而需再次手术纠正。发病与年龄、产次、是否绝经、有无盆腔手术史无关，而与术前是否存在轻度的膀胱膨出有关。Ariech等对Kelly手术和Cooper韧带膀胱尿道悬吊术术后1年及5年的患者进行治愈率随访，前者由63%降至37%，后者由89%降至82%。手术指征：①膀胱抬高试验阳性者；②造影或超声显示腹压增加时，膀胱颈位置低于正常者；③阴道修补失败者；④尿道角Ⅰ型也可采用。

近年来，腹腔镜下的Cooper韧带膀胱尿道悬吊术发展较快。其适应证为膀胱颈的高运动性所致的USI；尿道角Ⅰ型或Ⅱ型的USI。禁忌证为阴道前壁膨出；肥胖；有腹部手术史。手术途径分经腹膜内和腹膜外。腹膜内的步骤为：选择脐下行1cm切口，置套管针及腔镜，在脐耻之间下腹部两旁再置两个套管针，钝、锐分离阴道侧壁暴露膀胱双侧壁，远端第1针穿过阴道壁至距离膀胱颈较远的尿道，近端的第2针为穿过阴道壁至膀胱颈，再缝至Cooper韧带打结。如悬吊不满意，行第3针穿阴道壁至膀胱颈较近的尿道旁组织。术后膀胱镜检查有否缝线穿过膀胱，保留尿管1~2天。腹膜外手术的步骤为：在脐下1cm行1cm的切口达腹直肌筋膜，似开放式腹腔镜操作达耻骨后间隙，充气后，行Cooper韧带膀胱尿道悬吊术。经腹膜内及腹膜外手术的治愈率相似，在85%~100%之间。Carter对50例行腹腔镜下Cooper 韧带膀胱尿道悬吊术，术后随访 2 年治愈率为 100%。因腹腔镜手术的充气过程易形成纵隔气肿、气胸。Flax 将腹膜外的充气过程用气囊扩张代替，暴露耻骨膀胱间隙，47 例术后平均随访 8.2 个月，治愈率达 90%。

USI 通过特殊检查，明确其类型，视不同类型选择手术方式。腹腔镜下的 Cooper 韧带膀胱尿道悬吊术因其适应证广、治愈率高、损伤少，可望成为治疗 USI 的重要方法。

（朱　兰）

参 考 文 献

1. Mouristen L, Annlise R. Bladder neck mobility evaluated by beginal ultrasonography. Br J Urol, 1993, 71:166～171.
2. Mario C, Salvatore S, Angelo M, et al. Burch colposuspension versus modified MMK urethropexy for primary genuine USI: a preospective radomized clinical trial. Am J Obstet Gynecol, 1994, 171:1573～1579.
3. Petros PE, Ulmsten U. An integral theory of female urinary incontinence. Acta Obstet Gynecol Scand, 1990, 69 (Suppl) :7～31.
4. Petros PE, Ulmsten U. An integral theory and its method for the diagnosis and management of female USI. Scand J Urol Nephrol, 1993, 153 (Suppl) :1～9.
5. Swift SE, Ostergard DR. A comparison of stress lead－point pressure and macimal urethral closure prssure in patient with USI, Obstet Gynecol, 1995, 85:704～708.
6. Hann Chorng Kuo, Shin－chung－Chang, Tsi Hsu. Application of transrectal sonography in the diagnosis and treatment of emale USI. Eur Urol, 1994, 26:77～84.
7. Peter KS, David AR, David RS, et al. Pelvic floor electrical stimulation in the treatment of genuine stress incontinence: a multicenter, placebo－controlled trial. Am J Obstet Gynecol, 1995, 173:72～79.
8. Hann I, Sommar S, Fall M. A comparative study of pelvic floor training and electrical stimulation for the treatment of USI. Neuronrol Urodyn, 1991, 10:545～548.
9. Monga AK, Robinson D, Stanton SL. Periurethral collage injection for USI: a 2 years follow up. Br J Urol, 1995, 76:151～155.
10. Stanton SL. Indication and operative treatment of USI. Eur J Obstet Gynecol, 1994, 44:45～53.
11. Ariech B, Giovanni E. Three surgical proedures for USI: five－years follow－up of a prospective randomized study. Am J Obstet Gynecol, 1995, 173:66～71.
12. Wiskind AK, Greighton SM, Stanton SL. The incidence of genital prolapse after the burch colposuspention. Am J Obstet Gynecol, 1992, 167:399～405.
13. Richardson KA, Ramahi A, Chalas E. Surgical management of USI in patient with low urethral pressure. Gynecol Obstet Invesst, 1991, 31:106～109.
14. Radomski SB, Herschom S. Laparoscopic burch bladder neck suspension: early result. J Urol, 1996, 155:515～519.
15. Flax S. The gasless laparoscopic Burch bladder neck suspension: darly experience. J Urol, 1996, 156:1105～1107.
16. Cooper MJ, Cario G, Lam A. A review of results in a series of 113 laparoscopic colposuspensions. Aust N A J Obstet Gynecol, 1996, 36:44～49.
17. Carter JE. Laparoscopic burch procedure for stress urinary incontinence: the carter modification. Keio J Med, 1996,

45:168 ~ 173.

18. Wolf JS, Monk TG, Medougall EM, et al. The extraparitoneal approach and subcutaneous emphysems are associated with greater absorption of carbon dioxide during laparoscopic renal surgery. J Urol, 1995, 154:959 ~ 963.

第三部分 计划生育及生殖内分泌

第九章 计划生育

避孕研究的进展

避孕药、具选择的医学标准 生育年龄夫妇选择避孕方法 甾体激素避孕药释放系统 长效避孕针剂 紧急避孕

米非司酮抗早孕的研究

药物流产的适应证 药物流产的禁忌证 药物流产前的准备 服药方法 服药后的注意事项 药物流产效果的评价 药物流产的副作用 药物流产的并发症 药物流产时清宫的指征 负压吸引与药物方法的比较 药物终止早孕的优点 药物终止早孕的缺点

计划生育手术中常见并发症的处理

子宫穿孔 大出血 漏吸及人流不全

第一节 避孕研究的进展

一、避孕药、具选择的医学标准

世界卫生组织依据国际上有关专家的临床和流行病资料，总结了对避孕方法选择的医学标准的讨论意见，于1996年出版了《避孕方法选用的医学标准》一书。为了便于基层医疗单位掌握，北京协和医院妇产科乌毓明教授将其归纳总结（表9-1）。

二、生育年龄夫妇选择避孕方法

对于健康的生育年龄夫妇来讲，主要是根据年龄和生育状况来选择避孕措施。

1. 未生育妇女 首选避孕套。口服避孕药、自然避孕法或安全期都可应用。如短期内无生育要求，需避孕时间较长，可选择宫内节育器。

2. 已生育过的妇女 首选宫内节育器。口服避孕药、皮下埋植、长效避孕针等也可采用。

3．要求永久性避孕的夫妇 可采用输卵管或输精管结扎。

4．根据健康情况 咨询医师并参照《避孕方法选用的医学标准》，选择安全的避免方法。

表9-1 避孕方法选用的医学标准

	包括	适用	慎用	禁用
复方雌孕激素	避孕药 避孕针	1.年龄<40岁、肥胖 2.产后满月、流产后 3.月经量多或伴点滴出血 4.良性肿瘤：乳房、子宫、卵巢、甲状腺 5.痛经、子宫内膜异位症、宫颈外翻 6.轻度头痛、静脉曲张、缺铁性贫血 7.慢性盆腔炎、肝炎病毒携带者、性传播疾病 8.宫外孕史、先兆子痫史、盆腔手术史、孕期尿糖 9.结核、癫痫 10.恶性肿瘤：内膜腺癌、卵巢癌、滋养细胞肿瘤	1.年龄>40岁，吸烟者<35岁 2.哺乳>6个月 3.轻度单纯性糖尿病 4.浅层静脉血栓 5.重度头痛，不伴神经症状 6.无症状胆道疾病或胆囊已切除 7.镰状细胞贫血 8.宫颈癌	1.吸烟伴年龄>35岁 2.哺乳期6个月内 3.高血压 4.心血管疾患、深层静脉血栓、肺栓塞 5.糖尿病伴并发症 6.活动性肝炎、肝硬化、肝肿瘤 7.乳腺癌 长期服用影响肝酶和抗痉挛药物
单方孕激素	皮下埋植剂 阴道环 微量孕激素 醋酸甲孕酮	1.年龄>18岁 2.产后哺乳>6周，吸烟 3.深层或浅层静脉血栓、肺栓塞 4.贫血 5.心脏瓣膜病变 6.其他同复方制剂	1.糖尿病伴并发症 2.中度高血压、高血脂、中度头痛 3.月经过多或不规则出血 4.肝炎携带者、轻度肝硬化 5.宫颈癌	1.癌症患者 2.活动性肝炎、肝肿瘤 3.缺血性心脏病、卒中、重度高血压 4.经常服用影响肝酶和抗痉挛药物
含铜宫内节育器		1.年龄>20岁，吸烟 2.产后>4周 3.糖尿病伴并发症 4.深层或浅层静脉血栓史、卒中史 5.缺血性心脏病、心脏瓣膜病变无并发症 6.高血压、高血脂、严重头痛 7.乳腺肿瘤、胆道病、肝炎、肝硬化、肝胆瘤、甲状腺病 8.癫痫、肥胖 9.经常服药者 10.宫颈外翻	1.年龄<20岁，未产妇 2.产后<48小时，中孕流产后 3.心脏瓣膜病变伴并发症 4.月经多、贫血 5.子宫肌瘤、子宫畸形 6.慢性盆腔炎后未妊娠、宫外孕史 7.严重痛经、子宫内膜异位症	1.产后48小时～4周，产褥感染 2.恶性肿瘤：宫颈、内膜、卵巢、滋养叶细胞 3.慢性盆腔炎3个月内，性传播疾病、结核性 4.子宫畸形影响宫腔形态

三、甾体激素避孕药释放系统

口服避孕药从低剂量发展为微量释放系统已成为当今的发展趋势。目前，已应用的微量释放系统有皮下埋植剂、阴道环和释药的宫内节育器。

1. 皮下埋植剂 皮下埋植避孕剂分为两种成分，骨架和避孕药。皮下埋植避孕剂的骨架为医用分级多聚双甲基硅橡胶管。自1950年以来，应用该材料制成各种修复器械如人工心脏瓣膜、脑积水引流管等，已广泛应用于20万人，从未发生异体反应，也无诱发肿瘤的证据。用于皮下埋植避孕剂的药物目前有左旋-18-甲基炔诺酮、孕二烯酮或强效的去氧孕烯。有6根型、2根型甚至1根型Uniplant。还在研究生物降解系统，美国用生物降解材料的埋植剂Capronor正在临床验证。美国还研制了一种释放睾丸酮衍生物（简称MENT）的埋植物，以解决男性激素避孕时所需的睾丸酮补充。这是惟一的男性激素埋植剂。

（1）左旋-18-甲基炔诺酮埋植剂（norplant） 1984年我国引进了皮下埋植物Norplant(商品名)，至今已有4万多妇女使用，积累了近10年的经验。

1）作用机制 左旋-18-甲基炔诺酮是一种强有力的孕酮制剂，关于低剂量可预防妊娠的确切机制尚不清楚。在使用的第一年内，平均每天释放30μg左右，约50%的研究周期排卵受抑制。此外，其避孕作用还在于使宫颈粘液粘稠，不利于精子的穿透；抑制子宫内膜的生长。有人报道norplant对糖耐量有轻度的影响，但不增加发生糖尿病的危险。有糖尿病或家族史的妇女最好慎用。

2）临床应用

妊娠率和续用率：使用norplant者的妊娠率比较低，每年的妊娠率<0.3%。妊娠率与体重有关，体重越重妊娠率越高，体重70kg以上者妊娠率明显增高。1984年norplant引入我国后，上海医科大学妇产科医院最早使用的1662例资料分析：第一年的续用率为96.9%，第5年的续用率为70.1%；妊娠率第一年为0.2%，到第5年末累计妊娠率为1.6%。异位妊娠的发生率为0.8/1000妇女年。虽然为数很少，但提示当妊娠发生在使用norplant的妇女时，必须注意异位妊娠的可能性。

副作用：①月经失调是使用norplant的主要副反应，也是终止使用norplant的主要原因。有半数以上的使用者诉说经期延长、月经频发、经间点滴出血或月经稀发及闭经。随着使用时间的延长，月经有所好转。使用norplant的妇女闭经，应做妇科检查，怀疑妊娠是应做妊娠试验，确诊为妊娠后，必须取出埋植剂；若未妊娠，可继续使用。无论是出血、月经稀发或闭经，埋植剂取出后，都能较快地恢复正常的月经周期；②其他副反应有轻度的头痛、头晕、恶心及情绪改变等，发生率比较低。而且据各临床中心报道，使用norplant后妇女血压无明显变化但体重略有增加，因此建议肥胖妇女最好不要使用此方法。

适应证：①需要长期避孕的妇女；②需要一个高度可逆的方法以延长分娩间隔的妇女；③反复打算绝育，但总是下不了决心的妇女；④超过35岁以上使用雌激素不合适的妇女；⑤雌激素禁忌的妇女。

埋植剂的放置：放置时要注意以下环节：①严格遵守无菌操作常规，以免感染；②正确安放皮下埋植剂，不要插入太深，以防移位而取出困难；③仔细操作，尽量减少组织创伤，以免瘢痕形成；④放置时间宜选择在月经周期的第一个星期内。

取出埋植剂的指征：有以下几种情况时应立即取出埋植剂：①偏头痛型头痛；②反复发

作异常剧烈的头痛；③急性视觉失调；④血栓性静脉炎或血栓栓塞症；⑤长期不活动状况（由于外伤等卧床不起时）；⑥肝病症状；⑦明显的血压升高；⑧意外妊娠；⑨宫外孕可能；⑩埋植部位感染伴有脓肿形成；⑪绝经后5年以后取出。

如妇女欲怀孕而取出埋植剂，血清中左旋-18-甲基炔诺酮的水平将在2天内迅速降低，并恢复排卵。据统计取出后3个月40%妊娠，12个月76%妊娠，24个月90%妊娠，与正常妊娠率相似。

（2）其他的皮下埋植剂

1）ST-1435（nestorone）埋植剂　单根释放合成孕酮（16-methylene-17-acetoxy-19-norprogesterone，16-亚甲基-17-乙酰基-19-去甲黄体酮）的埋植剂。设计可持续使用两年，要求生育间隔较norplant更短的妇女比较适用。而且，这种埋植剂适用于哺乳期妇女。虽然小剂量ST-1435可进入使用埋植剂的哺乳期妇女的乳汁中，但ST_{1435}通过口服途径到达婴儿并没有生物效应。最常见的副作用是闭经。

2）3-酮-地索高诺酮单根埋植剂　是国际Qrganon公司正在发展的一种单根埋植剂，称为implanon。含合成孕酮地索高诺酮的主要代谢产物3-酮-地索高诺酮。1991~1995年上海医科大学妇产科医院应用荷兰Organon公司提供的含60mg3-酮-地索高诺酮单根埋植剂进行了75例临床试验，适用年无妊娠发生；副作用与norplant相似，放置与取出比norplant更为方便。

2．阴道环　阴道环是比较成熟的释放系统。可释放甲地孕酮、18-甲基炔诺酮、天然孕酮和低剂量雌孕激素等。释放天然孕酮的阴道环适用于哺乳期妇女；释放低剂量雌孕激素的阴道环可解决阴道不规则点滴出血问题；释放ST-1435的阴道环适用于哺乳妇女，ST-1435口服无效，很少进入乳汁，不影响婴儿发育。

阴道环的最大优点是使用方便，妇女能自已掌握。根据不同生理情况、不同人群而设计的阴道环符合自由选择，保障生殖健康的要求。目前，已将释放孕激素的阴道环用于更年期妇女，作为雌激素治疗中补充孕激素的工具，由于阴道环的技术有独特之处，其药物吸收好，使用方便，妇女可以自已掌握，自我保护，更方便于哺乳期、更年期妇女，因而有很大的发展前途。

3．释药的宫内节育器　缓释系统在宫内节育器（IUD）中的应用是新进展。芬兰研制的释放20ng左旋-18-甲基炔诺酮的IUD（LNG-IUD）已成为国际最好的释药IUD，寿命为5~10年。它的特点主要是局部作用于子宫内膜，使之退化而不利于着床，同时减少月经血量，较少干扰卵巢功能。它不仅避孕效果好，而且能治疗功能性子宫出血，目前已用于更年期雌激素治疗的补充。我国在1987年开始引用此LNG-IUD，在月经过多的妇女中很受欢迎。我国首创的释药IUD是在带铜的IUD（V型、γ型）中附加释放消炎痛药棒。消炎痛为前列腺素合成的抑制剂，能减少月经出血量。经多年临床试验，已证实该IUD不增加出血量，可维持2年，优于一般的含铜IUD。

四、长效避孕针剂

现今，长效孕激素类针剂为其使用者提供了最有效而可逆的生育调节法。醋酸甲孕酮（depo-provera，DMPA）和庚酸炔诺酮（NET-EN）在80多个国家有800~900万的妇女作为避孕法选用。

针剂避孕法引来了许多争议，如早期在实验动物身上长期、大剂量使用DMPA而导致了肿瘤。尽管DMPA有着使用方便，效果显著，长效等诸多优点，但仍出现了对使用DMPA的许多指责。以后大规模的流行病学调查显示DMPA不会增加乳腺、子宫内膜、卵巢及宫颈肿瘤的危险，而且在使用DMPA停药后最少8年内可降低子宫内膜癌的危险性，这种对子宫内膜癌的预防作用甚至比使用口服避孕药可降低子宫内膜癌的作用还要强。全世界许多国家包括我国已批准将DMPA作为避孕用药。在美国直到1992年10月DMPA才被批准为避孕用药。

长效避孕针剂的主要作用是抑制排卵。此外还引起子宫内膜和宫颈粘液性质的变化，从而起到减少生育的作用。注射后药理学的有效水平可维持3至4个月。首次注射避孕针剂的理想时间应在月经周期7天之内，这样确保妇女没有怀孕并防止在使用的第一个月内排卵。应用DMPA后会有月经改变，最常见的是闭经，在使用DMPA一年的妇女中，50%出现闭经。有些妇女对闭经感到焦虑，可选用其他避孕方法；而许多妇女恰恰认为闭经是DMPA的一个优点而选用此方法。轻微的副作用有头痛、头晕、腹胀或乳房发胀和情绪改变，长期使用普遍出现体重增加1~3kg。停用长效避孕针剂，绝大多数妇女发生推迟恢复排卵，但生育力不会终生丧失。但有些地区还是禁止青少年及未生产过的妇女使用DMPA。

五、紧急避孕

紧急避孕方法（EC）是在没有防护的性生活或避孕失败后几天内采用的一种紧急补救措施，预防非意愿妊娠以减少流产的发生。对于大多数妇女来说，紧急避孕方法是有效和安全的，并且使用简便。在计划生育规划中引入紧急避孕，通过门诊和非门诊渠道，即通过宣传、教育、信息传递方式推广紧急避孕。这是近年来许多机构和组织推荐的方法。

尽管现代避孕方法非常有效，但是在世界各地仍然大量发生非意愿妊娠，许多妇女寻求终止妊娠，估计每年有4千万至6千万人工流产，其中大约有2千万是在不安全的条件下进行的，这反映了计划生育未能满足人民的需要（WHO，1994）。

任何育龄妇女都存在着非意愿妊娠的潜在危险，一些妇女和性伴侣在发生性行为时，对避孕知识一知半解，也未获得避孕药具。在这种情况下，紧急避孕是非常有用的。

非意愿妊娠对于年轻的母亲和她的新生婴儿来说，会引起精神和健康的不良后果。年轻妇女的伴侣、家庭、保健服务和社会理解支持的程度决定这些后果的严重性。

在预防青少年非意愿妊娠中紧急避孕是非常有用的。没有证据表明，青少年获得避孕方面的知识会起到鼓励性活动的相反作用。另一方面，对紧急避孕的需求可能引导青少年接触生殖健康保健服务系统，这样有机会咨询有关性行为的知识、避孕和防止性传播疾病，包括艾滋病的信息。

然而，为使世界上亿万妇女和男子的生殖健康成为现实，仍然有许多事情有待去做，特别是在发展中国家。现在非意愿妊娠是一种极为普遍的事情，这是由于缺少生育知识和获得避孕药具的途径，解决这些问题需要加强妇女的生殖健康教育和保护她们的权益，由社会提供生殖卫生保健（ICPD，1994）。在这方面，生殖卫生和计划生育服务机构能够接近各式各样的妇女，不论其年龄和婚姻状况，所以它们能起到较大的作用。

1. 需要紧急避孕的情况　①未使用任何避孕方法；②避孕失败或使用错误；③连续3天或3天以上漏服口服避孕药；④遭遇性暴力。

2．紧急避孕的方法 最常用的紧急避孕方法有：①增大剂量的含乙炔雌二醇和左炔诺孕酮的复合避孕药，称之为 YUZPE 方法；②含高剂量左炔诺孕酮的单方孕激素；③低剂量米非司酮；④释放铜的宫内节育器。

未防护性生活 72 小时内开始服用紧急避孕药，如放置宫内节育器可以延长至性生活后 5 天。

3．有效率 一般情况下，仅有少数妇女在一次没有防护的性生活后妊娠。所以，紧急避孕的有效率为使用此方法避免妊娠的效率。Trussell 等的计算表明，如果不使用紧急避孕方法，将有一部分妇女妊娠，紧急避孕药可以阻止这部分妇女中的大约 75% 妊娠，释放铜的宫内节育器则大于 98%。

4．紧急避孕药 紧急避孕药是在无防护性生活后一定时间内服用以防止非意愿妊娠的激素避孕药，它只能对一次无防护性生活有效，如再有性生活，需采取其他避孕措施，不宜将紧急避孕药作为常规避孕方法使用。

（1）用药方法

1）复方左旋-18-甲避孕药（含炔雌醇 30μg 与左炔诺孕酮 150μg）或复方 18 甲避孕药（含炔雌醇 30ng 与炔诺孕酮 300ng），在无防护性生活后 72 小时内尽早首次服用 4 片，隔 12 小时再服用 4 片。

2）单方孕激素 速效探亲片（含消旋炔诺孕酮 3mg，相当于左炔诺孕酮 1.5mg），在无防护性生活后 72 小时内尽早首次服用半片，隔 12 小时在服用半片。

2）抗孕激素米非司酮 研究表明单次服用 25mg 即可取得与前述方法相同或更好的效果。现在一般服用方法是在无防护性生活后 72 小时内一次服用 50mg。

（2）可能的机制 作用机制与妇女服药时的月经周期有关。可能的机制有抑制或延迟排卵、改变子宫内膜、防止受精或精子及卵子的运输。

（3）效果 紧急避孕的效果不如常规避孕方法。如果经常使用紧急避孕药，一年末的失败率将高于常规避孕药。这是紧急避孕药为何不适宜于常规使用的原因之一。

（4）副作用

1）胃肠道反应 恶心、呕吐等，一般持续时间短，对症处理即可。

2）不规则子宫出血 有些妇女的月经略提前或点滴出血，不用特殊处理。但如果月经延迟一周以上，需做妊娠试验。

3）其他 乳房胀痛、头痛、头晕、乏力等，可对症处理。

（5）使用紧急避孕药或转为常规的避孕方法

1）阴道隔膜、杀精剂或药膜可以在紧急避孕药使用后立即使用。

2）口服避孕药在下一月经周期第 5 天开始使用。

3）注射用避孕针和皮下埋植在下一月经周期第 7 天内使用。

4）下一月经周期经后 3～7 天内可上宫内节育器。如果希望用宫内节育器作为长期的避孕措施，可在无防护性生活 5 天内放置宫内节育器。

5）自然避孕法在下次月经开始时使用。

6）绝育术在下次月经后 3～7 天实施。

5．宫内节育器 无防护性生活后 5 天之内放置是一种有效的防止非意愿妊娠的方法。

（1）作用原理

1）干扰受精 带铜的宫内节育器可杀伤精子，减少镜子到达输卵管的数量和干扰起运动能力来阻止受精。

2）引起宫腔内环境的变化 IUD的存在和铜离子可引起宫腔内环境的变化，使子宫内膜改变而不适于受精卵的植入和发育。铜离子直接对胚胎的毒性作用和对某些酶活性的抑制均影响受精和植入。

（2）带铜的宫内节育器与紧急避孕药比较

1）IUD紧急避孕的时间范围大。紧急避孕药是在无防护性生活后72小时内应用，而IUD可在5天之内放置。适用于就诊比较晚的妇女。

2）没有胃肠道反应，适于使用激素方法有禁忌的妇女。

3）带铜的宫内节育器有效避孕时间超过10年，能同时提供长效避孕方法，特别适合于希望长期避孕的妇女。

4）服用紧急避孕药后的再次无防护性生活是较常见的避孕失败原因。放置带铜的宫内节育器能有效地防止以后的非意愿妊娠。

5）放置带铜的宫内节育器是手术操作，用于紧急避孕时在一定程度上可增加盆腔感染的几率。并且手术中会有疼痛等不适。

（3）禁忌证

1）怀疑或已确诊妊娠。

2）3个月之内或正患感染性疾病如产褥期或流产后感染、盆腔感染性疾病、性传播性疾病、化脓性宫颈炎等。

3）可疑生殖道恶性疾病或滋养叶细胞疾病。

4）宫腔形态异常时不能放置IUD。

5）阴道出血。

（刘欣燕）

第二节 米非司酮抗早孕的研究

1982年法国罗素－优克福（Roussel－Uclef）公司的研究者首先合成一种抗孕激素的甾体激素，即米非司酮（mifepristone，RU486），1992年两种国产米非司酮正式投产。米非司酮为一受体水平的抗孕激素，同时具有抗糖皮质激素的活性，而没有孕激素、雄激素、雌激素和抗雌激素活性，与孕酮受体的亲和力比黄体酮强5倍。主要作用于子宫内膜受体，与内源性孕酮竞争结合受体，从而引起蜕膜和绒毛变性，导致出血，阻止胚胎发育，同时能使子宫内膜释放前列腺素，促进宫颈软化和子宫收缩，有利于孕产物的排出。目前临床应用米非司酮（RU486）和米索前列醇配伍使用，使妊娠终止，妊娠组织排出。对停经7周以内的早期妊娠，其流产效果最佳。完全流产率可达90%～95%。

一、药物流产的适应证

1．年龄20～39岁。

2．身体健康。

3．妊娠前3个月月经规律。

4．停经天数≤49天，最好在45天之内。停经天数的计算是从末次月经来潮的第一天开始至服用RU486日止。

5．经医师检查确诊为宫内妊娠并同意按期随访，B超证实为宫内妊娠。

二、药物流产的禁忌证

患有严重的心血管、呼吸、消化、肝肾、血液、内分泌、泌尿生殖系统或神经系统疾病或有上述病史者。具体如下：

1．使用米非司酮禁忌证者　如肾上腺疾病、与内分泌有关的肿瘤、糖尿病及其他内分泌疾患、肝功异常者。

2．使用前列腺素禁忌证者　如心脏病、青光眼、胃肠功能紊乱、贫血、高血压、哮喘及血栓病史者等。

3．过敏体质者。

4．妊娠剧吐者。

5．放置宫内节育器确认为妊娠（带环怀孕）者。

6．怀疑宫外孕者。

7．吸烟超过10支/天或嗜酒者。

8．距离医疗单位较远，不能及时就诊随访者。

三、药物流产前的准备

1．要求做药物流产的妇女，一定要到医院就诊，医生应向妇女讲清服药方法、疗效及可能出现的副反应，由妇女自愿选择。

2．医师要询问病史并做体检和妇科检查，注意子宫大小是否与停经月份相符，进行初步的筛查。

3．化验检查　血常规、血型、阴道清洁度、滴虫、真菌、妊娠实验。

4．必要时做肝功、血HCG测定。

5．B超诊断，进一步排除宫外孕，确定胎囊大小及妊娠天数。

四、服药方法

符合药物流产的适应证，没有禁忌证的妇女，在医师的指导下用药。具体如下：

1．米非司酮　可带回家中服用，有两种方法：顿服法：用药第一天服用米非司酮150mg，服药前后2小时不吃饭；分次服法：用药第一、二天早晨服用米非司酮50mg，12小时后再服用米非司酮50mg。服药前后2小时不吃饭。

2．米索前列醇　服用米非司酮的第三天早晨，一定要到医院来，在医师指导下空腹口服米索前列醇0.6mg，并留院观察，有不适随时向医师报告。服药前后2小时不吃饭、不喝水。

五、服药后的注意事项

1．有些患者服用米非司酮后会有一些胃部不适，如恶心、呕吐等。到医院服用米索前列醇后由于子宫收缩会有腹痛，这是有米索前列醇的正常作用，有些患者会有一些副反应如浑身发冷、寒战、起皮疹等，大多会自行消失。

2．医生严密观察血压、脉搏、腹泻、腹痛、出血和有无胎囊（绒毛）排出及其他副反应。

3．患者每次入厕时应注意保留阴道排出物，并及时送医生检查，以免忽略了胎囊（绒毛）排出。

4．胎囊排出后，由医师认真检查出血情况，及时处理。

5．出血过多或时间过长（21天以上）应随时就诊。

6．发生腹痛或发烧等意外情况，应看急诊。

7．用药后两周后到用药医院随诊。

六、药物流产效果的评价

药物流产最终可以有三种结果：

1．完全流产　用药8天内自行排出完整胎囊或虽然未见明显胎囊排出，经B超检查未见胎囊且尿HCG阴性，子宫恢复正常大小，未经刮宫出血自行停止者。

2．不完全流产　用药后胎囊自然排出，在随诊过程中因出血过多或时间过长而行清宫术者。

3．药物流产失败　用药后8天未见完整胎囊排出，子宫大小不变或继续长大，或血HCG水平上升或下降不明显，经B超检查仍有胎囊，最终采用人工流产术终止妊娠者。

目前，药物流产的完全流产率为90%～95%，不全流产率为0.7%～3.0%，失败率为1.7%～2.0%，即药物流产后需清宫的比率为5%～10%。

七、药物流产的副作用

1．米非司酮的副作用较少，但早孕反应明显或有慢性胃炎的孕妇服用米非司酮后胃部反应加重，可出现恶心等不适。

2．前列腺素可引起胃肠道反应，如恶心、呕吐、腹泻。前列腺素F族可使血压上升，前列腺素E族可使血压下降，但因使用剂量小，对血压影响少。前列腺素E_1族引起末梢血管扩张可致发热或手掌发痒。

3．米非司酮与前列腺素合用的常见副反应为子宫疼痛和胃肠道症状，如恶心、呕吐、腹泻，据报道发生率占使用者的15%～50%，多发生在使用前列腺素后的24小时内。

八、药物流产的并发症

米非司酮与前列腺素合用的罕见但严重的并发症是大量出血和心脏合并症，如心肌梗死，心律失常。法国分析了1万例药物流产患者，0.8%需刮宫止血，0.1%因大量出血而需输血，与手术流产的输血比例相似；继续妊娠和胚胎排出不全的发生率分别为1.1%和2.7%。自1988年米非司酮在法国获准使用以来，已有3名接受米非司酮/前列腺素流产的妇女发生心肌梗死，其中1名死亡（31岁，第13次妊娠）。这3例均吸烟，其中2人年龄>35岁，认为如此严重的并发症可能与硫前列酮（sulprostone）有关。鉴于这些心脏合并症，世界各地均将药物流产年龄控制在35岁以下，并将每日吸烟超过10支列为禁忌证。国内已应用数万例，尚未发现心血管并发症。

关于米非司酮对身体健康的长期影响尚不明确。一些研究已证明米非司酮可通过胎盘，不过，使用米非司酮失败后出生的少数婴儿并无出生缺陷。曾有两份关于应用米非司酮后手术取出的胎儿有不同畸形的报道，但畸形是否与使用米非司酮有关尚不清楚。

九、药物流产时清宫的指征

1. 服米索前列醇7小时后，如胎囊未排出，患者可以回家观察。阴道出血多于月经量需随时就诊。

2. 用药第8天，胎囊未排出，应到用药医院检查，重点了解出血和胎囊排出情况。根据临床症状B超检查证实流产失败者，必须行人工流产手术。

3. 在服用米非司酮或米索前列醇期间，阴道出血量多于月经量需随时清宫。

4. 用药第15天，胎囊已排出的妇女，如阴道出血量多于月经量应到用药医院检查，经B超检查及血HCG检查诊断为不全流产者，应该酌情清宫，并送病理检查。

5. 用药第21天，如阴道出血未干净，尽管有时出血很少，也要考虑为流产不全，需行清宫术。

十、负压吸引与药物方法的比较

1. 米非司酮作为单一口服药在软化宫颈及引起宫颈扩张方面是有效的。它必须在流产前24～48小时应用。副作用小，但流产时失血量未减少。

2. 米非司酮和前列腺素药物流产可用于妊娠9～14周时，但与负压吸引比较，可能不全流产、副作用及并发症的发生率较高。

3. 没有前瞻性随机研究比较在9～14孕周流产时负压吸引与药物方法。从短期妊娠研究资料显示序贯性米非司酮配伍前列腺素会有5%～10%的妇女不完全流产，大大高于负压吸引。妊娠63天以前药物流产的失败率大约为1%。然而，孕63天或更多天数时负压吸引的失败率仅大约为0.04%（127）。在此妊娠阶段如果采用宫颈内塞条或药物制剂进行宫颈准备，则负压吸引高于药物流产的优势将会更大。

4. 从妇女的观点来看，药物流产至少需3天（在此期间，她也许会改变主意，不再返回服用前列腺素），前列腺素引起痛性子宫收缩，而且在值得注意的少数人中引起恶心、呕吐及腹泻。对比之下，负压吸引是相当短的过程，而且术后通常没有腹部不适。

十一、药物终止早孕的优点

1. 使用方便。绝大多数妇女不必手术即可终止妊娠，避免了手术可能引起的一系列问题。如手术痛苦、人工流产综合征、宫颈和子宫的损伤、宫腔和宫颈粘连、术后感染和子宫内膜异位症的发生。

2. 药物终止早孕尤其适合于吸宫手术有困难或吸宫手术有高度危险的对象，如有生殖道畸形、瘢痕子宫、子宫极度前屈或后屈、宫颈不易暴露、因疾病不能膀胱截石位的妇女。

3. 痛苦少损伤轻，一般无严重不良反应，有益于保护妇女劳动力，大部分妇女可以坚持上班。

4. 隐私性好。

十二、药物终止早孕的缺点

由于药物终止早孕的完全流产率为90%～95%，也就是说仍有5%～10%对象仍需手术刮宫，而人工流产完全流产率达99.6%。

1. 药物流产后部分对象，子宫出血时间较人工流产手术要长，平均为15～18天。出血量比人工流产多，个别妇女可发生阴道大出血需急诊抢救。

2. 随访次数较多，常规需在流产后2周及6周后各随访一次。注意观察有无宫腔残留继发感染、贫血等并发症，有异常情况则需增加随访次数。

（刘欣燕）

第三节 计划生育手术中常见并发症的处理

计划生育常见的手术有电吸人工流产术、钳刮术、中期引产术等。在手术操作过程中，会出现一些严重的并发症，如果不能及时诊断，正确处理，可能影响患者的生命。

一、子宫穿孔

子宫穿孔就是在行人工流产或其他宫腔操作时，器械由宫腔内穿出子宫肌壁进入腹腔。发生率<0.3%。

1．原因 对于技术熟练的医师，子宫穿孔主要与子宫肌壁、子宫形状、子宫位置等客观因素有关。

(1) 子宫肌壁 子宫肌壁薄弱、软或有瘢痕都容易造成子宫穿孔。有些人工流产次数比较多的妇女，由于反复多次吸刮，子宫肌壁非常薄弱，再次人工流产时容易穿孔。而生产一年以内、哺乳期及妊娠周数大的妇女，子宫肌壁很软，医师在手术时器械触到肌壁的感觉非常不明显，也容易穿孔。剖宫产术后一年、子宫肌瘤剔除术后（特别是肌瘤剔除术时进宫腔者）的妇女，由于子宫肌壁有瘢痕，瘢痕处比较薄弱，手术时容易穿孔。

(2) 子宫形状 子宫畸形如单、双角子宫，双子宫，子宫纵隔等畸形时，宫腔形状特殊；子宫肌瘤时则宫腔形状不规则，而术者不能“看到”宫腔情况，为了避免漏吸或残留，希望将宫腔的各个角落都吸干净，往往增加了子宫穿孔的几率。

(3) 子宫位置 子宫位置为中位或略前倾、后倾时，器械进入宫腔比较容易，操作会比较顺利。当子宫位置特别前屈或后屈时，由于宫腔弯曲度太大，探针或吸管等器械很难进入，子宫穿孔的几率会增加。

2．诊断 在发生以下几个情况时，需高度警惕子宫穿孔。

(1) 术时发现器械伸入宫腔的深度，明显超过妇科检查所估计的长度或探针所测的长度，或者有“无底”的感觉。

(2) 患者突然腹痛剧烈或有休克现象。

(3) 如吸出组织中有脂肪颗粒或钳夹出肠管、大网膜，则可以明确为诊断子宫穿孔。

3．处理 子宫穿孔的后果与是否及时发现子宫穿孔及孔的大小、位置有关。

只要怀疑子宫穿孔，应立即停止手术，密切观察患者，监测生命体征，观察患者是否有腹腔内出血的征象，做B超观察腹腔内是否有出血。如造成的穿孔很小，没有穿到子宫大血管，可给予子宫收缩剂。当穿孔大，穿到子宫大血管时或有肠管、大网膜等损伤时，需急诊行腹腔镜检查或剖腹探察，及时止血及修补破损。

4．术中未发现的子宫穿孔 有些在术中没有发现的或诊断不明确及限于医疗条件处理不仔细的子宫穿孔，由于病程较长，病史的可靠性差，同时及感染，往往更难处理。

(1) 症状 常见的有人工流产后阴道淋漓出血，发作性腹痛，发热，严重时合并弥漫性腹膜炎。

(2) 体征 子宫压痛是一个比较特异的体征。一般患者子宫复旧不良，表现为子宫大、软，如合并不全、残留则更明显。宫颈举痛、盆腔包块及腹肌紧张等也比较常见。

辅助检查：B超可见宫腔内残留物，包块等。血βHCG高

(3) 处理 首先，要详细询问病史，包括手术后的月经恢复、性生活情况、避孕情况等。参考原手术单位提供的病历及手术记录。以下几点需注意：

1) 慎重选择再次清宫 因子宫穿孔常常合并人工流产不全或残留，B超可见宫腔内残留物，血βHCG高，医师希望再次清宫以迅速解决阴道淋漓出血的问题。但在不清楚前次手术情况时贸然再次清宫会有几个问题。①首先是犯前次术者的错误，刮不到残留组织；②进入前次术者所穿出的洞，造成更大的损伤。③子宫穿孔责任混淆。如确需再次清宫，最好在B超引导下进行，并作好手术准备。一旦发生问题，可及时行腹腔镜或开腹手术，保障患者安全。

2) 高度怀疑子宫穿孔 可先行腹腔镜检查，必要时再行开腹手术修补。当合并肠穿孔、膀胱损伤时，与外科合作手术。

3) 支持治疗 可预防性应用抗生素及支持疗法。

1998年初，北京协和医院妇产科处理的两例外院人工流产手术子宫穿孔，一例在术中发现，一例为忽略性子宫穿孔，比较有代表性，现摘录如下：

第一例 患者28岁 G4P1 LMP 1997-11-13

因停经83天，外院人流失败后14天伴腹痛、阴道出血来诊。

患者于1993年5月在北京某医院接受人工流产时发现“双阴道、双子宫”。1994年10月在北京协和医院足月自然生产，行阴道纵隔切开术。1995年9月在北京协和医院行第二次人工流产，手术顺利。1998年1月21日停经70天时在外院行第三次人工流产，术中探宫腔深11cm，无底，停止手术。术中无腹痛，术后当天即出现阵发性下腹痛，阴道少量出血，无发热。

查体：腹软，下腹轻度压痛，无反跳痛。盆检：不完全阴道纵隔，双子宫，中位，左侧子宫正大，稍软；右侧子宫7周大小，软，宫体压痛明显。盆腔未及明确包块。

辅助检查：B超 右子宫内见胎囊$3.3\times2.7\times3.0cm^3$，子宫周围未见液性暗区。

血常规：WBC 9×10^9/L，中性77.5%。

入院诊断：双子宫

右子宫内早孕

漏吸

子宫穿孔？

盆腔炎

入院后予抗感染治疗，腹痛明显缓解。患者要求人工流产同时行绝育术。

1998年2月6日在连续硬膜外麻醉下先行人工流产术，探右子宫宫腔无底。遂先行腹部手术。见腹腔内有陈旧积血；右子宫的左侧壁长1.3cm的破口，破口边缘组织陈旧，无活跃出血；直肠前壁$2\times4cm^2$的淤血区。台上医师引导台下医师行人流术时，发现探针进入右子宫颈外口2cm处，即有一通道穿入肌层并在浆膜下潜行一段后，自右子宫的左侧壁穿出，此通道所行之处子宫浆膜明显淤血。在人工流产术时很容易进此通道。双卵管绝育后修补子宫破口。

患者术后恢复好。

此例患者子宫穿孔原因为子宫畸形，开腹探察证实前次子宫穿孔比较严重，在子宫肌壁造成一个“假通道”，再次清宫很易进入此通道，难度很大。因患者同时要求绝育，所以开腹行清宫术及子宫穿孔修补术。预后比较好。

第二例 患者 28 岁 G1PO LMP 1997－7

患者自然流产后 4 个月，阵发性腹痛伴阴道出血来诊。

患者结婚 5 年不孕，未作系统检查，一直服中药治疗。LMP 1997 年 7 月左右。97－10 月孕 3^{+} 月与人争斗时自然流产，当时见胎儿完整娩出，未见胎盘。10 天左右在当地医院刮出胎盘，有臭味，未作病理检查。术后阴道出血淋漓，轻度腹痛。流产后 3 个月在当地再次清宫，术中疼痛重，刮出物不详，术后出血仍时多时少，阵发性腹痛，并逐渐加重。患者不能提供两次清宫术的详细记录。

体检：下腹轻度压痛，轻度肌紧张。盆检：子宫 7 周，质中，宫体明显压痛。左附件区增厚。

辅助检查：B 超提示子宫左后方包块，血象正常，血 HCG 正常。

入院诊断：自然流产两次清宫术后
腹痛待查
子宫穿孔？

入院后给予保守治疗，阴道出血减少但腹痛继续加重。

1998 年 2 月 17 日行腹腔镜检查术，见整个盆腔器官及肠管表面遍布粟粒状灰白色颗粒，腹腔内血性腹水，盆腔粘连严重。子宫左侧有一个约 $4\times5\times5\ cm^3$ 的血肿，双侧附件粘连成团，遂开腹探查。见肠管和大网膜与腹膜粘连。盆腹膜、盆腹腔脏器表面、横膈表面遍布粟粒状灰白色结节。子宫如孕 7 周，活动差，前壁多处粘连带，血肿内有陈旧血约 20ml。子宫底部偏左有陈旧凝血块及 $3\times1cm^2$ 淤血处，无活跃出血，考虑为外院手术时子宫穿孔处。子宫直肠窝封闭。左卵巢正常大小，左卵管增粗，长约 7cm。右侧附件失去正常外形。台下行清宫术。探宫腔 10cm，吸出较多的组织，送病理。

病理：（大网膜及子宫内膜）结核。

此例患者子宫穿孔主要与手术操作技术有关，因术者未告诉患者手术情况，属于忽略性子宫穿孔。入院后经腹腔镜证实盆腹腔结核且子宫左侧有一个约 $4\times5\times5cm^3$ 的血肿。考虑到患者不育，行开腹探察处理血肿，并尊重患者意见保留了双侧输卵管。术后给予抗结核治疗，随诊患者恢复好。

二、大出血

普通的早孕期人工流产术，出血量不过 10～20ml，钳刮术出血略多一些。但早孕期人工流产术中大出血非常少见。在北京协和医院妇产科，曾处理 3 例有剖腹产史患者行人工流产术中大出血的病例，并作了报道。

病例之一 患者张××，28 岁，G2P1，月经周期规律。LMP 1997－10－10。

1994－12－7 因产程进展不顺利行剖腹产分娩一男婴，伤口 1 期愈合。

此次停经40天尿HCG阳性，阴道咖啡色分泌物时多时少，无腹痛。停经57天来我院门诊检查子宫如孕9^{+}周，未作B超。入院次日行电吸人流术。术前Hb122g/L，BP 120/70 mmHg，P 84 次/分。冲洗外阴后用窥具暴露宫颈，见宫颈口有小的陈旧血块，用棉签消毒宫颈碰掉血块时，有鲜血自宫颈口涌出，约 50ml。探宫腔深 11cm，感觉胚胎着床在前壁，迅速吸净宫腔内组织，见 4cm×4cm 陈旧绒毛，还有陈旧血块及组织约 50ml。术后宫腔深仍为 11cm。鲜血继续不断地自宫颈口涌出，约 200ml。再次检查宫颈完好后，迅速开放静脉通路，给予催产素 20 IU 入液，10IU 宫颈注射，同时行子宫按摩。子宫收缩改善，出血略减少，遂阴道内置纱布观察。30 分钟后，阴道出血又明显增加，约 400ml，患者手足冰冷，诉恶心、口渴及心慌，BP 110/70 mmHg，P 100 次/分，检查子宫收缩好。给予止血扩容等治疗后，出血量无减少，BP 最低至 60/40mmHg，考虑可能是子宫内血管出血，遂行子宫血管造影检查。见右侧子宫动脉增粗，在子宫下段水平动脉供血区有造影剂外溢，提示右侧子宫动脉血管分支出血，用明胶海绵栓塞后，未见造影剂外溢。左侧子宫动脉也增粗，但因解剖变异不能行左侧子宫动脉分支的超选择性造影，其供血区显示不清晰，为避免漏诊左侧子宫动脉分支出血，遂用弹簧圈将左侧子宫动脉主干栓塞（因主干直径大，明胶海绵栓塞效果差）。术后阴道内置干净纱布，观察 24 小时未见出血。5 天后出院。术后两周随访子宫复旧好，33 天转经，经量同以往。

其余两例患者分别是剖腹产术后 8 个月和 8 年，停经后阴道有淋漓出血，术前未做 B 超。人工流产术中大出血，保守治疗无效，患者有休克表现。行子宫动脉造影，见一侧子宫动脉出血。行子宫动脉栓塞成功。随访两例患者子宫复旧及月经恢复好。

初步分析这 3 例患者的大出血原因，一例剖腹产术后 8 个月的患者在人工流产术中吸出物的组织中见到肠线，说明此例患者出血可能与伤口愈合欠佳有关。术后 8 个月肠线仍未吸收，提示肠线质量可能欠佳，影响了伤口愈合。另外两例分别为剖腹产术后 3 年和 8 年，可能与剖腹产术后，子宫不断收缩的动态环境使子宫伤口愈合受到一定的影响。再次妊娠时如胚胎着床在前壁瘢痕上，滋养细胞侵蚀较大血管会引起出血。人流手术前，宫腔内的压力对出血点会有一些压迫作用，而手术时的负压和损伤却会加重出血；加之瘢痕处没有肌纤维，子宫收缩也起不到止血作用。但究竟为什么有剖腹产史的患者人工流产时会发生大出血目前仍不明确，因此，要提高警惕，有剖腹产史的患者人流术前应查血型，并作 B 超检查胎囊位置。术中应开放静脉通路，注意血压，吸引的压力以 -200mmHg 至 -300mmHg 比较适宜，避免过分搔刮前壁。如能在 B 超监测下手术，安全性会更大一些。发生大出血时，应扩容并给予宫缩及止血剂，同时按摩子宫，在基层医院无子宫血管造影检查条件时，也可行宫腔内填塞。出血仍不止或患者有休克表现时，行子宫血管造影并栓塞出血分支是非常必要及有效的方法。但需注意要显示双侧子宫动脉，以免漏诊双侧同时出血的情况。

残留胚胎组织的处理方法：如果能在子宫动脉栓塞之前将宫腔内容物清除干净比较好，但因出血凶猛，有时没时间完成人工流产，在行子宫动脉栓塞之后不宜马上再次清宫，因为一般认为子宫动脉栓塞之后，子宫缺血、水肿，器械容易穿孔。可先行保守治疗。此 3 例患者中两例在行子宫血管造影前宫腔内容物已经基本清除干净，一例只吸出了大部分胚胎组织，在行子宫动脉栓塞之后，B 超提示宫腔内有残留物，给予子宫收缩剂和益母草膏等。观察阴道出血量逐渐减少，血 β HCG 缓慢递减。转经后，宫腔内容物消失。但子宫动脉栓塞后，何时清宫比较安全尚无定论。

三、漏吸及人流不全

漏吸是指人工流产时未吸到胎囊或主要胚胎组织，未能终止妊娠。流产不全是指人工流产时未将胎囊或胎盘组织吸净。

1．表现

（1）人工流产后早孕反应　漏吸后如果胚胎存活，继续生长，一般无阴道出血，但患者主诉仍有早孕反应。

（2）阴道出血　漏吸后如胚胎死亡，可表现为阴道淋漓出血；人流不全时最常见的主诉是阴道淋漓出血超过2周；有时患者有大出血甚至有休克的表现。

（3）阴道有组织物排出，病程较长时可能继发感染，如阴道分泌物有异味、发热、腹痛等。

术中情况：一般漏吸患者术中未见到绒毛，容易引起术者的警觉，所以一般能早期得到处理；而人流不全的患者术中均见到绒毛，术者不易察觉到手术的欠缺，发现及诊断均比较晚。

2．诊断　人工流产时未见绒毛，一般怀疑宫外孕或漏吸，B超可以帮助诊断。如宫内有胎囊，则可以诊断为漏吸。而人流不全的患者术中都见到绒毛，但术后阴道淋漓出血超过2周，则怀疑人流不全。人流不全时血β HCG高，B超提示宫腔内残留物。但只有阴道排出物或再次清宫组织病理证实有绒毛，才能确诊为人流不全。

3．处理

（1）明确漏吸时需再次清宫。

（2）怀疑人流不全时，如B超宫腔内残留物很少，可以先保守治疗。给予子宫收缩剂或活血化淤的中药，观察血β HCG下降情况，如下降明显，阴道出血逐渐减少至消失，提示保守治疗有效。

（3）怀疑人流不全时，如B超宫腔内残留物明显，血β HCG较高，或阴道出血多时需及时行清宫术。

（4）预防性应用抗生素　患者病程较长时，合并感染的几率较大，可预防性应用抗生素。如已明确有感染时，抗菌素要足量应用。决定再次清宫前，也要给予足量的抗菌素。

虽然漏吸和人流不全一般不会危及患者生命，但患者需消耗许多精力和时间，最后大部分还需再次清宫。对于医师来讲，如何避免是最关键的问题。为此，北京协和医院妇产科分析了1990年1月至1998年7月近9年间所收治的48例人流不全和漏吸的病例。其中9例为漏吸，39例为人流不全。39例人流不全的患者中，34例为电吸人工流产，5例为钳刮术。34例电吸人工流产的患者中，31例为此次妊娠第一次人工流产时未吸干净；2例为第一次人工流产时未见绒毛，再次人工流产时未吸干净；1例为第一次漏吸，第二、三次人流不全。

临床表现或就诊原因：55.6%的漏吸患者因术中未见绒毛来诊，而且早孕反应未消失。76.9%的人流不全患者因阴道淋漓出血来诊，只有11.1%的人流不全患者因术中所见绒毛明显小于停经天数来诊（表9－2）。因手术异常来诊的漏吸患者明显多于人流不全的患者。

处理：47例（97.9%）再次清宫，其中3例在B超引导下清宫，1例在宫腔镜下清宫，术后恢复好。1例钳刮术后部分胎儿残留的患者，术后大出血清宫3次B超仍提示宫腔内骨片残留。来我院后检查血 β HCG 正常，经抗炎治疗后阴道出血停止，未手术，月经恢复好。

表 9-2 就诊原因

	例数	手术异常	早孕反应	淋漓出血	大出血	平均出血天数
漏吸	9	5** (55.6%)	5*	4 (44.4%)	0	16.7
人流不全	39	4** (11.1%)	3 (8.3%)	30 (76.9%)	2 (5.1%)	46.2

* 与手术异常同时存在。** P=0.003，$\chi^2=8.89$。

漏吸及人流不全的原因探讨：再次清宫时，如果宫腔深度明显大于前次手术记录的深度，认为未探到宫底为可能的原因。

漏吸的患者中，6 例未探到宫底，1 例胎囊位于宫角，2 例（22.2%）找不到客观原因。

人流不全的患者中，8 例未探到宫底，1 例胎囊位于宫角，7 例宫腔形态异常（子宫肌瘤 3 例，子宫明显偏向一侧 3 例，子宫纵隔 1 例），23 例（58.97%）找不到客观原因。漏吸患者未探到宫底的比率明显大于人流不全的患者（P=0.005）。

子宫位置与漏吸或人流不全：48 例患者中，子宫前/中位的 22 例，后/后屈或前屈的 26 例（表 9-3）。后/后屈或前屈的患者中未探到宫底的比率明显大于前/中位的患者。

表 9-3 子宫位置与漏吸或人流不全的原因

	例数	未探到宫底	胎囊位于宫角	子宫肌瘤	子宫明显偏向一侧	子宫纵隔
前/中位	22	1*	2	2	2	1
后/后屈或前屈	26	12*		1	1	

* P=0.001，$\chi^2=10.45$。

漏吸的患者大部分（77.8%）能找到比较明确的客观原因，多数为未探到宫底（85.7%）。只要在手术中注意检查刮出的组织，及时发现漏吸，同时再次仔细探宫腔，应比较容易避免漏吸。

人流不全的患者大部分（58.97%）找不到比较明确的客观原因，不易避免。术者要提高警惕，仔细探宫腔，尽量吸净每一个角落。遇到宫腔形状不规则时，仔细体会宫腔形态，或在 B 超的引导下清宫。

人工流产术中，如患者子宫为后/后屈或前屈，要提高警惕，尽量矫正至接近水平位。仔细探宫腔。或在 B 超的引导下清宫。

结合病例分析，为了避免漏吸或人流不全，以下几点需注意：①术前查清子宫位置，重视后/后屈或前屈位；②仔细探宫腔并体会宫腔形态；③仔细检查刮出的组织，并参考停经天数；④有条件时，在 B 超的引导下清宫。

（刘欣燕）

第十章　生殖内分泌学

第一节　不　　育

一、不育的定义

不育是指缺乏妊娠及繁殖后代的能力。其确切的临床定义是指正常性生活12个月后未妊娠。国内应用的名词有不孕（指从未怀孕）与不育（指曾怀孕但无活婴）。为简便起见，目前多数采用不育一词。不育又分为原发不育和继发不育两大类。原发不育是指有正常性生活一年并未采取避孕措施而从未妊娠者；继发不育是指原有妊娠史，包括足月妊娠，早产，流产，异位妊娠，葡萄胎等，以后有正常性生活一年并未采取避孕措施而未妊娠者。绝对不育原意指如无子宫、无卵、无精子等不可能生育；相对不育为经治疗后仍能生育。自开展人工辅助生育技术以来，几乎已不存在绝对不育，如无卵或精子可借他人的卵或精子；输卵管不通者可行体外受精胚胎移植（IVF-ET），无子宫者可请代理母亲，男方精子少者可用单精子卵浆内注射（ICSI）等而达到妊娠的目的。

二、不育的发病率

不育的发生率受社会环境、经济发展、文化程度以及医疗设备等多种条件所影响，因而全球各地区报告原发不育的发病率为2%～32%，差别很大。美国在1965至1985年间15～44岁结婚的夫妇中13%患有不育。新加坡文献报告为：60%～70%夫妇在结婚半年内妊娠，85%～90%夫妇在结婚一年内妊娠。由此推算新加坡不育的发生率为10%～15%。北京协和医院1989年对大连地区不育症的流行病调查为该地区原发不育的发病率仅为1.01%。一个国家内亦可因地区不同而发病率不同。如非洲苏丹，低者仅1.0%，而高时达42.5%。在我国，津京沪地区发病率较低（约5%）而西北地区则较高（约20%）。近年来国外又采用每个月经周期的受孕力为生殖能力或生殖力。正常夫妇一个正常月经周期的生殖力为0.25，一年13个周期大约95%的夫妇可受孕。

三、不育的病因

妊娠是一个发生在男女双方的生理过程，需要有正常的卵和精子；精卵在生殖道会合；受精卵被输入子宫腔并植入子宫内膜。不育的因素很多。世界卫生组织1992年在发达国家调查8500对不育夫妇，其中女方不育约占37%；男方不育约占8%；双方因素约占35%；不明原因者约占5%，另外15%在调查期间已经妊娠。Collins 1995年在复习了21篇文献14，141对夫妇不育病因后报告：排卵障碍占27%；精液不正常占25%；输卵管问题占22%；子宫内膜异位症占5%；其他约4%及不明原因者约17%。北京协和医院分析了1986年4月至1988年2月女性不育门诊1024例不育患者的病因，其中器质性病因占40.3%，内分泌原因38.3%，多因素原因14.7%，不明原因6.7%。器质性病因中以盆腔炎症占首位15.5%，多数为流产后、分娩后、宫外孕或阑尾炎与腹部手术后有感染史者。结核性盆腔炎占第二位10.3%，子宫内膜异位症占第三位7.0%。其他为子宫性占4.9%，如肌瘤、畸形、宫腔粘连与子宫内膜不典型增生等。宫颈原因占2.6%。国外器质性病变亦以盆腔炎为最多见，其次某些地区以子宫内膜异位症为最多见。盆腔结核在国外甚为少见，而在我国作为不育原因仍不少见。这也说明不同地区不育原因不同。

引起不育的内分泌原因主要为不排卵。不排卵的常见原因有下丘脑功能障碍（38%），垂体疾病（17%）和卵巢功能障碍（45%）。最常见的下丘脑功能障碍为体重异常，如神经性厌食、营养不良引起的过度消瘦，精神紧张，极度劳累或剧烈运动后引起闭经；下丘脑肿瘤或脑炎较为少见。常见的垂体疾病引起的不排卵是高泌乳素血症、空蝶鞍综合征和希恩综合征。最常见的卵巢功能障碍有卵巢早衰、卵巢高雄激素血症（多囊性卵巢综合征）。按照世界卫生组织对不排卵分型，Ⅰ型为患者内源性促性腺激素水平和雌激素水平低，用黄体酮撤退不来月经者；Ⅱ型为患者体内有一定的促性腺激素水平和雌激素水平，用黄体酮撤退可来月经者。Ⅲ型为卵巢性闭经。

综上所述，引起不育的五个主要因素为：

1．排卵障碍　不能产生正常的卵。

2．生殖道异常　不能正常运输精子、卵和受精卵。

3．种植过程异常　受精卵早期发育缺陷和胚胎与子宫内膜之间的相互作用异常。

4．精子产生异常　即男方不能产生足够的和活动能力正常的成熟精子。

5．其他　如免疫性疾病或全身性疾病等。

以上任何一个或几个环节异常即可影响生育过程而造成不育。不育可以是单一因素造成的，也可由多因素造成。不育是男女双方的问题。不育检查必须男女双方同时进行。治疗亦必须双方同时配合，方能提高成功率。

四、不育的检查

不育检查的目的是寻找不育的病因。需系统地从病史与检查着手，然后有针对性地选择需要的检查方法，以明确病因所在。

1．病史　详细了解不育的年限，包括结婚时间（年、月），是否同居，有无正常性生活，是否采取避孕措施，如避孕采取何种方法，停止避孕的具体时间等；如分居，每月或每年能同居多长时间；如继发不育，要询问前次妊娠的详细情况，有无流产，刮宫史，流产后或产后有无出血或感染史等。

月经史包括初潮年龄，月经周期，经期长短，出血量，有无痛经等；如闭经或月经不调，要详细询问闭经或月经改变的时间；有无功能性子宫出血及贫血史，有无黄体酮撤退出血，是否应用人工周期治疗，结果如何，最后用药时间，原发闭经患者是否做过染色体检查等。

既往史：是否做过有关不育的检查（如：基础体温、精液检查、输卵管通液或造影等），有无妇科疾病（如：子宫肌瘤或盆腔炎史），有无其他全身病史（如结核）或手术史（特别是阑尾手术史）等。

2．体格检查　首先是一般检查，包括患者的身高、体重、第二性征发育及有无多毛、泌乳等；功能性子宫出血患者有无贫血表现等。

妇科检查是自下而上地系统地检查外阴、阴道、宫颈、子宫、输卵管、卵巢及盆腔有无器质性病变。

外阴与阴道：注意有无各种先天畸形，如阴蒂大小，有无阴道及尿道开口；有无各种阴道炎症，若发现有阴道炎症需首先治疗，然后再进行不育的其他检查，避免将阴道炎症向上扩散。

宫颈：有无先天性宫颈闭锁、宫颈糜烂、息肉及囊肿，注意宫颈粘液的性质、量。如宫颈中度或重度糜烂应先予治疗。治疗时应注意勿将颈管腺体破坏过度，造成颈管瘢痕狭窄，分泌粘液减少，影响精子存活、上游与储存。

双合诊或三合诊检查注意子宫大小、位置、形态、软硬度及是否活动、有无压痛等；双侧附件有无包块及压痛，宫骶韧带有无触疼结节等；有无子宫内膜及盆腔炎症等，急性炎症应积极治疗。

3．其他辅助检查

（1）排卵的检查　检查有无排卵最常用的简单有效的方法为基础体温（BBT）。排卵后产生孕激素可使基础体温升高，典型的黄体期体温大约上升 0.3℃并可维持 12～14 天。一般情况下，基础体温出现典型的双相征表示有排卵，单相为不排卵，偶有例外。黄体中期血清孕激素水平大于 3ng/ml 亦可诊断有排卵。测量血清 FSH、LH、PRL、E_2、T 可以了解不排卵的原因，黄体酮撤退试验亦可评估体内雌激素水平，这将有助于治疗方法的选择。

(2) 男方精液检查　标准的精液分析包括精子的浓度，活动度和形态。按照世界卫生组织的标准，精液标准的正常值为：精子浓度为 20×10^6/ml 以上；射精后 60 分钟内活力为 50%以上向前运动（a 级和 b 级），其中 25%以上为快速向前运动（a 级）。白细胞应少于 1×10^6/ml。如精液不正常，需寻找原因并进行治疗。

(3) B 超声检查　可提示子宫大小、有无畸形、子宫肌瘤、内膜厚度、卵巢大小、有无多囊、盆腔有无包块等。

(4) 输卵管通液　是了解输卵管是否通畅的最简单的方法。常规冲洗消毒外阴阴道及宫颈后，经宫颈口插入导管缓慢注入无菌生理盐水 30ml，若全部盐水注入宫腔无阻力，宫颈口无外漏，诊为输卵管通畅；若注入时有阻力，需加压，并有少量外漏，诊为输卵管通而不畅；若阻力大，加压后边推边漏，患者腹痛难忍，诊为输卵管不通。此方法简单、安全、有效，准确性可达 83%。缺点是只能了解输卵管是否通畅，不能区分一侧通或双侧通；无法了解宫腔内状况，无助于病因的诊断；宫腔或输卵管腔增大可造成输卵管通畅的假象；输卵管痉挛亦可造成输卵管不通的假象。

(5) 子宫输卵管造影　术前亦常规消毒，在 X 线荧光屏下经宫颈缓慢注入宫腔 40%碘化油 10～20ml，见子宫及输卵管显影，直至可见碘油自伞端滴出即摄片；取出造影导管，宫腔内碘油部分流出再次摄片观察宫腔内碘油充盈情况；24 小时后冲洗阴道内残留碘油再摄腹部平片观察碘油在盆腔内弥散情况。子宫输卵管造影可全面反映子宫腔及输卵管腔内部的情况，对于诊断宫腔粘连、子宫畸形、子宫粘膜下肌瘤、子宫肌腺病、特别是生殖道结核有特异的诊断价值。摄片可长期保存。准确性可达 92%。缺点是不能准确反映盆腔病变和粘连程度，有些患者对碘化油有过敏反应，检查前应做碘过敏试验。

(6) 腹腔镜检查　一经检查除外禁忌证后在局麻下行脐下 1.5cm 长切口，插入腹腔镜，观察盆腔脏器的外观、形态与色泽、能否活动及盆腔内有无粘连及子宫内膜异位症病灶等。然后经宫颈注入稀释美蓝液，直视下观察双侧输卵管伞端有无美蓝液流出，准确性可达 90%。必要时可取活体组织送病理检查，并可分离盆腔粘连、输卵管造口、剔除囊肿及烧灼子宫内膜异位症病灶等。

据我们观察，输卵管通液、造影和腹腔镜均具有检查后半年内妊娠率较高的特点，因此，通液或造影及腹腔镜均有一定的治疗作用，为提高妊娠率，检查前了解女方排卵与否和男方精液是否正常，检查后积极诱导排卵，指导排卵期同房，争取半年内妊娠尤为重要。

(7) 宫腔镜检查　常规消毒外阴阴道及宫颈后插入宫腔镜观察宫腔内形态及内膜的数量和形状，有无粘膜下肌瘤突起、粘连、息肉等，并可分离粘连，摘除息肉等，最后进行刮宫并送病理检查。

(8) 诊断性刮宫　长期不规则阴道出血应警惕子宫内膜癌的可能，高度怀疑子宫内膜癌或子宫内膜病变时应分段行诊断性刮宫。

五、不育的治疗

1. 器质性病变的治疗　首先应针对病因积极治疗阴道炎，宫颈糜烂及急性子宫内膜及盆腔炎症。宫颈粘液粘稠可行宫腔内授精（IUI）。子宫内膜息肉可在宫腔镜下取出，但术后仍易复发，难以根除。子宫内膜结核相对少见，可抗结核治疗，但病灶愈合形成瘢痕难于着床受孕。宫腔粘连应首先在宫腔镜下将粘连分离，然后放置避孕环避免再次粘连，同时用大剂量雌激素治疗 3 个月后取出避孕环，恢复排卵，争取怀孕。

子宫内膜癌显然不能生育。不典型增生亦影响生育，若能抑制不典型增生的内膜，仍有妊娠的可能，但较为困难。

子宫肌瘤并不都影响生育，主要视肌瘤的部位与大小。肌瘤侵入宫腔或影响生殖道通畅或子宫严重变形时将影响受孕。手术剔除肌瘤以不进入宫腔者预后较好，宫腔损伤面大时，术后易于产生粘连及瘢痕影响预后。肌瘤剔除术后妊娠率约 50%。

子宫畸形需要区分不同的类型与不同的程度，如双子宫、子宫纵隔、或仅为弓状子宫等。若发现因子宫畸形而影响怀孕时可行整形术矫正畸形。

输卵管堵塞手术治疗效果不甚满意，自开展试管婴儿以来，输卵管堵塞的妇女可经 IVF-ET 达到怀孕与获得婴儿。

2．不育的诱导排卵治疗

(1) 体重和饮食的调节　体重指数大于 27 的肥胖妇女以及体重指数低于 17 的妇女患有不排卵性不育的危险性比体重指数在 20～25 的妇女分别高 3.1 和 1.6 倍。低体重指数的不排卵常见于下丘脑性闭经而高体重指数引起的不排卵常见于多囊性卵巢综合征（PCOS)。对于这类患者调节饮食和运动量，调整体重指数将有助于排卵的恢复。Pasquali 等报告在 PCOS 肥胖患者经控制饮食和加强锻炼半年内平均体重下降 10kg 后，45%血清 LH 浓度下降并 35%血清睾酮下降。Clark 报告肥胖患者在半年内平均体重下降 6.3kg 的 13 例中 12 例恢复排卵 5 例妊娠。

(2) 氯米芬（clomiphane citrate，CC）诱导排卵　氯米芬于 1956 年合成并于 1961 年由 Greenblatt 首先应用于临床。其诱导排卵的机制是通过其结构与已烯雌酚相似，能与内源性雌激素争夺并抑制雌激素受体，从而使靶细胞对雌激素不敏感，解除了雌激素对下丘脑的负反馈作用，使下丘脑释放促性腺激素释放素（GnRH)，刺激垂体分泌 LH、FSH，使卵泡发育成熟，分泌雌激素增多至 LH 排卵前达高峰，随即出现 LH 高峰，卵泡破裂，排卵。因此应用 CC 排卵成功需要一个完整的下丘脑-垂体-卵巢轴。

CC 诱导排卵适用于 WHO 分类中不排卵的Ⅱ型患者，对于 WHO 分类中不排卵Ⅰ型患者效果不好。如果血清 FSH 水平大于 20mIU/ml，应用 CC 诱导排卵亦效果不好。

服药方法是每日剂量 50mg，自周期第 5 天开始服，连续 5 天，服药期间要坚持测量基础体温，了解排卵情况，如仍不排卵，则每日剂量加至 100mg。大约 50%的患者在每日 50mg 剂量时可达到排卵，另外 25%的患者在每日剂量增加到 100mg 时可排卵。用药周期中排卵一般发生在停氯米芬 5～12 天。可用尿 LH 试纸预测排卵期以指导性生活的时间。北京协和医院谷春霞等 1980 年报告应用氯米芬诱导排卵 301 例，有效率达 75.7%，治疗不育 199 例，妊娠率可达 29.6%。

如应用 CC 每日 100mg 连续 5 天仍不排卵，则可增加剂量至每日 250mg 或延长用药时间。北京协和医院每日剂量一般不超过 150mg。国外文献报告用舒经酚延长法 87 例，每日剂量 150mg，每周期服药 7 天，如仍无效，下一周期增至 9 天；再无效，增至 11 天，……，依此类推，最长至 21 天。87 例中，12 例失访，75 例最终排卵。北京协和医院应用 CC 延长法治疗 26 例，每日剂量 100mg，最长用至 11 天，5 例未坚持治疗，21 例最终均排卵，排卵有效率为80%。妊娠6例共7次，占29%。由此可见，在应用CC常规治疗无效的患者加大用药剂量70%可达排卵，30%可妊娠。

如果夫妇不育的因素仅女方为WHO分类Ⅱ型不排卵，应用CC诱导排卵3～6个月，20%～25%可生育，CC治疗3～6个月后，生育力有所下降。有人提出应用诱导排卵药物可增加卵巢肿瘤的危险性。尽管对这一点尚有争论，但一般认为应用CC诱导排卵最好不超过12个周期。CC治疗无效可采用其他方法如促性腺激素等进一步治疗。

CC治疗产生多胎妊娠的危险性较低，但可使宫颈粘液粘稠，影响精子穿透。少数患者可出现血管舒缩症状、恶心、头痛等其他不适。

（3）氯米芬与其他激素联合治疗　氯米芬/糖皮质激素联合治疗：在WHO分类Ⅱ型伴有去氢表雄酮硫酸盐大于2μg/ml的不排卵患者单独应用CC治疗其排卵率和受精率较低。一些研究报告在这类患者中在周期第5～9天服用CC的同时加服地塞米松每日0.5mg可增加排卵率和妊娠率。Daly等报告对于以上患者随机单独应用CC12例和CC/地塞米松联合治疗13例，在单独CC治疗组6例（50%）排卵和4例（33%）妊娠而在CC/地塞米松治疗组13例（100%）排卵和11例（85%）妊娠。

许多作者报告应用糖皮质激素治疗非典型的肾上腺皮质增生的患者以诱导排卵。然而由于这类患者往往伴有卵巢高雄激素和多囊性卵巢综合征的症状，单独用CC或CC/糖皮质激素联合治疗均可达到诱导排卵和妊娠的目的。

氯米芬/甲状腺素联合治疗：在三碘甲腺原氨酸低于80ng/ml的患者应用CC单独治疗成功率低，加服甲状腺激素可增强CC治疗的效果。

氯米芬/促性腺激素（Gn）诱导排卵：某些常规应用CC每日100～200mg无效的患者可在应用CC5天后注射Gn（FSH或HMG）能够增加CC诱导排卵的效果。目的是应用CC可提高卵泡对Gn反应的敏感性以减少每周期诱导排卵时所需要的Gn的量。

（4）促性腺激素（Gn）诱导排卵　Gemzell等1958报告从垂体提取FSH可有效地诱导排卵。Lunenfeld等1961年报告从绝经后妇女尿中提取Gn诱导排卵成功。自此，Gn诱导排卵持续沿用至今已超过30年。目前常用的药物有两大类：已分离的高纯度的FSH和HMG（FSH和LH各75单位）。近年来应用免疫化学的方法提纯的基因重组FSH已用于临床诱导排卵。不排卵患者应用FSH诱导排卵是促使卵泡复苏和生长。大多数不排卵妇女能分泌足够的LH，因此不需要外源性LH即可达到卵泡生长和产生雌激素的目的。加用外源性的HCG有利于卵泡最后成熟及排卵。

Gn诱导排卵的适应证为：WHO分类Ⅰ型伴有低内源性促性腺激素和低内源性雌激素水平患者；多囊性卵巢综合征应用CC诱导排卵无效患者；为治疗不明原因不育或早期子宫内膜异位症需进行卵巢刺激以及需要人工辅助受孕的患者。在不排卵的患者中应用FSH治疗排卵率大于80%，妊娠率可达每周期10%～40%。6个月的累积妊娠率可达91%。妊娠成功率与女方年龄和不排卵的原因有关。Gn治疗对于卵巢早衰及血清FSH与LH水平升高的患者诱导排卵效果不好。另外，由于Gn价格昂贵，用药前应对夫妇双方进行全面的不育原因的检查。

应用Gn诱导排卵应根据患者具体情况分别处理。通常是在周期2～4天开始每日肌注FSH或LH/FSH 75IU，直至周期6～7天测量血清雌二醇（E_2）水平，或阴道B超声监测卵泡。如 E_2 水平或 B 超证实卵泡已有充分反应，则维持原剂量；卵泡反应不充分，则需加大剂量至 150IU。如 B 超已有卵泡发育大于 10mm，则维持原剂量。反复 B 超声监测卵泡及血清雌二醇水平测量，直至优势卵泡达 16～18mm，平均每个大卵泡的 E_2 水平可达 150～250pg/ml，子宫内膜厚度大于 8mm，可注射 HCG 5,000IU～10,000IU，36 小时左右性生活。排卵后可用黄体酮或 HCG 支持黄体。排卵后 16 天和 18 天取血查 HCG 以确认是否妊娠。如果 E_2 水平达 1500pg/ml 以上，则存在卵巢过度刺激的危险，不应注射 HCG。

在一些 PCOS 患者中应用低剂量长时间的 Gn 诱导排卵的方案可取得较高的妊娠率，并减少并发症，如多胎妊娠和卵巢过度刺激综合征（OHSS）的发生率。Homburg 等报告 50 例 PCOS 应用 CC 诱导排卵失败的不育患者随机分两组，分别用 FSH 从每日 75IU 开始，每 5～6 天增加 75IU 直至卵泡成熟。或 FSH 每日 75IU 14 天后每 7 天增加 37.5IU，直到卵泡发育成熟。与常规 FSH 方案相比低剂量组妊娠率较高（40%比 24%）。单卵泡发育的频率在低剂量 FSH 组与常规 FSH 组相比分别为 74%和 27%。低剂量 FSH 组的多胎妊娠和 OHSS 的发生率较低。因此对于 PCOS 应用 CC 诱导排卵失败的不育患者低剂量 FSH 治疗是有效的。

在应用 Gn 治疗期间 OHSS 是最常见的并发症。早卵泡期用药剂量过大，瘦而小的妇女及 PCOS 患者是发生 OHSS 的危险因素。其主要临床表现为腹疼腹胀，恶心呕吐，腹泻，呼吸困难，体重增加，卵巢增大，重度 OHSS 可引起电解质紊乱，出现胸腔积液、腹水，血液浓缩、休克，严重者可导致死亡。处理主要是卧床休息，重度者需住院治疗，调整电解质，输清蛋白提高血浆内渗透压。严禁用利尿药。除增大的卵巢扭转外，一般不需手术。在缺乏 B 超声监测和雌激素测定之前，OHSS 的发生率为 5%，在实行 B 超声监测和雌激素测定之后，OHSS 的发生率降为 0.5%。对于具有危险因素的患者要减少剂量，并严密监测卵泡发育及血清 E_2 水平是预防 OHSS 的主要措施。如妊娠后 OHSS 可持续时间较长并症状较严重。

在应用 Gn 诱导排卵的患者中多胎妊娠的几率大约为 15%。

（5）Gn 与其他激素联合应用诱导排卵　Gn/促性腺激素释放素激动剂（GnRH-a）：在 PCOS 患者中应用 Gn 诱导排卵时，血 LH 浓度升高可使过多的卵泡生长并产生过高的雌激素。应用 GnRH-a 可抑制垂体 LH 的分泌。Preliminary 报告应用 Gn/GnRH-a 诱导排卵时和单纯应用 Gn 相比可减少自然流产的发生率（39 比 18%）。也有一些学者报告 GnRH-a 不足以抑制 LH 的分泌。

Gn/生长激素：生长激素是胰岛素样生长因子Ⅰ的主要调节因素，能够使卵巢对 LH 和 FSH 作用更敏感。Homburg 报告应用 Gn/生长激素（每天 24IU）和单独应用 Gn 诱导排卵可减少 Gn 的用量（24 比 37 安瓿）。两组之间的妊娠率无差异。

（6）促性腺激素释放素（GnRH）诱导排卵　GnRH 的脉冲释放刺激垂体产生 LH 和 FSH，垂体促性腺激素分泌刺激卵泡发育、排卵和黄体期孕激素分泌。在 WHO 分类Ⅰ型不排卵患者中，脉冲性地注入 GnRH 能有效地诱导排卵。GnRH 诱导排卵的优点是减少周期监测的需要和减少多胎妊娠的危险，但需要有完整的垂体负反馈系统。

Santoro 等报告了 GnRH 诱导排卵的 8 条适应证：①原发或继发闭经至少 6 个月；②无多毛，泌乳或卵巢增大；③体重不低于标准体重的 90%；④无过量的运动和过多的压力；⑤血清泌乳素，甲状腺刺激素，去氢表雄酮硫酸盐及睾酮的浓度正常；⑥低促性腺激素浓度；⑦无明显中枢神经系统结构异常；⑧未经激素治疗。应用泵将 GnRH 以每 90 分钟一次，每次 75～100ng/kg 的速度输入。两次之间的间隙为 1～2 小时。GnRH 能够诱导排卵的最低剂量 25ng/kg 可使黄体期孕酮分泌较少。静脉或皮下给予 GnRH 均可成功地诱导排卵。静脉输入与皮下注射相比，静脉输入的排卵结果比较可靠但有较多的技术问题（如静脉导管脱落）和感染的危险较高等。

临床监测主要为 B 超声监测卵泡，血清 E_2 测定及基础体温（BBT）。应用 GnRH 治疗发生多胎妊娠和 OHSS 的可能性较小。如果用药 2～3 周后仍无反应，则 GnRH 每次可增加 10～20μg。

研究者们直接比较了 Gn 和 GnRH 治疗的结果，二者的排卵率和妊娠率是相等的。然而应用 Gn 治疗的多胎妊娠率较 GnRH 治疗高（14 比 8%）。这可能是由于应用 Gn 治疗多卵泡发育的发生率较 GnRH 治疗高（48 比 19%/每周期）。

（7）溴隐亭治疗　闭经伴有高泌乳素血症及垂体微腺瘤伴泌乳素高的不育患者应用溴隐亭治疗可达到排卵和妊娠的目的。用药剂量从每日 1.25mg 开始，逐渐增加至每日 7.5mg，维持此剂量，同时测 BBT，一般可达排卵及妊娠。对于垂体微腺瘤患者，大约 10%在妊娠期间垂体瘤增大，需手术治疗。因此对垂体微腺瘤患者诱导排卵前需进行减少妊娠并发症的治疗，如手术、放射或药物等治疗使瘤体缩小后再妊娠。妊娠后是否停药目前尚有争议。有人主张妊娠期间继续服药以减少妊娠并发症，但也有人考虑到不除外溴隐亭对胎儿的影响，主张确诊妊娠后停药，但必须严密随诊。一旦出现头痛加剧、视野缺损等，可根据病人意愿终止妊娠或于妊娠期行脑部手术。垂体瘤对分娩一般无不良影响。

3．黄体期不足的治疗　子宫内膜活检证实子宫内膜发育的成熟度比取内膜时月经周期的实际日期应有的成熟度至少落后两天可诊断为黄体期不足。最常见的原因是卵泡发育和排卵异常引起雌、孕激素分泌异常，导致子宫内膜延迟成熟。孕激素缺乏是导致黄体期不足的直接因素。孕激素的剂量和持续的时间可对子宫内膜产生影响。如果孕激素浓度正常而持续的时间少于正常可产生黄体期不足。如果相反，即使孕激素持续的时间正常，仅浓度低于正常亦可发生黄体期不足。一个少见的原因是子宫内膜的抗雌、孕激素的作用。理论上，子宫内膜反复地出现月经周期延迟能够导致胚胎种植时子宫内膜仍准备不足。这样可减少生育力。然而，大约 40%以上的正常妇女在子宫内膜成熟时能够延迟两天，并且连续的子宫内膜病理可证实大约有 7%的正常生育年龄妇女子宫内膜延迟成熟可连续两个周期。这种子宫内膜活检证实月经周期延迟的发生率取决于确定排卵时间的方法。如果以月经来潮确定排卵"时间"，大量的子宫内膜活检将证实成熟"延迟"。如果以超声和 LH 峰的测定排卵的时间，子宫内膜活检证实很少延迟成熟。

如果黄体不足的定义是子宫内膜延迟成熟 4 天或更多，在黄体不足和减少生育力之间的关系具有临床意义。对于子宫内膜延迟成熟 4 天以上的不育患者进行治疗将明显增加生育能力。

两种常用的黄体不足的治疗是应用 CC 或注射 Gn 诱导排卵和阴道孕激素坐药补充黄体酮。CC 和外源性的 Gn 刺激均可克服黄体不足的主要原因，即不正常的卵泡发育。排卵后 3 天每日两次孕激素坐药每次 25～50mg，可治疗子宫内膜延迟成熟。

（何方方）

参　考　文　献

1. Mosher WD. Infertility: Why business is booming. Am Demograph, 1987, 9:42~43.
2. 葛秦生，张党生，赵珩，等．大连地区不育流行病学调查．生殖医学杂志，1992，1（1）：12~15.
3. Who Scientific Group Report. Recent Advances in Medically Assisted Conception. WHO Technical Report Series 820. Geneva, World Health Organization, 1992.
4. 徐苓，谷青霞，何方方，等．女性不育的病因和预后．生殖医学杂志，1992，1（2）：81~84.
5. Collins JA. Unexplained infertility. In: Keye WR, Chang RJ, Rebar RW, Soules MR eds. Infertility: Evaluation and Treatment. Philadelphia: Saunders, 1995. 249~262.
6. Reindollar RH, Novak M, Tho SPT, et al. Adult onset amenorrhea: A study of 262 patients. Am J Obstet Gynecol, 1986, 155:531~543.
7. Laufer MR, Floor AE, Parsons KE, et al. Hormone testing in women with adult onset amenorrhea. Gynecol Obstet Invest, 1995, 40:200~203.
8. 何方方，徐苓，葛秦生．女性不育输卵管检查法评估．生殖医学杂志，1993，2:28~32.
9. Pasquali R, Antenucci D, Casimirri F. Clinical and hormonal characteristics of obese and amenorrheic hyperandrogenic women before and after weight loss. J Clin Endocrinol Metab, 1989, 68:173~178.
10. Greenblatt RB, Barfield WE, Jungck EC et al. Induction of ovulation with MRL-41. JAMA, 1961, 178:101~106.
11. 谷春霞，葛秦生，张以文，等．氯底酚的临床应用．中华妇产科杂志，1980，15:234.
12. Garcia-Flores RF, Vazquez-Mendez J. Progressive dosages of clomiphene in hypothalamic anovalation. Fertil Steril, 1984, 41:543.
13. 何方方，谷春霞，林守清，等．克罗米芬延长法诱导排卵治疗不育．生殖医学杂志，1996，5:7~10.
14. Daly DC, Walters CA, Soto-Albors CE, et al. A randomized study of dexamethasone in ovulation induction with clomiphene citrate. Fertil Steril, 1984, 41:844~848.
15. Gemzell CA, Diczfalusy E, Tillinger KG. Clinical effet of human pituitary follicle stimulating hormone. J Clin Endocrinol Metab, 1958, 18:1333~1339.
16. Homburg R, Levy T, Ben Rafael Z. A comparative study of conventional regimen with low dose FSH for ovulation in PCOS. Fertil Steril, 1995, 63:729~733.
17. Homburg R, West C Torresani T. Cotreatment with human growth hormone and gonadotropins for induction of ovulation: A controlled clinical trial. Fertil Steril, 1990, 53:254~260.
18. Santoro N, Wierman ME, Filicori M et al. Intravenous administration of pulsatile gonadotropin releasing hormone in hypothalamic amenorrhea. Effects of dosage. J Clin Endocrinol Metab, 1986, 62:109~116.
19. Yen, Jaffe, Barbieri. Reproductive Endocrinology. 4th Edition. Philadelphia: Saunders, 1999. 562~590.

第二节　性　早　熟

一、定义

女性性早熟（precocious puberty）通常指8岁前乳房发育或10岁前月经来潮。界定的年龄范围是根据统计学与临床的资料。女性性早熟更常见，约是男性的8倍。

二、青春期的正常发育过程

青春期是妇女从儿童期发育到性成熟具有生育能力的过渡时期。其发育、成熟的过程主要由生殖内分泌系统调节。

女性生殖内分泌系统的发育在胚胎早期即已开始。女性性腺卵巢的典型组织学形态——始基卵泡约在胚胎13周末出现。约20周时生殖细胞数达到峰值，约为600万～700万，其中含初级卵母细胞的始基卵泡约480万。孕28周时出现初级卵泡，其卵泡膜内层细胞能产生雌激素，但卵泡不能发育成熟达排卵，在不同发育阶段萎缩。儿童期卵巢内卵泡生长、发育及萎缩等过程继续发生，至青春早期仅约有30万个卵泡。

从孕10周开始，可从胎血循环中测出促性腺激素（Gn）及雌激素（E），由于妊娠期间大量来自胎盘的雌激素的负反馈抑制作用，Gn的分泌保持在低水平。出生时，婴儿已具备有功能的下丘脑－垂体－卵巢轴；即下丘脑有合成促性腺激素释放激素（GnRH）的功能，垂体有分泌Gn的功能及卵巢有合成类固醇激素的功能。

出生后至儿童期，生殖内分泌系统及其反馈调节系统功能没有中断。由于中枢神经系统尚未发育成熟，下丘脑对E的负反馈作用较敏感，即使少量E也会抑制下丘脑功能，使Gn分泌维持在较低水平。

发育至青春期时，中枢神经系统－下丘脑－垂体－卵巢轴系统进一步发育。其变化表现为：

1. 下丘脑对E的负反馈机制的敏感性下降　低水平的E已不足以抑制GnRH的分泌，结果垂体分泌Gn增加，刺激卵泡发育，产生E而有青春期周身改变。这种敏感性的下降不受E的影响。Gn水平升高首先表现在卵泡刺激素（FSH）的增加，到青春中期达到成人水平。此后黄体生成激素（LH）迅速增加，可超过FSH水平。

2. 正反馈机制的发育　此机制在胚胎期即已建立，青春期前没有发挥作用。在青春中期以后显现功能。它的发育受体内E的调节，E能影响垂体对GnRH的敏感性，正反馈主要表现在排卵前Gn的释放突增，而负反馈主要是调节Gn的持续性分泌。通过正负反馈构成下丘脑－垂体－卵巢轴的完整体系。

青春期开始的年龄及发育程度有明显的个体差异。主要受遗传因素影响，其他如营养状态、体质、精神、社会因素也起很大作用。性发育开始后两年内进行速度较快，以后缓慢，整个发育过程大约需时4～5年。

青春期发育按一定的顺序进行：

1. 乳房发育　大约在10～11岁时乳房受E影响迅速发育。个体差异很大。一般在9～10岁时，乳头开始发育，10～11岁乳腺组织增生，形成乳核，乳晕增大，12～13时乳房明显增大，乳晕及乳头色素沉着。

2. 阴、腋毛的出现　乳房发育后一年左右出现阴毛生长，其后1.5～2年月经来潮。腋毛的发育经常发生在初潮前后。阴、腋毛的生长受肾上腺皮质分泌的雄激素的刺激，故其出现被认为是肾上腺皮质功能开始。

3. 身材的增长　青春期前，大约在11～12岁，躯体生长速度突增，两年内达到最高水平，增长最快的年龄约在12岁左右，增长速度为6.2～10.4cm/年。

4. 外生殖器的发育　青春期特点为阴唇色素沉着，在膀胱截石位时不用分开大阴唇即可见到小阴唇。

5. 月经初潮　是青春期发育的一个重要标志。初潮多发生在乳房发育后的2年左右。

三、性早熟的分类

性早熟可分为同性性早熟及异性性早熟两大类。同性性早熟，即早熟的第二性征与基因性别与性腺性别一致，如女孩的女性化特征与男孩的多毛。异性性早熟，指早熟的第二性征与基因性别不一致，如女孩的多毛症状与男孩的女性化。进一步分类见表10-1。

1. 同性性早熟　同性性早熟可以分为3种类型。鉴别性早熟的类型有很重要的临床意义。真性性早熟的大多数病例是特发性的，良性的，由非卵巢源性的因素造成。但原发卵巢的病变可引起假性性早熟，有时是致命性的肿瘤造成。因此区分性早熟的类型对于治疗非常重要。

表10-1　性早熟的分类

同性性早熟
1. 真性性早熟
(1) 特发性
(2) 脑部器官疾病
(3) 先天性肾上腺皮质增生（延迟治疗）
2. 假性性早熟
(1) 卵巢肿瘤
(2) 肾上腺肿瘤
(3) McCune-Albright综合征
(4) Russel-Silver综合征
(5) 含雌激素的药物
3. 青春期发育的特殊类型
(1) 乳房早熟
(2) 腋毛早熟
(3) 阴毛早熟
异性性早熟
1. 卵巢肿瘤
2. 肾上腺肿瘤
3. 先天性肾上腺皮质增生（延迟治疗）

(1) 真性性早熟（下丘脑-垂体轴早熟）　真性性早熟也称为完全型同性性早熟，特征是过早的、青春期的发育。虽然过早（有时甚至在婴儿期），但下丘脑-垂体-卵巢轴的周期功能正常，可有促性腺激素的分泌峰，卵泡成熟并排卵。有周期的月经来潮与排卵是真性性早熟的显著特点。

约90%的性早熟是特发性的。这些病例中，找不到下丘脑-垂体-卵巢轴早熟的证据。但约有一半的病人脑电图异常，促性腺激素与性腺甾体激素的基础水平升高，LH的脉冲频率与波幅及对给予的LHRH后的反应仍在正常范围内。第二性征与排卵周期的过早出现可发生妊娠，引起明显的心身损害。因此，必须及早做出诊断。

约10%的真性性早熟的女孩有脑源性疾病。其中一半是由于脑部的肿瘤，其他引起性早熟的脑部疾病包括脑炎、结核性脑膜炎；头部损伤；瘢痕隔断下丘脑至垂体间通道，下丘脑失去了对垂体的控制，垂体功能活跃；先天性畸形：脑发育不全、小头畸形、脑积水等；肿瘤：间脑错构瘤、神经胶质瘤、颅咽管瘤、畸胎瘤等。将脑部疾病引起的与特发性的性早熟区分开很重要，其中一些病人开始诊断为特发性性早熟而后来又可能被证实患有脑源性疾病。那些脑源性的性早熟在出现性早熟之前，即已表现有神经的症状与体征。头部的CT与MRI的影像学检查有助于诊断。鉴于CNS肿瘤的位置，手术和放疗都有困难度，例如手术切除下丘脑hamartomas后可能死亡，如果肿瘤发展缓慢并且可通过影像学技术监测，不建议手术，当出现性早熟体征和症状时可应用药物疗法控制。

极少数同性性早熟病例是由于治疗 21－羟化酶缺乏引起。21－羟化酶缺乏型先天性肾上腺皮质增生儿童在开始糖皮质激素补充治疗后，可能要经历同性性早熟。

(2) 同性假性性早熟或不完全型性早熟　同性假性性早熟患者通常本身并无排卵，由内源性或外源性的雌激素作用后出现。分泌雌激素的卵巢囊肿或肿瘤（颗粒细胞瘤或泡膜细胞瘤）是最常见的病因。Peutz－Jeghers 综合征的小肠息肉与粘膜下色素沉着与卵巢肿瘤分泌的雌激素有关，可伴有性早熟。多数卵巢肿瘤通过三合诊检查能够发现，超声 CT 或腹腔镜也有帮助。肿瘤多为单侧、良性、可通过附件切除而治愈。促性腺激素水平被抑制，LH 对 LHRH 的反应变迟钝。卵巢囊肿诊断上可能有困难。超声可有助于区分良性的囊肿与实性的卵巢肿瘤，但最终大多数病例仍需要腹腔镜检查。卵巢 teratomas 或绒癌分泌单纯的 HCG 似乎不引起性早熟，除非肿瘤分泌雌激素。极少的情况下，肾上腺的女性化肿瘤分泌雌激素或雄激素（在腺外芳香化为雌激素）可引起性早熟。

其他类型的性早熟包括两种疾病，偶尔与促性腺激素分泌增加相关。一种是 McCune－Albright 综合征，这种病在女孩更常见，病因不清。另一种疾病是甲状腺机能减退，通常引起青春期延迟与闭经，但偶尔可能出现性早熟，原因不清。

Russell－Silver 综合征罕见，可能伴发性早熟。含有雌激素的药物疗法包括口服避孕药，有雌激素污染的肉或家禽及含有雌激素活性的食品也可能是不完全型假性性早熟的病因。

(3) 青春期发育的特殊类型　在一些同性性早熟的病例，可能为单个组织的发育，例如乳腺发育或腋毛或阴毛的发育。

1）乳房早熟　8 岁以前乳腺发育，而没有雌激素作用的其他证据或骨龄提前。其原因可能是与青春期前雌激素分泌的短暂增加或终末器官对循环中低水平雌激素的敏感性增加有关。乳腺早发育常在 2 岁前发生，很少在 4 岁后出现。乳房早熟是自限性的并且可自然缓解。

2）性毛早熟　多见于较大的青春前期儿童。毛先在大阴唇处出现，继而阴毛、腋毛生长，体毛无变化，内生殖器及其他性征未发育，直到 10～12 岁出现正常青春期发育，无男性化表现。病因不详，可能是毛囊对雄激素刺激过敏，或肾上腺皮质功能提早活动。此种情况无需特殊处理，但应密切观察其他性早熟症状的出现。

2. 异性性早熟　女性青春期前的多毛通常是由于先天性肾上腺皮质增生或肾上腺、卵巢分泌睾酮引起。

四、性早熟的诊断与治疗

对性早熟的诊断应包括详细的病史与体格检查（包括妇科检查），其他检查有超声、卵巢与肾上腺的 CT、骨龄、血促甲状腺激素，促性腺激素与雄激素、雌激素水平。头部 CT 与 MRI 可协助除外脑部肿瘤（表 10－2）。

对脑部肿瘤的治疗包括手术与放疗。卵巢肿瘤的治疗是手术。对于促性腺激素依赖型性早熟的最有效治疗方法是 LHRH 类似物。该药可快速抑制乳腺发育与阴道出血，并终止骨成熟。但昂贵的价格限制了使用，若条件允许，可首选之。对性早熟治疗经验最多的是应用各种强效孕激素，该类制剂有左旋－18－甲炔诺酮，醋甲孕酮（安宫黄体酮），醋酸环丙孕酮等。左旋－18－甲炔诺酮每日口服 1～2mg，安宫黄体酮肌肉注射每 2～4 周一次，每次 100

~200mg，治疗应个体化。这些治疗通常可有效抑制卵巢产生雌激素与排卵，但不能持续抑制骨成熟或预防骨骺愈合与身材矮。McCune - Albrigtht 综合征对芳香化酶抑制剂如 testolactone 有反应。甲状腺功能减退可使用甲状腺素治疗。

表 10-2　性早熟的检查与治疗

诊断性检查
病史与体格检查
骨龄
脑部影像学检查
卵巢超声
肾上腺 CT 检查（如有多毛）
甲状腺功能试验
雌二醇
FSH，LH，hCG
睾酮，双氢睾酮，17-羟孕酮（如有多毛）
治疗
同性性早熟
真性性早熟
特发性
LHRH 类似物/孕激素
脑部器官疾病
手术、放疗、LHRH 类似物/孕激素
先天性肾上腺皮质增生（延迟治疗）
LHRH 类似物/孕激素
假性性早熟
卵巢肿瘤
手术
肾上腺肿瘤
手术
McCune - Albright 综合征
Testolactone，ketoconazole
Russel - Silver 综合征
LHRH 类似物/孕激素
含雌激素的药物疗法
停用
青春期发育的特殊类型
观察
异性性早熟
卵巢肿瘤
手术
肾上腺肿瘤
手术
先天性肾上腺皮质增生（延迟治疗）
LHRH 类似物/孕激素

（孙爱军）

参 考 文 献

1. Buzi F, Pilotta A, Dordoni D, et al. Pelvic ultrasonography in normal girls and in girls with pubertal precocity. Acta Paediatr, 1998, 87(11):1138~45.
2. Clark PA. Puberty: when it comes too soon guidelines for the evaluation of sexual precocity. Ky Med Assoc, 1998, 96(11):440~7.
3. Feuillan PP, Jones JV, Barnes K, et al. Reproductive axis after discontinuation of gonadotropin-releasing hormone analog treatment of girls with precocious puberty: long term follow-up comparing girls with hypothalamic hamartoma to those with idiopathic precocious puberty. J Clin Endocrinol Metab, 1999, 84(1):44~9.
4. Ibanez L, de Zegher F, Potau N. Premature pubarche, ovarian hyperandrogenism, hyperinsulinism and the polycystic ovary syndrome: from a complex constellation to a simple sequence of prenatal onset. J Endocrinol Invest, 1998, 21(9):558~66.
5. Klein KO, Mericq V, Brown-Dawson JM, et al. Estrogen levels in girls with premature thelarche compared with normal prepubertal girls as determined by an ultrasensitive recombinant cell bioassay. J Pediatr, 1999, 134(2):190~2.
6. Klein KO. Precocious puberty: who has it? Who should be treated? Comment on: J Clin Endocrinol Metab, 1999, 84(2):415~23. J Clin Endocrinol Metab, 1999, 84(2):411~4.
7. Low LC, Wang Q. Gonadotropin independent precocious puberty. J Pediatr Endocrinol Metab, 1998, 11(4):497~507.
8. Nakayama Y, Arisaka O, Shimura N, et al. Analysis of bone mineral density and polymorphism of estrogen receptor gene in patients with precocious puberty. Endocr J, 1998, 45(Suppl):S183~4.
9. Ohyama K, Tanaka T, Tachibana K, et al. Timing for discontinuation of treatment with a long-acting gonadotropin-releasing hormone analog in girls with central precocious puberty. TAP-144SR CPP Study Group. Endocr J, 1998, 45(3):351~6.
10. Pasquino AM, Pucarelli I, Paseri F, et al. Progression of premature thelarche to central precocious puberty. J Pediatr, 1995, 126:11~4.
11. Pasquino AM, Pucarelli I, Segni M, et al. Adult height in girls with central precocious puberty treated with gonadotropin-releasing hormone analogues and growth hormone. J Clin Endocrinol Metab 1999, 84(2):449~52.
12. Partsch CJ, von Buren E, Brand M, et al. Efficacy of the subcutaneous reformulated triptorelin depot in children with central precocious puberty. Acta Paediatr, 1998, 87(12):1240~4.
13. Uriarte MM, Klein KO, Barnes KM, et al. Gonadotrophin and prolactin secretory dynamics in girls with normal puberty, idiopathic precocious puberty and precocious puberty due to hypothalamic hamartoma. Clin Endocrinol, 1998, 49(3):363~8.

第三节 性发育异常

性的发育过程是一个复杂的连续的过程。受精首先是性染色体的组成，然后根据性染色体，性腺发育为睾丸或卵巢。睾丸在胚胎早期分泌睾酮与副中肾管抑制激素（苗勒管抑制因子，MIF），睾酮通过5α还原酶的作用转化为双氢睾酮，睾酮和双氢睾酮使内外生殖器发育为男性，MIF抑制副中肾管发育为卵巢和子宫。胚胎早期若没有睾酮与副中肾管抑制素，内外生殖器不发育为男性，仍维持女性内外生殖器。男性生殖器的发育依赖于睾丸在胚胎早期分泌睾酮与副中肾管抑制素；女性生殖器的发育不依赖与卵巢。

一、性发育异常的分类及临床表现

性发育异常的分类一直沿用：真两性畸形，女性假两性畸形与男性假两性畸形。近年来由于生殖医学基础理论的发展，对每种性发育异常有了更深入的了解，简单地按真、假两性畸形分类已不足以反映各种类型的性发育异常。北京协和医院妇产科妇科内分泌组对性发育异常试用了一种简便和实用的分类法。在十余年间收集了在我院临床所见的各种类型的性发育异常共417例，均可归入这一类，说明这一分类是切实可行的。

1．性染色体异常　包括性染色体数目与结构异常。

(1) 先天性卵巢发育不全（Turner综合征）　包括缺失一个X染色体，或部分X染色体，或缺失与不同数X染色体的各种嵌合。除性腺发育不全外，亦有躯体发育异常的特征如身矮或颈蹼等。

(2) 超雌　性染色体多于2个X，如47，XXX，48，XXXX等。

(3) XO/XY性腺发育不全　此类曾称为混合型性腺发育不全，原来认为这类患者的性腺一侧为发育不全的睾丸，一侧为发育不全的卵巢。但在临床病例中除符合上述定义者外，亦有双侧为发育不全的睾丸或卵巢，因此不能全部称为混合型性腺发育不全。在这些病例中惟一的共同点是性染色体为XO/XY。目前国际上亦采用XO/XY性腺发育不全的名称。

(4) 曲细精管发育不全（Klinefelter综合征）　染色体核型为47，XXY，此类患者大部分就诊泌尿男学科或内分泌科。

(5) 真两性畸形　此类患者性染色体可有数异常与各种嵌合型，因此亦列入性染色体异常。亦可有正常性染色体，如46，XX或46，XY，但性腺属真两性畸形，因此亦列入性腺发育异常。分类中重复的惟此一类。

2．性腺发育异常　此类特征是性染色体正常，但性腺发育异常。

(1) XY单纯性腺发育不全和XX单纯性腺发育不全　这两类均属单纯的性腺发育不全。社会性别均为女性，但均无女性特征。就诊主诉为第二性征不发育与原发闭经，需区别性染色体。若为XX，按原发闭经处理；若为XY，易发生性腺肿瘤，应切除双侧发育不全的睾丸。

(2) 睾丸退化　此类睾丸早期曾有发育，但中途退化。临床表现为外生殖器曾受睾酮的影响，如阴蒂稍增大，会阴体部分融合。因睾丸退化外生殖器不再发育。

(3) 真两性畸形　此类染色体正常，但性腺同时具有睾丸和卵巢两种成分，为真两性。

3．性激素与功能异常　性激素（主要是雄激素）与功能异常所造成的性发育异常。

(1) 雄激素过多

1) 酶的缺乏造成肾上腺合成过多的雄激素，使染色体核型为46，XX的女性男性化(先天性肾上腺皮质增生的21－α羟化酶缺乏及11－β羟化酶缺乏)。

2) 外源性雄激素过多　母亲早孕期服用雄激素类药物，使染色体核型为46，XX的女性胎儿外生殖器男性化。

(2) 雄激素缺乏　另一种先天性肾上腺皮质增生的17－α羟化酶缺乏。酶的缺乏造成肾上腺和睾丸不能合成雄激素，此外亦影响合成皮质醇、雌二醇与醛固酮，影响男性或女性的发育，可使染色体核型为46，XY的患者的男性性征不发育而表现为女性，但由于患者亦无雌激素分泌，性征一直保持幼女型。同时可发生低血钾和高血压的表现。

(3) 雄激素功能异常 对雄激素不敏感综合征或原称睾丸女性化。这是一种雄激素受体缺陷的性激素发育异常。临床观察到有两大类：完全型与不完全型。完全型临床表现为发育良好的女性，但无阴毛、腋毛，阴道为盲端无子宫。不完全型临床表现为不同程度的男性与生殖器发育不全。

二、性发育异常患者的治疗

性发育异常患者往往有发育不良或根本未发育的睾丸，有外阴不同程度的男性化畸形，并且缺乏与其性别相对应的性激素。下面分别讨论一下对此类患者这三个方面的处理原则和方法。

1. 正常男性的睾丸一般都下降至阴囊内，而性发育异常患者存在于腹腔内或腹股沟内未下降的睾丸组织，由于长期受到体内相对较高的体温的作用会发生癌变。其原因可能与Y染色体上的Y－Q抗原在长期相对高温的作用下会发生变异有关。因此一旦确诊即应尽早行手术切除。但在雄激素不敏感综合征不完全型患者，雄激素对生长发育仍有一定的作用，而且此病癌变发生较晚，因此可待青春发育后，即15岁以后再行手术切除性腺。

性发育异常患者的性腺可有不同类型，如条索状、发育不良的睾丸、发育不良的卵巢、一侧卵巢一侧睾丸、卵睾体等多种。如患者希望保持女性性别，那么医师在手术中应尽量保留卵巢成分，彻底切除睾丸成分，卵睾体在卵巢和睾丸组织之间也是有一定界限的。根据北京协和医院妇科内分泌的经验，即使是性发育异常患者的性腺中也可有具有一定功能的卵巢，有些在切除了睾丸成分后甚至可以妊娠并生育。

性发育异常患者发育不良的睾丸可能存在于不同部位。如果位于腹腔内则经仔细分辨后，易于切除。但有时进入腹腔后不能发现性腺，此时应考虑到性腺位于腹股沟内的可能性。应沿圆韧带探查至盆壁，并牵拉圆韧带，分离部分周围组织，即可将性腺自腹股沟内牵出。钳夹、切断、缝扎切除性腺后，将腹股沟管内口荷包缝合并加固，以防疝的发生。此外性腺还可以自腹股沟管疝出，此时仍应行开腹手术，探查腹腔情况，并按同法切除性腺。若患者因可疑肠疝在外科进行手术请妇科会诊时，亦应行开腹探查。患者的子宫是否切除应进行个体化考虑。如患者年龄较轻，术前行人工周期疗法可有撤退出血，并希望以后可以借卵妊娠者可以保留子宫，否则应予切除。

2. 社会性别为女性或希望成为女性的性发育异常患者因雄激素代谢异常，常会造成外阴的畸形。

外阴畸形按其程度可分为5型：

Ⅰ型：阴蒂稍大，阴道与尿道口正常；

Ⅱ型：阴蒂较大，阴道口为漏斗型，但阴道与尿道口仍分开；

Ⅲ型：阴蒂显著增大，阴道与尿道开口于一个共同的尿生殖窦；

Ⅳ型：阴蒂显著增大，阴蒂基底部为尿生殖窦，类似尿道下裂，唇囊摺部分融合；

Ⅴ型：阴蒂似男性，尿道口在阴蒂头部，唇囊完全融合，此型常误认为有隐睾与尿道下裂的男性。

外阴整形手术主要分为两个步骤，肥大阴蒂的缩小手术和阴道整形手术。由于阴蒂是女性重要的性器官，为了提高患者术后的生活质量，在手术时应尽量保留阴蒂的功能。阴蒂缩小复位术是一个很好的术式，手术时将附着于阴蒂皮肤内侧传导阴蒂头感觉的神经及血管分离，并分离阴蒂海绵体背动、静脉，单纯切除增大的阴蒂海绵体，将阴蒂头缝合于耻骨联合上。这种手术保留了阴蒂头的血供和神经传导，保留了阴蒂的功能。为了尽量减少疾病对患者心理的影响，阴蒂手术应尽早进行。阴道手术原则上应在患者婚前进行，但如畸形不重，亦可在行阴蒂手术的同时进行。

3．性发育异常患者经手术纠正畸形后的激素替代问题。先天性肾上腺皮质增生患者应于内分泌科就诊，补充皮质激素。性腺切除的患者则需补充性激素。原则上讲，保留子宫的患者应行周期治疗，切除子宫或无子宫的患者可行单纯雌激素治疗。但应注意，雌激素有促进骨骺愈合的作用，不能过早补充。如患者年幼，需待青春发育时再开始补充激素。如果是XO/XY性腺发育不全等身高较矮的患者，可补充含少量雄激素的药物。如Tibilone（利维爱）1.25mg qod。详见第九节。

（郁　琦）

第四节　功能失调性子宫出血

功能失调性子宫出血简称“功血”，是妇科的常见病之一。是神经内分泌失调所引起的子宫出血。妇女在一生中或多或少会发生“功血”，表现为无规律的或有规律的，量或多或少，时间或长或短的子宫出血。

一、发病机制

正常的月经依赖于正常的雌－孕激素周期性改变，即子宫内膜在雌孕激素影响下相应地改变。内膜的周期改变大致分为三期：增殖期、分泌期与月经期。由月经停止至至排卵期是在雌激素的影响下，子宫内膜腺体增生，间质增多而明显增厚为增殖期，排卵后在雌、孕激素的作用下，腺体细胞分泌，腺体扩张弯曲并彼此靠拢，然后间质改变明显，组织水肿，最后出现蜕膜前的改变。如果卵子未受精，黄体退化，雌、孕激素水平下降，宫内膜失去支持而皱缩，水肿消失，螺旋动脉挤压收缩，静脉回流减慢，宫内膜缺血严重，血细胞渗出，血管破裂出血，内膜坏死，功能层脱落为月经。在止血功能正常情况下和下一周期雌激素的影响下，创面及时愈合而血止。因此，当神经内分泌功能失调，卵巢不能分泌正常的雌孕激素水平时，便会发生功血。

二、功血的分类及其诊治

功血主要分为无排卵型功血和排卵型功血。

1．无排卵型功血　最为常见，占功血的80%～90%，主要发生于青春期和绝经过渡期，即生殖功能开始发育和衰退的两个波动较大阶段，称为青春期无排卵型功血和绝经过渡期无排卵型功血。青春期功血是由于青春期下丘脑－垂体轴之间的关系不稳定，不能达到排卵而出现无排卵型功血。从初潮至下丘脑－垂体－卵巢轴建立正常的复杂关系所需的时间有时长达5年或更长。过渡期功血是由于卵巢功能衰退，卵泡不能发育成熟导致无排卵型功血。少数发生于生殖期，如流产后或产后需要重新恢复排卵功能的时期，或因其他各种因素影响排卵功能而出现无排卵型功血。

（1）临床表现 完全没有周期规律的子宫出血。受单一雌激素长期作用后内膜厚，一旦雌激素水平下降，则坏死多，出血多而时间长，反之。出血多时有大血块，红蛋白可低至30～40g/L。当宫内膜不是大片的全部脱落，而是区域性的坏死脱落，则出血时间长，有时可长达数周，而当卵巢内的卵泡接连不断地生长发育，雌激素维持在一定水平，宫内膜无坏死，临床上就表现为出血前闭经，闭经时间有时可长达数周甚至1年。

如果40岁以上妇女，从有规律的月经周期变为不规律，提前或错后，发生出血不止，基础体温（BBT）单相，排除其他器质性病变，一般即为过渡期功血。

（2）辅助检查

1）妇科检查 属正常范围。部分患者可有轻度男性毛发分布。

2）阴道涂片检查 雌激素水平可以轻度低落或正常，或高度影响。

3）实验室检查 FSH相对过多，协同正常水平LH，或FSH/LH比例不协调，雌激素水平位于卵泡期，P值低。

4）子宫内膜检查 可见增殖期，单纯增生，偶可见复合增生或不典型增生。

5）BBT单相。

6）血常规 了解血红蛋白，血小板数及出凝血时间。

（3）鉴别诊断 需除外全身性疾病，生殖系统器质性病变或用避孕药的医源性出血。应注意：往往功血也可能合并器质性疾病，但如果BBT单相，子宫出血，便可以确诊无排卵型功血。

（4）治疗

1）青春期无排卵型功血的治疗是止血与恢复排卵

①止血治疗 子宫内膜脱落止血——又称“药物性刮宫”：用于一般情况好，血红蛋白在70g/L的患者，往往是用二联撤退：黄体酮20mg＋丙睾25mg im qd×3天。其原因为，孕激素可将增殖期或单纯增生的内膜转为分泌期，停药后，内膜脱落出血如月经，然后在自身雌激素影响下修复而出血停止。由于单用孕激素撤退出血在第2～3天出血较多，尤其是当宫内膜较厚时，红蛋白可下降了2～3g，睾酮能对抗雌激素的作用，能减少充血，从而减少出血量，但睾酮用量大而长时，可抑制卵巢与垂体功能。停药后一般1～3天即有撤退性出血，一般出血共7天，有时可少量出血延长2～3天，若出血不按期止，要进一步检查。若用孕激素偶尔引起排卵，有可能停药后2周才有撤退性出血。

子宫内膜生长修复止血：用于一般情况好，红蛋白低至60g/L的患者。雌激素促使宫内膜迅速生长修复而血止。具体方法：苯甲酸雌二醇2mg，肌注，观察4小时，若出血停止或明显减少，可观察到6或8小时，一旦又有出血增加，可再给2mg肌注，以后按2mg，im，q6h或q8h。有时可观察到12小时，用2mg，im，q12h。如果第一次用药4小时时血量无明显减少，则用2mg，肌注，q4h，同时积极辅助治疗，如输血，一般止血药及补铁药等。若出血时间长，贫血状态重，易继发感染，可预防用抗生素。

出血停止用药3天，以后每3天减量1/3，直到Hb升到90～100g/L再予黄体酮20mg＋丙睾25mg肌注qd，共3天，让内膜彻底脱落止血。

刮宫止血法：刮宫可以达到止血目的，又可了解内膜反应，除外宫腔病变，但对于青春期无排卵型功血患者，往往不被患者和家属接受，有时器械刮宫不能将内膜全部刮尽，术后仍有出血的可能。临床上多用于药物治疗效果不好的病人。

雌激素加大量孕激素治疗：对于用苯甲酸雌二醇 2mg，q4h，3 天以上血仍不止的患者，可以试用黄体酮 20mg，肌注，bid，共 5~10 天同时苯甲酸雌二醇逐渐减量，同时停药后可出现撤退性出血。

②恢复排卵功能　恢复排卵功能是从根本上治疗无排卵型功血，但治愈往往比较困难。于撤退出血或月经第 5 天予舒经酚 50~100mg qd，共 5 天，测 BBT 连用 6 个月，停药后一部分人能恢复排卵。仍有一部分患者 BBT 单相，对于这类患者，可用安宫黄体酮 2mg，qd，共 14 天/月定期撤退，或口服短效避孕药，如妈富隆 1 片，qd，共 21 天/月，但后者往往不被未婚妇女接受。对于已婚妇女，有生育要求者，积极促排卵，争取怀孕，分娩后部分患者月经正常，部分仍为无排卵型功血，可用妈富隆，既能维持月经，又能预防偶尔排卵导致怀孕。

2）过渡期功血的治疗　止血的原理：加用孕激素使宫内膜变为分泌期脱落止血，加大睾酮用量，可使撤退出血量减少。黄体酮 20mg + 丙睾 50mg，肌注，qd，共 3 天。如果撤退不按期止血，应刮宫，除外器质性病变。第一次撤退止血成功后，可等待 2 个月，若不出血，可用黄体酮 20mg，肌注，qd，共 3 天，或安宫黄体酮，4mg，qd，共 14 天，使内膜脱落一次。一般内膜受单一雌激素作用 3 个月，内膜将生长较厚，撤退出血较多。所以停经 2 个月应撤退一次；若 2 个月之内开始出血，应立即用上述孕激素让内膜彻底转化为分泌期再脱落。如果用了孕激素超过 2 周仍未来月经说明体内雌激素水平很低，不足以让内膜生长来月经了。但进入过渡期的患者可能在某一时期又有一个卵泡发育，导致一次月经。

2．排卵型功血　发生于有排卵的妇女，以中年及过渡期较为多见，临床表现呈月经有周期规律，但在周期的不同时期规律地出现异常出血，妇科检查正常。

可分为以下几种类型：

(1) 排卵期出血　排卵期阴道分泌物有 1~2 天粉色，或有明显出血如点滴或少量月经样为排卵期出血，属生理现象其原因可能是排卵时雌激素水平下降偏高，不能维持宫内膜而有少量出血，当黄体形成而分泌足量雌孕激素时宫内膜修复而出血停止。

诊断：根据 BBT 记录，在体温上升日前后规律少量出血便可确诊。

无满意的治疗方法，可以不治疗，不影响健康，但影响性生活及受孕和生活上的不方便。

(2) 黄体功能不足　多见于 40 岁以上妇女，卵巢功能开始衰退，黄体期缩短或经前开始少许出血，然后才有正式月经。其原因为黄体过早衰退，分泌雌孕激素不足，不能支持宫内膜或宫内膜反应不良。对于生育年龄可影响生育，若能怀孕亦易发生早期流产或习惯性流产。

诊断：观察几个周期 BBT，表现为黄体期短于 12 天或体温较早下降，或上升幅度 < 0.3，或黄体期体温上下波动较大。

治疗：有生育要求，用促排卵药物氯底酚能改善黄体功能。无生育要求者若经前少许出血，希望治疗者可黄体酮补充孕激素。

(3) 黄体萎缩不全　月经按期来潮，但出血时间延长至 10 多天，其原因为由于黄体萎缩不全，雌孕激素不能迅速下降，宫内膜不规则脱落，导致出血期延长，血量增多。BBT 延续升高至来经后数天才逐渐下降至卵泡期水平。

诊断：正式月经第5天取宫内膜仍有分泌期。

治疗：黄体期补充孕激素可使撤退迅速，导致宫内膜及时全部脱落。

(4) 宫内膜修复延缓 月经延长10余天，出血不多，其原因为月经期下一周期的卵泡未能及时生长，未能分泌足量雌激素以使内膜再生，修复创面而及时止血。BBT及内膜检查均正常。

治疗：在月经第5天可予小剂量雌激素。

（邓成艳）

第五节 多囊性卵巢综合征

多囊性卵巢综合征（polycistic ovarian syndrome，PCOS）是妇科内分泌临床中常见的一种疾病，首先由Stein和Leventhal在1935年，描述为一组闭经，多毛，双侧卵巢多囊性增大的综合征。因其病因复杂，发病机制有高度的异质性，因此成为临床的一个研究热点。

多囊性卵巢综合征的特点为长期不排卵，升高的LH，增大的多囊性卵巢，不同程度的高雄激素水平和多毛。其发生率在生育年龄妇女中约3.5%~7.5%。其病因不明。治疗主要是针对症状如不育，闭经，月经稀发和多毛。

一、定义

多囊性卵巢综合征是一种高度异质性疾病，可由多方面异常引起共同最终表现。主要是在青春期前后发病，卵巢的卵泡膜细胞良性增生，引起雄激素生成分泌过多而造成月经紊乱、持续排卵障碍、高雄激素症状、卵巢多囊性改变等。雄激素过多可来自多方面因素，包括肾上腺雄激素分泌过多。

关于本病的定义尚有异议，因为PCOS只表明了卵巢的形态改变，但这种改变在其他疾病，如：皮质醇增多症、先天性肾上腺皮质增生症、肾上腺或卵巢分泌雄激素过多的肿瘤、卵泡膜细胞增殖症等也可出现。因此，有报道改为高雄激素性持续无排卵、功能性卵巢性高雄激素血症，但尚未得到一致的认可。

二、病理生理

多囊卵巢的高雄激素血症和长期不排卵的内分泌紊乱的原因可能与以下环节有关（图10-1）：

1. 卵巢性 过多雄激素主要来源于卵巢。

卵巢和肾上腺的细胞色素P-450 17α酶的紊乱可能是导致PCOS患者高雄激素的主要病因机制。PCOS患者过多雄激素主要来源于卵巢间质，卵泡膜细胞、颗粒细胞。在高LH/FSH作用下及酶的异常导致产生雄激素过多、雌激素不足，形成卵巢内环境高雄激素状态；睾酮和游离睾酮水平与LH水平直接相关；在PCOS患者中，卵巢对促性腺激素的刺激更为敏感，用促性腺激素释放激素激动剂（GnRH-a）可有效抑制血清睾酮和雄烯二酮；但抑制雄激素的GnRH-a的用量要大于抑制雌激素的用量。在PCOS患者中增高的睾酮水平是卵巢来源，通常血清睾酮水平不超过正常水平上线的2倍（20~80ng/dl），而在卵巢卵泡膜增生症中，睾酮值可达200ng/dl或更高。卵巢内的高雄激素浓度抑制卵泡成熟。延迟成熟的卵泡导致其

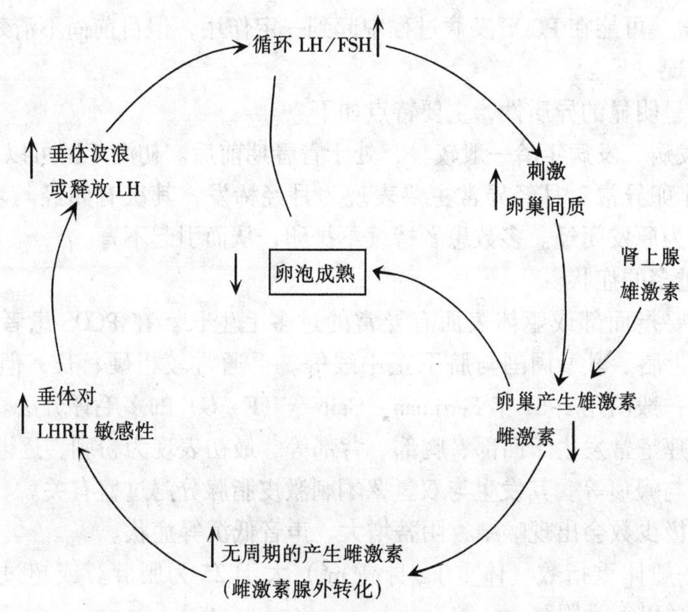

图 10-1　多囊卵巢综合征可能的发病机制

颗粒细胞失去活性并使芳香化作用减弱。

2．肾上腺性　肾上腺来源的过多雄激素在 PCOS 的发生中亦起到一定作用。50%的 PCOS 患者有肾上腺来源的过多雄激素。酶的异常在 PCOS 的发生上有重要的作用——肾上腺初潮合成过多雄激素参与青春期前后 PCOS 的发生。虽然在卵巢和肾上腺中的细胞色素 P-450 17α 酶活性增强，但仅有 50%的 PCOS 患者硫酸脱氢表雄酮（DHEAS）增高。症状往往出现在青春期，DHEAS 对 ACTH 的反应增强，17，20-lyase 活性增高是其关键。

3．外周性　外周因素指皮肤和脂肪组织对 PCOS 的发生有促进作用，下列研究结果提供了依据：皮肤中 5-α 还原酶影响多毛的存在与否；芳香化酶和 17β 羟类固醇脱氢酶的活性在脂肪细胞中增强，外周芳香化作用随体重而增强；由于羟基化作用（2-hydroxylation）与氧化作用（17-α-oxidation）的下降，雌激素的代谢减弱；在 PCOS 患者，其雌二醇（E_2）是早、中卵泡期水平，而雌酮（E_1）的水平因为外周雄烯二酮的芳香化增强而升高；外周无周期性改变的持续高雌激素状态可作用于下丘脑-垂体，是 PCOS 持续存在的基础，可致 E_1:E_2 比率倒置。

4．下丘脑-垂体性　下丘脑-垂体在 PCOS 的发生及持续存在中起到关键性作用：LH 脉冲频率的增加是 GnRH 脉冲频率增加的结果；LH 脉冲频率的增加导致 LH 值和 LH:FSH 比率升高；FSH 相对不足，PCOS 下丘脑-垂体 Gn 的异常，可能与血中持续的无周期性变化的较高雌激素水平引起负反馈的失调有关，卵巢内卵泡抑制素等的异常起协调作用。大约 25%PCOS 患者表现为泌乳素增高，可能也与持续性较高水平雌激素对垂体的持续作用有关，在某些 PCOS 患者，溴隐亭可降低 LH 水平并恢复排卵功能。

5．胰岛素抵抗　与 PCOS 的关系尚不明确，可能与卵巢内雄激素过多有关。需进一步研究确定，可能成为另一独立因素。

6．遗传因素 可能在PCOS发病过程中起到一定作用，但目前尚不清楚。

三、临床表现

临床表现也呈明显的异质性，主要特点如下：

1．青春期发病 发病年龄一般较轻，处于青春期前后。初潮年龄可以正常。

2．月经与排卵异常 月经异常主要表现为月经稀发，其次有闭经与功能性子宫出血。极少数病例表现为原发闭经。多数患者持续不排卵，从而引起不育。

3．雄激素过多的症状

(1) 多毛主要指面部或躯体表面有异常的过多毛生长。在PCOS患者中发生率可高达70%。多分布于上唇、乳晕周围与脐下正中线等。毛通常较粗硬、长，但亦有呈现细、短型。多毛的程度一般沿用1961年Ferriman－Gallwey（F－G）的多毛评分法。

(2) 痤疮 痤疮常发生于面部、胸部、背部等。最初表现为粉刺，逐渐发展为丘疹、脓包、结节、囊肿与瘢痕等。其发生与双氢睾酮刺激皮脂腺分泌过盛有关。

(3) 其他 极少数会出现喉结、阴蒂增大、声音低沉等症状。

4．肥胖 一般体重指数（体重kg/身高m^2）大于25为肥胖。或超过标准体重［身高（cm）－105］20%以上为肥胖。

5．卵巢多囊性改变 卵巢增大，呈现多囊性改变在部分患者中，妇科常规检查可扪及增大的卵巢。腹腔镜或剖腹术时可见到单侧或双侧卵巢体积饱满，或呈对称性增大约2～3倍，表面呈灰白色平滑，有少量血管分布，无白体缩痕。卵巢表面可见多个凸出的囊状卵泡，外表珍珠状，卵巢切面质韧，可有砂烁感，白膜增厚纤维化，皮质变宽。白膜下有特征性的一圈数十个囊状卵泡，直径2～8mm，串珠样，囊内液清亮，罕见黄体或白体。髓质区增厚，伴有水肿。

6．血激素水平改变

(1) 高雄激素血症 各种雄激素，包括睾酮，双氢睾酮，雄烯二酮等皆可升高，17－羟孕酮（17－OHP）水平也可升高；由于雄激素抑制肝性激素结合球蛋白（SHBG）的合成，游离睾酮处于高水平。

(2) 高雌酮血症 血清中升高的雄激素在外周组织转变为雌酮，在肥胖者转换率更高，因此血E_1/E_2浓度比>1，雌酮在腺外的生成量无周期性变化。PCOS卵巢内分泌的雌二醇量明显低于正常卵巢，由于腺外转化，PCOS患者的血中雌二醇水平相当于正常早、中卵泡期水平。

(3) LH、FSH比例异常 在PCOS患者中，FSH水平相对低下，LH水平较高，使LH/FSH比值增高达2～3，LH与FSH的周期性高峰消失。

(4) 高胰岛素血症 1980年Burghen首先报告PCOS患者血胰岛素水平增高，并与增高的睾酮、雄激素水平正相关。目前的研究显示在肥胖的PCOS患者中，高胰岛素血症约占75%，而瘦的PCOS患者中约占30%。高胰岛素血症是外周组织对胰岛素作用有抵抗而引起胰岛β细胞代偿性分泌亢进所致。PCOS患者除肥胖引起胰岛素抵抗外，还有其特有的胰岛素抵抗基础，因为无肥胖的PCOS患者也有高胰岛素血症。当胰岛素抵抗加重，胰岛β细胞功能衰退时，分泌的胰岛素不足以有效抑制血糖达正常水平，可出现临床上的糖尿病。

（5）其他　高 PRL 血症，约有 10%～30%的 PCOS 患者有轻度高 PRL 血症。

（6）B 超声像　1986 年 Adams 等首先报道 PCOS 患者卵巢的超声特征为双侧卵巢内有 8 个以上直径 8～10mm 的卵泡，沿周边排列，伴有中央间质区增大。1992 年 Pache 等对比了正常育龄妇女周期 4～11 天与 PCOS 患者的卵巢超声像，显示正常卵巢体积为 5.4±1.6ml（<8ml），平均卵泡数 5.0，卵泡直径平均 5.9mm（<11mm），间质回声仅 10%增强。PCOS 患者卵巢体积平均为 9.8ml，平均卵泡数 9.8（>5），可位于皮质区或散在分布；卵泡直径平均 3.8mm（2～8mm），间质回声 94%增强，提示将卵巢体积和卵泡直径两项作为鉴别 PCO 与正常卵巢的指标，敏感性为 92%，特异性为 97%。

四、诊断

对于 PCOS 的诊断是否依靠临床，生物化学，超声检查仍有争论。诊断应依靠：

1．明显临床症状　月经稀发甚至闭经；多毛；不育；肥胖。

2．实验室检查　通常 LH 水平升高，高于对照组卵泡期水平，并 LH/FSH>2.5 或 3，而 FSH 水平低于对照组早卵泡期水平，高于晚卵泡期水平；血清睾酮可能正常（20～80ng/dl）或轻度升高，但很少超过 200ng/ml。血清睾酮水平正常而表现雄激素活性增强可解释为由于血清性激素结合球蛋白低而致结合雄激素水平低和游离雄激素水平高。另一理论提出由于 5－α 还原酶活性增高而致皮脂腺雄激素的利用率增高。

3．高胰岛素血症和胰岛素抵抗　胰岛素抵抗和代偿性高胰岛素血症通常的解释是由于肥胖所致。与 PCOS 有关的胰岛素抵抗可能不是高雄激素血症的结果。在 PCOS 并肥胖的妇女中，20%有显性糖尿病，而排卵的高雄激素血症妇女则有正常的胰岛素水平和正常的糖耐量；用长效 GnRH－a 治疗不能改变胰岛素水平和胰岛素抵抗；伴有高胰岛素血症和高雄激素血症的卵泡膜细胞增殖症行卵巢切除后，虽然雄激素水平下降但高胰岛素水平并无降低。因此 Poretsky 和 Piper 提出 PCOS 病因的“双重缺陷（dual－defect）”的假说，即两个独立的病因缺陷同时存在，其一可产生升高的 LH；另一个可产生胰岛素抵抗。

4．排除其他内分泌疾患　即 PCOS 的范围包括高雄激素血症和长期不排卵但应排除其他内分泌疾病如高泌乳血征，迟发型先天性肾上腺皮质增生及 Cushing 疾病。

5．影像学检查　超声提示每侧卵巢均有超过 5 个的小卵泡，通常直径在 0.5～0.8cm，及双侧卵巢囊性增大。

总之，在实践中诊断主要依靠临床证据。血清游离睾酮，性激素结合球蛋白（SHGB）和雄激素代谢产物水平的意义有限。激素水平主要用于排除产生雄激素的肿瘤。快速进行性的高雄激素症状并且睾酮水平>200ng/dl，应考虑卵巢或肾上腺肿瘤。

五、鉴别诊断

1．迟发性先天性肾上腺皮质增生　该疾患临床症状与 PCOS 酷似。病人在青春期出现月经不规律，多毛和不育。常见的病例是 21－羟化酶缺乏。已观察到 50%的 PCOS 患者血清肾上腺来源的雄激素去氢表雄酮轻度升高，正常血清 DHES 的上线为 280μg/dl，若为其 2 倍，则考虑为 PCOS 或肾上腺皮质增生。PCOS 患者在口服避孕药过程中，升高的 DHES 可恢复正常。若 DHES>400μg/dl 或口服避孕药后其水平未降至正常，则需筛查迟发性先天性肾上腺皮质增生症（LOAH）。筛查步骤，首先测上午 8 点的 17－羟孕酮（170HP）。若 170HP 的基线>200ng/dl，则进一步进行促肾上腺皮质激素（ACTH）刺激实验，方法为即静脉内注射

250mg 的合成 ACTH，静脉注射 30 分钟后 170HP > 400ng/dl，则提示为 LOAH。据估计 LOAH 可能占高雄激素妇女的 3%，并且在临床上很难与 PCOS 鉴别。而鉴别这两种情况在临床上很主要，其原因有二：①治疗是否选择类固醇类激素；②将这种染色体隐性疾病胎儿的诊断和遗传信息提供给期望妊娠的病人。

2．泡膜细胞增生症　本症常有阳性家族史，呈雄激素过高，多毛常于月经初潮后多年出现。临床上多数发病迟缓。发病年龄大于 40 岁，绝经前高发，可并发糖尿病、高血压、肥胖等。也有表现为闭经、不孕、多毛、子宫内膜增生等。以下特点可与 PCOS 鉴别：①泡膜细胞增生症的雄激素过多程度更重，多数有多毛，由于雄激素过多，雌酮水平也很高；②血清 LH 水平正常或低于正常；③胰岛素抵抗及高胰岛素血症均明显多于 PCOS。胰岛素水平与卵巢静脉内的睾酮、雄烯二酮与去氢表雄酮的水平呈正相关；④本病卵巢内卵泡较小，黄素化泡膜细胞衬覆卵泡壁外，散在间质内，粒层细胞正常。PCOS 的闭锁卵泡增多，并有大的囊性卵泡；⑤本病在卵巢间质内有黄素化泡膜细胞岛形成，而 PCOS 则没有；⑥舒经酚促排卵及卵巢楔形切除术对 PCOS 有效，而对泡膜细胞增殖症通常无效。主要鉴别需依靠术后病理诊断。

3．肾上腺肿瘤　DHES 水平 > 700μg/dl，在上述两种情况极为罕见，应警惕分泌雄激素的肾上腺肿瘤的可能，肾上腺的作用在多囊卵巢中的病因还不清楚。

4．高泌乳素血症　30%的 PCOS 患者血清泌乳素水平轻度升高。单纯高泌乳血征者不伴有促性腺激素的升高，而垂体腺瘤，甲状腺功能低下，服用药物引起的高泌乳血征可引起类似 PCOS 的高雄激素血症和长期不排卵。分别以 CT，MRI；甲状腺功能；服抗焦虑药，抗抑郁药及镇静药的病史来鉴别。

5．库欣综合征　该征常伴有不同程度的雄激素增多，当 24 小时尿游离皮质醇 > 100μg/24h 或 1mg 的地塞米松过夜抑制后，血浆皮质醇 > 10μg/dl 时，可确诊。

六、治疗

主要是针对病人的主要问题进行对症治疗。因多环节参与该症，中断其中任一环节即可起到治疗作用。

1．针对不育的治疗　PCOS 患者由于排卵障碍，约有 2/3 的病人面临妊娠困难。具体药物与使用方法详见有关不育的章节。

2．针对月经稀发　月经稀发甚至闭经者要求调经而不需妊娠者，以调整月经并且保护子宫内膜防止非对抗性雌激素刺激而致内膜增生为目的。

（1）定期孕激素的应用　当病人不要求纠正多毛或多毛症状不明显时，应该定期使用孕激素。PCOS 患者长期不排卵，由于一持续高的非对抗雌激素的刺激，子宫内膜癌的发生危险性升高，可定期加用孕激素，保护子宫内膜。推荐用法为：以每个月为一周期，每个周期口服活性的孕激素 13～14 天，即可起到有效保护子宫内膜及调整月经周期的作用。

（2）避孕药　对无妊娠要求的病人，口服避孕药是首选药物。它能提供有效的避孕和建立规律的、计划的月经。另外，它能抑制垂体的促性腺激素的分泌并且能增加肝脏性激素结合球蛋白的生成，使循环中游离雄激素水平下降从而减轻或抑制多毛。同时，避孕药中的孕激素可抑制非对抗雌激素对子宫内膜的刺激，起到保护子宫内膜的作用。

3．对伴随有高泌乳血症者　正如前面提及 30%的 PCOS 患者血清泌乳素水平轻度升高，对此类病人采用溴隐亭治疗，效果较理想。溴隐亭不仅能降低 PRL 水平并且可降低 LH 峰值。具体用法：溴隐亭 2.5~5.0mg/d 口服，推荐时间为诱导排卵前 1~2 个星期，截止于确诊妊娠。目前没有关于用溴隐亭而导致胎儿畸形的报道。

4. 对要求治疗多毛者

(1) 口服避孕药　在 PCOS 患者中，对于无妊娠要求的可用口服避孕药。该药可抑制促性腺激素的分泌；其中的雌激素能增加性激素结合球蛋白，增加结合型雄激素，降低游离雄激素的量；雌激素由于抑制皮肤中 5-α 还原酶使得睾酮向双氢睾酮的转换减少，能减少近 2/3 多毛病人毛发的生长；并且抑制肾上腺来源的雄激素水平。

(2) 醋甲孕酮　口服安宫黄体酮可有效治疗多毛。它可直接作用于下丘脑-垂体轴，减少 GnRH 的产生和促性腺激素的释放，因此减少睾酮和雌激素水平。尽管 SHBG 水平减少，但总的雄激素和游离雄激素水平显著降低。建议用量为 20~40mg/d。可有 95% 的病人毛发减少。但可能有副作用如：闭经，头痛，水肿，体重增加和抑郁。

(3) 安体舒通　该药为一利尿剂，同时又是雄激素受体的拮抗剂。它能抑制卵巢和肾上腺的雄激素产生，竞争雄激素受体，减少循环中雄激素的量并能增加雄激素的代谢（增加外周雄激素，睾酮转换为雌二醇），抑制 5-α 还原酶的活性。用药后，SHBG 水平没有改变。每天 100~200mg，6 个月。妇女在接受 200mg/d 的剂量比 100mg/d 的效果好。因为能引起月经过多，不规则出血，通常与口服避孕药合用。另外，还有一过性的利尿作用并能通过胎盘屏障，可使男性胎儿女性化。

(4) 醋酸环丙孕酮　是一合成的由 17-OHP 演变而来，具有雄激素受体拮抗剂的活性可抑制促性腺激素，增加 SHBG 水平的特点，并能抑制雄激素合成酶如 17β-羟脱氢酶，C-17，20 裂解酶和甾体△-异构酶，也增加雄激素的代谢率。通常用药方案为醋酸环丙孕酮 10mg/d，加用乙炔雌二醇 35μg/d，在周期的 5~20 天用药。当临床效果较好，则每 3~6 个月逐渐减量。现在成品药物为“达因 35”。其副作用为乏力，头痛，恶心，性欲降低和阴道不规律流血。此外，醋酸环丙孕酮与一动物（beagles）肝脏肿瘤有着联系，因此，醋酸环丙孕酮应用未被美国食品和药品管理协会批准。

(5) Ketocinazole　是类固醇合成酶的抑制剂。常用剂量为 200mg/d，它能明显减少雄烯二酮，睾酮，游离睾酮的水平。

(6) GnRH-a　如上所述，GnRH-a 可使垂体去敏感而导致可逆的假绝经，因此减少卵巢雄激素的产生。但经过 6 个月的治疗可导致骨密度的降低，所以不宜长期应用。不过小剂量的雌孕激素反向添加法，可预防骨质疏松。

(7) 糖皮质激素　地塞米松可用来治疗卵巢和肾上腺素来源的高雄激素血症。通常剂量为每晚或隔晚 0.5mg。可同时减少由于高雄激素血症而引起的多毛并减轻痤疮。为防止垂体肾上腺的过度抑制，应时常监测血清皮质醇的浓度。

(8) Flutmide　是非类固醇类的抗雄激素药物，被批准治疗前列腺癌。虽然它与雄激素受体的亲和力比安体舒酮和醋酸环内孕酮弱，大剂量可弥补其弱点。其用法与醛固酮类似，250mg，每天 3 次口服。加服小剂量口服避孕药。副作用有食欲降低，潮热，头痛，头晕，恶心和性欲降低。用药 8 个月后，雄烯二酮，双氢睾酮，LH 和 FSH 均有显著下降。因为其对肝脏的毒性作用，需要定期监测肝功能。

（9）Finasteride 5－α还原酶的抑制剂，通常剂量5mg/d，效果与安体舒酮相似。临床上有待进一步研究。

（五）对伴有胰岛素抵抗者 PCOS患者中有50%～75%伴胰岛素抵抗。高胰岛素血症和高雄激素血症之间的联系不清。对此饮食和生活习惯的调整很重要。

（孙爱军）

参考文献

1. Franks S, Gharani N, Waterworth D, et al. Genetics of polycystic ovary syndrome. Mol Cell Endocrinol, 1998, 145(1～2):123～8.
2. Garcia－Rudaz MC, Ropelato MG, Escobar ME, et al. Augmented frequency and mass of LH discharged per burst are accompanied by marked disorderliness of LH secretion in adolescents with polycystic ovary syndrome. Eur J Endocrinol, 1998, 139(6):621～30.
3. Gennarelli G, Holte J, Stridsberg M, et al. Response of the pituitaryadrenal axis to hypoglycemic stress in women with the polycystic ovary syndrome. J Clin Endocrinol Metab, 1999, 84(1):76～81.
4. Guido M, Ciampelli M, Fulghesu AM, et al. Influence of body mass on the hypothalamic－pituitary－adrenal－axis response to naloxone in patients with polycystic ovary syndrome. Fertil Steril, 1999, 71(3):462～7.
5. Hall JE, Taylor AE, Hayes FJ, et al. Insights into hypothalamic－pituitary dysfunction in polycystic ovary syndrome. J Endocrinol Invest, 1998, 21(9):602～11.
6. Hayden CJ, Rutherford AJ, Balen AH. Induction of ovulation with the use of a starting dose of 50 units of recombinant human follicle－stimulating hormone(Puregon). Fertil Steril 1999, 71(1):106～8.
7. Koivunen R, Laatikainen T, Tomas C, et al. The prevalence of polycystic ovaries in healthy women. Acta Obstet Gynecol Scand, 1999, 78(2):137～41.
8. Legro RS. Insulin resistance in polycystic ovary syndrome: treating a phenotype without a genotype. Mol Cell Endocrinol, 1998, 145(1～2):103～10.
9. Legro RS, Driscoll D, Strauss JF 3rd, et al. Evidence for a genetic basis for hyperandrogenemia in polycystic ovary syndrome. Proc Natl Acad Sci USA, 1998, 95(25):14956～60.
10. Legro RS, Kunselman AR, Dodson WC, et al. Prevalence and predictors of risk for type 2 diabetes mellitus and impaired glucose tolerance in polycystic ovary syndrome: a prospective, controlled study in 254 affected women. J Clin Endocrinol Metab, 1999, 84(1):165～9.
11. Penttila TL, Koskinen P, Penttila TA, et al. regulates bioavailable testosterone levels in women with or without polycystic ovary syndrome. Fertil Steril, 1999, 71(3):457～61.

第六节 闭 经

闭经是一种症状，并非都是病理性。生理性闭经如青春期前、妊娠期、哺乳期和绝经期。病理性闭经是由生殖道或女性生殖内分泌疾患所引起，因此在妇科内分泌门诊中闭经是一种常见的症状。以下讨论病理性因素造成的闭经。

一、定义

闭经分为原发闭经与继发闭经，定义如下：

1．年龄满18岁的女性仍没有月经来潮，称为原发闭经。

2．在已建立正常月经周期的妇女，停经6个月以上，称为继发闭经。

二、病因

闭经是临床常见的一个症状，其原因复杂。通常根据病变部位可分为以下五类。

1．子宫性或下生殖道闭经

（1）先天性因素　如生殖道畸形，先天性无子宫，性发育异常等。

（2）宫腔病变　如宫腔结核感染，宫腔粘连等。

2．卵巢性闭经

（1）性腺发育异常。

（2）卵巢早衰。

（3）手术切除卵巢或放疗或化疗后。

（4）卵巢的其他病变。

3．垂体性闭经

（1）原发性垂体促性腺激素缺乏。

（2）继发性垂体损害　如垂体瘤，席汉综合征等。

4．下丘脑性闭经

（1）下丘脑异常　如先天性下丘脑缺陷，颅咽管瘤等。

（2）中枢神经系统-下丘脑功能异常，如神经性厌食，精神紧张性闭经，假孕等。

5．其他原因引起的闭经

（1）雄激素过多　先天性肾上腺皮质增生。

（2）甲亢或甲低。

（3）分泌雌激素或雄激素的肿瘤。

（4）避孕药，精神类药等药物性闭经。

（5）全身性疾患。

三、检查步骤与诊断

闭经是多种复杂的女性生殖内分泌疾病的一个临床症状，病因可在基因，染色体，下丘脑，垂体，卵巢和子宫等处。应逐步检查、剖析，明确病变部位，进而诊断疾病。

问诊与体格检查可初步了解发生异常的范围，以便制定检查、诊断和治疗计划。详细讯问病史，除常规病史外，还应包括病人的饮食习惯，锻炼情况和主要症状如溢乳、潮热等。体格检查时尤其应注意第二性征、多毛、女性的特点和生殖道的异常。

是否有月经来潮和第二性征发育是估价体内女性激素水平的重要标志，因此第二性征的发育情况在闭经的诊断中占十分重要的地位。闭经和第二性征发育情况可有以下三种。

1．原发闭经，同时无第二性征发育

（1）先天性卵巢发育不全（Turner综合征）　为一种性染色体异常造成的疾病，多数为数目异常，45，X，亦可有结构异常如臂的部分缺失，等臂，环状等，亦有嵌合型。除原发闭经和第二性征不发育外尚有一组躯体异常表现（详见Turner综合征一章）。少数嵌合体可表现为继发闭经甚至有正常月经，第二性征可部分发育。大多数Turner综合征患者性腺为条索状。

(2) 单纯性性腺发育不全 在原发闭经先天性异常中占第二位。北京协和医院报道120例原发闭经中单纯性腺发育不全18例，占15.0%，其中XX单纯性腺发育不全5例，XX单纯性腺发育不全13例。两者核型不同，临床表现相同。原发闭经，第二性征不发育，个高，FSH与LH均升高，性腺大多数的条索状，XY型性腺易发生肿瘤。本院报道的5例XY单纯性腺发育不全均已手术切除性腺，4例已发生肿瘤，其中性腺母细胞瘤2例，性索瘤与支持细胞瘤各1例。所以XY单纯性腺发育不全者均应手术切除性腺。

(3) 下丘脑-垂体-卵巢功能不足 原发闭经无第二性征的患者，若测定FSH与LH均低，而无其他先天异常时，表明垂体或下丘脑功能异常。应进一步行促黄体激素释放激素(LHRH)刺激试验以确定障碍来自垂体还是下丘脑。刺激试验的方法是在静脉给LHRH 100μg的-15、0、15、30、45、60和90分钟分别取血测LH，FSH。正常反应为LH于给药后15~30分钟时达峰值，FSH于30~45分钟时达峰值，峰值应高于基础值3倍以上。有时峰值可稍延迟，刺激试验显示正常反应表明促性腺激素LH、FSH低落的原因为下丘脑不能分泌足量的GnRH以刺激LH、FSH的合成与分泌，或合成及/或释放GnRH的神经递质缺乏或不足。刺激试验显示FSH，LH无反应，表示原发性垂体功能不足。有时仅一次刺激试验显示LH与FSH无反应尚不能立即诊断为垂体功能不足，可能为垂体长期缺乏刺激所致的惰性造成的假象，需重复刺激试验。

先天性垂体功能异常十分少见。先天性下丘脑发育异常可发生原发闭经，且第二性征不发育。如Kallman综合征，除原发闭经外，伴嗅觉障碍，因下丘脑GnRH分泌缺乏，垂体分泌促性腺激素不足，而导致性腺功能低下。

2．原发闭经，乳房发育，无子宫 在这类原发闭经中主要有两种情况：①对雄激素不敏感综合征，完全型；②先天性无子宫合并无阴道。

(1) 完全型 雄激素不敏感或睾丸女性化，大约占原发闭经中的10%。其特点为女性特征，男性染色体核型，对雄激素先天不敏感。因为不缺乏苗勒抑制因子，所以没有子宫和输卵管。睾丸通常下降至腹股沟环内。阴道下1/3存在，因为其来源于尿生殖嵴。诊断容易。原发闭经，阴毛和腋毛缺乏或稀少，阴道较短，子宫和宫颈缺失。病人有升高的促性腺激素，尤其LH，中度升高的睾酮，雌二醇水平较高。没有精子的产生，因此不能妊娠。

(2) 先天性无子宫 此种较少见，常与无阴道合并存在。性腺为卵巢，核型46，XY。青春期乳房发育正常，亦有正常的腋毛与阴毛。FSH与LH正常，血睾酮与雌激素均为女性水平。有些可有排卵周期经前乳房肿胀等感觉。测量基础体温可显示有双相，黄体期孕酮升高。

以上两种以先天性异常较为多见。

3．原发与继发闭经有第二性征 此类患者临床最为多见。第二性征发育表明体内有或曾有过雌激素影响。其闭经原因应从子宫，卵巢，垂体及下丘脑等部位逐级寻找。

首先应合理评估血中HCG，TSH，FSH，LH，泌乳素水平。低促性腺激素水平者，性腺发育差也与下丘脑性闭经有联系。升高的促性腺激素预示卵巢一定程度的衰竭。在排除妊娠后，孕激素试验可更好地评价体内雌激素状态。若前者在雌、孕激素试验中将有撤血，后者将视生殖道的异常情况而有不同的反应。没有撤血暗示低雌激素水平或生殖道异常。两者之间的区别在于对雌孕激素试验的反应。

（1）生殖道异常

1）依靠查体单纯生殖道畸形可以立即确诊　处女膜闭锁，阴道及子宫横隔者，经血不能排出，临床上有周期性腹痛，妇科检查可触及压痛性包块。可以手术治疗。

2）苗勒管发育不全（Mayer－Rokitansky－Kuster－Hauser syndrome）　是先天发育异常导致无阴道或阴道发育不全。病人可有始基子宫，具有正常功能的卵巢，并能产生正常的皮质激素。病人的染色体核型为女性，放射学检查提示大约1/3的病人有泌尿系统畸形和12%的骨骼系统畸形，通常是脊椎骨。

3）Asherman综合征　是由腔粘连而致子宫腔部分或全部梗阻，可表现为月经不规则，常见月经过少或闭经和不育。通常是医源性的，由于过度的刮宫引起基底层裸露。另外，也与感染有关，可由于产后子宫内膜炎，生殖系统结核或宫内环所致。确诊方法：用雌孕激素后没有撤血，或通过子宫输卵管造影或宫腔镜检查，基础体温有双相，有升温相孕酮水平。

（2）卵巢性闭经　该类闭经中卵巢早衰最多见，闭经发生在40岁以前，伴随持续升高的促性腺激素水平。其发生率大约1%。卵巢的状态与正常绝经后的相似。卵巢形态发生改变，皮质萎缩而髓质增生。低雌激素和高促性腺激素状态即可确诊。FSH水平上升与卵巢衰竭有一定程度的联系。自然的，人工诱导的或病理性早衰中，一般可认为病人没有生育能力，虽然有报道长期的妊娠率可达10%。然而，某些有上升FSH病人并不意味卵巢衰竭，如肺部有分泌FSH的肿瘤，分泌促性腺激素的垂体肿瘤和围绝经期状态（perimenopausal state）。后者，在月经周期停止前，FSH就有显著上升。在此期间，仍存在一些具有抵抗性的卵泡，这些卵泡对内源性促性腺激素反应差或不反应而不成熟。这些卵泡内的颗粒细胞产生抑制素水平下降，对FSH的抑制减弱，因此，FSH水平升高。

病因：

1）解释卵巢早衰最流行的假说是自身免疫观点，有许多文献支持这一观点。自身免疫疾病影响的卵巢有组织学的特点。组织学检查卵巢有正常的始基卵泡，但其颗粒细胞和卵泡膜细胞有淋巴细胞和浆细胞浸润。自身免疫性疾病常与卵巢早衰并存。Belvisi等人的研究表明，28个卵巢早衰者有18个病人（40%）肯定存在至少一种特异器官的自身抗体，而对照组仅有1%。甲状腺抗体最常见（20%）。与卵巢早衰关联的多腺综合征（polyglandular syndromes）包括甲状旁腺功能低下，肾上腺功能不足，甲状腺炎和念珠菌病（candidiasis）。自身免疫性卵巢炎也与卵巢早衰有联系。卵巢早衰者15%有肾上腺功能衰竭，所以定期评估肾上腺功能是必要的。

2）在卵巢抵抗或卵巢不敏感综合征中，尽管卵巢内有卵泡存在，但也存在闭经和促性腺激素水平升高。病理学显示卵巢皮质厚并且纤维化，有许多始基卵泡和少量初级卵泡。大部分始基卵泡没有发育的迹象。目前，考虑病变可能是通过下列两点导致受体后信号缺失：卵泡的促性腺激素受体缺乏；FSH受体与有活性的腺苷酸环化酶（adenylate cyclase）结合障碍。也有免疫学观点。伴有卵巢早衰的SLE和重症肌无力的两个病人，血中各自存在FSH与其受体结合的抑制物和FSH受体的自身抗体。必须有足够的卵巢组织进行活检才能确诊此疾病。因为此疾病很少见，并且对大剂量外源性刺激物的反应率很低，所以，行侵害性的卵巢组织活检进行诊断不可取。经阴道超声检查其卵泡可以考虑。

3）X染色体的部分缺失　Krauss等人在1987年曾报道一家庭4姐妹有Xq缺失，其中3

个人出现卵巢早衰，另一人在其31岁时出现月经不规则。

4）医源性　卵巢早衰是由于放射治疗和化学治疗引起。

5）感染　任何感染均可损伤卵巢，如生殖系统结核或继发于流行性腮腺炎的卵巢炎。

6）特发性　有些病人有家族史，说明有遗传学倾向。

（3）垂体疾病性闭经

1）高泌乳血征　大多数病人是由于垂体瘤所至高泌乳素分泌。1/3的继发闭经是由于垂体瘤造成。其特点为闭经，溢乳，如果瘤体大至压迫视交叉，出现视野缺损。多巴胺是泌乳素的主要抑制因子。升高的泌乳素经过一短反馈可刺激释放多巴胺，从而抑制继续分泌泌乳素。多巴胺还可通过内源性β内啡肽抑制GnRH脉冲式分泌。Lobo和Kletzky已证实高泌乳血征的病人有溢乳和闭经外，还有升高的DHEAS，雄烯二酮和游离睾酮，同时有降低的性激素结合球蛋白。溴隐亭治疗可使这些激素正常。这提示高泌乳素血症将诱导高雄激素血症，可能是由于肝脏的性激素结合蛋白生成的减少所致。

2）席汉综合征　该征是由Sheehan提出的垂体功能低下，有一组临床表现的综合征。产后大出血休克，腺垂体缺血并组织坏死，导致腺垂体前叶功能减退，引起闭经。在对该病进行诊断时，重要的是要了解几个靶腺受累及受累的程度。因此需对三个主要的靶腺：肾上腺，甲状腺与性腺进行检查。除测定垂体激素FSH、LH、TSH外，检查肾上腺皮质功能可测尿17-羟皮质类固醇及17-酮类固醇，或尿游离皮质醇，或血皮质醇，若测定结果低落，可行促肾上腺皮质激素刺激试验了解其储备的程度。检查甲状腺功能可测血甲状腺素T_4、T_3。卵巢功能主要测雌激素。北京协和医院曾分析96例席汉综合征，发现三个靶腺受累的占54.2%，两个腺体功能低下的占36.4%，一个腺体功能低下的占9.4%，96例中涉及肾上腺者最多，共90例（93.8%），性腺次之，83例（86.5%），甲状腺最少，62例（64.6%）。

3）空泡蝶鞍　蝶鞍扩大但鞍内无肿瘤。可由先天性鞍隔缺陷或多次妊娠后鞍内空腔增大致蛛网膜下腔扩张而进入垂体窝。进入鞍内的脑脊液压迫腺垂体，常可导致促性腺功能减退。空泡蝶鞍的临床与X线表现与垂体瘤十分相似，但处理完全不同。CT检查可确诊鞍内是否有肿瘤。无条件进行CT检查时，气脑造影亦可诊断。及时确诊可避免不必要的手术或放射治疗。

（4）下丘脑性闭经

1）下丘脑功能性闭经　下丘脑性闭经是继发于GnRH脉冲式分泌缺陷而致性腺功能减退并呈不排卵的状态。在继发闭经约占15%，在原发闭经是一较罕见的原因。特点为低的或低~正常的促性腺激素水平，正常的泌乳素水平，正常的垂体影像，无孕激素撤血。这类病人中，低体重和精神紧张比例高，在明显闭经前有月经紊乱病史。大部分病人显示有长期下丘脑功能紊乱。

下丘脑性闭经者有升高的皮质醇。灵长类动物的研究表明在有压力情况下，促肾上腺皮质激素释放激素释放增加，抑制促性腺激素的分泌，同时促使皮质醇释放。Berga等人分析了10名患有功能性下丘脑性闭经病人的腺垂体的一些激素昼夜分泌的方式。发现24小时皮质醇升高17%，而泌乳素和T_3，T_4水平显著减低。而在GnRH的基因水平和FSH及LH的β-亚单位均没有异常。

长期的下丘脑性闭经因其低雌激素状态可继发骨质疏松。在一项研究中，Biller等人发现83%的下丘脑性闭经病人的松质骨骨密度低于对照的平均值。骨矿物质的下降仅在近期闭经病人中出现，这提示在不排卵周期的开始即有骨丢失的增加。

2）体重下降和厌食性闭经　临床上，存在多种表现形式，可从一次突然饮食紊乱而致一次停经到由于衰弱厌食而致长期闭经。神经性厌食常发生在围青春期的女性，这些患者来自不健全的家庭，想表现一吸引人的和成功的外表。心理学认为此类病人不能对付初步形成的性特征并且有家庭压力。患者通常对身体形象抱有一种误解的否定态度。

厌食可导致体重下降25%（或体重低于年龄和身高的15%），伴有闭经。病人可能具有下列一些或全部特点：心动过缓，便秘，柔毛（lanugo），运动狂，高胡萝卜素血症与糖尿病。医师通常只注意闭经的主诉而不注意与体重联系起来。应该注意是否Burgeoning厌食，因为该病不是一良性病症，其死亡率在5%~15%。大约50%的病人有贪食倾向。贪食后，又开始倾泻，通过戒食，自己诱导呕吐或使用泻药。厌食患者的下丘脑功能衰退，临床表现有食欲，激素分泌，水代谢，体温，睡眠和自身平衡的紊乱。在这些病人中，促性腺激素水平低，而泌乳素，TSH和甲状腺素水平正常。皮质醇和生长激素升高。T_3下降，但是反向T_3升高。这种反常现象可解释这些病人有甲状腺功能低下样症状，如便秘，不耐冷，心动过缓，低血压，粗糙的皮肤和代谢率降低，但是其甲状腺素成分代偿性地向反向T_3转换来帮助对抗严重的营养不良。

3）运动性闭经　由于从事体力活动的现代妇女人数的增加，发生月经紊乱和闭经的频率也增加。运动诱发闭经是另一种抑制下丘脑性的疾病。有66%的赛跑运动员有不排卵或黄体期过短。在青春期前开始锻炼的人，初潮可延迟3年。

影响这种疾病的两种因素是运动本身的强度和身体脂肪量。正常周期的月经需要体重来维持，因此身体的脂肪需达到一定量。月经初潮需要身体内17%的脂肪，而维持正常周期需要身体22%的脂肪。应该指出由于脂肪组织转换为肌肉组织而体重没有明显改变时，而身体的脂肪已经发生了变化。此外，身体脂肪的作用，紧张和长期艰苦训练能量的消耗也各自独立地影响月经。

激烈的运动明显影响妇女的内分泌环境。促性腺激素水平下降，但泌乳素，生长激素，睾酮，ACTH，肾上腺的皮质激素和内啡肽升高。女性运动员有日间的褪黑激素水平升高，而闭经的运动员夜间褪黑激素也有过度分泌。夜间褪黑激素的升高在下丘脑性闭经可见，反映对GnRH脉冲式分泌的抑制。由于闭经，女性运动员经常有低雌激素状态，因此，骨骼疾病的危险性增加。Drinkwater等人指出与正常月经的人比较，在闭经赛跑运动员中，其脊椎骨的骨密度显著降低。

身体脂肪的减少可刺激雌激素在外周转换为没有活性的儿茶酚雌激素（catecholestrogen）。这能干扰垂体水平雌激素的负反馈。

四、治疗

1．生殖道异常　对单纯处女膜闭锁，阴道横隔者，应该行手术治疗。对苗勒管发育不全者，可行阴道成型术。对完全睾丸不敏感综合征者，应注意的是睾丸恶变的可能，目前建议10岁后行性腺切除，手术后，再行激素替代。对Asherman综合征者，可直接用宫腔镜切除其粘连，再用大剂量雌激素促进子宫内膜生长。小儿用Foley导管或IUD放置在术后宫腔以防止粘连的再形成。重复治疗可恢复月经，75%的病人可恢复生育能力。

2. 性腺发育不全 对没有生育要求者，采用激素补充治疗。而对有生育要求者，可采用捐赠卵子和辅助生殖技术。对含有 Y 染色体的病人，应该切除性腺，因为睾丸的成分可致恶性肿瘤的发生。

3. 卵巢早衰的治疗 卵巢早衰的主要特点是卵巢功能丧失，即生殖功能和内分泌功能。诱导排卵的治疗对卵巢早衰者尚存争议。Kasteren 等人在一随机、对照、双盲的研究中发现，在治疗组和对照组，排卵率无显著差异。在治疗组 4 个排卵病人中，3 个用戈瑞林（buserelin acetate）先行垂体抑制。因此，建议在行外源性促性腺激素治疗前，先用雌激素或 GnRH-a 抑制垂体是有利的。雌激素补充治疗中和治疗后，均有偶发妊娠的报道。其机制目前考虑为外源性雌激素能够诱导残存卵泡内的 FSH 受体。动物试验显示，雌激素影响颗粒细胞上的 FSH 受体和 LH 受体，结果肯定。雌激素对卵泡影响的另一种解释为，雌激素能降低内源性促性腺激素水平，并在停止治疗后，促性腺激素反弹可激发卵泡的发育和成熟。皮质激素，当卵巢早衰是由于自身免疫疾病所致或循环中存在组织特异性抗体（tissue-specific antibodies）时，可用地塞米松结合上述促排卵治疗。临床上也有偶发妊娠的报道。Corenblum 等人用大剂量的可的松治疗，11 个病人中，治疗后有两个病人血中促性腺激素水平正常，雌激素水平升高，超声证实有卵泡发育，并且最终妊娠。这两个病人均伴随自身免疫性甲状腺疾病，并且卵巢早衰在 2 年之内。对有生育要求者，最成功的治疗方法应该是卵子捐献和辅助生殖。对没有生育要求者，应该首先考虑雌激素补充治疗。因雌激素不足可直接或间接影响多器官，短期症状为血管舒缩症状如，潮热，失眠，烦躁，头晕，头痛，心慌等，长期影响则为骨质疏松及心血管系统疾病，甚至与老年痴呆有关。另存在泌尿生殖道萎缩问题。

4. 垂体性和下丘脑性

(1) 下丘脑功能性闭经 没有生育要求的病人可进行激素补充治疗。对于要求生育者，诱导排卵治疗很重要。静脉给予外源性脉冲式的 GnRH 是有高度特异性和有效性的。它也有很高的成功率。由于这一缺陷是中央性的，CC 无效。无论是 CC 或激素补充治疗，均没有显示 GnRH 自然脉冲的恢复。

(2) 体重下降和厌食性闭经 随着体重增加，代谢紊乱和下丘脑功能恢复正常。约有 30% 的病人虽然体重恢复但仍然闭经。当体重恢复至低于理想的 15% 时，GnRH 的正常反应即能恢复，并且先于月经的恢复。对 GnRH 脉冲分泌的抑制的原因可能在于内源性的阿片肽，而使用纳洛酮可恢复由于体重下降而致闭经的病人的月经。神经多肽 Y 被假定是食物摄入与 GnRH 分泌之间的联系物质。神经分泌的这种肽在下丘脑的弓状核内。它的释放刺激进食行为并解除抑制 GnRH 脉冲，促进促性腺激素分泌。饥饿时，神经多肽 Y 升高。对厌食病人，首先应该进行交谈。对疾病的性质及病人的饮食与此疾病的联系作详细解释。这将有助于疾病的恢复。然而，在病人的厌食或贪食的想法和习惯牢固形成后，进展会很慢或没有效果。这只能看心理医师了。对严重的和难以治疗的病人应该住院治疗。另外，对厌食者提供雌激素补充治疗也是必要的。

(3) 运动诱发的闭经 适当减轻运动负荷，放松精神，重新调整自己的生活方式。

(4) Kallmann 综合征 因其特点为低促性腺激素和低性激素。治疗上，有生育要求者用脉冲式 GnRH 和外源性促性腺激素，两者均可起到一定疗效。而对于无生育要求者，可采用雌激素补充治疗。

(5) 高泌乳血症性闭经 对有生育要求者，用多巴胺激动剂溴隐亭治疗后，大约80%的病人可恢复排卵和获得妊娠。而对无生育要求者，治疗则应该考虑低花费和简单的治疗方法。其中，①垂体瘤为泌乳素大腺瘤（macroadenomas），溢乳症状严重者，首先也应该用溴隐亭，可明显缩小瘤体；②泌乳症状严重者，也需要用溴隐亭治疗，以减轻或完全纠正症状；③高泌乳素血症不排卵者，若雌激素水平不低（用孕激素后可有撤血，通常 E_2 大于40pg/ml），则可定期用孕激素来调整月经；④对于高泌乳血征伴有性腺功能低下者，可考虑用低剂量性激素补充疗法，但需对血泌乳素进行监测，若PRL升高，应调整用药，以预防骨质疏松。对于用外源性雌激素治疗由垂体瘤引起的高泌乳血症者的观点，现存争议。我们主张凡由于垂体瘤引起的高泌乳素血症者，应该首先考虑用多巴胺激动剂治疗。

(6) 甲状腺功能紊乱性闭经 甲状腺功能亢进的月经不调治疗较容易。通常采用抗甲状腺药物（如他巴唑，methimazole）使其甲状腺功能恢复正常后，再接受放射碘治疗。治疗中必须严密监护以防甲状腺功能低下。甲状腺功能低下者也存在月经不调，其中1/3患者伴随高泌乳素血症。大约1%的继发闭经病人由于甲状腺功能低下。然而45%的病人出现月经过多。其原因是不排卵而致功能性子宫出血。这些病人可用甲状腺素替代治疗。

(7) 席汉综合征性闭经 进行激素补充治疗。

（孙爱军）

参 考 文 献

1. Blanc B, Cravello L, Micheletti MC, et al. Continuous hormone replacement therapy for menopause combining nomegestrol acetate and gel, patch, or oral estrogen: a comparison of amenorrhea rates. Clin Ther, 1998, 20(5):901~12.
2. Breech L, Merritt D. Management quandary. Primary amenorrhea due to mixed gonadal dysgenesis. J Pediatr Adolesc Gynecol, 1998, 11(4):195~7.
3. Kawashima R, Douchi T, Oki T. Menstrual disorders in patients undergoing chronic hemodialysis. J Obstet Gynaecol Res, 1998, 24(5):367~73.
4. Kennedy KI, Kotelchuck M. Policy considerations for the introduction and promotion of the lactational amenorrhea method: advantages and disadvantages of LAM. J Hum Lact, 1998, 14(3):191~203.
5. Kennedy KI, Kotelchuck M, Visness CM, et al. Users' understanding of the lactational amenorrhea method and the occurrence of pregnancy. J Hum Lact, 1998, 14(3):209~18.
6. Kumar A; Mittal S. Primary amenorrhoea: analysis of 48 cases. J Indian Med Assoc, 1998, 96(4):119~20.
7. Lin KC, Lee JN, Jong SB, et al. Assessment of hypothalamic - pituitary function by hormonal pulsatility, gonadotropin - releasing hormone and thyrotropin - releasing hormone testing in women with euprolactinemic secondary amenorrhea. Kao Hsiung I Hsueh Ko Hsueh Tsa Chih, 1998, 14(11):698~705.
8. O'Hrrluhy C, Pepperell RJ, Brown JB, et al. Incremental clomiphene therapy: a new method for treating persistent anovulation. Obstet Gynecol, 1981, 58:535.
9. Opsahl MS, Srobins ED, O'Connor DM, et al. Characteristics of gonadotropin response, follicular development, and endometrial growth and maturation across consecutive cycles of clomiphene citrate treatment. Fertil Steril, 1996, 66:533.
10. Partington MD, Radkowski MA, Tomita T. 16 - year - old female with amenorrhea. Pediatr Neurosurg, 1998, 28

(1):43～8.

11. Pettersson U, Stalnacke B, Ahlenius G, et al. Low bone mass density at multiple skeletal sites, including the appendicular skeleton in amenorrheic runners. Calcif Tissue Int, 1999, 64(2):117～25.

12. Salway S, Nurani S. Uptake of contraception during postpartum amenorrhoea: understandings and preferences of poor, urban women in Bangladesh. Soc Sci Med, 1998, 47(7):899～909.

13. Warren MP, Biller BMK, Shangold MM. A new clinical option for hormone replacement therapy in women with secondary amenorrhea: effects of cyclic administration of progesterone from the sustainedrelease vaginal gel Crinone(4% and 8%)on endometrial morphologic features and withdrawal bleeding. Am J Obstet Gynecol, 1999, 180(1 Pt 1):42～8.

14. Warren MP, Voussoughian F, Geer EB, et al. Functional hypothalamic amenorrhea: hypoleptinemia and disordered eating. J Clin Endocrinol Metab, 1999, 84(3):873～7.

第七节 绝经过渡期

虽然随着人们生活条件，特别是营养状况的改善，月经初潮的年龄不断提前。从40年代的约18岁已提前到目前的约12岁左右，但绝经年龄却一直没有变化，全世界不同地区的妇女绝经平均年龄均为50岁左右。根据世界银行1990年人口调查，全世界50岁以上的妇女约为4.7亿，到2030年预计将增至12亿。90年代绝经后妇女40%生活在发达国家，60%生活在发展中国家。到2030年比例将改为24%与76%。中国作为人口大国，50岁以上的妇女将占世界总数的23%，为世界首位。绝经前男女恶性肿瘤与心血管疾病死亡率妇女低于男子，但随年龄增加到75岁时妇女与男子相等。绝经后妇女死于心血管疾病上升，原因之一就是失去了雌激素的保护作用。另外，由于绝经后骨质疏松而导致的骨折也造成了广泛的社会和经济问题。因此绝经问题日益引起重视。

一、名词定义

由于绝经是一个许多人都感兴趣的问题，而且前在有关绝经的名词与相应的概念较为混乱，为今后临床资料、治疗措施和科研的统一及可比性起见，有必要将有关绝经的名词加以统一。

1．自然绝经（naturalmenopause） 由于卵泡用尽功能停止而永久停经。

2．围绝经期（perimenopause） 应包括绝经前开始的内分泌，生物和临床表现至停经后一年内。建议停用“更年期”（climaeteric）避免混淆。

3．绝经过渡期（menopause transition） 应为最终月经前月经改变的一个阶段。

4．绝经前（premenopause） 建议应为绝经前整个生殖期。停用于绝经前或二年。

5．人工绝经（induced menopause） 包括手术切除双侧卵巢（同时切或不切子宫）或其他停止卵巢功能的方法（如化疗、放疗等）。

单独切除子宫保留至少一侧卵巢，应另列为一组。因术后卵巢功能仍保留一个阶段。什么时候卵巢功能停止，需客观的测定促性腺激素与/或雌激素浓度。

6．绝经后（postmenopause） 不论自然或人工绝经，均以最终月经日期起算。

7．早绝经（premature menopause） 一般均采用40岁作为界线。

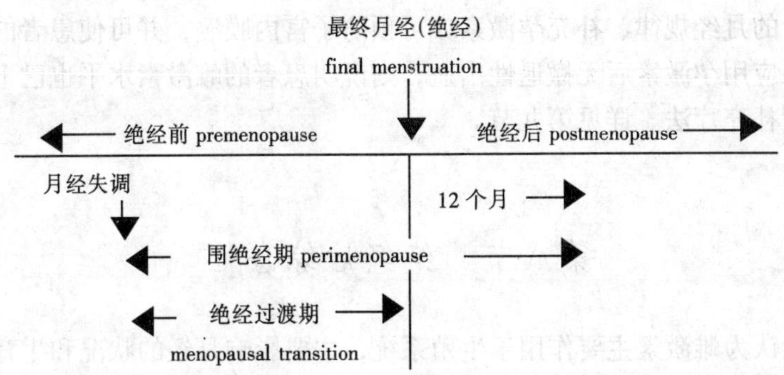

二、绝经过渡期内分泌状况的改变

女性胚胎7个月时卵泡数达最高峰，然后逐渐减少，出生时约有70万个卵泡。在一生中只有约300个成熟并排卵，其余卵泡逐渐自行凋亡。近50岁前后卵泡耗竭，出现绝经。

绝经过渡期各种激素水平波动变异非常大。卵巢激素可分为二大类：甾体与肽类。甾体类主要是雌二醇与孕酮；肽类主要有抑制素（inhibin）与激活素（activin）。卵巢颗粒细胞分泌雌二醇与肽类，黄体分泌孕酮。肽类激素中抑制素抑制垂体合成促卵泡激素（FSH），而激活素则刺激FSH的分泌。促黄体生成激素（LH）主要由甾体激素所控制，而FSH为甾体与肽类二者所调节。随着卵巢中卵泡数目的减少直至耗竭，抑制素水平逐渐下降。而雌激素水平则在相当一段时间内处于波动状态。由于卵巢的肽类激素水平首先下降，因而FSH先于LH开始升高。绝经过渡期进行系列激素水平测定可发现FSH水平首先升高，其后LH水平逐渐升高，雌激素水平则忽高忽低，但总的趋势是逐渐降低。此时要注意的是，由于甾体与蛋白激素水平与促性腺激素水平在绝经过渡期的变化难以预测，不能用以预测能否生育。

三、绝经过渡期月经和其他症状的情况

由于绝经过渡期激素水平变化无常，因而月经状况亦变化多样。这一时期平均约维持4年。

临床从月经开始不规则起即算作进入绝经过渡期。这一时期月经变化多样，可周期缩短或延长，可有不规则出血，亦可间有规律月经。由于这一时期卵巢中卵泡数目逐渐减少，而且由于FSH水平高于正常，卵泡中能够发育成熟并达到排卵的卵泡很少。也就是说这一时期孕激素水平可能更为低下，这是造成月经紊乱的主要原因之一。这一时期的月经紊乱可能会出现如同青春期无排卵功血的状况，个别妇女可有大量出血。特别要注意的是：这一阶段孕激素水平相对于雌激素较低，因此子宫内膜在较长一段时间内受到几乎无对抗的雌激素作用而不断增生，除了上面讲的无排卵型功血外，还会造成子宫内膜增生，进而发展为子宫内膜癌。因此对于这一阶段的妇女，应该及时进行诊断性刮宫，一方面止血，一方面除外子宫内膜的病变。

在月经状况变化的同时，部分妇女可出现某种程度和类型的绝经综合征，如潮热、多汗、急躁等，详见第八节。需要注意的是，在这一阶段中，绝经期综合征也是波动的，时有时无。这也是由于激素水平的波动造成的。

至于这一阶段是否应用激素补充疗法，以及用何种激素及治疗方案，目前尚无定论。通

常的做法是，首先补充孕激素，即采用定期撤退的方法，每月补充一定剂量的孕激素，用这种方法可使患者的月经规律、补充孕激素亦可预防子宫内膜癌，并可使患者的症状得到部分缓解。以后如果应用孕激素后无撤退性出血，则说明患者的雌激素水平也已下降，就要开始进行正规的激素补充疗法。详见第九节。

（郁 琦）

第八节 绝经后综合征

传统上一般认为雌激素主要作用于生殖系统，主要影响月经的状况和生育能力。随着技术的发展，通过现代化的免疫组织化学技术，目前已经发现在全身几乎所有系统和组织中均存在雌激素受体。也就是说，雌激素对全身均有作用。雌激素降低的影响是广泛的。绝经后由于雌激素水平下降可造成全身性的一系列症状，这称为绝经综合征。

绝经综合征包涵一组症状。由于绝经发生于50岁左右的老年，有许多随年龄增长发生的症状在此时也会发生，到底哪些症状是由于丧失卵巢功能，哪些是由于年龄，那些与社会环境有关，尚未能分清。区分绝经与年龄的影响是较困难的。

一、血管运动症状：潮热与盗汗

血管运动症状是温度调节障碍，很明显与绝经有关。失眠也被认为与绝经有关，但多数是继发于因盗汗所造成，二者用雌激素治疗后均好转。

潮热症状的描述是绝经所特有的。突然在面-颈与胸部有热感，随之扩散至大面积或局部的皮肤。热感从上身开始，向上下扩散至全身。亦常伴有心跳与突发身体不适感，持续约3分钟。出现热感时有血管扩张，症状消失后持续约5分钟。紧张或神经过敏可能诱发潮热。在某些妇女中用安慰剂可减少潮热频率及其持续时间与强度。

雌素降低时可出现潮热，它可能代表了神经内分泌不平衡引起的温度调节障碍。潮热时测量外周血流与皮肤温度均有所增加，皮肤阻力有所下降。血管扩张与出汗是降温的机制，潮热后战栗可能是需要增加中心体温回升至正常水平。出现潮热与循环改变在皮肤改变和LH波浪释放之前，因此LH并非是潮热的诱发者，雌素水平亦与潮热无关。

绝经期的潮热患病率在不同的文化中有所不同，例如玛雅妇女为0%，香港妇女为10%~22%，日本12%，一次泰国妇女的调查为23%，北美50%，荷兰80%。有些报告并不一致。潮热发生的高峰期，美国的调查在绝经过渡期；荷兰报告在最终月经后6~12个月；伦敦调查注意到围绝经妇女15%~25%有潮热，到绝经时增至54%；而澳大利亚一个截面研究，围绝经妇女31%在调查前二周有潮热，而绝经后为39%。切除双侧卵巢的妇女比自然绝经的妇女潮热更重。周围环境的温度亦可影响潮热频率。周围环境冷减轻潮热，周围环境热加重潮热。

用雌与/或孕激素治疗能减少潮热频率与减轻潮热程度。雌素能有效的经口服、皮肤与皮下埋植吸收，亦可与孕激素周期或连续使用。用安慰剂治疗潮热亦有部分疗效，但与雌素的双盲试验差异显著。

某些报告用非药物治疗，如运动，肌肉放松，间隔呼吸，生物反馈，食物治疗等亦有明显的疗效，但均需科学的试验取得确切的疗效评价。

二、泌尿生殖道萎缩

绝经后阴道粘膜萎缩变薄，涂片中出现底层细胞多于表层。已确认绝经后由于阴道萎缩而发生性交困难。绝经后门诊约有10%妇女有此申诉。任何方式用雌激素均能有效地使阴道粘膜增厚与分泌增加减轻性交困难。用结合雌激素与安慰剂双盲试验，雌激素比安慰剂显著增加雌激素化的阴道细胞。老年妇女与围绝经妇女常出现泌尿症状。曾报道老年妇女25%出现尿频，尿痛，夜尿多与尿压力失禁。这是由于绝经、产史、既往手术还是组织老化，尚需要调查。雌激素治疗可能改善某些症状，但无助于因尿动力学所造成的尿压力失禁。反复尿路感染也是另一个问题。阴道用雌三醇可能改变阴道菌丛。

三、围绝经期月经不规则

绝经过渡期常表现有月经周期改变与不规则出血。亦有10%月经突然停止。平均过渡期为3.8年。这种过渡期不规则周期需与其他有严重后果的出血加以鉴别。详见第七节。

四、神经系统症状

神经系统中同样存在雌激素受体，目前虽然缺乏直接的证据，但通常认为雌激素对于神经系统的作用是抑制性的。绝经后雌激素缺乏时，神经系统处于兴奋状态，表现为失眠、易怒、急躁等。对于自主神经系统也有类似作用，雌激素缺乏后常有迷走神经轻度兴奋的表现，如心律不齐等。但要注意的是，此时必须与真正的神经系统、心血管系统的疾患加以鉴别。同时甲状腺功能亢进等疾病也会有类似症状，亦必须经专门的检查以鉴别之。

五、心血管系统疾患

心血管疾病（CVD）是全世界男女最常见的死亡原因，男性在35岁以后，而女性为65岁以后最常见的原因。女性55～64岁之间，CVD死亡率（急性心肌梗死与缺血性心脏病）仅次于乳腺癌。女性各年龄组死亡率均低于男性，但性别差距40多岁组显著高于70多岁组。死亡率虽随年龄而增加，但女性从未超过男性。

雌激素对CVD的保护作用的机制可能包括两个方面，即雌激素对血脂代谢的作用和雌激素对血管的作用。绝经与血脂的改变已十分明确。总胆固醇与LDL胆固醇上升，三酰甘油浓度上升，和HDL胆固醇下降。这些改变均对CVD不利。这些改变约在自然绝经前二年开始。血管张力是雌激素对心血管影响的另一方面。已有研究证实17-β-雌二醇在体外能直接使兔与人冠状动脉松弛。这种松弛机制并不来自用高生理浓度对内膜的影响而是可能涉及钙的对抗。雌素对冠状动脉的松弛可能涉及从血管内膜释放一氧化氮。最近又发现在动物与人中雌素能减轻由乙酰胆碱引起粥样硬化的冠状动脉的收缩。因此绝经后首先由于自主神经的过度兴奋，造成心率的变化。以后由于雌激素对血脂代谢和血管张力的保护作用的消失，造成心血管疾病的发病率随年龄增长而不断增加。

六、绝经后骨质疏松

形态学、骨计量学及生化改变等均表明伴随绝经，骨转换的两个过程即骨吸收与骨形成均增强，而且前者更强于后者。骨吸收可从200mg钙/d增加到470mg钙/d，骨形成从230mg钙/d增加到380mg钙/d，总共每日约丢失50mg钙，骨代谢出现负平衡，导致骨量迅速减少，骨折危险增加。因松质骨丢失早于并多于皮质骨，椎体等含松质骨较多的骨的骨折早于髋骨等含皮质骨较多的骨的骨折。从将要绝经至绝经后5～10年内，每年约丢失松质骨的5%～8%，皮质骨的1%～3%。15～20年后，松质骨约可丢失50%，皮质骨约30%，至70岁时，

30%的白人妇女可能已发生过椎体骨折或 Colles 骨折，60 岁以后脊椎骨折将以每 5 年增加一倍的速度增长。

HRT 可以迅速纠正增强的再建骨转换，尤其是抑制骨的吸收，再建立平衡的骨代谢。绝经后任何年龄妇女均可经激素替代疗法（HRT）减少骨的进一步丢失。雌激素保护骨的作用，主要是保持骨量，而不能恢复失去的骨，防治疗效主要在预防骨丢失中实现治疗作用。据研究，孕激素尤其是含雄激素活性的孕激素可能促进骨的形成，因而合用雌激素与孕激素可能稍许增加骨量。

七、其他症状

有多个症状常与绝经同时存在，但缺乏绝经的特异性。暂定为源于心理、社会与文化背景。这些症状如抑郁、神经紧张、心跳、头痛、失眠、无力、体液潴留、背痛、注意力不集中与阵阵头晕。多数作者并未发现与绝经高度相关，但亦常同时存在，潮热重者症状更多。除血管运动症状外，其他被认为与绝经有关的症状，在 45～54 岁的妇女中，并不多于相同年龄的男子。

在绝经期发生抑郁，并不相应的增多。在绝经前生活中常可发生很多事件产生抑郁情绪。抑郁或精神症状用雌素效果尚不肯定。

（郁　琦）

第九节　绝经后激素替代疗法

激素替代疗法（hormone replacement therapy，HRT），已被公认为预防和治疗与绝经有关的症状和疾病的有效措施。原则是使不健康的绝经后妇女回到健康的绝经后生理状况。第六届国际绝经会议提出 HRT 可以在预防绝经后骨丢失的同时，有效地缓解更年期症状和泌尿生殖道萎缩性病变；改善血脂代谢，预防心血管疾病；调整心理，恢复自尊；无阴道出血，减少子宫内膜和乳腺癌的危险等。

研究发现雌激素受体除存在于生殖系统与第二性征器官中，亦存在于全身很多部位，如心血管系统中的心肌、冠状动脉、颈动脉、主动脉等；又如骨骼、皮肤、脂肪、泌尿道、肾脏与肝脏等。雌激素亦参予重要的代谢如脂肪、糖、蛋白与骨代谢等。常用天然雌素口服制剂可使总胆固醇与 LDL 胆固醇与家族性载脂蛋白 B 的浓度显著下降。随之 HDL 胆固醇增多，主要是 HDL2 部分。用雌素补充平均 LDL 下降 4%，HDL 增多 10%。LDL 胆固醇浓度下降主要依赖于用药前浓度，浓度高下降明显，浓度低改变少。

因此，雌激素对妇女全身维持健康有特殊的重要意义，由于人类寿命延长，妇女在绝经后雌激素缺乏的情况下，将继续生活约 20～30 年。如何保护绝经后妇女生活健康愉快，已是医学界研究的重要课题。

具体用药方案如下

一、单用雌激素

根据 HRT 应符合绝经后妇女生理的原则，雌激素应选用天然、短效、口服型为主。所用天然雌激素的剂量能使血雌二醇水平达到正常妇女卵泡期值，约 40～70pg/ml 时，平均 50pg/ml 为度。

雌激素给药可有多种途径，如口服、皮肤、阴道或肌肉吸收等。阴道吸收运用于阴道萎缩与老年性阴道炎。肌肉注射适用于急需较大与较快的吸收以控制症状。绝经后长期使用雌激素给药途径主要有两大类：有经典的口服法，与从皮肤吸收，后者可有皮肤贴剂，皮肤霜或皮下埋植。

目前常用的天然、口服型雌激素量为：

1．戊酸雌二醇、17β 雌二醇及微粒化雌二醇　剂量均为每日 1～2mg。

2．结合雌激素　每日 0.625mg。若每日补充 500mg 元素钙，剂量可再减半。现仅少数学者仍用合成雌激素，主要是乙炔雌二醇，每日 5～20μg；炔雌醚，每日 10～20μg。

其他用药途径有：①经皮肤：有埋植、膏剂及贴剂，均使用天然雌二醇，所用制剂每日稳定释放雌二醇 50～100μg；②经阴道：主要是雌三醇，剂量每日 0.5mg。

用雌激素的优点，除可有效防治绝经后骨质疏松（postmenopausal osteoporosis，PMO）外，还能缓解更年期症状，提高生活质量。口服途径给药还能改善血脂，可能是 HRT 患者冠心病发生率下降 50%的原因之一。但口服途径可能使胆囊疾病发生率轻度上升。若口服合成雌激素，增加肝脏合成某些蛋白，影响血凝及血压的调节。经皮肤给药，不增加肝脏负担。

单用雌激素的适应证为体内无依赖雌激素肿瘤，无肝、肾功能障碍，无血栓形成倾向，无子宫的绝经后妇女。当雌激素水平明显降低时即开始补充。基础骨量低者或短期观察骨量丢失快者更应及早补充。补充时间一般至少 5～10 年。定期随诊乳房、肝胆及骨量等，以便作及时的相应调整。

二、雌激素与孕激素合用

绝经后补充雌激素的同时加用孕激素的主要目的是对抗雌激素对内膜的增生作用，并非使其转变为分泌期而后撤退出血。要达到上述目的，每个周期至少需给孕激素 12～14 天。大剂量短期给药达到上述目的，反而出现乳胀、头痛、急躁等副作用。

1．周期用药　所用雌激素及其剂量同前，通常每月用 24～26 天，周期性地加用孕激素，每月 10～14 天，停药后来月经。常用孕激素为：炔诺酮 0.5～1mg/d；18 甲炔诺酮 0.15mg/d；微粒化孕酮 200mg/d；去氢孕酮 10～20mg/d；安宫黄体酮 4～10mg/d；环丙氯地孕酮 1mg/d 等。

2．序贯用药　所用雌激素及其剂量同前，连续不间断服用，周期性地加用孕激素，每月 10～14 天，停药后来月经。常用孕激素为：炔诺酮 0.5～1mg/d；18 甲炔诺酮 0.15mg/d；微粒化孕酮 200mg/d；去氢孕酮 10～20mg/d；安宫黄体酮 4～10mg/d；环丙氯地孕酮 1mg/d 等。

3．连续用药　所用雌激素及孕激素同前，雌激素每日剂量同前，孕激素每日剂量为上述剂量的 1/2～1/3。合用雌、孕激素主要益处在于减少子宫内膜癌的危险。

三、雌激素与孕激素、雄激素合用

利维爱为合成性激素，是含有弱的雌、孕、雄 3 种激素活性的、21 碳甾体化合物，被认为是缓解更年期症状及防治绝经后骨质疏松的理想药物，因有雄激素活性可使骨量增加，并因有孕、雄激素活性，因而无增加子宫内膜癌的危险。使用的方法是，每日或隔日 2.5mg。

总之，要充分了解 HRT 中各种激素制剂的药理及生理作用，用药要个体化，针对对象采用合适的制剂、剂量及配伍，达到不同的要求，定期随诊可使 HRT 获得最大的益处，最小的害处，甚至无害处。

给孕激素剂量个体差异较大。对某些妇女安宫黄体酮 2.5mg/d，12 天，足以保护内膜、但对另一些妇女需增加每日剂量。微粒化孕酮 100mg/d，21 天，3 个月即足以发生闭经，但个体差异亦大。

四、针对骨质疏松的辅助治疗

1．钙　绝经后由于钙的大量丢失，除补充雌激素或雌、孕激素外，亦应补充钙的摄入量。国外提出补充钙量 1000～1500mg/d。国内食物中钙摄入量较低，约 400～600mg/d，尚无绝经后补充钙量的标准。单独补钙不能预防骨质疏松。

2．其他预防与治疗骨质疏松的药物亦有几大类　抑制骨再吸收如降钙素与二磷酸盐；刺激骨形成如蛋白合成激素，氟磷类物。其他协助钙吸收的有维生素 D 与甲状旁腺激素。上述辅助药物均不能改善由雌激素缺乏所产生的症状，若某种原因不能用雌激素，可选用上述药物。

五、激素替代疗法与妇科癌

1．子宫内膜癌　激素替代疗法是内膜增生的一个原因，包括不典型类型，已知它是内膜癌的前驱。激素替代疗法在某些妇女中引起内膜癌。这些癌常是低级与低期的，预后良好。用雌激素时间长显著增加危险性，如用 10～15 年可能增加相对危险性 10 倍。每日或周期用结合雌激素 0.625mg 足以增加不典型内膜增生与癌的危险性。孕激素的作用对抗了雌素对内膜的增生作用。在应用雌激素时每月加孕激素 10 或多于 10 天将很少增加内膜癌的危险性。

2．卵巢癌　绝经后妇女用雌激素与卵巢癌的关系研究结果并不一致，但总的平衡看来没有关系。到目前为止，卵巢癌的研究很少包括绝经后妇女用孕激素以了解其危险性。

3．宫颈癌　激素补充与宫颈癌的关系，按目前所有的资料尚不足以说明它们之间的关系。人乳头瘤病毒被认为是宫颈癌的致病源，它能在人与动物细胞培养液中在孕酮的存在下表达与转化。

4．外阴癌　外阴癌发生于激素依赖性组织，它的发生可能受外源性激素的影响。良性与恶性外阴组织显示有雌素与孕酮受体，但比其他激素依赖性组织中所见到的少。人乳头瘤病毒亦曾与外阴癌联系起来。

5．乳腺癌　激素替代疗法可能增加乳腺癌的危险性的意见存在分歧。激素替代治疗对乳腺癌的危险性可能依赖于该国乳腺癌的发病率，绝经后已诊断乳腺癌用激素的安全性意见分歧。目前几个研究评估外源性激素对乳腺癌的复发与死亡率正在进行中。

动物模型与体外系统资料显示：在正常月经周期中乳腺上皮细胞在周期的黄体期显示最大的增殖功能。雌激素或雌激素加孕激素在鼠的模型中给一次剂量即足以诱发乳腺肿瘤的数量增加与速度加快。人乳腺上皮细胞（正常或恶性）在体外系统单用雌激素或雌激素加孕激素即显示能增强增生。

流行病学证据显示：绝经后妇女用雌素少于 10 年对乳腺癌危险性影响很少或没有，用 10 年以上危险性可能增加 30%～80%。除雌激素外增加孕激素或雄激素可能增加乳腺癌的危险性。

（郁　琦　马良坤）

第四部分 妇科常用诊疗技术

第十一章 妇科内镜

阴 道 镜

阴道镜检查的要领及组织形态学基础　阴道镜检查操作步骤　阴道镜检查时机　阴道镜下典型图像　阴道镜下多点活检　定影视阴道镜　阴道镜在宫颈病变诊断中的价值

宫 腔 镜

宫腔镜的种类及主要器械　宫腔镜检的适应证及禁忌症　宫腔镜操作步骤　宫腔镜检并发症　宫腔镜在诊断妇科肿瘤中的应用　宫腔镜在诊断宫内病变中的价值

妇科腹腔镜手术

腹腔镜的基本设备及器械　手术适应证及禁忌证　手术基本操作要点　腹腔镜手术常见的并发症及其处理

第一节　阴　道　镜

阴道镜是一种内镜，介于肉眼与低倍显微镜之间的检查工具。它可将粘膜放大 6 ~ 40 倍，观察宫颈表面层微小的病变。

一、阴道镜检查的要领及组织形态学基础

1．观察上皮　鳞状上皮、柱状上皮和化生上皮（转化区）。

2．观察图像　上皮轮廓、上皮颜色及终末血管排列。

3．阴道镜检与脱落细胞学检查是相互补充。

二、阴道镜检查操作步骤

1．阴道镜检前 24 小时内不作内诊及宫颈刮片。

2．充分暴露宫颈、揩净阴道分泌物。

3．观察宫颈情况（肉眼及镜检）　那囊、糜烂面等。

4．以3%醋酸试验后观察。

5．镜下观察项目

(1) 转化区情况。

(2) 白色上皮及醋白试验情况。

(3) 血管情况　异常血管形状、分布。

(4) 碘试验　浅着色及不着色区。

6．镜检定位后多点活检送病理。

三、阴道镜检查时机

1．异常细胞学报告　按TBS分类所有异常情况均应行阴道镜定位活检，如Ascus，(不典型鳞状细胞) LSiL (低度鳞状上皮内病变) 伴HPV，HSiL (高度鳞状上皮内病变) 等。

2．细胞学未见异常但临床有严重接触性出血。

3．生殖道湿疣需除外宫颈上皮瘤变 (CIN)。

4．可疑宫颈早期病变。

四、阴道镜下典型图像

1．移行上皮区、鳞状柱状上皮交界处，腺体开口及葡萄状上皮岛。

2．异型上皮及不典型移行区。

(1) 白色上皮。

(2) 点状血管、白斑底。

(3) 镶嵌、多角形或环形血管网。

(4) 白斑。

(5) 异形血管　螺旋形、逗点形、发夹形及走向紊乱的血管。

(6) 脑回状或猪油样改变。

3．碘浅着色或不着色区。

五、阴道镜下多点活检

这是较阴道镜图像更为准确的诊断依据。

六、定影视阴道镜

近几年发展的阴道镜定影视检查，可将宫颈改变显示在电视屏幕上，便于教学及会诊，并可打印结果储存医疗资料。

七、阴道镜在宫颈病变诊断中的价值

可在一定倍数下定位找寻病变所在。阴道镜检已成为继宫颈脱落细胞学检查后又一宫颈检查手段，配合多点定位活检大大提高宫颈病变诊断的准确性。

(王友芳)

第二节　宫　腔　镜

宫腔镜是纤维光源内镜，用以观察宫腔内病变，至今应用于临床已有130年的历史。

一、宫腔镜的种类及主要器械

1．宫腔镜的种类

(1) 全景式宫腔镜 为目前最常应用的检查镜，在宫内病变诊断及手术中应用。

(2) 接触式宫腔镜 指将接物镜直接与组织接触观察宫腔内病变，不需要借助膨宫介质扩张宫腔。此镜视野小，不能观察全貌，不能行镜下手术操作。

(3) 显微阴道宫腔镜 可在放大 20～150 倍情况下观察内膜血管、腺体及细胞排列等。

2．主要器械

(1) 子宫腔镜部分（包括目镜、物镜及导管部分）。

(2) 光导纤维冷光源。

(3) 镜检辅助器械 导尿管、宫颈扩张器等。

(4) 膨宫介质 在镜检时注入膨宫介质后使宫腔膨起便于窥视。常用膨宫介质为高分子葡聚糖、膨宫液（羧甲基纤维素钠＋右旋糖酐）、5%葡萄糖液或 CO_2 气体。

二、宫腔镜检的适应证及禁忌证

1．适应证

(1) 不正常子宫出血（包括绝经后出血）。

(2) 宫腔息肉、粘膜下肌瘤。

(3) 内膜病变（常因诊刮后不能确诊）及宫腔粘连。

(4) 子宫畸形。

(5) 宫内避孕器异常。

2．禁忌证

(1) 盆腔感染。

(2) 子宫出血或月经期。

(3) 妊娠期。

(4) 严重心肺血管病。

(5) 近期子宫损伤史。

三、宫腔镜操作步骤

1．盆腔检查及阴道化验。

2．取膀胱截石位消毒宫颈，行宫颈旁阻滞麻醉。

3．扩张宫颈口后，以导尿管进入宫腔冲洗宫内分泌物及血后进镜；接通光源、推注膨宫液进行观察。

四、宫腔镜检并发症

1．子宫穿孔或损伤出血。

2．术中及术后感染。

3．过敏反应及气栓发生（后者出现于以 CO_2 作为膨宫介质的情况下）。

五、宫腔镜在诊断妇科肿瘤中的应用

1．粘膜下肌瘤。

2．子宫内膜腺癌、宫颈管癌。宫腔镜检术中注入膨宫液有可能导致癌细胞扩散，故经镜检后一旦确诊应及早手术。

3．子宫内膜息肉。

六、宫腔镜在诊断宫内病变中的价值

宫腔镜是直视下观察宫内病变，因此比B超及子宫碘油造影更为直接准确。

在宫内膜病变诊断中仍需借助诊刮病理确诊。当宫内有较大占位如粘膜下肌瘤、内膜息肉等时，B超声及碘油造影往往可较准确作出诊断，宫腔镜虽可直视检查但属于是损伤性手术。在宫内病变局限、较小或宫内仅为粘连的情况下，造影及B超声确诊受到限制，可作宫腔镜检直在视下诊断。

另外，碘油造影和B超声检查均可了解除宫腔以外的盆情况如卵巢囊肿，卵管情况等，这点是宫腔镜所不能达到的。

总之，宫腔镜对诊断宫内病变有肯定的作用，但并不排斥B超声及子宫碘油造影的价值。

（王友芳）

第三节 妇科腹腔镜手术

腹腔镜手术是借助摄像系统、光源及器械进行操作的手术方式，是外科手术的革命。1947年Palmer首次将腹腔镜应用于妇科临床，50、60年代新的腹腔镜器械不断出现，70年代以后腹腔镜在临床的应用日益增加，包括IVF腹腔镜下取卵、卵管绝育附件手术等。1972年Phillips成立了美国妇科腹腔镜协会（AAGL）。1989年Reich首次报告腹腔镜子宫切除术，至1991年Querleu报告腹腔镜下淋巴切除术。腹腔镜的开展对提高临床的诊断技术、减少开腹手术的机会、减少病人的痛苦的作用是十分重要的。腹腔镜手术主要有切口小、损伤小、出血少、病人痛苦少、手术效果好、术后恢复快等优点，目前在良性妇科手术中的比例逐渐升高。

一、腹腔镜的基本设备及器械

包括充气系统、观察系统、器械以及记录系统。较好的腹腔镜设备应包括自动高流量的充气机，能及时快速补充术中气体的泄漏。如果带加温装置，可将进入腹腔镜内的CO_2气体加温至37℃，对术中镜头防雾很有帮助。氙灯光源由于光线较为自然，图像颜色较为理想。高分辨率的腹腔镜以及监视器，对手术操作非常有利。腹腔镜手术为一种器械依赖性手术，得心应手的手术器械，亦为手术所必需。

二、手术适应证及禁忌证

腹腔镜广泛应用于妇科疾病的诊断包括不明原因的腹痛、盆腔包块性质的鉴别、内生殖器畸形、计划生育手术如绝育术、外游的宫内环取出术以及助孕技术如取成熟卵子进行试管婴儿、配子或合子输卵管移植术、精子输卵管内移植术等，且随着手术技术的提高以及器械的不断更新，在妇科手术中的应用范围也越来越广泛。

1．腹腔镜在妇科急诊中的应用　妇科急诊在临床非常多见，诊断及鉴别诊断有时非常困难。诊断处理不及时，有时会有生命危险。通常需要急诊开腹进行手术探查。腹腔镜的应用，不仅能及时正确诊断疾病，亦能及时处理。如宫外孕：腹腔镜的应用可早期诊断和处理，减少死亡率及病率，对有生育要求的妇女，可保留卵管，亦有利于生育。宫外孕的手术方式根据卵管情况及生育要求可进行卵管开窗术及卵管切除术，如合并腹腔内出血，可同时

进行自家输血。宫外孕手术治疗以腹腔镜为首选。

2．腹腔镜在妇科良性肿瘤中的应用　如良性成熟性畸胎瘤、单纯囊肿、上皮性囊肿以及卵巢冠囊肿等。术前通过病史、体检、影像检查、肿瘤标记物等手段，以除外恶性的可能。手术方式的根据病人的年龄、生育的要求及肿瘤的分类，选择囊肿剔除或附件切除。对年轻有生育要求者，尽量保留卵巢；年龄较大者，可选择附件切除。上皮性肿瘤尤其有囊内乳头者，应选择附件切除，术中同时送冷冻切片检查。如为恶性应扩大手术范围。腹腔镜进行囊肿剔除时，囊肿有破裂的可能性；即使完整剔除囊肿，由于腹腔镜的切口小，取出标本前，应将囊肿穿破，吸出内容，再取出。因此以前认为皮样囊肿、粘液性囊腺瘤等为腹腔镜的禁忌，其原因是（顾虑）囊肿内容物流入腹腔后可引起化学性腹膜炎或腹膜种植的可能性。目前认为术中皮样囊肿破裂不影响术后病率，因为囊内液可充分冲洗干净。对较小的皮样囊肿，近来有文章介绍术中应用腹腔镜下超声波定位后，再行剔除术，目的是选择合适的手术切口，避免损伤过多的卵巢组织及卵巢血管。目前还认为腹膜粘液瘤，并非术中粘液瘤破裂引起的并发症。为减少皮样囊肿标本取出时对腹腔及腹壁伤口的污染，亦可将标本装入标本袋内取出。

3．腹腔镜在子宫内膜异位症的应用　子宫内膜异位症是生育年龄妇女的多发病。通常引起疼痛及不育。腹腔镜被认为是该病诊断的金标准。不仅可以明确分期，且可以进行治疗如腹膜内膜异位种植灶的烧灼、汽化；盆腔粘连的分离；巧囊的剥除；深部结节的烧灼、切除；LUNA（laser uterosacral nerve ablation）以及骶前前神经切断甚至子宫切除术等术式。不育患者腹腔镜手术后的妊娠率可高达50%～66%，优于开腹手术（妊娠率约为54%）。子宫内膜异位症药物治疗前应进行腹腔镜检查及必要的处理。如欲评定药物治疗效果，可进行再次腹腔镜检查。腹腔镜由于损伤小，可重复使用，在子宫内膜异位症的治疗中有着十分重要的作用，是该病首选的手术方式。

4．腹腔镜在妇科炎症中的应用　处理妇科急性盆腔炎（PID）及盆腔脓肿的目的是感染引起的慢性并发症如盆腔粘连、卵管闭塞、不育以及盆腔盆腔疼痛。腹腔镜曾经认为是的PID的禁忌，认为手术的操作尤其是术中冲洗，可引起炎症扩散。但实践经验证明腹腔镜加上抗生素的处理盆腔炎合理而有效，及时正确诊断及治疗，对预防不育有利。据估计20%的不育与PID有关。镜下可进行炎症碎片及脓液的清除、取活检及细菌培养，大量生理盐水的冲洗有利于炎症的消除，术中通液有助于卵管内炎症碎片的清理。术后还可进行腹腔引流。慢性炎症引起的腹痛、盆腔包块（如卵管积水、卵巢卵管囊肿）、不育等，亦是腹腔镜的适应证，可进行粘连分离术、卵管开窗或切除、卵管通液等操作。

5．腹腔镜在子宫切除中的应用　腹腔镜下子宫切除的目的是避免开腹手术，根据腹腔镜完成手术步骤的多少分成：LAVH、LH、TLH。LAVH指在腹腔镜下处理粘连、内膜异位症灶的切除、附件切除子宫上部韧带如圆韧带、骨盆漏斗韧带等，其他操作在腹腔镜下完成；LH是指腹腔镜下处理子宫动脉，其他步骤可以通过腹腔镜抑或阴道途径完成；TLH是指所有手术步骤均经腹腔镜完成，包括阴道的切开及缝合，仅自阴道取出子宫标本。腹腔镜子宫切除术，具有开腹手术及阴式手术共同的优点。如开腹手术视野清晰，阴式手术患者痛苦少，术后并发症少。但开腹手术术后并发症多，且手术切口大，病人术后痛苦多；阴式手术由于不能直视盆腔，如有肠粘连等情况，有造成损伤的可能，而且阴式手术处理附件也有一定的困难，尤其对未生育过的妇女或是绝经多年阴道萎缩的妇女，手术操作均有一定的难度。腹腔镜下手术，既有开腹手术清晰的视野，又可避免阴道手术不能了解盆腔情况所带来的弊病。但腹腔镜并不能代替开腹手术，特别是盆腔有粘连者，手术时间亦较长，手术引起的损伤也会增加。目前腹腔镜手术的局限性包括子宫的大小及盆腔的粘连两方面。子宫过大一方面影响手术视野，另一方面也增加手术的难度，延长手术时间，增加并发症发生的可能。术前应用 GnRH－a 可以减少子宫的血运，缩小子宫的体积，有利于手术的操作。严重的盆腔粘连由于解剖结构不清，增加周围器官损伤的可能。腹腔镜子宫切除需要良好的手术训练包括腹腔镜手术及阴式手术的训练。随着手术技术的提高以及新的手术器械的出现，选择腹腔镜切除子宫已经越来越成为子宫切除的主要模式之一。

6．腹腔镜在肌瘤剔除中的应用　经腹肌瘤剔除术是需要保留生育功能的子宫肌瘤病人标准的手术模式。随着内镜手术的开展，亦可采取腹腔镜剔除肌瘤。一般认为对单发性、浆膜下特别是有蒂肌瘤腹腔镜手术效果较好。对多发性肌瘤以开腹手术为宜。肌瘤蒂部处理可电凝或结扎。如子宫上切口较大，应采取缝合法。小的肌瘤可直接自 Trocar 取出，稍大的肌瘤可在腹腔内切成几片自 Trocar 取出。肌瘤太大可切成数块后延长 Trocar 切口或自耻骨上切开取出。亦可自后穹隆切开取出标本。有条件者，应用肌瘤粉碎器（Morcellator 取标本更容易）。

7．腹腔镜在妇科恶性肿瘤中的应用　腹腔镜检查及术中活检已经广泛用于对卵巢癌的诊断及临床分期中，腹腔镜对上腹部的观察，尤其是对横膈的观察比开腹更为容易。近年来腹腔镜亦应用于恶性妇科肿瘤如早期卵巢癌、宫颈癌及子宫内膜癌等的治疗，可进行根治性子宫切除术及腹膜后淋巴切除术。但腹腔镜手术时间长、有肿瘤扩散或腹壁种植的可能、不能保护上腹腔等缺点。腹腔镜的手术环境与开腹手术不同（如腹腔镜手术时腹腔内 pH 低，有利于预防术后粘连；而且腹腔内压力高有利于止血等），因此应进行回顾性或前瞻性研究比较腹腔镜手术与开腹手术的效果。应用腹腔镜进行二探术亦与开腹二探一样有效，但要注意的是，由于前次手术，肠道可能粘连于前腹壁，Trocar 穿刺时可能引起损伤。因此，第一 Trocar 穿刺时，应离原手术切口稍偏的部位穿刺，亦可应用 5mm 的腹腔镜，各个腹壁切口均可用于观察。腹腔镜手术在恶性妇科中的应用发生并发症的可能性较大，因此，医师的经验、合适的手术设备及器械以及合适的病人选择十分重要。

8．腹腔镜在妇科泌尿系中的应用　可于腹腔镜下进行 Burch 手术操作以及其他的盆底重建手术，其近期效果以及手术并发症与传统手术方式相当。

9．禁忌证　严重的心肺功能异常，血液病，凝血功能障碍，食管裂孔疝，结核性腹膜炎史，多次腹部手术史为相对禁忌。

三、手术基本操作要点

1．全麻　头低脚高位，手术切口一般 3 个，分别位于脐孔处、双侧下腹髂前上棘与脐连线外 1/3 处。

2．切割　可应用剪刀、电刀或激光；除剪刀外，电刀及激光均为能源器械，因此切割时对其周围组织有一定的破坏作用，使用时应注意避开其他组织特别是重要器官如肠道、输尿管及膀胱等。

3．止血　电凝、钛夹、缝合。电凝止血以双极电凝较为理想。钛夹止血时应尽量将周围的结缔组织分开，充分暴露血管后，再进行钳夹。缝合操作比电烧或钛夹难掌握，但对肌瘤剔除术后手术创面特别是伤口较大时，缝合效果好，起到关闭伤口及止血双重作用。

4．标本取出　小手术标本可自腹壁第二 Trocar 取出，较大的标本可于腹腔内切成数小片取出。大的子宫肌瘤则可扩大 Trocar 切口、耻骨上小切口或切开后穹隆取出。亦可用特制的粉碎器。

四、腹腔镜手术常见的并发症及其处理

腹腔镜手术并发症发生率与医师的经验和手术的类型及范围有关，包括与手术直接有关的并发症如对腹壁以及盆腔器官直接损伤以及与麻醉、手术时间长、改开腹、住院时间长或再住院以及费用等因此引起的间接并发症两大方面。引起损伤有关因素如手术器械、能源：电凝电切、激光、微波等。

1．血管损伤　大血管的损伤是最严重的并发症，可危及生命，应立即开腹手术。腹壁血肿为 Trocar 穿刺损伤腹壁下血管所致，小的血肿，可行保守治疗，大的血肿应行腹壁全层缝合，必要时手术治疗。穿刺技术及穿刺时避开腹壁血管是预防的关键。过胖或过瘦的病人穿刺尤应注意。

2．胃肠道损伤　与穿刺及术中操作如分离粘连有关。对有腹部手术史的病人尤应注意。术中如发现损伤，应开腹手术修补。

3．膀胱损伤　LAVH 或分离膀胱粘连可发生，对有手术史特别是剖宫产史的病人应注意，术中发现损伤，可于腹腔镜下进行修补，如果术后发现，可先采取保守治疗如保留尿管。

4．输尿管损伤　输尿管易损伤的部位包括：盆腔入口、侧盆壁、子宫动脉交叉处、主韧带下方及膀胱入口处。LAVH 或附件切除术时，有损伤的可能。子宫内膜异位症、炎性粘连时，输尿管正常解剖有变化，损伤的可能性增加。术中提高警惕、必要时解剖输尿管是预防损伤的关键。术中发现损伤应根据损伤的严重程度选择 Double－J 管插入抑或开腹进行手术修补。

5．其他并发症　皮下气肿、纵隔气肿，气栓、臂丛神经损伤、切口疝等。皮下气肿可于数天内自行吸收，不需特殊处理，严重的皮下气肿可引起纵隔气肿。气栓临床罕见但后果严重，发生原因是气针直接穿入血管，引起血管内充气所致。如果病人术中突然心律失常怀疑气栓应立即停止充气、输液、吸100％氧气、中心静脉插管上腔静脉或右心房，尽可能吸出循环系统内的气体。对这类并发症预防更为重要。掌握气针穿刺技术是预防并发症的关键。臂丛神经损伤主要是上臂过度外展引起该神经受压所致，表现术后患肢无力、不能上抬或感觉麻木，一般给予神经营养药以及局部理疗可痊愈。预防方法主要是注意手术时上肢不能过度外展，特别是手术时间长时，更应注意。腹腔镜切口小，切口疝发生的机会较少，但如果病人筋膜较为薄弱、取标本时切口扩大或术后病人咳嗽等腹压增加等因素存在，仍有发生切口疝的可能，因此 10mm 以上的切口，应缝合筋膜层。切口疝一旦发生，应进行手术修补。

（冷金花）

第十二章 子宫颈－阴道细胞学

计算机辅助细胞学检查 TBS诊断的描述方式 CCT配合阴道镜

一、计算机辅助细胞学检查

1．CCT的定义 宫颈涂片自动检测系统（PAPNET cytology computer technology，CCT）是美国电脑专家与细胞病理学家合作发明的一项新技术。目前主要用于对宫颈和阴道涂片的脱落细胞学筛查，它可以对涂片上的几十万个细胞逐个进行扫描分析，采用先进的人工智能"脑神经网络模拟"技术，辨别异常细胞，较准确诊断宫颈癌及其癌前病变。

2．CCT的工作原理和程序 PAPNET自动检测系统，分为检测中心和终端工作站两部分。

（1）在检测中心有一台大型计算机扫描仪器及若干台高分辨率的监视器。涂片经过染色，封片等处理后，供上机检测。计算机首先根据细胞率（每张玻片上细胞所覆盖面积的百分比），将玻片分成300～500个区域，然后对每个细胞进行辨认及数字处理。扫描时分别用200倍和400倍显微镜进行，最后选出128个细胞，分别对这些细胞所在的视野进行标记。然后，用数码相机拍照，进行数据转换，并将数据写入光盘。全部过程大约需要8～10分钟。光盘被分别送到各地的终端工作站。

（2）终端工作站，有一套与检测中心配套的高分辨率监视器及电脑。光盘上的图像资料，在这里被依次显示，由细胞病理专家阅片，当遇到可疑异常细胞时，可以根据该视野提示的坐标，迅速找到该细胞在图片上的位置，用肉眼仔细观察。经过这种双重检验，最后作出诊断报告，可由打印机迅速打印出来，并附有相应的彩色图谱。

3．CCT产生的背景 1943年首先提出巴氏涂片检查。1951年进入我国。巴氏分5级：1级 正常；2级 非典型细胞；3级 可疑恶性细胞，4级 癌细胞可疑；5级 鳞癌或腺癌。

几十年来，临床上一直采用这种分级方法。然而，随着细胞病理学的进展，人们越来越感到巴氏分级方法在级别的划分和病变的描述方面存在某些局限性。

首先，它不能反映当今对女性生殖道肿瘤的理解和认识；其次是不能与组织病理学名词相对应；第三是没有规定非癌的诊断。因此巴氏分级方法逐渐被细胞病理诊断所替代。（TBS诊断法）。

4．CCT使用的诊断标准 目前CCT使用TBS（the bethesda system）系统作为诊断标准。

（1）CIN系统 世界卫生组织曾于70年代推广使用"宫颈上皮内瘤变（cervical intraepithelial neoplasia，CIN）"系统。该方法注重细胞学与组织病理学相结合。特点是以CIN为诊断名称，描述浸润性癌变以外的所有宫颈上皮细胞异常及结构不良。

（2）TBS系统 1988年，美国国际癌症协会在马里兰洲的Bethesda举行会议，提出用“鳞状上皮内病变（squamous intraepithelial lesion，SIL）”来表示宫颈病变，被称为TBS系统。1991年，美国国际癌症协会，再次开会评价了TBS法在实际应用中的价值，并且作了修正，提出了完整的诊断标准及标本质量描述法。

二、TBS诊断的描述方式

1．对标本质量评价 涂片制作的是否满意；基本满意；不满意三种。细胞的组成应该同时具备鳞状上皮细胞和柱状上皮细胞。细胞数量至少覆盖玻片面积的1/3以上，细胞率大于30%为满意涂片。

2．对细胞异形性改变的描述性诊断

（1）良性细胞改变

1）感染 滴虫性阴道炎；真菌形态符合念珠菌属；球杆菌占优势；形态符合阴道变异菌群；杆菌形态符合放线菌属；细胞改变与单纯疱疹病毒有关；细胞改变符合HPV感染。

2）反应性改变与下列因素有关 炎症，包括不典型修复；萎缩性阴道炎；放射治疗；IUD等。

（2）上皮细胞改变

1）鳞状上皮细胞

①非典型细胞或意义不确定的非典型细胞：报告中应补充说明如果属于反应性改变或类似于HPV感染等，建议三到六个月复查；如果属于新生物，建议做阴道镜等进一步检查；

②低度鳞状上皮内病变：包括HPV感染，轻度不典型增生；

③高度鳞状上皮内病变：包括中度和重度不典型增生，原位癌；

④鳞状上皮细胞癌。

2）腺上皮细胞

①子宫内膜细胞：在月经周期第10~12天以后，或绝经后病人的涂片中发现子宫内膜细胞均属病理性；

②非典型腺细胞或意义不确定的非典型腺细胞；

③子宫颈腺癌；子宫内膜腺癌；子宫外腺癌。

（3）其他恶性新生物

三、CCT配合阴道镜

CCT配合阴道镜引导下取多点活检，对提高宫颈早期病变诊断尤其有重要意义。

（程雪梅 王友芳）

第十三章 产前诊断技术

胎盘植入前诊断 超声影像诊断 绒毛活检术 羊膜腔穿刺术 脐静脉穿刺术 胎儿镜检查 孕妇血清生化指标筛选的应用 孕妇外周血中胎儿细胞的分离纯化 荧光原位杂交技术的应用 产前基因诊断现状

产前诊断（prenatal diagnosis）是细胞遗传学、分子遗传学、生物化学和医学实践紧密结合的一门学科。20世纪50年代中期，羊膜腔穿刺首先用于胎儿性别鉴定及胎儿Rh溶血性疾病的诊断。60年代放射显影技术即应用于临床诊断胎儿骨骼发育畸形和某些软组织疾病(如水肿儿)。70年代超声影像技术问世，与传统的放射线诊断相比，它可以诊断出更多更复杂的胎儿结构畸形，并可引导不同途径的胎儿组织活检，而且还避免了放射线的杀伤作用。80年代之后，早孕期绒毛活检及胎儿宫内取血的广泛应用及分子生物学技术的日益发展，已使产前诊断得到了一次突破性飞跃。进入90年代，随着医学伦理学及医学生物技术的不断完善，更早期、更安全及更准确的产前诊断方法已受到广大产前诊断工作者的关注，并已展现出较为广阔的前景。在目前条件下，产前诊断方法基本上都是通过观察胎儿的形态特征、染色体检查及分析基因本身及其产物来进行诊断的。主要手段介绍如下。

一、胚胎植入前诊断（preimplantation genetilc diagnosis）

随着体外受精、配子与胚胎显微操作技术和基因超微量分析技术发展，胎儿异常的植入前诊断已成为可能。

1．植入前胚胎获取途径　目前多采用宫腔灌洗或体外受精的方法来获取胚胎。前者多在受精后90～140小时灌洗宫腔以得到受精卵，该法虽然方便且能获得发育较后期的胚泡，有利于植入前诊断及胚胎移植，但获取胚胎的成功率较低；后者常用的采卵方法有腹腔镜下取卵和超声引导下经阴道穿刺卵泡取卵。

2．植入前微活检技术

1）极体活检　卵细胞第一次有丝分裂的产物是初级卵母细胞和第一极体，胎儿的生长发育不需要第一极体遗传物质的参与，从而可获取无功能决定性的第一极体，采用PCR技术分析其基因来推测卵母细胞的基因型，选择正常卵细胞受精。该方法的优点在于活检时不损害发育成胚胎的初级卵母细胞成分。它的局限性在于不能进行父源性等位基因的分析。

2）卵裂球活检　该技术比取极体容易，通常用4～8细胞期的卵裂球，先用酸性溶液在透明带上钻孔，然后用微穿刺针吸出单个细胞，进行各种分析。

3）胚泡活检　该法采用显微机械与化学方法在胚泡阶段内细胞团对侧的胚透明带上开口，在24小时内，使卵裂球从切口膨出，用这种形成疝的方法可以从100个细胞的胚泡取得10个左右卵裂球，虽然该法可获得更多的细胞有利于诊断分析，但受检胚胎的存活率及妊娠成功率还有待进一步研究。

3．诊断技术 植入前诊断主要采用的方法有 DNA 诊断（PCR、基因测序及原位杂交技术）以及蛋白与酶代谢的测定。PCR 技术的发展为植入前诊断带来了极大的方便，应用此技术已能对囊性纤维化病、Duchenne 型肌营养不良、甲型血友病、脆性 X 综合征和 Tay－Sach 病等进行植入前基因诊断。有作者报道可应用特异性染色体 DNA 探针对卵裂球细胞进行荧光原位杂交来检测选择性染色体数目畸变。

二、超声影像诊断

超声诊断技术的不断完善对临床医学的发展起了十分重要的作用，常用于产前诊断的超声仪有实时 B 超诊断仪、超声多普勒诊断仪和 M 型超声诊断仪。高分辨阴道探头的应用可以在受精卵着床后数天即能观察到胚胎，孕 5～6 周时即可见到胎心搏动。早孕期阴道超声检查可用于观察胎儿肢芽、腹部、颅脑及心脏结构。某些明显的结构畸形如无脑儿在妊娠 10 周之后即可被诊断。最近有学者设计了一种 12.5MHz 经宫颈导管式超声探头，能清晰地观察孕 5～8 周胚胎的发育情况，为胎儿畸形的尽早期诊断提供了一种新途径。然而，虽然超声诊断的特异性高，但在早孕期其诊断敏感性较低，故即使早孕期超声检查无异常发现，仍不能除外胎儿畸形的可能。

随着胎儿生长发育的不断完善，中孕期超声影像检查对于胎儿结构的异常能做到越来越准确的诊断（最佳时期多在妊娠 20 周左右）。在这一时期胎儿结构异常的超声表现主要有以下几种类型：

1．正常结构缺如 以无脑儿最多见，其超声诊断准确率可达 100%，另外像先天性肾缺如、脊柱裂等也常得以诊断。

2．赘生物的形成 畸胎瘤是胎儿最多见的赘生物，常发生于骶尾区，多为囊实性，以女胎多见，很少合并其他先天畸形或染色体异常。胎儿颈部水囊瘤是由于淋巴系统发育异常导致的胎儿颈部水囊突出，超声检查较容易诊断，常有染色体异常。

3．阻塞所致的脏器扩张 正常体液流动或分泌物（胎儿尿液、脑脊液、羊水）受阻即可导致相应器官的扩张。脑积水是最常见的一种类型，以脑室系统扩张为特点。小肠梗阻可导致梗阻近端的肠道扩张，其中十二指肠闭锁致胃及十二指肠扩张最为常见，超声检查时可以见到“双泡征”，这一征象的发现有重要的临床意义，因为这类患儿中 1/3 合并唐氏综合征，1/5 合并有心脏畸形。不同部位的泌尿系梗阻可相应导致膀胱扩张、输尿管积水和肾积水，尽早超声诊断后，可选择性进行宫内引流术而避免或减轻对肾功能的损害。

4．疝的形成 正常胎儿结构的不完全融合可导致脏器的疝出而形成疝。常见的有脑膨出、脐膨出及横膈疝，超声显像都有其典型的特征。

5．胎儿结构的大小异常 胎儿不同部位的组织结构可以根据其孕周来估计其正常大小，有些胎儿先天性畸形超声显像时并不出现形态的异常，而可以根据组织大小的比例进行诊断。如小脑畸形、骨骼发育不良等即可通过超声测量来判断。

6．胎儿脏器运动异常 胎儿心脏是最容易观察的运动器官，胎心结构的缺陷可以结合实时超声与 M 型超声心动图进行诊断，胎心节律的异常和传导紊乱则可通过测量心脏瓣膜的运动节律来判断。

三、绒毛活检术（chorionic villi sampling，CVS）

由于绒毛组织位于胚囊之外且又具有和胚胎同样的遗传性，故早孕期绒毛活检被认为是产前诊断的一个突破。1975年我国鞍钢医院妇产科首先报道了经宫颈盲吸法绒毛活检成功的进行胎儿性别预测，到1983年Simoni应用绒毛组织成功地进行了胎儿核型分析之后，这一技术便开始广泛应用于遗传性疾病的产前诊断。

早孕期绒毛活检可采取经宫颈CVS、经腹部CVS和经阴道穹隆CVS三种途径，活检时间多在妊娠9~11周之间进行，早于这一时期，胎盘绒毛太薄，超声下亦很难将其与包绕它的蜕膜组织区分开，而不易获取绒毛组织。孕11周之后，由于胚胎迅速发育，经宫颈途径导管难以进入胎盘附着部位，而经腹CVS则不受孕期发展的限制。CVS后流产发生率及活检所致胎儿肢体发育障碍是人们最为关注的问题。文献报道，与中孕期羊水穿刺相比，CVS致流产的危险性增加最多不超过1%。而CVS导致胎儿肢端异常仍存在争议。Firth曾随诊539例孕56~66天绒毛活检后的妊娠结局，其中5例发生了新生儿肢端发育畸形，认为过早期绒毛活检易导致胎儿肢体发育障碍。而Smith-Jensen等总结了孕9~12周绒毛活检后妊娠结局时则认为CVS并不会增加胎儿肢端障碍的发生率。

获取的绒毛组织可根据产前诊断的需要进行染色体分析或基因及酶代谢的诊断。绒毛细胞制备染色体可采用直接法或绒毛培养法。直接法是利用具有自身分裂活跃并可产生原位分裂相的细胞滋养层细胞制备染色体。取材后无需细胞培养或仅经过几小时短期培养后即行染色体制片分析，该法具有快速诊断、避免母体细胞污染等优点，但分裂指数低、染色体形态差，并可出现滋养层细胞核型与胎儿真实核型不一致的现象，亦即胎盘局限性嵌合体（confincd placental mosaicism，CPM）现象，其发生率约2%~3%，从而使其实际应用受到一定限制。绒毛培养法通常采用两步酶解法（胰酶与胶原酶）将绒毛胚外中胚层间质细胞解离为单细胞悬液之后，在培养瓶内建立单层细胞培养，一般经过6~10天培养后即可收获细胞及染色体制片显带。由于培养法无需经过60%冰醋酸解离细胞（直接法的必需步骤），其染色体形态及G显带质量均明显优于直接法。而且由于培养法所用的细胞为绒毛内层胚外中胚层组织，其出现胎盘局限性嵌合体的现象明显少于直接法，因此核型分析结果更能真实的反映胎儿核型。该法的缺点是可能发生母体细胞污染，故取材后挑选绒毛标本时应在解剖显微镜下仔细分离蜕膜组织、血块及粘液，从而尽量避免培养过程中母体细胞污染的发生。

四、羊膜腔穿刺术（amniocentesis）

羊膜腔穿刺术是最常用的侵袭性产前诊断技术。这一技术早在20世纪50年代首先应用于临床进行胎儿性别鉴定及胎儿Rh溶血性疾病的诊断。1966年Steele和Beng成功地进行了羊水细胞培养及胎儿核型分析之后，使羊膜腔穿刺术广泛地应用于胎儿染色体疾病及先天性代谢病的产前诊断。羊水的来源主要为胎儿尿液、气管支气管分泌液、羊膜上皮分泌物及母血清经胎盘渗出液等。羊水的容量随孕周而增加，至孕38周时达1L左右，之后稍有减少，在孕15~16周时大约为180~200ml，此时子宫已超出盆腔，且羊水中活细胞比例高，被认为是羊膜腔穿刺的最佳时期，且此时羊水穿刺量可在20ml左右，近年来许多学者于妊娠9~13周行早期羊膜腔穿刺术进行产前诊断，亦可取得类似孕中期羊膜腔穿刺的效果。早期羊膜腔穿刺所取羊水量根据不同的孕周要求不一，一般认为，妊娠7~10周时，安全吸取羊水量为5ml，孕10周之后，抽取羊水量可达10ml以上。在行羊膜腔穿刺之前应超声定位胎盘、羊水，全面了解胎儿情况，穿刺针头应避开胎盘及胎儿。羊膜腔穿刺是一种较安全的产前诊断技术，与之相关的流产率仅0.5%，偶可出现术后腹部胀痛，感染或漏水。

羊水细胞中含有不同类型的组织细胞，其中主要有胎儿肾细胞与胎儿上皮细胞。羊水细胞培养时，羊水活细胞以细胞群落自然生长，细胞呈上皮样或成纤维细胞样。羊水细胞培养染色体制备常用方法有培养瓶法和盖玻片法，前者在细胞收获之前一般需要培养12天左右，而后者却只需1周左右即可收获细胞。

五、脐静脉穿刺术（cordocentesis）

1983年由Daffos首先报道在超声引导下成功地进行脐血管穿刺获取胎血产前诊断胎儿先天性疾病。操作时首先用B超声定位胎盘、胎儿及脐带位置，确定穿刺点，最常选用的穿刺点为脐带入胎盘根部2cm以内的脐带部，此处相对固定，易于穿刺。然后在无菌条件下用22号穿刺针在穿刺探头引导下经母腹壁及宫腔后刺入脐血管抽取胎血，取血量可达6～8ml，对胎儿循环无影响，并可重复进行，且安全性较好，文献报道与之有关的流产发生率仅1.9%。

直接进入胎儿循环对产前诊断及治疗是非常重要的。脐静脉穿刺术可用于：①快速核型分析：胎血细胞培养只需48小时即可进行染色体制备，可对绒毛及羊水培养出现的假嵌合体或培养失败进行校正或补救诊断，特别在确诊脆X综合征方面是羊水和绒毛检查无法比拟的；②胎儿宫内感染的诊断：通过对胎儿血清特异性IgM抗体的测定可对TORCH病原体感染进行宫内诊断，但值得注意的是胎儿免疫系统到孕21～22周时才发育成熟并发挥功能，故进行胎血免疫抗体的测定应在妊娠22周后进行。但随着分子生物学技术的发展，应用PCR扩增病原体DNA或RNA来进行各种不同感染的诊断则不会受孕周的限制；③胎儿血液系统疾病的产前诊断与风险估计：如溶血性贫血、自体免疫性血小板减少性紫癜、血友病及α、β地中海贫血（α、β珠蛋白生成障碍性贫血）等；④胎儿宫内生长迟缓（IUGR）的监测及胎儿宫内状况的评估；⑤可利用脐静脉穿刺术对胎儿溶血性贫血进行宫内输血治疗。

六、胎儿镜检查（fetoscopy）

胎儿镜于20世纪60年代末期首先应用于临床诊断胎儿神经管缺损。它是一种双套管光导纤维内镜，外径多为1.7mm，视角为70度，局麻下经腹插入羊膜腔后不但可以直接观察胎儿外形及体表结构，而且可以进行胎血采样及胎儿组织器官（皮肤、肝脏）活检来诊断胎儿染色体疾病、溶血性疾病、血红蛋白病及先天性代谢性疾病等，还可应用这一技术对胎儿溶血性疾病进行宫内输血治疗。胎儿镜检的最佳时期为妊娠17～20周。虽然随着胎儿镜技术的改进，与之相关的流产率从10%降到了3%左右，然而这一副作用仍使得这一技术未能更广泛的应用于临床，而且随着高分辨超声显像技术的不断完善，超声引导下脐血管穿刺术已逐渐取代了胎儿镜下取血及宫内输血治疗。

七、孕妇血清生化指标筛选的应用

研究发现，当胎儿患有开放性神经管缺损时，母血清甲胎蛋白（MSAFP）浓度将异常增高，从而可利用这一血清指标来筛选神经管缺损。AFP是胎儿肝脏合成的一种糖蛋白，其胎血浓度高。正常情况下，AFP可以通过胎儿尿液及胎儿上皮组织进入羊水循环及母血循环，当发生神经管缺损时，胎儿某些部位缺乏正常组织覆盖而导致大量的甲胎蛋白渗漏至羊水及母血循环，使羊水及母血甲胎蛋白浓度明显升高。孕妇血清AFP浓度筛选的时间一般在妊娠 15～23 周之间进行，在此期间母血 AFP 浓度随孕周增加而增加。当孕妇血清 AFP 浓度呈异常水平时，需进一步详细的超声诊断或羊水穿刺检查。

1984 年 Merkatz 首先提出了胎儿唐氏综合征与低母血 AFP 浓度的关系，随后 Drugan 等提出早孕期母血 AFP 的明显下降应警惕胎儿 Turner 综合征的发生。Milunsky 等曾对 540 例早孕期孕妇进行了母血 AFP 测定，有 59 例 AFP 值低于中倍数的 0.6 倍，其核型分析有 8 例染色体核型异常，认为早孕期母血 AFP 测定有助于筛选 21、13、18 三体及 Turner 综合征等染色体异常胎儿。多年来的研究证明，仅根据 AFP 单一指标来筛选胎儿染色体异常，由于其敏感性及特异性较低，其大规模的临床应用受到限制。近年来的研究已证实，孕期结合测定母血 AFP、绒毛膜促性腺激素及妊娠相关蛋白水平来综合判断，在很大程度上提高了非整倍体染色体异常胎儿的产前筛选率。

八、孕妇外周血中胎儿细胞的分离纯化

近年来，随着单克隆抗体技术、流式细胞计数技术及 PCR 技术的发展，从孕妇外周血中分离富集胎儿细胞的技术日趋成熟，从而建立了一种简便并为孕妇容易接受的非创伤性产前诊断方法。研究表明，通过胎盘屏障进入母血循环的胎儿细胞主要有 3 种，即滋养叶细胞、淋巴细胞和胎儿有核红细胞。其中胎儿有核红细胞数量相对较多，鉴别准确性高，经母血进行胎儿遗传病的产前诊断多选用该类细胞。而滋养层细胞虽然数量可满足，但诊断准确率低，胎儿淋巴细胞进入母血循环中数量却极少，故后两者不宜用于胎儿疾病的产前诊断。孕妇外周血中胎儿细胞性质的确定有助于胎儿细胞的分离与纯化。流式细胞计数技术以极快的速度测定流动细胞悬液中单个细胞所发生的散射光或荧光来进行细胞分类。只要能制备出孕妇外周血的单细胞悬液，以某种荧光染料标记胎儿细胞，利用流式细胞计数即能通过定量荧光来计数胎儿细胞，判断其形态与细胞膜表面的理化性质，并将胎儿细胞从母血中分离出来。研究表明，可利用抗转铁蛋白受体的单克隆荧光抗体标记，经流式细胞计数分离到胎儿单个有核红细胞。应用一些其他的胎儿细胞表面标记物（如 HLA、HLA－DR4、抗滋养细胞抗体、H_{315}、H_{316}、DKT9 等）来分离孕妇外周血中胎儿细胞也在研究与应用之中。经分离纯化与富集到的胎儿细胞可采用超微量 DNA 提取、PCR 扩增之后，进行 SRY 基因检测及某些单基因病的产前诊断，亦可应用染色体特异性 DNA 探针对分离到的胎儿细胞进行荧光原位杂交（FISH）来检测常见的染色体数目畸变。

胎儿细胞何时能在母血循环中出现及分娩后多长时间从母血循环中消退？许多作者在早孕期不同阶段对怀男胎孕妇外周血进行 DNA 提取及 Y 染色体基因扩增，以探讨胎儿细胞出现在母血中的时期，发现早孕 35 天左右即可在母血中检测出胎儿细胞成分，而从孕妇外周血中分离纯化胎儿细胞的最佳时期被认为是妊娠 10～18 周。胎儿细胞在母体中滞留的时间是该方法学研究中较关注的问题，因为以往妊娠的胎儿细胞若长期存在于母血循环中，势必会影响本次产前诊断的准确性。许多研究表明，产后 6 个月，胎儿细胞将全部从母血循环中消退。该方法目前还处于方法学研究阶段，尚需进一步完善。

九、荧光原位杂交技术的应用

荧光原位杂交（fluorescence in situ hybridization，FISH）是以荧光素标记取代放射性核素标记而形成的一种新的原位杂交方法。它利用已知碱基序列的非放射性核素标记的核酸探针，依据碱基配对原理，通过免疫细胞化学检测体系在组织切片、细胞间期核或染色体等标本上进行 DNA 的定性、定位及定量分析。FISH 具有快速、安全、灵敏度高，特异性强等优点，不仅能显示于染色体中期分裂象，还能显示于间期核细胞，目前常用的探针有以下三种类型：①染色体特异性重复序列探针（repetitive probe）：人类绝大部分染色体中已克隆出具有染色体特异性的重复顺序，重复上百至几千次不等。应用这类 DNA 探针进行原位杂交能够在某一染色体的着丝粒区域或异染色质区出现典型的杂交带，杂交信号较强；②染色体基因文库探针（painting probe）：染色体文库收集了来自人类单条染色体的 DNA 物质，应用某一染色体文库探针在中期分裂象中进行原位杂交，可使某一染色体从 pter 到 qter 整条显色。这一方法又称染色体涂色（whole chromosome painting）。该法特别适用于染色体易位及断裂点检出的诊断；③单一序列探针（locus specific probe）：为染色体特异性单拷贝 DNA 序列。其特异性强，但检出信号较弱，对于这类探针，检出它最有效的方法是应用含大插入片段的克隆载体，如 Cosmid 或更大的 YAC 载体。

染色体异常的产前诊断主要依靠细胞分裂中期染色体的分析，但这一常规细胞遗传学方法需要 2~3 周完成。而应用生物素标记的染色体特异性探针对未经培养的绒毛细胞或羊水细胞进行原位杂交即可快速诊断常见的三体型及性染色体数目畸变。使用这一方法进行染色体数目异常的产前诊断只需 1 天的时间，可省去复杂的细胞培养及染色体分析过程。另外，FISH 在染色体结构异常的产前诊断中，不仅对那些易位性重排，而且对重复、缺失或插入性重排都能为确定重排类型、来源和断裂点提供可靠依据。在对标记染色体、环状染色体来源的研究中，FISH 也具有高度的敏感性和可靠性。

十、产前基因诊断现状

产前基因诊断即在胎儿出生以前，通过对胎儿标本某些特异基因进行分析，以判断胎儿是否患某种遗传性疾病的手段。产前基因诊断具有以下优点：①可直接对未经培养的羊水细胞或绒毛组织进行分析，从而可避免由于组织培养引起的一些缺点；②不受细胞类型限制，从而克服了其他方法因基因组织特异性表达引起的缺陷；③不受时间或阶段的限制，从而也克服了其他方法由于基因阶段特异性表达不同引起的缺点；④相对简便、安全，是遗传病逆向诊断（reverse dliagnosis）的根本方法。随着分子生物学技术的迅猛发展，如特异基因的克隆技术、RFLPs 片段的获得、PCR 技术、寡核苷酸探针技术以及非放射性探针标记技术等的应用，遗传病的基因诊断的病种越来越多。目前能进行产前基因诊断的病种已达几十种，常见的有进行性肌营养不良症（DMD/BMD）、苯丙酮尿症（PKU）、脆 X 综合征（Fra X）、视网膜母细胞瘤、α 及 β 珠蛋白生成障碍贫血、血友病、肝豆状核变性（Wilson disease）以及先天性肾上腺皮质增生症等。相信随着 DNA 分析技术的不断发展与完善，将为遗传性疾病的产前基因诊断开辟更广阔的前景。

（向　阳）

参 考 文 献

1. 向阳，孙念怙．荧光原位杂交法快速诊断早孕期常见染色体数目畸变．中国医学科学院学报，1995，17:120.

2. 向阳，孙念怙．胎儿染色体病的产前诊断．国外医学妇产科分册，1995，22:6.

3．向阳，孙念怙．胎儿异常早期诊断技术的进展．国外医学妇产科分册，1996，23:7～9．

4．向阳，孙念怙，边旭明，等．胎儿宫内感染的产前诊断．中华妇产科杂志，1996，31:689．

5．向阳，常欣，孙念怙，等．脐静脉穿刺用于胎儿疾病产前诊断的探讨．中国医学科学院学报，1996，18:33．

6．向阳，常欣，王凤云，等．早孕期经腹绒毛活检用于胎儿遗传性疾病的产前诊断．中华妇产科杂志，1997，32:253．

7．Milunsky A，Wand J，Brambati B，et al．First trimester maternal serum a－fetoprotein screening for chromosome defects．Am J Obstet Gynecol，1988，159:1209．

8．Firth HV，Boyd PA，Chamberlain P，et al．Severe limb abnormalities after chorion villus sampling at 56～66 day's gestation．Lancet，1991，337:762．

9．Smidt－Jensen S，Permin M，Philip J，et al．Randomised comparison of amniocentesis and transabdominal and transcervical chorionic villus sampling．Lancet，1992，340:1273．

10．Bianchi DW，Klinger KW．Prenatal diagnosis through the analysis of fetal cells in the maternal circulation．In：Milunsky A ed．Genetic disorders and the fetus．Baltimore：John Hopkins University Press，1992，759～770．

11．Delhanty JDA．Preimplantation diagnosis．Prenatal Diagn，1994，14:1217．

12．Donner C，Liesnard C，Content J，et al．Cordocentisis for rapid karyotype：421 consecutive cases．Fetal Diagn Ther，1995，10:129．

13．Handyside AH，Lesko JG，Tarin JJ，et al．Birth of a normal girl after in vitro fertilization and preimplantation diagnostic testing for cystic fibrosis．N Eng J Med，1992，327:905．

14．Simpson JL，Elias S．Isolating fetal cells from maternal blood：advances in prenatal diagnosis through molecular technology．JAMA，1993，270:2357．

15．Xiang Y，Sun NH，Bian XM，et al．Cordocentesis：a useful method for prenatal diagnosis．Chin Med J，1996，109:291．

第十四章　产钳、胎头吸引器助产分娩及其并发症和处理

适应证　新生儿并发症　产妇并发症　胎头吸引器并发症的预防　产钳助产并发症的预防

产钳和胎头吸引器助产是非常重要的产科分娩手段。近年来，虽然剖宫产率逐渐上升，产钳和胎头吸引器的应用有所下降，但目前临床上产钳和胎头吸引器的应用率仍高达3%～13%和8%～19%。作为器械助产分娩手段，产钳和胎头吸引器在降低孕妇、新生儿病率和死亡率等方面显示了它的优越性，可是如果产钳和胎头吸引器应用不恰当或出现并发症没有及时处理，会对孕妇、胎儿造成伤害，有些伤害可能是致命的。胎头吸引器助产对产妇损伤小，对新生儿损伤的机率要高于产钳助产；而产钳助产对产妇损伤的机率较高。

一、适应证

产钳和胎头吸引器助产是在产妇进入第二产程后，由产科医师借助产钳或胎头吸引器对胎头形成外牵引力而帮助胎儿娩出。产钳和胎头吸引器的适应证包括：第二产程延长、胎头下降不满意、胎先露位置异常、胎心律异常、胎儿宫内窘迫或脐带脱垂需要尽快分娩、孕妇过度疲劳及因为母儿因素需要缩短第二产程等等。

二、新生儿并发症

1．新生儿头皮血肿　多见于胎头吸引器助产，是颅骨和其相对应骨膜间所形成的血肿，并以颅骨骨缝为明显界限，这一点是区别于先锋头（头皮产瘤）的重要体征。先锋头于产后48～72小时自然消褪。头皮血肿容易引起头皮损伤和继发感染。通常，头皮血肿不需特殊处理，适当止血、抗感染治疗。产后两周血肿吸收。

2．新生儿颅骨骨折　偶见于胎头吸引器助产，为持续强大的负压牵引所致。X线检查可以明确诊断。新生儿颅骨骨折一般不伴有新生儿精神行为和神经系统的改变，严重者表现为骨折局部扁平、软组织肿胀。临床不需特殊处理。

3．新生儿硬脑膜下出血　比较罕见，多见于胎头吸引器助产。硬脑膜下出血是颅骨骨膜和硬脑膜之间出血所致血肿。严重时血肿从眶脊水平延长至颈背部，常导致新生儿死亡。硬脑膜下出血易与头皮血肿混淆。硬脑膜下出血临床体征是新生儿头围增大，触之柔软，皮肤苍白和心动过速等血容量减少的表现，因此，对新生儿头颅不对称及出现失血性休克时应行CT、B超检查，以排除硬脑膜下出血。

4．新生儿颅内出血和小脑损伤　产钳和胎头吸引器所致颅内出血多为亚临床出血，一般无明显体征，症状也不典型。脑脊液可出现明显异常。CT能进行诊断，表现是脑室周围、脑室内出血或小脑幕裂伤出血等。新生儿颅内出血常在产后一周后开始恢复，一年内恢复正

常。长期随访表明，新生儿颅内出血无明显长期后遗症。但严重小脑幕裂伤出血可致永久性脑瘫。

5．颅神经损伤 不恰当应用产钳损伤外展神经和面神经导致相应的面肌痉挛和面瘫；如果在枕后位进行胎头吸引器助产易引起面神经麻痹。

6．视神经出血和角膜损伤 新生儿视网膜出血发生率为19%～50%，多与胎头吸引器分娩有关。产钳助产在一定程度上可以降低视网膜出血的发生率。视网膜出血发病机制不清，可能与胎儿宫内窘迫缺氧有关。大多数新生儿视网膜出血产后数周即可恢复，也无长期并发症。新生儿角膜损伤多为产钳挤压眼球所致角膜后弹性层裂伤，严重可致长期的视力损害。

三、产妇并发症

1．宫颈裂伤 宫颈裂伤多发生在3点和6点处。裂伤较大或有持续性出血应该进行缝扎。如果宫颈口持续性出血而宫颈无明显裂伤，要考虑子宫下段是否裂伤。超选择子宫动脉摄影具有诊断治疗子宫下段裂伤双重作用。子宫下段裂伤出血多，病情难以控制，开腹手术治疗是惟一的选择。

2．阴道壁损伤 产钳双叶加大了胎头横径，故产钳容易引起阴道裂伤。置产钳时胎位不正确或对胎头大小与产道顺应性程度估计不足，产钳助产困难，则引起产道纵行裂伤。严重的纵行裂伤可延伸至阴道穹隆。困难产钳助产后要仔细检查阴道穹隆，特别是侧部和后穹隆。胎头吸引器或产钳助产进行内旋转易造成阴道壁片状撕裂。此外，尿道周围裂伤也不少见。缝合阴道裂伤要在裂伤的顶端进行缝合，避免漏掉穹隆处的伤口。缝合时不要留死腔和隧道，避免阴道血肿的发生。注意缝合不要穿透直肠和尿道管。

3．膀胱损伤 产钳和胎头吸引器放置不当或助产时未排空膀胱，很容易引起膀胱损伤，损伤主要在膀胱后壁，及时认证非常重要。如果怀疑膀胱损伤，要进行金属导尿管检查，要及时修补膀胱阴道瘘。

4．会阴、肛门和直肠损伤 产钳和胎头吸引器助产分娩经常引起会阴撕裂，严重时造成Ⅲ°会阴撕裂，即肛门括约肌裂伤、断裂和直肠的损伤。主要原因是助产时牵引力过大、过猛，胎头下降过快而会阴组织没有充裕时间扩张以适应胎儿通过所致。另外，会阴侧切不恰当也是会阴裂伤的原因之一。

肛门括约肌受损可以导致产后大便失禁，如果直肠粘膜损伤，产妇感染、伤口裂开和阴道直肠瘘的发生率明显升高。肛门括约肌部分裂伤要进行括约肌的加强缝合，避免产后大便失禁的发生。肛门括约肌完全断裂和/或阴道直肠壁裂伤，应将括约肌前后被膜对齐缝合形成环状，同时将阴道直肠筋膜层关闭缝合，重建会阴体。

除上述并发症外，产钳和胎头吸引器助产也可以增加诸如产后出血、尿潴留和阴道会阴血肿等产后病率。

四、胎头吸引器并发症的预防

1．为防止新生儿颅脑损伤，不建议在妊娠34周前应用胎头吸引器。助产前排空膀胱、大便及采用适当麻醉。尽可能选择出口或低位胎头吸引，即胎先露达到坐骨棘+2水平以下。最好以枕前位牵引，吸引器行胎头内旋转要小于45°。

2．在靠近胎头矢状缝和后囟处置吸引器，便于胎头以最小径线通过产道。置吸引器后要检查是否有阴道组织夹在吸引器与胎头之间。吸引器负压以 500mmHg 以内为最好，通常不应超过 600mmHg。压力上升不要过快，应每分钟增加 200mmHg。牵引要在宫缩和产妇加腹压时进行，并要顺应骨盆轴进行内旋转、俯曲和仰伸等。

3．据统计，88%～90%的吸引器助产牵引 3 次，因此牵引次数要低于 5 次。吸引器滑脱次数不应超过 2 次。助产时间最好小于 15 分钟，一般在 20 分钟内结束分娩，否则新生儿病率明显增加。当吸引器牵引次数多、时间长和多次滑脱时，要重新评估骨盆、胎先露高低和胎儿等因素，考虑是否改用其他分娩方式。

五、产钳助产并发症的预防

1．目前认为，高位产钳因其对母儿损伤较大应被禁用。但是否放弃中位产钳还有争议。美国妇产科协会规定产钳助产分类如下：

（1）出口产钳　①胎头达阴道口，无阴唇分开；②胎头达骨盆底部；③矢状缝处于枕前位、枕左、右前或枕后位；④胎头达会阴水平；⑤胎头内旋转小于 45°。

（2）低位产钳　①胎先露在≥2cm 水平且未到骨盆底；②胎头内旋转小于 45°（枕左、右前，枕前位，枕左、右后，枕后位）；③胎头内旋转大于 45°。

（3）中位产钳　胎头衔接，胎头位置在 +2 以上。

2．产钳术前需导尿、压挤后穹隆排空膀胱和直肠。会阴侧切和局部麻醉必不可少。置产钳前要推开宫颈以防止宫颈撕裂。根据胎先露位置和前后囟位置明确胎方位。如果胎头塑型明显形成较大先锋头，以胎儿耳朵做为判断胎方位的标志。最好以正枕前位或正枕后位置产钳。枕斜位放置产钳进行内旋转不应超过 45°。牵引胎头时要顺应骨盆轴进行俯曲和仰伸，并在胎头着冠时拆卸产钳而将胎头轻轻带出。

（高　杰）

第十五章 影像学检查及技术应用

超声波扫描

子宫疾病的超声诊断 卵巢肿瘤的超声诊断 早期妊娠的超声诊断 中晚期妊娠的超声诊断 主要病理产科的超声诊断

淋巴造影术

淋巴造影的方法 淋巴造影的影像学表现及结果判定 淋巴转移在妇科恶性肿瘤淋巴转移诊断治疗中的价值

放射介入技术

造影方法 正常盆腔动脉造影X线表现 滋养细胞肿瘤的动脉造影表现 经动脉灌注化疗药物 动脉栓塞疗法 介入性血管造影的并发症及处理

第一节 超声波扫描

利用超声波的物理特性，收集在不同的组织界面的反射回声信号，通过换能器和计算机处理，为临床提供信息，称为超声诊断学。它具有无损伤，对胎儿安全，并能迅速准确地显示盆腔病变等特点，目前在妇产科诊断，甚至治疗中被广泛应用，成为不可缺少的辅助诊断方法。本节简述超声学在妇科疾病诊断、围产检查中的应用。

一、子宫疾病的超声诊断

1. 子宫畸形

(1) 双子宫 横切面：自宫底向宫颈扫查时，可见两个宫体横切面，呈蝶翼状，再向下可见两个宫颈切面，呈眼镜状，均有两个腔影。纵切面：自左向右扫查时，可见两个宫体纵切面，再向下可见两个宫颈切面，均有两个腔线影。

(2) 双角子宫 横切面：自宫底向宫颈扫查时，可见宫底部肌层回声相连横切面，呈两个腔影状，再向下可见一个宫颈切面。纵切面：自左向右扫查时，可见两个宫角纵切面抬高，再向下可见一个宫颈切面，均有一个腔线影。

2. 子宫肌瘤 声像图表现：子宫体积增大或局限性隆起，子宫形态失常；肌瘤结节一般呈现圆形，不均质回声，含回声增强或衰减，这是由构成肌瘤的结缔组织纤维多少来决定，周边可形成环形低回声线，提示伪包膜；子宫肌瘤继发变性可表现为回声衰减、大小不等的无回声区、钙化影等。

3. 子宫内膜癌 声像图表现：病变中晚期可见子宫体积增大、宫腔内形成不规则团块并侵入肌层、侵入宫颈可使其变宽并充满不均回声。超声检查能为临床术前分期提供依据，应用阴道 B 超时，超声的临床分期与病理分期的相符率为 81.3%。

4．葡萄胎　声像图表现：子宫体积较相同停经时间的子宫体积增大，宫腔内形成不规则团块，表现为无回声至中低回声，典型的落雪样回声，无胚胎回声，无胎心管搏动。宫腔与肌层界线尚清。

二、卵巢肿瘤的超声诊断

卵巢肿瘤种类繁多，在超声学上无法按其组织学或发生学分类，只能按声像图特点分为卵巢非赘生性囊肿、良性卵巢肿瘤、恶性卵巢肿瘤，其中有声像图特点的可按病名诊断。

良性卵巢肿瘤、恶性卵巢肿瘤声像图特点鉴别：

良性卵巢肿瘤：①绝大多数为囊性；②肿瘤壁薄、清晰、整齐；③多无腹水；④内部回声较单纯，多为无回声，囊内分隔薄，可有小乳头。

恶性卵巢肿瘤：①混合性或实性；②肿瘤壁薄厚不均、欠清晰、不整齐；③多数有腹水；④内部回声较复杂，为无回声、实性、混合性，囊内分隔薄厚不均，有大的实性团块。

1．卵巢非赘生性囊肿

(1) 卵泡囊肿　一侧附件区见无回声区，大小在 3~5cm，壁薄，内壁光。

(2) 黄素化囊肿　密切结合临床是否有妊娠或滋养叶细胞疾病的病史，声像图特点为一侧或双侧卵巢肿大，无回声区在 5~20cm 之间，单个或多个，壁薄，有分隔。

(3) 卵巢冠囊肿　声像图特点为一侧单房无回声区在几厘米到数十厘米之间，壁薄，位置移动较大，如在同侧见界限明确之卵巢，可确定诊断。

(4) 卵巢子宫内膜异位囊肿　声像图典型特点为子宫后方一侧或双侧无回声区，内部可见点状细小增强回声，壁厚，与周围组织界限不清。超声动态观察，月经期前后体积可有增大。

2．卵巢良性肿瘤

(1) 囊性卵巢良性肿瘤　主要包括浆液性囊腺瘤、粘液性囊腺瘤。声像图表现为一侧或双侧附件区探及无回声区，大小不一，壁薄，内壁光滑，单房多为浆液性囊腺瘤，有多个分隔则提示粘液性囊腺瘤。

(2) 囊实性卵巢良性肿瘤　主要包括浆液性乳头状囊腺瘤、粘液性乳头状囊腺瘤、成熟畸胎瘤等。声像图表现基本与囊性卵巢良性肿瘤相同，但在囊内壁可见单个或少数量的低回声团，为小乳头回声。成熟畸胎瘤表现多种多样，典型的表现为边界清楚之低 - 无回声区，有时可见均匀分布的强回声光点（油脂和皮脂痟），有时可见集中分布的增强回声团（毛发团），片状或小块状强回声块（骨片或牙齿）等。

(3) 实性卵巢良性肿瘤　主要指卵巢纤维瘤。多为单侧中等或增强回声区，质地均匀，中等大小，无明确囊壁，可出现后声影，约 1%~2% 可见腹腔、胸腔液性暗区。

3．卵巢恶性肿瘤　多见的组织类型有浆液性乳头状囊腺癌、粘液性乳头状囊腺癌、子宫内膜样癌、未成熟畸胎瘤等。在声像图具有以下特征：①均为混合性或实性回声；②肿瘤壁薄厚不均、不清晰、不整齐，表面粗糙，可有向囊内或向壁外生长之实性团块；③多数伴有腹水；④内部回声较复杂，呈多样性，为无回声、实性、混合性；⑤彩色多普勒超声依据卵巢恶性肿瘤的血流特征可作出提示。

三、早期妊娠的超声诊断

1．声像图具有以下特征 ①子宫体积增大，丰满；②宫腔内有胎囊光影；③胎囊内可见胎芽；④胎囊内可见胎心管搏动。

2．声像图特征出现时间 孕5周宫内见中央无回声区，周边强光环的胎囊；孕6～7周胎囊内见胎芽；孕7～8周胎芽中见胎心管搏动，出现卵黄囊；孕9周原始胎盘出现；孕10周可见胎动；孕11～12周见颅骨清晰，可测量双顶径。

四、中晚期妊娠的超声诊断

1．胎儿存活的监测 孕11周后，探测到胎心或胎动反射，可诊断胎儿存活，反之则为死亡。

2．胎位监测 在妊娠晚期尤为重要，借助测定胎头、脊柱、四肢来判断产式和胎方位。

3．孕龄的核对 主要包括早孕孕囊测量、胎心管搏动出现时间、顶臀长度（CRL）测量、胎头测量（双顶径，BPD；头围，HC；枕额径，OFD）、股骨长度测量（FL）等。

注意事项：①多项测量，综合判断；②必要时多人重复测量，反复核对；③密切结合病史；④早－中－晚孕期动态连续测量。

4．胎盘的测量 自孕12周可清楚测量，其成熟度目前以4级法较为公认，指标是绒毛膜板、胎盘实质、基膜的声像图特征。但是目前对其临床意义评价不一。

5．脐带的测量 主要以观察横切面的两个脐动脉和一个脐静脉最重要；另外脐带游离部分与胎体的关系也是观察指标。

6．胎儿体重的估算 其方法有Warsof的按BPD、AC的测量胎儿体重估算法，Hadlock的按BPD、AC、FL的多参数测量胎儿体重估算法等。

7．胎儿性别的诊断 孕12～40周均可观察到胎儿外生殖器，以妊娠中期最为准确，其准确率达92%～97%，必要时结合遗传学检查。

五、主要病理产科的超声诊断

1．异位妊娠 声像图特征为宫腔内无胎囊回声，宫腔外40%可见胎囊回声，18%可见胎心管搏动，间接影像可见盆腹腔液性暗区等。

2．多胎妊娠 声像图特征为宫腔内可见两个或多个胎儿，子宫内径测量明显大于同孕龄。

3．胎儿畸形 超声检查为首选方法。

(1) 神经管畸形 无脑儿声像图表现胎头不见完整颅骨光环，无颅内脑组织回声，羊水暗区增宽；脑积水声像图表现胎头见颅骨光环变薄，头周径增大，颅内脑组织回声少，脑室较多无回声，羊水暗区增宽；脊柱裂声像图表现脊柱病变部位排列紊乱，局部变宽，有间断，羊水暗区增宽。

(2) 消化系统畸形 梗阻形成时根据部位不同，可见腹周径增大，消化道扩张，合并羊水暗区增宽。

(3) 泌尿系统畸形 多囊肾声像图表现双肾明显增大，形状不规则，大小不等的液性暗区；肾缺如声像图表现见不到肾脏回声，合并羊水过少；肾积水声像图表现肾集合系统内部可见超过1cm的液性暗区。

4．胎盘病变 声像图可明确表现胎盘位置、剥离情况、残留情况、成熟度等。

5．羊水异常　其测量应以多象限测量平均值为准，按不同孕周判断过多或过少。

（孙大为）

第二节　淋巴造影术

淋巴造影（LAG）是一项较新的影像学技术，开始它只在淋巴瘤的病因研究中应用，但随着对肿瘤淋巴转移认识的深入，淋巴造影越来越多地应用于妇科恶性肿瘤的诊断和治疗中。

一、淋巴造影的方法

显示淋巴管和淋巴结主要有直接法和间接法两种。间接法是将对比剂注入体腔或软组织，使之被淋巴吸收而显影。由于费时颇长，造影剂吸收不完全，淋巴管及淋巴结仅部分被对比剂充填，且需要特殊的造影剂，故实际应用价值目前还不大。直接法是将对比剂直接注入找到的淋巴管内，该法简便可靠，显影清晰，高位淋巴结亦可显示，故目前临床常用。直接法造影技术分两大步骤，即外科技术部分和影像学检查部分。外科技术部分包括：注射染料，显示及找出淋巴管；淋巴管穿刺；对比剂灌注。影像学检查包括摄X线片、读片及分析诊断报告。也有用计算机体层扫描及磁共振代替X线摄片者，但由于价格昂贵，故目前影像学检查仍以X线摄片为主。

1．材料准备　包括指示剂（使淋巴管吸收、显示的染料）、对比剂（造影剂）、穿刺和注射装置以及其他一些相当于静脉切开的手术器械。一般以蓝色染料为指示剂，常用11% patent blue violet，此外也可用亚甲蓝（美蓝）、台盼蓝等；油类对比剂显影效果好，为目前常用，如碘苯酯（myodi lophendylate）和乙碘油（ethiodized oil），还有一些新的造影剂，但价格不菲。术前应作碘过敏试验，过敏者不宜造影。

2．操作步骤　对妇科恶性肿瘤一般采用Kinmonth法双足背淋巴管造影：在患者第1、2趾蹼间皮下注射指示剂，待足背皮下显现放射状蓝色淋巴管线后，于清晰的淋巴管处切小口，暴露淋巴管，然后用27～30号头皮针小心穿刺淋巴管；注射对比剂，剂量为每侧肢体（一般身材）4～6ml，最多7～10ml，儿童1～4ml。速度是0.1～0.15ml/min，一般应在1～1.5小时内灌注完毕。术后常规摄片2次，即注射完毕及24小时后各摄片1次，应同时投照前后位及侧位。

二、淋巴造影的影像学表现及结果判定

盆腔淋巴系统的显影分两个阶段：①充盈期或淋巴管期：即造影剂灌注完毕后的摄片，此时盆腔淋巴管基本充盈。正常淋巴管直径为0.25～1.0mm；②储藏期或淋巴结期：注射对比剂24小时后，一般盆腔淋巴结即显影完全。正常淋巴结呈椭圆形，数目和大小个体差异较大，一般横径<1.5cm，同一患者两侧数目大致相同。淋巴结周边界限较清晰，常相连成链。

一般将下述征象视为异常，淋巴管期：①扩张：淋巴管增粗，直径>2mm；②迂曲：淋巴管仍在相应部位，但扭曲迂折；③绕行：淋巴管有反流，侧支循环形成。有时可见造影剂有“逃逸”到远处征象；④滞留：造影剂于24小时后仍存在于淋巴管内或组织中。淋巴结期：①增大：横径>1.5cm；②充盈缺损：边缘性缺损直径>5mm，或缺损占该淋巴结1/3以

上；③破坏：充盈明显不均，性状不规则、破碎或虫蚀状；④相应的淋巴结数目减少或完全消失。

充盈缺损可作为直接的X线征象，其他为间接征象。本院根据X线征象与术后病理相对照，提出淋巴造影的诊断标准为：凡同时各出现1项以上淋巴管及淋巴结间接征象，或只有淋巴结充盈缺损者，均认为有转移存在，为阳性，否则为阴性。

三、淋巴转移在妇科恶性肿瘤淋巴转移诊断治疗中的价值

1. 淋巴结转移的诊断　妇科恶性肿瘤多有区域淋巴结转移，除浅表淋巴结可经触诊发现外，深部淋巴结不能通过一般的体检确定。淋巴造影则为估计有无淋巴结转移及制定治疗方案提供了可能性。

（1）外阴及阴道癌　通常为腹股沟浅淋巴结转移，亦可进而向腹股沟深淋巴结及髂淋巴结转移，上部阴道癌可直接转移至髂淋巴结。淋巴造影主要用于上部阴道癌淋巴转移的预测。

（2）宫颈癌　淋巴造影常作为术前常规检查，并常得出和临床检查不一致的新发现，使诊断更为可靠。Muyleder等对100例$Ⅰ_b$宫颈癌于术前作淋巴造影，显示5例阳性，15例可疑及80例阴性。手术及病理结果表明淋巴造影对转移者有100%的特异性及准确性。一般认为淋巴造影对宫颈癌淋巴转移的诊断准确率为85%。

（3）宫体癌　Musumeci等对295例子宫内膜癌患者进行淋巴造影，发现淋巴结转移的阳性率在Ⅰ期为8.9%、Ⅱ期为28.6%、Ⅲ期及Ⅳ期分别为57.1%及66.6%，其造影—病理符合率达86.3%。还有研究指出，在Ⅰ期子宫内膜癌，如果仅有浅肌层浸润（$Ⅰ_b$），腹主动脉旁淋巴结转移只有4.5%，而深肌层浸润（Ⅰc），可增加到45.5%；细胞分化1级淋巴结转移为0，2级为13.6%，而3级者增加到37.5%。

（4）卵巢癌　以前淋巴造影用于卵巢癌较少，这与对卵巢癌淋巴转移的认识不足以及卵巢癌的腹膜后淋巴结清除术未能广泛开展有关。近年由于开展了系统的腹膜后淋巴清除，深入揭示了淋巴转移的规律，术前淋巴造影的意义日趋明显。北京协和医院的一组结果表明其准确率为83.3%。有1例右髂部14个淋巴结中仅有1个病理阳性，而术前淋巴造影已显示异常。

2. 对治疗上的选择作用

（1）在淋巴造影技术及阅片有一定经验的基础上，可利用术前造影协助规划手术范围。因为腹膜后淋巴清除毕竟是创伤较大、较为复杂的操作，合理的方案是切除有转移的淋巴，无转移者则可不作切除。此外，淋巴造影的结果使术者在行淋巴清除时更有主动性，可特别注重于造影阳性的部位，增加清除术的彻底性。

（2）有效地帮助设计放射治疗　术后盆腔摄片可以发现淋巴结残留的有无和部位，病理阳性病例的残留淋巴结定位，作为补充放疗的标记。有时因术中判断和技术等问题，未能施行淋巴清除，术后可作淋巴造影。若为阴性，则不必再次剖腹手术；若有阳性征象，则需行淋巴切除及放射治疗或者化疗。

对Ⅰ期子宫内膜癌仅作全子宫切除者，若病理证实细胞分化为3级、或有深肌层浸润、或有未预料的宫颈侵犯者，建议行淋巴造影，以提供治疗之依据，如加用放射治疗。

子宫颈癌放疗的常规照射野及全盆腔大照射，包括了髂翼及闭孔区较多的正常组织，而

遗漏了晚期病人应包括的腹主动脉旁淋巴结，因此应将照射野略加调整。如果造影报告髂总淋巴结有转移，应将照射野上缘上移2~4个椎体并适当加宽上端照射野。

3．淋巴造影的准确性　淋巴造影在妇癌淋巴转移的总的准确率为52%~92%。假阳性通常是因慢性淋巴结炎、淋巴结增生、纤维脂肪增生及造影技术等引起。而假阴性则多因造影剂灌注不足，尤其是腹主动脉旁淋巴结更易发生。北京协和医院报道的一组结果中，假阳性及假阴性都为16.7%。假阳性均为髂组淋巴结，腹主动脉无假阳性。假阴性均在腹主动脉区，髂部无假阴性，因此建议：髂部淋巴造影阳性者，应行腹膜后淋巴清除，而阴性者可不做。腹主动脉旁淋巴结阳性者，需行淋巴清除，阴性者亦不应轻易免除这一操作，以避免漏掉少数有转移的病例。

总之，淋巴造影是较可靠的诊断淋巴转移的方法，并能协助治疗设计。随着造影技术的提高、影像设施的发展及阅片经验的积累，假阴性和假阳性率定能减少，使之更有效地应用于临床。

（郎景和）

参考文献

1．郎景和．淋巴造影术．见：连利娟主编．林巧稚妇科肿瘤学．第2版．北京：人民卫生出版社，1994：131．

2．郎景和，黄荣丽，吴葆桢，等．卵巢癌的淋巴造影．中华妇产科杂志，1989，24(1)：29．

3．Muyleder XD，Belanger R，Vauclair R，et al．Value of lymphography in stage IB cancer of the uterus cervix．Am J Obstet Gynecol，1984，148(5)：610．

4．Musumeci R，Palo G，Conti U，et al．Are retroperitoneal lymph node metastasis a major problem in endometrial adenocarcinoma? Cancer，1980，46(8)：1887．

5．Piver MS，Lele SB，Barlow JJ，et al．Paraaortic lymph node evaluation in stage I endometrial carcinoma．Obster Gynecol，1982，59(1)：97．

6．Pendlebury SC，Cahill S，Crandon AJ，et al．Role of bipedal lymphangiogram in radiation treatment planning for cervix cancer．Int J Radiat Oncol Biol Phys，1993，27(4)：959．

第三节　放射介入技术

放射介入技术是利用放射学导向技术，定向地对病变器官和组织进行诊断和治疗的一门应用医学。血管性介入诊断与治疗，为其主要组成部分。我国20世纪70年代初即开始采用Seldinger法进行经皮穿刺股动脉插管，选择性盆腔动脉造影，诊断滋养细胞肿瘤及卵巢、子宫肿瘤，以确定病变的性质、范围及治疗方法，并可用于随访观察疗效。80年代之后，随着血管数字减影技术的发展，这一技术的临床应用更为广泛，不仅应用于妇科肿瘤，还可在选择性子宫动脉造影的基础上治疗产科出血疾病。

一、造影方法

在一侧腹股沟处常规消毒、局麻。扪及动脉搏动后，确定穿刺点，用刀切开皮肤约2至3mm，将穿刺针快速而准确地刺入股动脉。拔去针芯，见搏动性血液从针尾喷出，插入导引钢丝，拔出套针，插入扩张器，扩张创道。拔出扩张器，插入7F猪尾巴导管，首先置猪尾导管于第四腰椎平面腹主动脉下端。用60%泛影葡胺40ml或优维显40ml，速率每秒8~10ml，高压注射后即连续摄片，以1秒2张乘2秒，1秒1张乘2秒，2秒1张乘2秒的程序摄影。一般能使盆腔病灶显示满意。必要时可将导管超选择性地插入腹主动脉的各级分支。根据置管目的的不同，插管可分为亚选择性（插至腹主动脉）、选择性（插至腹主动脉的一级分支）、以及超选择性（插至腹主动脉的二级或更小的分支）。

二、正常盆腔动脉造影X线表现

1．子宫动脉　大多数子宫动脉起源于髂内动脉，沿骨盆侧壁向下行，经宫旁组织达子宫峡部水平，向内横行，且分出一小支，即宫颈阴道动脉，主支沿子宫的侧缘上行，并向宫体分出螺旋状、弓状动脉，平行于子宫前后壁的肌层，并分出许多小血管彼此呈网状与对侧同一血管分支相吻合，子宫动脉宽径约1~2mm。X线第一至第四张可见动脉显影情况，余片见静脉显影，一般7秒钟后，造影剂自盆腔消失。

2．卵巢动脉　起始于腹主动脉前方，肾动脉下方，向下经阔韧带达卵巢门处，分成许多小支进入卵巢。

三、滋养细胞肿瘤的动脉造影表现

恶性滋养细胞肿瘤具有极强的亲血管性生物行为，其病理特征多表现为肿瘤细胞侵入子宫肌层，破坏血管，并在肌壁间常形成较大的血窦（动静脉瘘形成）。故在盆腔动脉造影时常可表现出其特殊的征象，该技术可清楚地了解病灶部位及侵蚀程度，不仅有利于疾病的早期诊断，而且对判断化疗效果及预测病变转归均有十分重要的价值。

1．葡萄胎的造影表现　①子宫动脉增粗，血运增快；②宫腔内不规则造影剂滞留在血窦或绒毛间隙，可见圆形或类圆形充盈缺损；③静脉期提前显影；④病变不侵及子宫肌层。

2．侵葡与绒癌的造影表现　①子宫动脉扩张、扭曲，子宫肌壁血管丰富，病灶部位出现多血管区；②子宫肌层动静脉瘘出现；③出现“肿瘤湖”征象，即造影剂大量溢出血管外，形成边缘整齐均匀的片状影；④造影剂滞留，呈头发团样的充盈，又称肿瘤着色；⑤卵巢静脉扩张。侵袭性葡萄胎（侵葡）与绒毛膜癌（绒癌）的造影表现几乎很难区别，侵葡除上述表现外，肌壁血窦中有时可见圆形或半圆形的充盈缺损，而在绒毛膜癌中，如病变较大，则在多血管区中心出现无血管区，这是因为绒癌病灶主要由中心一团坏死组织和凝血块和周围滋养细胞所组成，病变中心的坏死组织内无血液进入之故。无论是侵葡，还是绒癌患者，如病变向外扩展而形成宫旁转移时，则可见在子宫范围外有多血管区或血窦造成的宫旁转移灶阴影。

四、经动脉灌注化疗药物

由动脉内注入抗癌药物，药物直接进入肿瘤供血动脉，肿瘤内药物浓度比一般周围静脉给药高得多，故疗效可明显提高，而全身的不良反应却可减轻，故成为抗癌治疗的重要方法之一。1952年Cromer等首先将该方法应用于子宫颈癌的治疗，目前已广泛应用于恶性滋养细胞肿瘤、宫颈癌、子宫体癌以及盆腔复发癌及肝转移瘤等的治疗。根据癌瘤部位的不同，可选择不同动脉的插管。如系盆腔肿瘤的治疗，需将导管插入髂内动脉，或超选择至子宫动脉及其下行支；如有肝脏转移，则可将导管插至肝动脉进行治疗；如有肺转移，亦可将导管插入供血的支气管动脉。常用动脉灌注化疗药物有5－氟尿嘧啶（5－FU）、甲氨蝶呤

(MTX)、顺铂(DDP)、丝裂霉素C(MMC)、阿霉素(ADM)及博莱霉素(BLM)等。

根据肿瘤类型的不同及技术条件，动脉插管灌注化疗有以下三种不同形式：

1. 一次性动脉灌注化疗法 主要适应于肺转移瘤支气管动脉灌注化疗，以及宫颈癌和宫体癌术前介入性化疗。

2. 持续动脉灌注化疗 为达到最佳治疗效果，尤其是对于肿瘤细胞增殖周期较快的滋养细胞肿瘤，采用保留动脉插管持续灌注的方法，能有效地提高时间依从性抗代谢药物的疗效。

3. 皮下植入贮液盒进行动脉灌注化疗 该方法是通过选择性插管至肿瘤供血动脉，将导管与树脂贮液盒相接并埋于皮下，通过贮液盒定期给药，不影响患者的日常生活，方便有效。

五、动脉栓塞疗法

动脉栓塞疗法在肿瘤的治疗中已得到较为广泛的应用。栓塞疗法在肝、肾肿瘤的治疗中应用最多，也常用于盆腔肿瘤的治疗，还可以用于肿瘤所致出血的紧急治疗。

1. 常用栓塞剂

(1) 明胶海绵 这是目前应用最多的一种栓塞剂，优点是安全无毒，取材方便。明胶海绵在7~21天后被吸收，被阻塞的血管可以再通。从栓塞时间来讲，是一种中效栓塞剂。

(2) 不锈钢圈 可制成不同大小以适合所要栓塞的血管。它只能栓塞动脉近端，且易建立侧支循环，是一种长效栓塞剂。

(3) 无水乙醇 这是一种液态栓塞剂。其栓塞机制是造成微小血管内膜损伤，血液中蛋白质变性，形成凝固混合物而起栓塞作用，是一种长效栓塞剂。由于是微血管栓塞，所以栓塞后不易建立侧支循环，因而是一种很好的治疗肿瘤的栓塞剂。但值得注意的是，酒精反流引起邻近器官梗死是一种严重的并发症，在选用和操作时要谨慎。

(4) 聚乙烯醇 这是一种无毒、组织相容性好、在体内不被吸收的长效栓塞剂。

(5) 碘油乳剂 碘油乳剂可通过肝动脉注入，并滞留在肿瘤血管内，产生微血管栓塞。还可以混合化疗药物或标记上放射性核素，进行内放射治疗，是目前肝癌栓塞治疗中应用最广的一种栓塞剂。

(6) 微囊或微球 微囊可包裹化疗药物如MMC微囊，DDP微囊，MTX微囊以及5-FU微囊等进行化疗性栓塞。

各种栓塞剂均有其不同的优缺点，使用时应根据不同的情况作出适当的选择：如为控制出血或术前栓塞，可采用短中效栓塞剂；如作为肿瘤的姑息性治疗则宜选用长效栓塞剂。另外，还应根据栓塞血管的大小以及栓塞部位及邻近的器官，而选择不同类型的栓塞剂。

2. 栓塞方法及临床应用 动脉栓塞法与动脉灌注抗癌药物插管操作方法相似，将导管插进肿瘤供血动脉，在栓塞前作动脉造影以了解血管分布及变异、肿瘤大小或局部出血及侧支循环等情况。然后根据具体情况及治疗目的选择栓塞剂。注入栓塞剂时要在电视监视下缓慢注入，导管头要尽量靠近靶血管，以防栓塞剂反流。另外对有较大盆腔动-静脉瘘患者进行栓塞时，有可能造成栓塞物质游走致肺栓塞，这种情况下以选择较大的不锈钢圈栓塞为宜。

动脉栓塞术可准确地确定并阻断出血动脉，手术时间短，创伤小，对病情危重的肿瘤大出血患者是一种有效的应急措施，使某些无法承受手术的患者可能获得治疗机会。此外，对于产后子宫大出血，特别是宫缩原因或血管畸形引起的大出血，在保守疗法无效时，亦可考虑进行子宫动脉栓塞止血而达到保留生育功能的目的。同时，化疗性栓塞疗法也可用于盆腔肿瘤以及转移性肝癌等的姑息性治疗措施。

六、介入性血管造影的并发症及处理

随着血管造影术的广泛开展，它与任何损害性技术一样都会带来并发症，大量的临床实践经验表明，经股动脉插管的并发症的发生率约为2%左右，而经腋动脉插管的并发症则可达3.3%。

1．穿刺技术和导管导丝操作的并发症

（1）血肿　穿刺部位局部血肿形成的原因主要有：①穿刺针穿透动脉前后壁，人工压迫不得法；②多次损伤性动脉穿刺；③使用大孔、粗导管以及导管导丝的弯曲度不合适损伤血管壁；④肝素用药过量或病人凝血机制障碍等。经腋动脉插管发生局部血肿的机会最多，其次为经股动脉穿刺。为预防血肿的发生，术前应常规检查出、凝血时间和血小板，操作时使用细穿刺针，拔出导管后穿刺部位应加压包扎24小时以上，且卧床休息。若出现小血肿，一般不予特殊处理，几天后可自行消退。大的血肿可局部热敷，可在血肿内注射透明质酸酶1500~3000单位。如出现压迫神经症状，则应手术切开减压止血。

（2）内膜下通道形成　发病原因为：①穿刺针位于内膜下；②导管或导丝进入血管时把内膜“犁”起来；③注射造影剂压力过高，掀起内膜，股动脉发生内膜下通道后限制了髂外动脉和股动脉之间的血供，引起髂外动脉狭窄和足背动脉搏动减弱。腹腔内脏器选择或超选择性多次插管或把导管导丝从一枝动脉退出插向另一枝时，方向不对或用力过大可引起动脉内膜损伤，形成内膜下通道。内膜下注入造影剂后可引起供血动脉分枝狭窄或闭塞。预防内膜下通道的关键在于插导丝时应仔细体会有无阻力，遇到阻力不应强行插导丝，在透视下监视导丝的前进方向、位置，判断导丝是在血管内还是在内膜下或插至血管外的疏松结缔组织中。

（3）血栓形成或栓塞　穿刺部位血管内膜的活瓣作用是形成血栓的病灶或发源地。血栓形成的原因有：①导管过粗，导管在血管内停留时间过长；②导管表面粗糙、不光滑或使用旧导管损伤血管内皮细胞；③未肝素化或肝素化不够，或血液处于高凝状态。为预防血栓形成或栓塞，造影前应常规检查导管、导丝的质量，操作时尽量缩短导管在血管内停留时间，间断而频繁地用肝素盐水或造影剂冲刷导管。发生血栓栓塞可经导管局部灌注小剂量链激酶溶栓或选择性动脉内膜血栓切除术。

导管或导丝插入动脉可破坏轴流中的血小板并启动凝血机制，造成导管或导丝的附壁血栓形成，操作或滞管时间越长，形成附壁血栓的机会越大；当拔管时附壁血栓被聚积在插管处或脱落游走，小的血栓可自行吸收，大的血栓可引起相应的阻塞症状。因此，插管后应密切观察，尤其对置管时间长的患者，一旦出现下肢疼痛、肢体褪色、变冷以及足背动脉搏动减弱或消失，则应警惕附壁血栓的形成。对造成血栓者应及时明确栓塞部位及程度，对血栓形成一周之内者可用脲激酶、链激酶溶栓治疗，而对血栓形成超过一周者或溶栓治疗失败者，则应进行介入性气囊扩张术或切开取栓术。

2．造影剂的并发症　常用的造影剂有离子型造影剂如泛影葡胺以及非离子型造影剂如优维显等。前者发生过敏反应的机会较多。造影剂常见的并发症有：①荨麻疹、皮肤粘膜潮红、水肿；②呼吸困难、肺水肿；③心动过速或过缓，甚至心跳骤停；④头痛头晕，恶心呕吐；⑤注入造影剂后引起疼痛、血管痉挛、血栓形成或静脉炎，溢至皮下可引起局部坏死等。

为预防造影剂的并发症，术前应严格掌握适应证，详细了解病史，一旦出现过敏反应，应予积极处理：①任何过敏反应出现应及时静脉给予氟美松 20mg；②喉头及支气管痉挛时应予肾上腺素 1mg，皮下注射；异丙嗪 25mg，肌肉注射；氨茶碱 250mg 加至 10% 葡萄糖 20ml 中，静脉注射；③出现惊厥时采用异戊巴比妥 0.5mg，静脉注射；副醛 2ml，静脉注射；④出现休克时采用去甲肾上腺素 1mg，静脉注射。

3. 动脉栓塞术后并发症　①栓塞术后综合征：栓塞后 2~3 天内因局部和周围组织缺血，引起炎症反应。表现为局部疼痛、发热（多不超过 38℃）、恶心呕吐等。如无继发感染，一般持续 2~3 天可恢复正常。对发热者应密切观察，如体温持续超过 38℃，且时间过长时应考虑继发感染的可能；②神经系统并发症：盆腔动脉栓塞和化疗药物栓塞可引起下肢麻木、乏力及感觉异常，甚至广泛性麻痹或下肢瘫痪的合并症，这可能是因栓塞范围过于广泛，致使该区域神经的营养、供血发生障碍所致。

（向　阳）

参考文献

1. 吴恩惠，刘玉清，贺能树．介入性治疗学．北京：人民卫生出版社，1994．1~376．
2. 柴春明．介入性血管造影并发症．国外医学临床放射学分册，1985，8:65．
3. 岳天孚，杨秀玉．血管性介入技术在妇科肿瘤领域的应用．中华妇产科杂志，1995，30:435．
4. 沈铿，杨秀玉，宋鸿钊，等．选择性动脉栓塞治疗滋养细胞肿瘤并发腹腔内出血．中华妇产科杂志，1994，29:71．
5. 冷金花，杨秀玉，宋鸿钊，等．选择性动脉插管化疗致附壁血栓形成．中华妇产科杂志，1995，30:435．
6. 杨秀玉，宋鸿钊，杨宁，等．超选择性动脉插管持续灌注化疗绒癌耐药患者的分析．中华妇产科杂志，1996，31:199．
7. Pearl ML, Braga CA. Percutaneous transcatheter embolization for control of lifethreatening pelvic hemorrhage from gestational trophoblastic disease. Obstet Gynecol, 1992, 80:571.
8. Xiang Y, Yang XY, Yang N, et al. Tranvaginal ultrasonography and pelvic arteriography for the diagnosis of gestational trophoblastic tumour. Chin Med Sci J, 1997, 77:396.

第十六章 人工辅助受孕技术

人工辅助受孕技术（assisted reproductive technologies，ART）主要包括体外受精和胚胎移植（in vitro fertilization－embryo transfer，IVF－ET），配子输卵管内移植（gamete intrafallopian tube transfer，GIFT），合子输卵管内移植（zygote intrafallopian tube transfer，ZIFT），单精子卵胞浆内注射（intracytoplasmic sperm injection，ICSI）和冻融胚胎移植（frozen－thawed embryo transfer），赠卵体外受精和胚胎移植（oocyte donation IVF－ET）及代孕母亲（surrogate mother）等。由于IVF－ET的最早阶段是在试管内进行，故俗称"试管婴儿"。世界上第一个试管婴儿于1978年在英国诞生。10年后，北京医科大学第三附属医院诞生了中国大陆第一个试管婴儿。子宫内受精（intra－uterine insemination，IUI）未经过实验室内处理卵的过程，从严格意义上讲不属于人工辅助受孕技术的范畴。

第一节 体外受精胚胎移植

一、IVF－ET的适应证及病人的选择

1．IVF－ET的适应证 IVF－ET开始仅用于输卵管阻塞的患者，随着技术的发展，现用于原因不明不育、男方不育、子宫内膜异位症、免疫性不育、宫颈因素及因其他原因不育经长期治疗无效者，如多囊卵巢综合征，卵巢早衰等。

（1）输卵管梗阻性不育 输卵管梗阻性不育是IVF－ET的主要适应证。过去对于输卵管梗阻采用开腹或腹腔镜手术，打开梗阻的输卵管伞端，建立新的开口，但效果不稳定，且无法解决输卵管根部梗阻。Benadiva等1995年报告应用IVF治疗输卵管梗阻性不育4个周期，累积活产率可达70%。因此，随着IVF成功率的增加和费用的降低，IVF将成为治疗输卵管梗阻性不育的首选方法。

（2）子宫内膜异位症 与其他不育治疗相比，早期子宫内膜异位症伴有不育的患者采用IVF治疗有较高的周期妊娠率。Pagidas等报告对子宫内膜异位症患者应用手术治疗9个月的

累积妊娠率为24%，而应用IVF治疗两个周期的累积妊娠率可达70%。Olivennes等报告IVF治疗子宫内膜异位症和输卵管梗阻性不育患者具有相同的周期活产率（31%和32%）。由于IVF费用较高，一般是在其他治疗失败后采用IVF治疗。

(3) 男性不育 一般来说，精子数目轻度或中度减少可应用IVF治疗，严重的精子数目减少或活动率降低则应采用ICSI治疗。

(4) 特发性不育 经全面检查（包括腹腔镜）未发现明确的不育原因者为不明原因不育，而经一般检查（不包括腹腔镜）未发现明确的不育原因者为特发性不育。大约有10%~17%的患者经检查后未发现明确的不育原因。特发性不育患者经其他治疗如：氯米芬（CC）/IUI或HMG/IUI失败后行IVF治疗每周期临床妊娠率与输卵管性不育的临床妊娠率相同（21%和22%）。亦有特发性不育经IVF治疗后每周期的临床妊娠率低于输卵管性不育的报告（44%和56%，$P<0.005$），但两组3个周期的累积妊娠率相同（45%和44%）。由此可见，IVF对于应用其他治疗失败的特发性不育患者是有效的。

(5) 多囊性卵巢综合征（PCOS） PCOS不育患者常规应用CC诱导排卵可达80%的排卵率和50%的累积妊娠率。应用CC诱导排卵失败可用HMG或FSH治疗。然而应用CC和HMG或FSH治疗均失败，行IVF是有效的。Homburg等1993年报告68例应用促性腺激素诱导排卵6个周期未妊娠的PCOS患者和68例输卵管性不育患者经IVF治疗后相比，PCOS患者可得到较多的卵（14比1）但受精率较低（57%比66%），两组每移植的临床妊娠率（23%比26%）和多胎妊娠率（19%比16%）相似。因此对于PCOS不育患者应用其他诱导排卵治疗未妊娠者可予IVF治疗。

(6) 免疫性不育 在一些不育夫妇中，精子功能不正常可能是由于精子外膜存在着抗体。IVF和ICSI均可用于因抗精子抗体引起的精子功能不正常。Lahteenmaki等报告IVF治疗男性免疫性不育每周期临床妊娠率可达32%。当精子表面抗体较高时，ICSI效果较好。

(7) 多因素不育 一般来说，导致不育的因素越多，IVF的成功率越低。Olivennes等报告在单纯子宫内膜异位症患者应用IVF治疗后每周期活产率为31%；子宫内膜异位症伴有男性不育患者IVF的活产率为16%；子宫内膜异位症伴有输卵管性不育的患者IVF的活产率仅为8%。Benadiva等报告单纯输卵管性不育患者经IVF治疗后每移植活产率为30%；而输卵管梗阻合并男性不育患者其活产率为25%，合并免疫性不育的活产率仅为19%。

2. 病人的选择 IVF价格昂贵，且对女方有一定的损伤，因此在IVF开始之前首先要了解患者不育的原因（男方精液常规、女方基础体温及输卵管检查），并进行内分泌评估，包括血清LH、FSH、PRL和E_2水平及黄体中期的P_4水平，以除外高泌乳素血症和卵巢早衰，有助于临床处理及估计预后。PCOS患者有多个卵泡发育，因此IVF前诊断PCOS尤为重要。

对于女方卵巢功能正常和男方精液常规正常的不育夫妇来说，IVF-ET的成功率较高。Ratnam等认为女方年龄和不育年限是影响ART结果的两个重要因素。一些作者报告37岁以后卵巢功能即开始衰退。但单纯女方年龄并不能作为卵巢功能衰退的指标。周期第三天早卵泡期血清FSH浓度或FSH对CC的反应可作为卵巢功能衰退的确切指标。

Scott等1995年在研究周期第三天血清FSH浓度和IVF妊娠率及分娩率之间的关系时发现，周期第三天血清FSH浓度>25mIU/ml时，IVF每周期临床妊娠率大约为5%，分娩率大约为2%。如果周期第三天血清PSH浓度<15mIU/ml时，IVF每周期临床妊娠率大约为23%，分娩率大约为16%。因此，当年龄大于40岁并对促性腺激素刺激反应差的妇女要求IVF治疗时应考虑采用赠卵。

对于精液严重不正常的男性不育采用标准的IVF治疗后其受精率很低，采用ICSI治疗效果较好。

二、促排卵或控制下促超排卵（controlled ovarian hyper-stimulation，COH）

IVF-ET首先需要有成熟的卵。准备卵的方案有：自然周期；CC治疗；CC/HMG联合应用；HMG单独应用；FSH单独应用；脉冲促性腺激素释放激素单独应用；目前最常用的超促排卵方案是促性腺激素和GnRH激动剂联合应用。

1．自然周期（natural cycle） 第一个出生的IVF-ET婴儿产生于自然周期。自然周期一般用于有排卵的妇女，不需任何促超排卵药物治疗，仅在正常月经周期仔细地监测卵泡发育。从患者的前一周期预测下一周期的中点，在预测中点的前三天测血清E_2和LH和P_4水平并行B超声监测卵泡发育，此后如需要则每天取血标本和每两天行B超声监测。当卵泡直径≥17mm和血清E_2水平≥500pmol/L或150pg/ml时注射HCG5000IU，34小时后取卵。如果在HCG注射前已出现LH波，则取消此周期的治疗。自然周期的缺点是每次只能得到一个卵，妊娠率低。Claman等报告74个IVF自然周期，大约50%的周期可取到卵，但每周期妊娠率仅为3%。其优点在于激素内环境正常，对着床有利，且不需用超促排卵药物，费用较低，至今仍被沿用。

2．氯米芬（clomiphene citrate，CC）治疗 在IVF周期中，有时亦用CC治疗。一般CC剂量为每日100mg，共5天，每周期可得到1~2个卵子，妊娠率可达10%左右。MacDougall 1994年随机进行了CC和自然周期取卵数和妊娠率的比较，发现CC治疗组每周期平均取卵可达1.8个，临床妊娠率为12%，而自然周期组每周期取卵0.3个，临床妊娠率为0%。

3．氯米芬/人绝经后促性腺激素/人绒毛膜促性腺激素方案（CC/HMG/HCG） 在GnRH激动剂发展以前，大多数IVF中心均采用CC/HMG方案。此方案优点是费用少，卵巢过度刺激综合征（OHSS）发生率较低，但常见的问题是内源性的促性腺激素可引起30%~40%的患者过早出现LH波，从而取消治疗周期。因此，此方案一般用于既往对CC/HMG反应较好（可取出5个卵以上）而对Flare-up方案无反应或不愿用GnRH激动剂而既往对CC/HMG反应较好的患者。HMG含有FSH和LH各75IU。通常在周期第三天给予CC每天100mg共5天。同一天开始给予HMG。HMG开始的剂量应根据患者的病史，大多数中心在开始的5天内给予HMG每天150~225IU，以后根据患者对HMG的反应决定是否增加或维持原剂量。但对于PCOS或有OHSS史的患者HMG的剂量一般从75IU开始，对于年龄大于37岁或过去对HMG反应差的患者HMG的剂量可加大从225IU甚至300IU开始。当最大卵泡直径达18~20mm时注射HCG5000~10000IU，34~36小时后取卵。

4．单一促性腺激素促排卵 单纯的促性腺激素（FSH或HMG）可用于IVF周期促排卵。过去认为产生雌激素和增加卵泡质量需要一定的LH，但现有人认为在卵泡期仅用纯FSH已足够，在卵泡生长的最后5天可加用HMG（例如：FSH:HMG为2:1）。亦有人单独用HMG。

5．脉冲促性腺激素释放激素（GnRH）单独应用 应用脉冲GnRH（剂量大约为每90分钟14μg）在正常周期的妇女中能够产生1~3个卵泡。Shaw等1986年报告CC/脉冲GnRH连续应用可得到7个以上成熟卵泡。

6. 促性腺激素释放激素激动剂/促性腺激素/绒毛膜促性腺激素方案（GnRH激动剂/HMG或FSH/HCG） 最初，GnRH激动剂用于对其他刺激方案反应差、过早出现LH波及血清LH与FSH水平升高的患者，但目前一些作者认为GnRH激动剂和外源性的HMG或FSH联合应用对IVF－ET刺激排卵能够抑制未成熟的LH波，减少颗粒细胞未成熟黄素化，从而减少由于未成熟黄素化而取消周期。因此建议在所有IVF周期中均可应用GnRH激动剂。Brzyski等报告应用GnRH激动剂治疗比未应用GnRH激动剂治疗可增加成熟卵泡的数量，而不增加血清E_2水平。Palemo等认为一组卵泡同步发育是增加成熟卵泡数量的原因。开始摄入GnRH激动剂是增加LH和FSH的分泌（激动期），长期摄入引起降调节和部分消除垂体对GnRH受体的敏感性，抑制LH和FSH的分泌。加入GnRH激动剂对于超促排卵的IVF－ET周期可增加卵泡的数量、受精卵移植的数量以及临床妊娠率。Lejune比较了GnRH激动剂（buserelin）/HMG和CC/HMG治疗结果，前者的采卵数（9.3比6.2），受精卵数（4.3比2.8）和临床妊娠率（20%比14%），均较高于后者。MacNamee应用相同的方法证明了buserelin/HMG刺激排卵的临床妊娠率较高于CC/HMG（36%比18%）。

应用GnRH激动剂/HMG或FSH/HCG促排卵主要有二种形式：Flare－up方案（短方案）和Flare－down方案（长方案）。

（1）Flare－up方案（短方案） 一般用于第一次行IVF治疗或既往对IVF治疗有正常反应的患者。自周期第二天开始应用GnRH激动剂（leuprolide或buserelin）直至注射HCG前一天，周期第三天开始应用HMG或FSH并根据卵巢的反应继续应用直至注射HCG的前一天。根据卵泡的大小和血清E_2水平注射HCG 5000～10000IU，并于36小时后取卵。Flare－up方案注射外源性的HMG或FSH以增加患者体内血清LH和FSH的水平，是对GnRH激动剂最初的反应。

（2）Flare－down方案（长方案） 一般用于对其他刺激方案无反应或内源性反应不正常的患者。自前一个周期的黄体期（周期21天）开始用GnRH激动剂直至HCG注射前一天，2～3周后当垂体和卵巢充分抑制后加用促性腺激素，直至卵泡成熟，注射HCG36小时后取卵。

Meldrum报告在前一周期黄体中期应用GnRH激动剂治疗比在治疗周期的早卵泡期应用GnRH激动剂对垂体的抑制更充分。但问题是黄体期应用GnRH激动剂前很难除外早期妊娠的可能。因此一些作者建议应用长方案时，GnRH激动剂应在早卵泡期开始应用，大约4周后开始用促性腺激素刺激。这个方案的优点是可除外治疗开始时早期妊娠的可能，缺点是摄入GnRH激动剂的时间较长。

尽管GnRH激动剂/HMG或FSH方案是目前IVF－ET的标准方案，但仍需进一步改进。目前所用的GnRH激动剂的剂量不足以抑制垂体分泌LH。Stott等报告在对应用标准的长方案反应差的患者中，应用微剂量的GnRH激动剂（leuprolide醋酸盐，每12小时20μg）与促性腺激素刺激，可获得较高的血清雌激素浓度和较多的卵泡。

另外，GnRH拮抗剂可完全抑制垂体分泌LH。Minaretzis比较了GnRH拮抗剂（nalglu antagonist，每日5mg）和GnRH激动剂（leuprolide醋酸盐，每日0.25mg）用于IVF周期刺激排卵，GnRH拮抗剂产生的LH水平较低、成熟卵较多和胚胎质量较高。

虽然 GnRH 激动剂的副作用很小，但仍有应用 GnRH 激动剂引起卵巢过度刺激的报告。

三、受精、胚胎体外培养和移植

1．取卵　早期 Pincus 和 Edwards 等应用开腹手术取卵，Steptoe 采用腹腔镜下取卵，Lens 等报道了应用 B 超声通过不同途径取卵，1986 年 Feichtinger 及 Kemeter 报道应用 B 超阴道探头固定针导经阴道取卵。Lewin 等将 120 例妇女随机分为两组，一组在全麻下用腹腔镜取卵，另一组在局麻下用 B 超声经阴道取卵。两组相比，取卵数分别为 5.3 和 4.0，胚胎移植数分别为 3.0 和 2.3，临床妊娠率分别为 13% 和 15%，无明显差异。Seifer 认为腹腔镜取卵需在腹部开口三处，所使用的 CO_2 充盈腹腔，可使培养液呈酸性，有损卵的活力。目前大多数中心均采用阴道超声取卵。超声的阴道探头附有一单腔或双腔的穿刺针，细 Teflon 管将穿刺针的另一端和调节泵相连。应用注射器使细管间断并形成一个较大的空间以缓解吸引力，以免压力过高造成卵透明带破裂和多精子受精。选用单腔或双腔穿刺针应根据是否在取卵时冲洗卵泡，冲洗卵泡不是取卵的常规步骤。卵泡冲洗与不冲洗相比，取卵的数量无明显差别，然而自然周期或卵泡数量较少时，则需仔细吸引和冲洗每一个卵泡直至找到卵。控制操作时的温度亦很重要，因卵在室温下暴露 10 分钟便会引起纺锤体损伤，导致染色体异常。因此，操作时的温度应尽量接近 37℃。例如，培养液和冲洗液应事先预热；显微镜和操作台面应恒温等，并要求操作熟练，尽量缩短卵在空气中暴露的时间。

HCG 摄入至取卵的间隔大约为 36 小时，这可最大限度地使卵泡成熟而最小限度地自然排卵。Edwards 报告在 HCG 摄入 36 小时内卵子成熟不完全，而自然排卵发生在 36 小时后。

2．卵的识别和评估　所有吸出的卵泡液收集在试管内立即送往实验室置于 37℃的温水浴箱中，成熟的卵泡液为亮黄色，后一段卵泡液为血染。由于卵周围绕着膨胀的卵丘细胞，即使在有血和颗粒细胞的卵泡液中也很容易识别。找到卵母细胞 - 卵冠丘复合物（OCC）后，需经光学显微镜评估卵的成熟度。根据 Brigham 妇产医院 ART 实验室制定的在光学显微镜下根据卵的形态评价卵质量的标准分为 0～5 级：0 级是指已经退化的卵；1 级指已处于减数分裂阶段但周围无卵丘细胞的卵；2 级指已有相当颗粒细胞组成的卵丘细胞但仍未达到完全细胞分裂中期Ⅰ期的卵；3 级指已有正常的卵丘细胞并已达到完全细胞分裂中期Ⅰ期的卵；4 级指过熟的卵，即无明亮的冠细胞和透明带；5 级是指仅有破损的透明带和冠细胞，未见卵。取出的大多数为 2 或 3 级，这些卵已具有 50%～60%的受精率。当卵达到细胞分裂中期Ⅱ期时则完全为受精做好准备。

3．精子的采集及处理　取精前应禁止性生活 48 小时至一周。男方一般是在实验室附近的专用取精室内通过手淫方法取精，偶尔在性生活时用避孕套取精。如果在医院外采集精液标本，应在 1 小时内送到实验室，途中应保持一定温度，温度波动大将影响检查结果。每次精液分析的结果均不同，因此至少有间隔两周以上的两次精液检查结果较为可靠。精液的分析虽然不能提供正确的诊断和体内或体外受精的预后，但对于 IVF 来说仍非常重要。标准的精液分析包括精子的浓度，活动度和形态。按照世界卫生组织的标准，精液标准的正常值为：精子浓度为 20×10^6/ml 以上；射精后 60 分钟内活力为 50% 以上向前运动（a 级和 b 级），其中 25%以上为快速向前运动（a 级）。白细胞应少于 1×10^6/ml。

精液处理的原则是尽可能获得有受精能力的精子并减少损伤。最早 IVF 处理精液的方法是“洗精”，即将精液稀释、离心，通常洗 3 次。但这种方法已很少应用，因反复离心将损伤精子。自1980年起应用精子上游法（swim－up）至今，即将4ml培养液直接置于2ml精液标本的上方，离心10分钟（300g）后吸取上清液，保留沉淀0.5ml精液加上1.5ml培养液，将试管倾斜45°置培养箱1小时以允许精子上游。这种方法一般用于正常精液标本。另一种为Percoll密度梯度离心法，即将Percoll稀释成40%，70%和90%各2ml依此自上而下置于10ml试管中，精液标本置于最上层，离心后吸取上清液，保留沉淀1ml加5ml培养液再离心后置培养箱1小时。如果精液标本正常，两种方法均可得到活动能力很强的精子。然而大多数作者证实如果精液标本不正常，（如：精子浓度低），精子Percoll密度梯度离心法处理后受精能力较高。Sapienza等比较了精子浓度小于1500万/ml的标本经上游法处理后可收集到较多活动能力较强的精子，而经Percoll密度梯度离心法处理后精子具有较高的受精率。如果精子的质量很差，则可用微量Percoll密度梯度离心法。无论经哪种方法准备精子，精子在受精前需置于含有足够蛋白质的培养液中培养4小时。目前亦有人认为Percoll不适用于处理人的精子。

4．体外受精　COH使多个卵泡发育，卵母细胞的成熟度不一致，因此将取出的OCC经缓冲培养液清洗后置培养箱培养6小时待其成熟后再授精。

授精时精子的数量很难定义，一些作者根据IVF的结果建议每个卵授精时精子浓度在2,000和500,000/ml之间可增加IVF的受精率，但随着精子浓度的增加可增加多精子受精的危险。现大多数人采用每个卵授精时的精子浓度为100,000/ml。如果过去IVF受精率很低或精液标本不正常，则可将授精的精子浓度增加至500,000/ml。初步研究指出，正常精液标本较高浓度的精子（每个卵250,000～500,000/ml个精子）并不增加受精率。对于成熟卵，大约取卵后4～6小时授精。授精后大约16～18小时（D1）在光学显微镜下剥除卵周围的放射冠细胞并观察卵是否受精。正常受精后的标志是卵细胞浆内出现两个原核，雌原核和雄原核，有时在卵黄周间隙出现两个极体。多精子受精（出现两个以上原核）的发生率在IVF周期一般为5%～10%，这和受精过早或过晚、透明带破裂以及在受精培养液中有较多的活动精子有关。多精子受精的卵不能用以移植。

5．受精卵在体外的发育　在光学显微镜下观察胚胎的形态及碎片和颗粒的变化可评价胚胎的质量，共分为4级：4级为细胞球大小匀称，3级为不匀称的细胞球伴＜10%的碎片，2级为10%～50%的细胞碎片，1级为＞50%细胞碎片。

Trounson等报告人卵受精后最早的三个分裂阶段（即2－细胞，4－细胞和8－细胞）的平均时间为35.6，45.7和54.3小时。Cummims等亦报告了近似的结果，即受精卵早期分裂为2－细胞，4－细胞和8－细胞的平均时间为33.6，45.5和56.4小时。有些作者应用胚胎发育率（embryo development rating，EDR）来评价胚胎发育的速度。公式为：EDR＝（TO/TE）×100。TO是指观察分裂阶段的时间，TE为预期的胚胎分裂时间。一般正常胚胎的EDR在90～130之间。这些信息对于评价胚胎质量是非常有用的。

一些中心应用累积胚胎评分（cumulative embryo score，CES）来评价胚胎质量。这累积胚胎评分是移植当天每一个胚胎的分裂球数和胚胎形态学评分的乘积相加来计算。寻找一个使妊娠率最高而多胎率最低的累积胚胎评分很重要。Steer等报告CES在40左右时妊娠率最高。北医三院559个周期分析，CES＞40，临床妊娠率为28.3%，CES＜40，临床妊娠率为16.8%，有明显统计学意义。

6．胚胎移植 大多数IVF中心，正常胚胎在受精后44～48小时（D2）一般为4－细胞阶段移植入输卵管、子宫腔或宫腔与输卵管结合部，也可根据具体情况后延一天。Balmaceda等在一个前瞻性随机的赠卵者研究中发现宫腔内移植和输卵管内移植的种植率相似，分别为17.4%和21.5%。Trounson等应用腹腔镜和超声指导下行胚胎输卵管内移植和直接宫腔内移植所得到的种植率和妊娠率无明显差异。Warnes等报告在D2或D3行胚胎宫腔内移植的妊娠率无明显差异。IVF治疗的两个基本目的是提高活产率和降低多胎率。活产率及多胎率和所移植胚胎的数目及质量有关。Svendsen等报告对于小于35岁的妇女，妊娠率随着所移植的胚胎数从1增加至4时而增加，而多胎妊娠率亦随着所移植的胚胎数增加而增加。妊娠率和多胎率与女性的年龄及胚胎的质量有关。对于36岁以上的妇女，为了达到在年轻女性中所观察到的妊娠率，必须增加移植胚胎的数目。Preutthipan等报告有些中心在大多数周期中移植1～2个胚胎，这虽然降低了三胎率，但妊娠率亦较低。随着体外培养技术的提高和共培养的发展，将胚胎在体外培养至120小时达到胚囊期已成为可能，移植2个胚囊期胚胎可减少三胎妊娠率而不减少妊娠率。新加坡国立大学医院采用连续移植方案，即先在第二天（D2）移植3个4－细胞胚胎入母体宫腔，然后在第五天（D5）再移植一个胚囊期胚胎，可提高妊娠率。

7．黄体期支持 黄体期支持在IVF临床仍存在着争论。IVF周期的高受精率和低妊娠率之间的差异已经使人们注意到黄体期激素的变化。早卵泡期，血清E_2水平升高，子宫内膜受到高水平的雌激素及异常雄激素的影响，黄体期，由于采卵时吸出大量颗粒细胞，孕酮分泌不足引起子宫内膜成熟不正常，对早期胚胎发育不利。Lejeune等建议在IVF周期的黄体早期，如果血清P_4浓度高，P_4/E_2比值增高对种植具有有意的影响。然而Trounson等却未发现黄体期应用孕酮有明显的益处。Soliman 1994年报告两种黄体期支持方法与未用黄体期支持相比妊娠率均有增加，故建议黄体期应用HCG或孕酮支持以增加妊娠率。黄体期每天注射孕酮20～25mg或HCG1500～10000IU一次或分多次肌肉注射。Nader等报告在黄体期应用HCG治疗和应用孕酮治疗相比有较高的孕酮浓度。Casper在一项双盲随机的实验中证实应用外源性HCG可增加妊娠率。Buvat等的报告亦证实多次小剂量的HCG可延长黄体期的长度、黄体期的孕酮水平和P_4/E_2比值。Daya在分析了5个实验的结果发现取卵后常规应用孕酮的证据并不充分。然而，在这些实验中，诱导排卵的方案是HMC或HMG/CC，这些方案不缩短黄体期。应用GnRH激动剂诱导排卵由于抑制LH而引起黄体期缩短，黄体支持是需要的。一般来说，应用hCG的妊娠率稍高于孕酮，但HCG易引起卵巢过度刺激综合征。

四、胚胎的培养系统

实验室是胚胎体外培养成功的关键。培养状况的改进不但提高妊娠率，并可使胚胎培养至囊胚期的数量增加。这有三条优点，首先可移植较大的胚胎进入母亲的宫腔；其次可有较长时间来评价移植前胚胎的质量；第三可行种植前遗传诊断。胚胎在体外最大限度发育不仅仅取决于培养液的成分，还取决于一些物理因素，如：培养的内环境和有无体细胞等。因此，改进胚胎培养系统比单一改进培养液更重要。

1．培养液的成分 胚胎培养液的主要成分有：水；离子；能量物质；氨基酸；维生素；核酸前体；蛋白质；生长因子/激素；缓冲系统及气体。

水是组成任何培养液的主要成分。在IVF实验室，一般使用Milipore－Q系统产生无致热原的高质量的水（Mili－Q）以准备培养液及洗涤所有玻璃制品及设备。

离子在种植前的作用了解得很少，因为在培养液中有许多复杂的相互作用，很难了解一种离子的单独作用。哺乳动物的输卵管液的特征是高钾和高氯化物浓度。Roblero 等报告高钾可有利于精子获能和胚胎发育。任何培养液中离子的最大作用是控制培养液的渗透压，而渗透压对于人胚胎发育是很重要的。

种植前胚胎的营养物质包括丙酮酸，乳酸和葡萄糖。胚胎从 2－细胞发育至囊胚期的各个阶段所需要的各种营养物质的浓度是不同的。

氨基酸在种植前和种植期间对于哺乳动物的发育有生理作用，Hardy 和 Gardner 等观察到在培养液中加入氨基酸可加速小鼠和金黄地鼠胚胎的发育。

维生素和核酸前体对于胚胎发育的作用尚不清楚。

人 IVF 中最常用的蛋白质的来源是血清，一般的浓度为 5%～10%。蛋白质在胚胎培养液中的作用不仅仅是固定的氮的来源，并可作为有害金属离子的螯合物。但 Caro 等发现人胚胎在含有或不含有母亲血清的 T6 培养液中培养，其受精率，胚胎分裂和妊娠率无明显差异。如不是最佳培养状态时使用血清和血清白蛋白可能产生有益的影响。

虽然小鼠的囊胚有能力代谢外源性的甾体激素，但仍有一些作者证明激素对于早期胚胎有直接的作用。一些生长因子，如：胰岛素样生长因子－Ⅱ（insulin－like growth factor－Ⅱ，IGF－Ⅱ）、上皮生长因子（epidermal growth factor，EDF）和转换生长因子－α（transforming growth factor－α，TGF－α）对哺乳动物种植前胚胎的发育作用已被广泛研究，但在人胚胎发育方面尚缺乏数据，再加之生长因子价格昂贵，因此在一般 IVF 培养液中不包括生长因子。

大多数胚胎培养液利用碳酸氢盐/CO_2 作为缓冲系统以维持培养液的生理 pH 值在 7.2～7.4 之间。这是哺乳动物细胞周围液体的生理性缓冲液。缺点是当培养液暴露在空气中时间过长，pH 值迅速增加可引起胚胎损伤或坏死。在培养液上覆盖一层油可减慢培养液中的气体交换。磷酸盐（HEPES）作为缓冲系统可不需要 CO_2 内环境维持它在空气中的 pH 值。

胚胎培养液中的两种气体是氧和二氧化碳。二氧化碳不仅维持碳酸氢盐缓冲液的 pH 值，还可使种植前各个阶段的小鼠胚胎与蛋白质和核酸结合。大多数 IVF 中心应用 5% 的 CO_2。许多作者证明，在培养液中将氧的水平减低至 5%～7%时，与空气中 20% 的氧相比对胚胎发育更有利。

总之，培养液中的各种成分与胚胎之间的相互作用是复杂的，证明各种成分最有益的浓度是困难的。因此选择哪一种培养系统和培养液最有利于胚胎发育尚无完全一致的意见。

2．培养液的检测　种植前小鼠的胚胎已广泛应用于 IVF 的培养液和设备的生物检测实验。小鼠胚胎对其环境的敏感性与胚胎的年龄有关。例如，1－细胞的胚胎就比 2－细胞胚胎对培养液中的毒素敏感，去除透明带的合子比胚胎对培养环境更敏感。常用的小鼠胚胎生物检测实验是将合子置于含有 BSA 的培养液中 24 小时，然后置于不含有蛋白质的培养液中 72 小时。在 96 小时末检查，如果合子形成囊胚的百分数大于 85%，则这培养液可在 IVF 临床使用。然而这需要一定的时间。已证实这生物检测实验可检测 IVF 临床中可能存在的毒素。

人精子继续存活率：一般来说，清洗的正常精子过夜后活动度大约损失 5%～10%，如损失过多，则表明培养过程中有问题。此方法比较简单，被大多数中心采用作为质量控制的方法。

五、IVF 的预后和并发症

1. 重复 IVF 周期　大多数夫妇在第一次 IVF 治疗后未妊娠需进行重复治疗。一些夫妇中可找到 IVF 失败的特殊原因，但大多数病例找不到原因。重复 IVF 治疗周期的周期妊娠率与第一周期相同，但亦有一些报告示在重复 IVF 治疗四周期以后的周期妊娠率可能低于第一周期。

2. IVF 妊娠的结果　IVF 治疗后妊娠的病例中，大约有 20% 自然流产，5% 以上宫外孕，1% 宫内、宫外同时妊娠。早期妊娠可由 B 超声和血 HCG 水平来测定。IVF 治疗后的活产婴儿中，先天性畸形率略高于自然妊娠（3.5% 和 2.1%）。多胎妊娠中发生畸形较多。

IVF 治疗后妊娠的结果直接与怀孕的数目有关。IVF 后妊娠中约 29% 是双胎，7% 是三胎，0.6% 多于三胎。如果以相同年龄的母亲为对照，单胎产生的结局和自然妊娠的结果相同。与自然的双胎妊娠相比，IVF 产生的双胎有相同的早产率（39%），低体重儿率（18%）和胎儿畸形率（3.5%）。三胎或三胎以上的妊娠增加早产率、低体重儿率和胎儿畸形率。

三胎妊娠大约为 7%，三胎妊娠与胎儿畸形率高有关。双胎的平均妊龄为 37 周而三胎妊娠的平均妊龄为 34 周。在所有三胎妊娠中大约 22% 为 IVF 胎儿。

3. IVF 的并发症　应用促性腺激素刺激卵巢大约有 1% 产生卵巢过度刺激综合征（OHSS）。对于 PCOS 或体重较轻的患者应减少促性腺激素的用量，并严密监测卵泡发育以防止 OHSS 发生。在 IVF 周期中，取卵时取出大量颗粒细胞可减少发生 OHSS 的机会。

一些作者认为，应用药物诱导排卵可增加卵巢癌的危险性。但亦有人认为这之间的关系是很小的，因为卵巢癌和不生育之间的关系本身就很密切。

采卵可能导致盆腔出血，需手术探查或盆腔感染，但二者的发病率均很低（1/500）。

第二节　显微操作技术

一、显微注射技术

主要用于男性不育，包括各种形式不正常的精液，如精子数少，精子活动差或精子形态不正常，O'Donovan 等报告严重的男性不育应用 IVF 治疗，其活产率低于因输卵管性不育行 IVF 治疗活产率的 50%。Ben-Chetrit 等报告一次射精的活动精子少于 500 万的男性不育患者行 IVF 治疗后受精率和妊娠率均低。显微注射技术为严重男性不育夫妇提供了妊娠的新途径。显微注射技术包括透明带部分解剖（partial zona dissection，PZD），透明带下显微授精（subzonal sperm injection，SUZI）和卵浆内单精子注射（intracytoplasmic Sperm Injection，ICSI）。

1. 透明带部分解剖　Gordon 和 Talansky 1986 年报告应用 Tyrode 酸溶液或酶对鼠卵透明带局部钻孔（zona drilling），可减少 IVF 时受精所需要的精子数，但增加多精子受精率（polyspermy）。Tyrode 酸溶液常常会损伤人卵。PZD 是应用一种器械或激光束对卵透明带局部钻孔，对于严重男性不育患者可提高受精率。Levron 1993 年报告 PZD 后的受精率可达 29.0%（152/524）而对照组仅为 9.3%（16/171）；单精子受精率为 77.0%（117/152）和多精子受精率为 23.0%（35/152），PZD 的多精子受精率仍明显高于未经显微注射者（6.2%）。

2. 透明带下显微授精　SUZI 是将 5～30 个精子直接注入透明带和卵细胞膜之间的卵周

间隙。Ng 等 1988 年报告了世界上第一例 SUZI 妊娠成功的经验。对于男性不育患者，SUZI 与标准的 IVF 相比可提高受精率。Fishel 等报告了男性不育患者应用 SUZI 可得到 39%的受精率而标准的 IVF 仅 6%。但 SUZI 仍无法防止多精子受精。

3．卵浆内单精子注射 ICSI 是将单个精子直接注入卵细胞的胞浆内。1992 年 Palermo 报告世界上第一例 ICSI 妊娠成功。1996 年，在广州中山医科大学诞生了我国第一例 ICSI 婴儿。Levran 等随机比较了男性不育患者应用 ICSI 和 SUZI 治疗的受精率分别为 33%和 16%，Catt 等报告 ICSI 和 SUZI 相比受精率为 42%和 21%。Tarin 报告 ICSI，SUZI 和 PZD 三种技术的妊娠率分别为 25%，10%和 4%。

ICSI 的适应证为严重的男性不育。精子的浓度，形态和活动度对于 ICSI 的妊娠率无明显影响。而卵的数量和质量却和 ICSI 的成功率明显相关。女方年龄、早卵泡期 FSH 水平、FSH 对 CC 的反应及 ICSI 的技术均为影响 ICSI 成功率的主要因素。

ICSI 的主要步骤为：①精子处理后置于一滴 PVP 中，注射前用显微注射针在精子尾部制动；②应用透明脂酸酶去除卵周围的 OCC，固定卵细胞的第一极体位于 6 点或 12 点处；③吸入精子的注射吸管于 3 点处插入卵透明带及细胞浆内，吸出少许卵胞浆后将精子缓慢注入；④缓慢退出注射吸管。整个过程需在恒温平台上进行。精子注射在卵减数分裂纺锤体附近可增加高质量受精卵的数量，精子制动可增加精子膜的渗透，以促进合子的形成。Van Steirteghem 等在 1816 个治疗周期中注射了 18778 个卵，受精率为 62%，继续妊娠率为 37%。Wisanto 等报告 424 例 ICSI 后妊娠的患者，约 25%妊娠流产，30%是双胎，2%是三胎。围生期死亡率为 1.9%。Bonduelle 等报告 432 个 ICSI 后出生的孩子中，畸形率为 3.3%，染色体异常为 1%。关于 ICSI 对胎儿的影响仍需长期随诊。

对于无精子的男性，可行外科手术收集附睾或睾丸精子做 ICSI。对于先天性输精管缺如和不可逆的梗阻性无精症患者需通过附睾穿刺吸出附睾精子行 ICSI。

随着 ICSI 的发展，临床医师可比较大胆地治疗某些过去无法治疗的疾病。如：Bourne 等报告 ICSI 能够使缺乏顶体的圆头精子受精。Tesarik 等报告二例应用精细胞行 ICSI 后妊娠成功并分娩。

ICSI 几乎可治疗所有男性不育。但如果不育男性无活精子，则只能使用赠精者的精子。

不育夫妇具有正常的精子应用 ICSI 与 IVF 相比，并不能增加妊娠率。Aboulghar 等报告对于输卵管性不育患者随机应用 IVF 和 ICSI 治疗，两组的临床妊娠率相同（31%和 33%）。

4．ICSI 引起的新的遗传问题 许多男性不育患者伴有遗传性疾病。在自然状态下，这些遗传性疾病往往引起男性不育。但应用 ICSI 后，这些异常可能遗传给男性后代。大约 15%的无精症患者具有染色体异常，如 47，XXY，Klinefelter 综合征等。少精症患者的染色体异常亦可增加。Matsuda 和 Abyholm 报告共 700 例男性少精症患者（浓度少于 2000 万/ml）中 3%被证明为非整倍体。在精子浓度少于 1000 万/ml 的患者中，染色体异常将增加至 6%。大多数男性少精症患者伴有常染色体交叉或易位，理论上，2/3 的精子可携带异常染色体，然而大多数由此受精的妊娠往往流产。染色体大范围交叉和易位的男性，流产率为 1% ~ 25%，这取决于染色体异常的大小、数量及易位的类型。

另外，某些少精症患者的遗传性疾病不能由染色体核型检查来证实，例如：DAZ 基因缺乏在无精症患者中大约 2% ~ 13%和在严重少精症患者中小于 1%。在一项 DAZ 基因缺乏的男性不育研究中，5/168 无精症或严重少精症患者被注意到具有 sY254 或 sY255（DAZ 标志）。这些男性中有 4 例 FSH 水平升高并且 5 例由临床医师诊为睾丸量小。精子浓度大于 100 万/ml 的患者中没有一例缺乏 DAZ 基因。最近的临床报告提出 DAZ 基因缺乏的精子行 ICSI 后能够使卵受精并可有活产。

应用人工辅助受孕技术，尤其是 ICSI，严重少精症患者的男性后代亦有少精症的危险。因此，严重少精症或无精症患者在行 ICSI 之前应行染色体核型检查。

二、胚胎的显微操作

1．辅助孵化（assisted hatching） 胚胎在体外培养时间较长或冻融后透明带可能增厚或发硬，不利于胚胎孵化和着床。辅助孵化可能增加种植率。辅助孵化包括应用酶或机械的方法破坏胚胎的透明带，目的是使胚胎到达囊胚期后易于孵化，促进胚胎植入子宫内膜。辅助孵化可应用机械性透明带局部解剖（partial zona dissection）和应用化学性透明带局部钻孔（zona drilling）技术。化学性的辅助孵化常用于胚胎发育的第 3 天，细胞球间连接以后。辅助孵化可增加 37 岁以上或早期 FSH 水平升高患者的每胚胎种植率。透明带厚于 15μm 胚胎应用化学性辅助孵化，每个胚胎的种植率从对照组的 18%增加到 25%。

2．种植前遗传诊断（preimplantation genetic diagnosis-PGD） 随着人工辅助受孕技术的发展，显微操作可广泛应用与遗传性疾病的诊断和基因治疗。基因治疗目前在人类尚无实践，但种植前遗传诊断已能够应用于某些遗传性疾病的诊断。在人类，从 6～8 个细胞的胚胎上移出一个细胞仍可种植和妊娠。种植前遗传诊断需要对单一细胞球相关遗传疾病的诊断方法，如荧光杂交方法（FISH）或聚合酶链反应（PCR）等。

3．克隆（cloning） 基因组的 DNA 和核甘酸链 A，G，C 和 T 含有所有有机体所必需的信息。体内的双倍体细胞和受精卵同样存在着 DNA。理论上从一个双倍体的细胞取出 DNA 注入已经除去 DNA 的卵细胞内，刺激卵细胞发育成一个成熟的有机体是可行的。DeBerardiao 等和 Gurdon 等分别报告了应用紫外线照射破坏青蛙的卵细胞，然后注入成熟的皮肤细胞核或红细胞核，注射的创伤激活了这个卵，一个能够游泳的小蝌蚪产生了。

相同的技术已经应用于哺乳动物的克隆。Campbell 等和 Wilmut 等分别报告了 Scottish Blackface 羊注射 GnRH 28～33 小时后取卵并去除细胞核，捐赠的细胞在低血清浓度的培养液中被迫进入安静状态（细胞周期的 G_0 期），然后应用电的脉冲将去核的卵细胞和 G_0 期的捐赠细胞混合。应用这种技术，从成熟的哺乳动物组织，胎儿组织或受精卵取出捐赠细胞可得到成活的羊。

这些实验引起了研究者们的兴趣，他们精选动物细胞核移植到卵细胞可能提高复制动物性能的进化。虽然核克隆被一些动物实验专家支持，但过多应用克隆技术将产生负面影响，目前不允许对人类应用。

第三节 其他辅助生育技术

一、冻融胚胎移植

在 IVF 中心，通常将多余的胚胎冷冻保存，这样既可减少多胎的危险，又可在以后的自然周期中进行胚胎移植，提高累积妊娠率。冻融胚胎步骤包括最初将胚胎暴露于冷冻保护剂、降温、储存、溶解，最后稀释和去除冷冻保护剂。冷冻的原则是通过冷冻保持细胞原有的结构和尽量减少细胞内结冰引起的伤害，这通常需要细胞在降温前和降温期间充分脱水，如果脱水不充分，细胞内形成的冰晶较大，则会伤害细胞。1972 年以来慢速冷冻快速解冻方法已成为常用的方法。

诱导结晶（seeding）和冷冻保护剂是冷冻成功的关键。

1. 诱导结晶　一些细胞类型不需要手工操作诱导细胞外溶液结晶，但诱导结晶对体积大的细胞却是非常重要的。在大多数慢速冷冻方案中，大约在零下 5～7℃诱导结晶，然后结晶从这一点慢慢扩散至整个液体。当结晶发生在零下 5～7℃时，冰不能扩散入胚胎细胞，因为临界的细胞内渗透压较高。诱导结晶后，水分进入细胞外冰块而使未冷冻的部分液体浓度逐渐增加，细胞外渗透压升高吸出细胞内水分，使细胞脱水。由于温度下降很慢，可使细胞内的水分逐渐移出而不伤害细胞。这可防止细胞内形成冰晶，但严重脱水也是有害的。将细胞直接置于液氮内可引起细胞内结晶并停止继续脱水。胚囊置于液氮的温度一般于零下 30～80℃之间，而零下 2～8℃细胞胚胎置于液氮的温度一般于零下 150℃，这亦取决于一些其他因素，尤其是预期的溶解速度。

冷冻胚胎的升温频率主要取决于细胞冷冻的类型和细胞内存在的水分。如果细胞被投入液氮时细胞内有少量水分形成小冰晶，则需快速溶解，因长时间低温可使小冰晶变大，称为再结晶。如果细胞降温缓慢而投入液氮时几乎完全脱水，即使温度上升再慢也不可能发生再结晶。这时的细胞很可能被快速上升引起渗透压迅速改变而损伤，因此对于严重脱水的细胞，缓慢升温可使细胞有更多的时间恢复水合作用。

2. 冷冻保护剂　冷冻保护剂的作用是保护细胞避免结晶及高浓度对其产生伤害。冷冻保护剂可分为细胞内（渗透的）和细胞外（非渗透的）两类。渗透的冷冻保护剂包括甘油（glycerol）、二甲亚枫（dimethyl sulphoxide，DMSO）、乙烯乙二醇（ethylene glycol）和 1,2-丙烷（1,2-propanediol，PROH）。非渗透的冷冻保护剂包括大的糖分子，如蔗糖、密三糖及蛋白质和脂蛋白等。冷冻保护剂的作用是复杂的，它们可使液体的冰点降低，减少细胞浓缩时高盐浓度引起对细胞的伤害。选择最佳冷冻保护剂对于胚胎冷冻的成功是非常重要的。Van 等报告随机地应用 DMSO 冷冻胚胎 232 例和 PROH 冷冻胚胎 250 例，PMSO 的活产率较 PROH 高（3.5%与 0.8%）。Lin 等报告胚胎至少能冷冻 7 年。

二、赠卵体外受精

赠卵体外受精是可使因各种原因的无卵患者达到妊娠的惟一方法。Trounson1983 年首先报告了一例赠卵体外受精临床妊娠成功但流产。数月后 Lutjen 等报告了一例原发性卵巢早衰患者，经激素替代治疗、赠卵 IVF-ET 妊娠成功并分娩。这方法最早是用于卵巢早衰患者，随着技术的发展，已用于 40 岁以上的患者。应用这项技术一方面需用雌激素和孕激素为受卵者准备子宫内膜以允许受精卵植入，另一方面为赠卵者诱导排卵以准备卵子，二者必须同步。Abdalla 等分析了 100 个赠卵周期的结果，总结了影响成功的因素主要有：①受卵者的年龄明显影响妊娠成功率，25～29 岁的受卵者妊娠率为 50%而 45～49 岁的受卵者妊娠率仅为 9.7%；②原发卵巢早衰患者的妊娠率高于继发卵巢早衰患者（50%比 18%）；③移植的胚胎数量将影响妊娠率，移植 3～4 个卵子的妊娠率为 33%而移植 1～2 个卵子的妊娠率仅为 11%；④供卵者的年龄不影响妊娠率。Borini 亦报告了 114 例赠卵的结果，40 岁以下患者的临床妊娠率为47%而40~49岁患者仅为25%。大多数IVF中心应用新鲜卵作为赠卵，但问题在于有可能从赠卵者传染某些疾病。冷冻卵受许多技术条件的限制，Gook等已经报告ICSI可克服由于冷冻对卵的伤害，但其妊娠率仍然很低（大约1%）。冷冻卵的优点是有利于发展卵子库和有充分的时间筛查某些传染病。

三、共培养

共培养是指在培养液中加入体细胞共同参与培养胚胎。已应用于IVF临床的几种主要细胞是小牛子宫成纤维细胞、输卵管上皮细胞和Vero细胞（从绿猴的肾脏中分离）。

Wiemer等在培养液中应用单层小牛子宫成纤维细胞后显示胚胎发育较好并使妊娠率增加两倍。这种方法虽然具有很多优点，但需要严格检测小牛子宫成纤维细胞中有无各种潜在的病毒感染。

输卵管上皮细胞在胚胎体外共培养中可刺激胚胎发育。Bongso等比较了受精卵在单一培养液中培养和在共培养液（培养液加入人输卵管伞端细胞）中培养，其受精率在后者中较高（67%比85%；$P<0.01$），同时亦可提高胚胎的质量。与单纯T6与15%血清培养液相比，共培养可增加分裂至囊胚期的百分率（69%与33%）但不增加已孵化的囊胚期胚胎的百分比。应用此方法亦受两方面的局限，首先要检测捐献输卵管者有无病毒感染，乙型肝炎等，其次，输卵管伞端细胞经过4~5代培养后将纤维化，因此需要连续不断的输卵管来源以保证新的细胞株，这在一些IVF中心并不现实。

由于Vero细胞（从绿猴的肾脏提取）和生殖道有共同的胚胎来源已应用于胚胎的共培养，并可增进胚胎发育。Vero细胞容易培养、分代和冷冻。而且很容易检测病毒感染。

共培养的一个问题是应用哪一种培养液，因为共培养面临两种不同的细胞类型。如果培养液满足于体细胞的需要，则胚胎可能会被某些核酸和氨基酸伤害。如果培养液满足于胚胎的需要，则可能因成分太简单不能维持体细胞的活性，在短时间内引起细胞坏死，继而影响胚胎发育。因此，体细胞先在一种完全含有血清的培养液中培养直到融合，然后置于对胚胎无伤害而又可支持体细胞发育数天的简单培养液中。

四、不成熟卵体外培养成熟

1991年和1994年Cha和Trouson等分别报告了在手术时从卵泡中抽吸不成熟卵和在PCOS患者中经B超取不成熟卵在体外培养成熟、受精、妊娠和分娩的病例。人卵在体外培养48~54小时后80%可达到细胞分裂中期Ⅱ期，体外受精成功率大约为32%。应用ICSI可增加相同病人不成熟卵在体外培养成熟后的受精成功率，但ICSI受精后仅有5%在体外培养中可发展至囊胚期。不成熟卵的大小和受精后胚胎发育能力有关。<2mm的不成熟卵体外培养成熟受精后胚胎分裂率为20%，无一例发育至囊胚期；2~4mm卵分裂率为64%，约20%发育至囊胚期。由此提示我们，对PCOS患者可用药促卵发育至2~4mm以上，然后取出在体外培养成熟、受精，这既可提高成功率，又可减少OHSS的发生。不成熟卵体外培养成熟的优点是可增加卵的来源，有利于建立卵库，但仍存在一些问题，例如子宫内膜的准备，透明带因在体外培养时间较长变硬及成功率较低等，尚需进一步探索。

总之，人工辅助受孕技术可揭示人类生殖的奥秘，在生殖医学、胚胎学、基础医学等基础研究方面开拓了新的研究领域，是基础医学和临床医学相结合的发展方向。但仍存在一些伦理学问题，如：牵扯到除夫妇双方以外的第三者参与时子女的归属，多余胚胎的处理等。

为使我国人工辅助受孕技术更健康蓬勃发展，我国应制定一套有关法律规定并建立 IVF 中心的注册。

（何方方）

参 考 文 献

1. Benadiva CA, Kligman I, Davis O, et al. In vitro fertilization versus tubal surgery: Is pelvic reconstructive surgery obsolete? Fertil Steril, 1995, 64:1051～1061.
2. Pagidas K, Falcone T, Hemmings R, et al. Comparison of reoperation for moderate and severe endometriosis-related infertility with in vitro fertilization embryo transfer. Fertil Steril, 1996, 65:791～795.
3. Olivennes F, Feldberg D, Liu HC, et al. Endometriosis: A stage by stage analysis-role of in vitro fertilization. Fertil Steril, 1995, 64:392～398.
4. Gurgan T, Urman B, Yarali H, et al. The results of in vitro fertilization embryo transfer in couples with unexplained infertility failing to conceive with superovulation and intrauterine insemination. Fertil Steril, 1995, 64:93～97.
5. Homburg R, Berkowitz D, Levy T, et al. In vitro fertilization and embryo transfer for the treatment of infertility associated with polycystic ovary syndrome. Fertil Steril, 1993, 60:858～863.
6. Lahteenmaki A, Rasanen M, Hovatta O. Low-dose prednisolone dose not improved the outcome of in vitro fertilization in male immunologic infertility. Hum Reprod, 1995, 10:3124～3129.
7. Scott RT, Hofmann Ge. Prignostic assessment of ovarian reserve. Fertil Steril, 1995, 63:1～11.
8. Claman P, Domongo M, Garner P, et al. Natural cycle in vitro fertilization embryo transfer at the University of ottawa: An inefficient therapy for tubal infertility. Fertil Steril, 1993, 60:298～302.
9. MacDougall MJ, Tan SL, Hall V, et al. Comparison of natural with clomiphene citrate stimulated cycles in in vitro fertilization: A prospective randomized trial. Fertil Steril, 1994, 61:1052～1057.
10. Shaw RW, Ndukwe G, Imoedemhe D, et al. Stimulation of multiple follicular growth for in vitro fertilization by administration of pulsatile luteinizing hormone releasing hormone. Fertil Steril, 1986, 46:135～137.
11. Brzyski RG, Jones GS, Oehninger S, et al. Impact of leuprolide acetate on the response to follicular stimulation for in vitro fertilization in patients with normal basal gonadotropin levels. JIVET, 1989, 6:290.
12. Palermo R, Amodeo G, Navot D, et al. Concomitant gonadotropin-releasing hormone agonist and menotropin treatment for the synchronized induction of multiple follicles. Fertil Steril, 1988, 49:290.
13. Lejune B, Barlow P, Puissant F, et al. Use of buserelin acetate in an in vitro fertilization programs A comparison with classical clomiphene citrate-human menopausal gonadotropin treatment. Fertil Steril, 1990, 54:475～481.
14. MacNamee MC, Howles CM, Edwards RG, et al. Short term luteinizing hormone agonist treatment prospective trial of novel ovarian stimulation regimemn for in vitro fertilization. Fertil Steril, 1989, 52:264～269.
15. Meldrum DR, Wisot A, Hamilton F, et al. Routine pituitary suppression with leuprolide before ovarian stimulation for oocyte retrieval. Fertil Steril, 1989, 51:455.
16. Scott RT, Navot D. Enhancement of ovarian responsiveness with microdoses of gonadotropin releasing hormone agonist during ovulation induction for in vitro fertilization. Fertil Steril, 1994, 61:880～885.
17. Feichtinger W, Kemeter P. Transvaginal aector scan sonography for needle guided transvaginal follicle aspiration and other applications in gynecological routine and research. Fertil Steril, 1986, 45:722.
18. Lewin A, Laufer N, Rabinowitz R, et al. Ultrasonically guided oocyte collection under local anesthesia: The first choice method for in vitro fertilization-a comparative study with laparocopy. Fertil Steril, 1986, 46:257～261.

19. Sapienza F, Verheyen G, Tournaye H, et al. An auto-controlled study in in vitro fertilization reveals the benefit of Percoll centrifugation swim up in the preparation of poor quality semen. Hum Reprod, 1993, 8:1856~1862.
20. Cummins JM, Breen TM, Harrison KL, et al. A formula for scoring human embryo growth rate in in vitro fertilization: its value in predicing pregnancy and in comparison with visual estintates of embryo quality. J In Vitro Fertil. Embryo Transfer, 1986, 3:284.
21. Steer CV, Mills CL, Tan SL, et al. The cummulative embryo score: A predictive embryo scoring technique to select the optimal number of embryos to transfer in an in vitro fertilization and embryo transfer programme. Hum Reprod, 1992, 7:117~119.
22. Svendsen TO, Jones D, Butler L, et al. The incidence of multiple gestations after in vitro fertilization is dependent on the number of embryo transferred and maternal age. Fertil Steril, 1996, 65:561~565.
23. Preutthipan S, Amso N, Curtis P, et al. The influence of number of embryo transferred on pregnancy out come in women undergoing in vitro fertilization and embryo transfer. J Med Assoc Thai, 1996, 79:613~617.
24. Lejeune B, Camus M, Deschacht J, et al. Differences in the luteal phases after failed or successful in vitro fertilization and embryo replacement. JIVET, 1985, 2:166.
25. Trounson A, Howlett D, Rogers P et al. The effect of progesterone supplementation around the time of oocyte recovery in patients superovulated for in vitro fertilization. Fertil Steril, 1986, 45:532.
26. Soliman S, Daya S, Collins J, et al. The role of luteal phase support in infertility treatment: A meta analysis of randomized trials. Fertil Steril, 1994, 61:1068~1076.
27. Nader S, Berkowitz AS, Rogers P, et al. Luteai-phase support in stimulated cycles in an in vitro fertilization/embryo transfer program: progesterone versus human chorionic gonadotropin. JIVET, 1988, 5:81.
28. Casper RF, Wilson E, Collins JA, et al. Enhancement of human implantation by exogenous chogenous chorionic gonadotropin. Lancet, 1983, 2:1191.
29. Van Steirteghem AC, Smitz J, Camus M, et al. The luteal phase after in vitro fertilization and related procedures. Hum Reprod, 1988, 3:161~164.
30. Hutchinson-Williams KA, DeCherney AH, Lavy G, et al. Luteal rescue in in vitro fertilization embryo transfer. Fertil Steril, 1990, 53:459~501.
31. Roblero LS, Guadarrama A, Ortiz MF, et al. High potassium concentration and the cumulus corona oocyte complex stimulate the fertilizing capacity of human spermatozoa, Fertil Steril, 1990, 54:328.
32. Roblero LS and Riffo MD. High potassium concentration improves preimplantation development of mouse embryo in vitro. Fertil Steril, 1986, 45:412.
33. Hardy K, Hooper MAK, Handyside AH, et al. Non-invasive measurement of glucose and pyruvate uptake by individual human oocytes and preimplantation embryos. Hum Reprod, 1989, 4:188.
34. Gardner DK and Lane M. Amino acids and ammonium regulate the development of preimplantion mouse embryos in culture. Biol Reprod, 1993, 48:377.
35. Cohen J. The efficiency and efficacy of IVF and GIFT. Hum reprod, 1991, 6:613~618.
36. Cooperman AB, Selick CE, Grunfeld, et al. Cuulative number and mophological score of embryos resulting in success: Realistic expectations from in vitro fertilization embryo transfer. Fertil Steril, 1995, 64:88~92.
37. Palermo GD, Colombero LT, Schattman GL, et al. Evolution of pregnancies and initial follow-up of newborns delivered after intracytoplasmic sperm injection. JAMA, 1996, 276:1893~1897.
38. Cohen J, Mayaux MJ, Guihard-Moscato ML, et al. Pregnancy outcomes after in vitro fertilization. Ann N Y Acad Sci, 1988, 541:1~6.
39. Olivennes F, Kerbrat V, Rufat P, et al. Follow-up of a cohort of 422 children ages 6 to 13 years conceived by in

vitro fertilization. Fertil Steril, 1997, 67:284~289.

40. Olivennes F, Kadhel P, Rufat P, et al. Perinatal outcome of twin pragnancies obtained after in vitro fertilization: Comparison with twin pregnancies obtained spontaneously or after ovarian stimulation. Fertil Steril, 1996, 66:105~109.

41. Roest J, Van Heusden AM, Verhoeff A, et al. A triplet pregnancy after in vitro fertilization is a procedure related complication that should be prevented by the replacement of two embryos only. Fertil Steril, 1997, 67:290~295.

42. Wilcox LS, Kiely JL, Melvin CL, et al. Assisted reproductive technologies: Estimates of their contribution to multiple births and newborn hospital days in the United States. Fertil Steril, 1996, 65:361~366.

43. Van der Elst J, Camus M, Van den Abbeel E, et al. Prospective randomized study on the cryopreservation of human embryos with dimethylsulfoxide or 1, 2-propanediol protocls. Fertil Steril, 1995, 63:92~100.

44. Lin YP, Cassidenti DL, Chacon RR, et al. Successful implantation of frozen sibling embryos is influenced by the outcome of the cycle from which they were derived. Fertil Steril, 1995, 63:262~267.

45. Lutjen P, Trounson A, Leeton J, et al. The establishment and aintanence of pregnancy using in vitro fertilization and embryo donation in a patient with primary ovarian failure. Nature, 1984, 307:174.

46. Abdalla HI, BaberR, Kirkland A, et al. A report on 100 cycles of oocyte donation; factors affecting the outcome. Hum Reprod, 1990, 5:1018.

47. Borini A, Bianchi L, Violini F, et al. Oocyte donation program: Pregnancy and implantation rates in woman of differet ages sharing oocytes from single donor. Fertil Steril, 1996, 65:94~97.

48. Gook DA, Schiewe MC, Osborn SM, et al. Intracytoplasmic sperm injection and embryo development of human oocytes cryopreserved using 1,2-propanediol. Hum Reprod, 1995, 10:2637~2641.

49. O'donovan PA, Vandekerckhove P, Lilford RJ, et al. Treatment of male infertility: Is it effective? Hum Reprod, 1993, 8:1209~1222.

50. Ben-Chetrit A, Senoz S, Greenblatt EM, et al. In vitro fertilization outcome in the presence of severe male factor infertility. Fertil Steril, 1995, 63:1032~1037.

51. Gordon JW, Grunfeld L, Garrisi GJ, et al. Fertilization of human oocytes by sperm from infertile males after zona pellucida drilling. Fertil Steril, 1988, 50:68~73.

52. Levron J, Stein DW, Brandes JM, et al. Presence of sperm in the periviteline space predics fertilization rate after partial zona dissection. Fertil Steril, 1993, 59:820~825.

53. Ng SC, Bongso TA, Ratnam SS, et al. Pregnancy after transfer of sperm under zona. Lancet, 1988, 2:790.

54. Fishel S, Timson J, Lisi F, et al. Evaluation of 225 patients undergoing subzonal insemination for the procurement of fertilization in vitro. Fertil Steril, 1992, 57:840~849.

55. Palermo G, Joris H, Devroey P, et al. Pregnancy after intracytoplasmic injection of single spermatoaoon into an oocyte. Lancet, 1992, 340:17~18.

56. Levran D, Bider D, Yonesh M, et al. A randomized study of intracytoplasmic sperm in jection (ICSI) versus subzonal insemination (SUZI) for the management of severe male factor infertility. J Assist Reprod Genet, 1995, 12:319~321.

57. Catt J, Ryan J, Pike I, et al. Fertilizationrates using intracytoplasmic sperm injection are greater than subzonal insemination but are dependent on prior treatment of sperm. Fertil Steril, 1995, 64:764~769.

58. Tarin JJ. Subzonal insemination, partial zona dissection or intracytoplasmic sperm injection. Hum Reprod, 1995, 10:165~170.

59. Van Steriteghem AC, Joris H, Liu J, et al. Evolution of intracytoplasmic results. Fertil Steril, 1994, 63:S83.

60. Wisano A, Magnus M, Bonduelle M, et al. Obstetric outcome of 424 pregnancies after intracytoplasmic sperm injec-

tion. Hum Reprod, 1995, 10:2713～2718.

61. Bonduelle M, Legein J Buyusse A, et al. Prospective follow-up study of 423 children born after intracytoplasmic sperm injection. Hum Reprod, 1996, 11:1558～1564.

62. Bourne H, Liu DY, Clarke GN, et al. Normal fertilization and embryo development by ICSI of round headed acrosomeless sperm. Fertil Steril, 1995, 63:1329～1332.

63. Tesarik J, Mendoza C and Testart J. Viable embryos from injection of round spermatids into oocytes. N Engl J Med, 1995, 333:525～526.

64. Aboulghar MA, Mansour RT, Serour GI, et al. Prospective controlled randomiaed study of in vitro fertilization versus intracytoplasmic sperm injection in the treatment of tubal factor infertility with normal semen parameters. Fertil Steril, 1996, 66:753～756.

65. Matsuda T, Horii Y, Nomomura M, et al. Chromosomal survey of 1001 subfertile males: Incidence and clinical features of males with chromosomal anomalies. Hinyokika Kiyo, 1992, 38:803～809.

66. Abyholm T, Stray-Pedersen S. Hypospermiogenesis and chromosomal aberrations. A clinical study of azoospermia and oligospermic men with normal and abnormal karyotype. Int J Androl, 1981, 4:546～558.

67. DeBerardino MA, Orr NH, McKinnell RG. Feeding tadpoles cloned from Rana erythrocyte nuclei. Proc Natl Acad Sci USA, 1986, 83:8231～8234.

68. Gurdon JB. Tranplanted nuclei and cell differentiation. Sci Am, 1968, 219:24～35.

69. Campbell KHS, McWhir J, Ritchie WA, et al. Sheep cloned by nuclear transfer from cultured cell line. Nature, 1996, 380:64～66.

70. Wilmut I, Schnieke AE, McWhir J et al. Viable offspring derived from fetal and adult mammalian cells. Nature, 1997, 385:810～813.

71. Cha KY, Koo JJ, Ko JJ, et al, Pregnancy after in vitro fertilization of human follicular oocytes collected from nonstimulated cycle, their culture in vitro and their transfer in a donor oocyte program. Fertil Steril, 1991, 55:109～113.

72. Trounson A, Wood C, Kausche A. In vitro maturation and the fertilization and developmental competence of oocytes recovered from untreated polycystic ovarian patients. Fertil Steril, 1994, 62:353～362.